JN452097

근막의 기능장애 다양한 도수치료적 접근법들

FASCIAL DYSFUNCTION

Manual Therapy Approaches

근막의 기능장애

다양한 도수치료적 접근법들

FASCIAL DYSFUNCTION

Manual Therapy Approaches

김 명 준 외 옮김

Leon Chaitow ND DO 편집

국가 공인의 정골학 전문의 (UK), 영국 런던의 웨스트민스터
대학 명예교수이며 부교수; *신체치료와 움직임 치료의 학술지* 편집장; Ida P Rolf 재단 이사 (USA);
근막 연구 위원회 & 근막 연구회의 상임위원회 위원 (USA)

공동저자

Julian M. Baker
Stefano Casadei
Leon Chaitow
Julie Ann Day
John Dixon
César Fernández-de-las-Peñas
Willem Fourie
Sandy Fritz
Warren I. Hammer
Elizabeth A. Holey
Jonathan Martine
Divo Gitta Müller
Thomas W. Myers
Alessandro Pedrelli
Andrzej Pilat
Robert Schleip
Antonio Stecco
Carla Stecco
Paolo Tozzi
Michelle Watson

영 문 출 판 사

■ **옮긴이** (가나다 순)

계장근 롤핑 자세연구소 소장
김명준 경동대학교 물리치료학과 교수
김항진 모던 필라테스 협회장
김효철 원광디지털대학교 한방미용예술학과 교수
문상은 마산대학교 물리치료과 교수
서현규 대구보건대학교 물리치료과 교수
이준용 서울특별시 북부병원 물리치료실
전재국 강남 우리들병원 척추건강치료실 실장
정찬호 뽀빠이 정형외과 체형연구소 소장

Fascial Dysfunction : Manual Therapy Approaches
by Leon Chaitow

The Original English language work has been published by:
Handspring Publishing Limited Pencaitland, EH34 5EY, United Kingdom
Copyright © 2014. All rights reserved.

Translation copyright © 2015 Yeong Mun Publishing Company.

치료를 위해서 최선의 접근방식을 찾아내도록 다양한 기원의 정보와 자신들의 개인적인 경험, 그 환자의 각별한 필요에 대한 각자의 이해를 사용하는 것은 그 치료사의 책임하에 있습니다.

출판사나 저자들 그 누구도 이 책에 포함된 그 정보에 집착한 결과로서의 행위의 삼가함이나 실행을 통해서, 또는 생산 책임, 부주의, 기타에 대한 관계에서 누구든 또는 재산상의 손실이든 또는 유발된 모든 형태의 손해나 손실에 대하여 전혀 책임이 없습니다.

본 책은 영문출판사와 저작권자와의 계약에 따라 발행한 것이므로 이 책의 복제는 저작권법에 의해 금지되어 있으며 본 책은 저작권자의 허락없이는 어떤 자료도 복제할 수 없습니다.

근막의 기능장애 다양한 도수치료적 접근법들

2015년 9월 17일 초판인쇄
2015년 9월 24일 초판발행

지은이 : **Leon Chaitow**
옮긴이 : 김 명 준 외
발행인 : 박 병 조
발행처 : 도서출판 영문출판사
등 록 : 1987년 12월 21일 제2-419호
주 소 : 서울시 강남구 삼성동 69-1
전 화 : (02) 514-5590, 776-5590
팩 스 : (02) 756-8943
홈페이지 : www.ymsbook.net
E-mail : yeongmunsa@empal.com
정 가 : 30,000원
ISBN 978-89-7224-374-8 93510

※ 파본은 교환해 드립니다.

목차

도움을 주신분들 ········ vii

서문 ········ ix

컬러사진 단원 ········ xi

제 1 부 근막의 기초사항 ········ 1

제 1 장 근막의 기능에 대한 임상적 연관성: 과학적 사실을 설명하기 ········ 3
Leon Chaitow

제 2 장 근막의 기능장애와 질환: 원인, 영향 그리고 가능한 도수치료적 선택사항 ··· 33
Leon Chaitow

제 3 장 전신적인 자세의 평가 ········ 57
Thomas W. Myers

제 4 장 부가적인 전신적 및 국소적 평가 방법 ········ 85
Leon Chaitow

제 5 장 회복의 방해물을 제거하기: 치료의 기전과 근막 ········ 99
Leon Chaitow

제 2 부 선택된 근막의 치료방식 ········ 119

제 6 장 Bowen 치료법 ········ 121
Michelle Watson과 Julian M. Baker

제 7 장 결합조직 도수교정과 피부말기 ········ 133
Elizabeth A Holey 와 John Dixon

제 8 장 근막을 사용하거나 잃어버리기: 스포츠와 움직임
치료에서 근막-지향의 트레이닝 적용을 위한 권장사항········ 147
Robert Schleip과 Divo Gitta Müller

제 9 장 허리통증 근막의 도수교정® 허리통증에 적용된 방법 ········ 157
Antonio Stecco, Stefano Casadei, Alessandro Pedrelli
Julie Ann Day 그리고 Carla Stecco

제 10 장 근막 풀어주기 ········ 171
Paolo Tozzi

제 11 장 균형잡힌 인대성 긴장력 치료법 179
Paolo Tozzi

제 12 장 장비-사용의 연부조직 가동증진법 189
Warren I. Hammer

제 13 장 근육에너지치료법 199
Leon Chaitow

제 14 장 근막의 유도 치료법 (MIT®) 209
Andrzej Pilat

제 15 장 신경근치료법 (NMT)과 연관된 연부조직 도수치료 방법들 225
Leon Chaitow

제 16 장 자세이완 치료법 (카운터스트레인을 포함하는) 239
Leon Chaitow

제 17 장 Rolfing® 구조적 통합치료 251
Jonathan Martine

제 18 장 반흔조직과 유착조직의 관리 263
Willem Fourie

제 19 장 마사지 치료와 근막 281
Sandy Fritz

제 20 장 드라이 니들링(Dry Needling)을 포함하는 통증유발점 이완법 295
César Fernández-de-las-Peñas

찾아보기 305

도움을 주신분들

Julian M. Baker
Bowen Technique Practitioner
Owner and Principal Instructor
The European College of Bowen Studies
Frome, UK

Stefano Casadei BSc, PT
Physiotherapist and Fascial Manipulation Teacher
Cesena, Italy

Leon Chaitow ND, DO
State Registered Osteopath (UK)
Honorary Fellow, University of Westminster, UK;
Editor-in-Chief, Journal of Bodywork and Movement Therapies;
Director, Ida P. Rolf Research Foundation (USA);
Member Standing Committees:
Fascia Research Congress and Fascia Research Society, USA

Julie A. Day PT
Certified teacher of Fascial Manipulation® (Stecco Method);
Secretary of Fascial Manipulation Association
Vicenza, Italy

John Dixon PhD, BSc (Hons)
Reader in Rehabilitation Science, School of Health and Social Care
Teesside University, Middlesbrough, UK

César Fernández-de-las-Peñas
PT, DO, PhD, DMSc
Head of Department, Department of Physical Therapy,
Occupational Therapy, Physical Medicine and Rehabilitation,
Universidad Rey Juan Carlos Alcorcón, Madrid, Spain;
Centre for Sensory-Motor Interaction (SMI), Department of Health
Science and Technology, Aalborg University, Aalborg, Denmark

Willem Fourie PT, MSc
Practitioner
Roodeport, South Africa

Sandy Fritz BS, MS, NCBTMB
Founder, Owner, Director, and Head Instructor
Health Enrichment Center
School of Therapeutic Massage and Bodywork
Lapeer, MI, USA

Warren I. Hammer DC, MS, DABCO
Postgraduate faculty, New York Chiropractic College
Seneca Falls, NY;
Northwestern Health Sciences University, Bloomington, MN, USA

Elizabeth A. Holey
MA, Grad Dip Phys, MCSP, Dip TP, FHEA
Pro Vice-Chancellor, Teesside University, Middlesbrough, UK
Previously Deputy Dean of Health and Social Care and Physiotherapy
Subject Leader, Teesside University, Middlesbrough, UK

Jonathan Martine BA, CAR, CMT
Certified Advanced Rolfer™
Boulder, CO, USA

Divo Gitta Müller HP
Continuum movement teacher
Somatics Academy GbR
Munich, Germany

Thomas W. Myers LMT, NCTMB
Director: Kinesis LLC,
Walpole, Maine, USA

Alessandro Pedrelli
Doctor of physical therapy, BA
Certificate teacher of Fascial Manipulation® (Stecco Method);
Vice-president of Fascial Manipulation Association
Vicenza, Italy

Andrzej Pilat PhD, PT
Director, 'Tupimek' College of Myofascial Therapy;
Lecturer, School of Physical Therapy, Universidad Autónoma
Madrid, Spain

Robert Schleip PhD, MA
Director, Fascia Research Project
Institute of Applied Physiology
Ulm University, Ulm;
Research Director, European Rolfing Association eV
Munich, Germany

Antonio Stecco MD
Specialist in Physical Medicine and Rehabilitation
University of Padova, Italy

Carla Stecco MD
Assistant Professor, Molecular Medicine Department
University of Padova, Italy

Paolo Tozzi MSc Ost, DO, PT
School of Osteopathy CROMON
Rome, Italy

Michelle Watson MSc, CertEdHE, MCSP
Former Senior Lecturer, Department of Physiotherapy, Coventry University, Coventry;
Managing Director and Clinical Lead, Therapy Fusion Ltd
Stratford upon Avon, UK

서문

많은 세대에 걸쳐 해부학자들은 절개하는 동안 동일한 구조를 관찰한 의사들조차 빈번하게 알아채지 못하고 오로지 교과서에서만 볼수 있는 근육, 관절 그리고 장기들의 매력적인 모습을 드러낼 수 있도록 결합조직을 잘라내고 버렸다.

말 그대로, 근막은 물리적인 실체와 연관없는 관람용의 예술품을 제공하려는 의도에서 해부학 실습실 바닥에 버려졌다.

저명한 네델란드 해부학자인 Jaap van der Wal은 유명한 해부학 교재들이 서점의 소설코너에나 위치해야 할 것!이라고 주장했다. 그는 다음처럼 말했다: *'나는 근막이란 것이 무언가 중요한 것을 '덮고 있기' 때문에 반드시 제거되어야 하는 결합조직 층으로 여기도록 배웠다...우리는(근막을) 분리해야 했으며, 절개해야 했고 그 드러난 구조물('장기들')이 '깨끗해야' 했기에 결합조직이 제거되어야 했다. 결합조직은 그 해부된 구조물들 사이의 내부에서 그리고 위에서 일종의 덮개나 껍질과 같은 것이며, 종종 해부과정 중 반드시 제거되어야 했다.'*

해부학자에게 근막/결합조직은 과학자들이 그것의 다양한 기능을 연구하거나 이해해야하는 노력을 기울일 필요가 없는 성가신 것으로 보였다.

그럼으로 근막에 대한 연구는 몇 가지 유명한 예외를 제외하곤, 수십 년 동안 전적으로 무시되었다. 그 예외는 다음과 같다. Grinnell (2007): 섬유아세포의 기전; Hinz & Gabbiani (2010): 섬유증과 상처 치유; Huijing (1999): 힘의 전달; Ingber (2010): 역학전달과 장력통합성; Langevin (2006): 신호발생의 기전; Purslow (2002): 결합조직 구조; Reed & Rubin (2010): 체액의 동역학; Solomonow (2009): 인대; Stecco와 동료 (2009): 근막 해부학의 연속성; Tesarz와 동료 (2011): 근막의 신경학; van der Wal (2009a, 2009b): 근막의 구성; Willard (2007): 근막의 연속성.

이러한 사례들이 연구 활동의 상당한 정도를 나타내는 듯 보일 것이지만, 실상은 수년 동안 과학의 주류에서 근막은 망각된 조직이었고 – 별로 중요하지 않으며 흥미를 끌지도 못하며 보다 매력적인 장기들, 근육, 신경등을 관찰하고 살펴보기 위하여 (해부 중) 제거되어야 하는 여분의 구조였다.

2007년에 근막 연구에서 처음으로 여러 분야의 국제적 학술대회 (FRC1)가 조직되었고 보스톤의 하버드 의대 학술센터에서 학술대회가 열렸다.

그 대회는 의사, 치료사 그리고 주로 Rolfing/구조적 통합치료, 정골학 그리고 마사지 전문분야의 치료사들이 주류를 이룬 임상치료사들에 의하여 추진되었다. 그 개념은 단순했다: 자신들이 환자들에게서 일상적으로 보아왔던, 그리고 그 대부분이 설명되지 못했던 임상적 결과가 어떤 기전에서 만들어지는가 이해하기 위해 목말라있는 치료사들이 대부분인 청중들에게 그 대회에서 자신들의 연구를 발표할 수 있도록 세상의 뛰어난 연구분야 과학자들이 대회에 참여하도록 초청하고자 함이었다.

조직위원회에는 진정으로 놀랍게도, 대부분의 초청받은 과학자들이 모두 수락했으며 그 대회는 놀라운 성공을 거뒀다.

과학자들은 자신들에게 질문을 던질 수 있음에 즐거워하는 비-과학자들과 임상가들의 열정적인 청중을 마주한 것에 놀라워했으며, 그들 대부분은 도수치료사에 대하여 자신들의 연구의 연관성을 전혀 고려해보지 않았던 과학자들이었다.

보스톤에 이어서 암스테르담 (2009년 자유대학

에서)에 걸쳐 벤쿠버 (2012년)까지 이어졌다. 제 4회 FRC는 2015년 워싱턴 DC에서 열릴 것이다.

범 세계적인 근막 연구에서 이러한 학술대회의 영향은 경이로움 그 자체였다.

예를 들어, 2012년 과학자/임상가에서 (그리고 근막 연구 학술대회의 시작에서 그 원동력의 하나인), 의사이며 이학박사인 Tom Findley는 *'Ovid Medline 또는 Scopus에서 색인된 근막에 대한 상호심사가 된 과학적 논문들의 수가 1970과 1980년대의 해마다 200편에서부터 2010년의 거의 1000편으로 증가했다'* 고 지적했으며 이러한 현상이 계속되고 있다.

각각의 근막 연구 행사는 임상가들과 과학자들이 상호간에 정보를 제공하고 질문하며 학습하므로, 이전의 대회를 바탕으로 열렸다.

그렇지만, 근거의 잘못된 해석, 근막연구의 인기있는 형태 등과 같은 부정적인 영향도 함께 나왔으며 – 거기에서 빈번하게 부족한 정보를 보유한 치료사와 임상가들에 의하여 복잡한 과정과 기전이 우스꽝스러울만치 과도하게 단순화되었으며 그것이 바로 이 책을 출간하게 된 주된 이유인 것이다.

이 책은 각별하게 바로 그 연구 학술대회에서 나온, 그리고 일반적으론 최근의 근막연구 (이것이 실행으로 이어진)로부터 생겨난 복잡한 과학적인 정보의 홍수에 대한 임상적인 연관성을 설명하는 것이다.

평가와 촉진의 방법을 설명하는 장들에서처럼 이 책의 1부에선 인체에서 근막의 다양한 역할과 잘못될 수 있는 것을 개략적으로 설명하며, 도수치료의 다양한 형태의 효과를 설명할 수 있을 기전을 정리한다.

2부에선 각 방법들의 유용성에 대한 근거와 작용의 제안된 기전과 함께 치료의 핵심–근막–연관된 방법의 다양한 것들을 개별적으로 상술하는 여러 장들을 담게된다.

이 책은 현재의 지식을 기반으로 진행하고 있는 치료들 – 현재의 연구의 해석 –로서 보아야 할 것이며, 근막의 기능, 기능장애 그리고 치료에 연관된 잘못된 정보의 홍수에서 균형을 잡아주도록 출간되었다.

현재에도 지속적으로 벌어지는 현상으로서 새로운 정보가 계속 출현하므로, 계속적인 해석에 대한 요구가 존재할 것이며 – 그래서 과학은 임상가들에게 지속적으로 정보를 제공할 것이다.

Leon Chaitow
Corfu, Greece 2014

참고문헌

Findley T 2012 Editorial: Fascia science and clinical applications: a clinician/researcher's perspectives. J Bodyw Mov Ther 16:64–66

Grinnell F 2007 Fibroblast mechanics in three dimensional collagen matrices. First International Fascia Research Congress, Boston

Hinz B, Gabbiani G 2010 Fibrosis: recent advances in myofibroblast biology and new therapeutic perspectives. F1000 Biology Reports 2:78

Huijing PA 1999 Muscle as a collagen fiber reinforced composite: a review of force transmission in muscle and whole limb. J Biomech 32(4):329–345

Ingber DE 2010 From cellular mechanotransduction to biologically inspired engineering: 2009 Pritzker award lecture, BMES annual meeting October 10, 2009. Annals of Biomedical Engineering 38(3):1148–1161

Langevin HM 2006 Connective tissue: a body-wide signaling network? Med Hypotheses 66(6):1074–1077

Purslow PP 2002 The structure and functional significance of variations in the connective tissue within muscle. Comp Biochem Physiol A Mol Integr Physiol 133 (4):947–966

Reed, R Rubin K 2010 Transcapillary exchange: role and importance of the interstitial fluid pressure and the extracellular matrix. Cardiovascular Research 87(2):211–217

Solomonow M 2009 Ligaments: a source of musculoskeletal disorders. J Bodyw Mov Ther 13(2):136–154

Stecco A et al 2009 Anatomical study of myofascial continuity in the anterior region of the upper limb. J Bodyw Mov Ther 13(1):53–62

Tesarz J et al 2011 Sensory innervation of the thoracolumbar fascia in rats and humans. Neuroscience 194:302–308

van der Wal J 2009a The architecture of connective tissue as a functional substrate for proprioception in the locomotor system. Second International Fascia Research Congress, Amsterdam, October 27–30

van der Wal J 2009b The architecture of the connective tissue in the musculoskeletal system – an often overlooked contributor to proprioception in the locomotor apparatus. Int J Ther Massage Bodywork 4(2):9–23

Willard F 2007 Fascial continuity: four fascial layers of the body. First International Fascia Research Congress, Boston

컬러사진 단원

이 컬러사진 단원의 그림설명 모두는 이것들이 설명되는 이 교재의 내용부분에서 흑백으로 인쇄되었다.

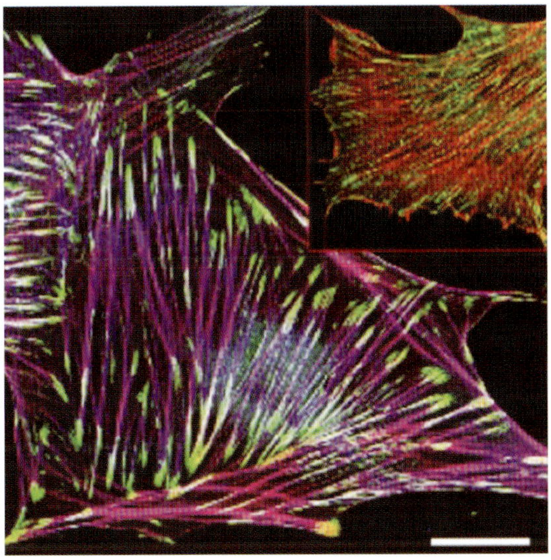

사진 1 (그림 1.2) 강한 염기 (좌측)와 약한 염기 (우측)에 놓인 섬유아세포

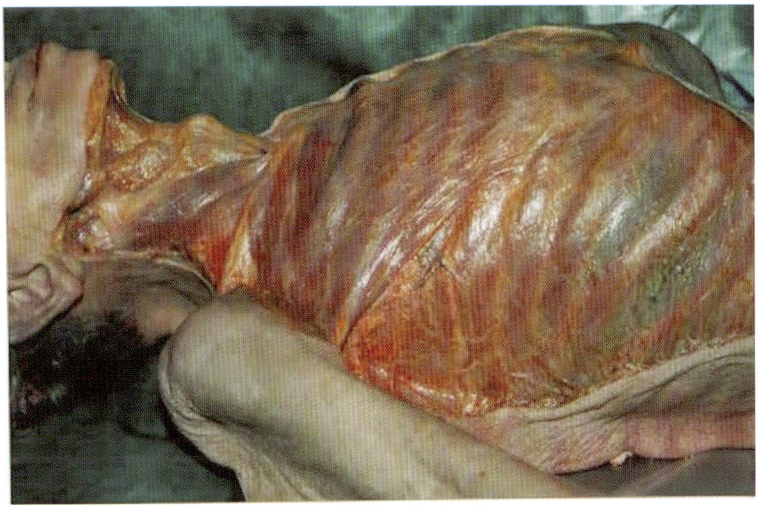

사진 2 (그림 1.6) 큰가슴근과 앞톱니근의 근육껍질막성 근막 – 이러한 근막들과 목뼈 근막 사이의 표면 근막의 연속성에 주목하라. *photo courtesy of Carla Stecco.*

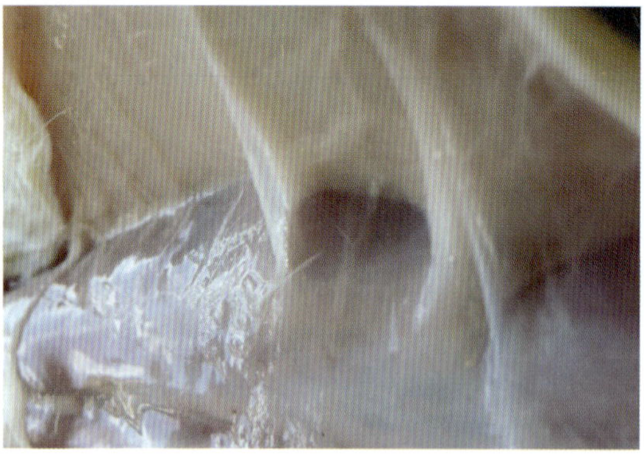

사진 3 (그림 3.3) 해부에서 근막의 유착. 모인–느낌의 근막성 유착은 생체에서 촉진할 수 있으며 사체에서는 볼 수 있다. *photo courtesy of Robert Schleip.*

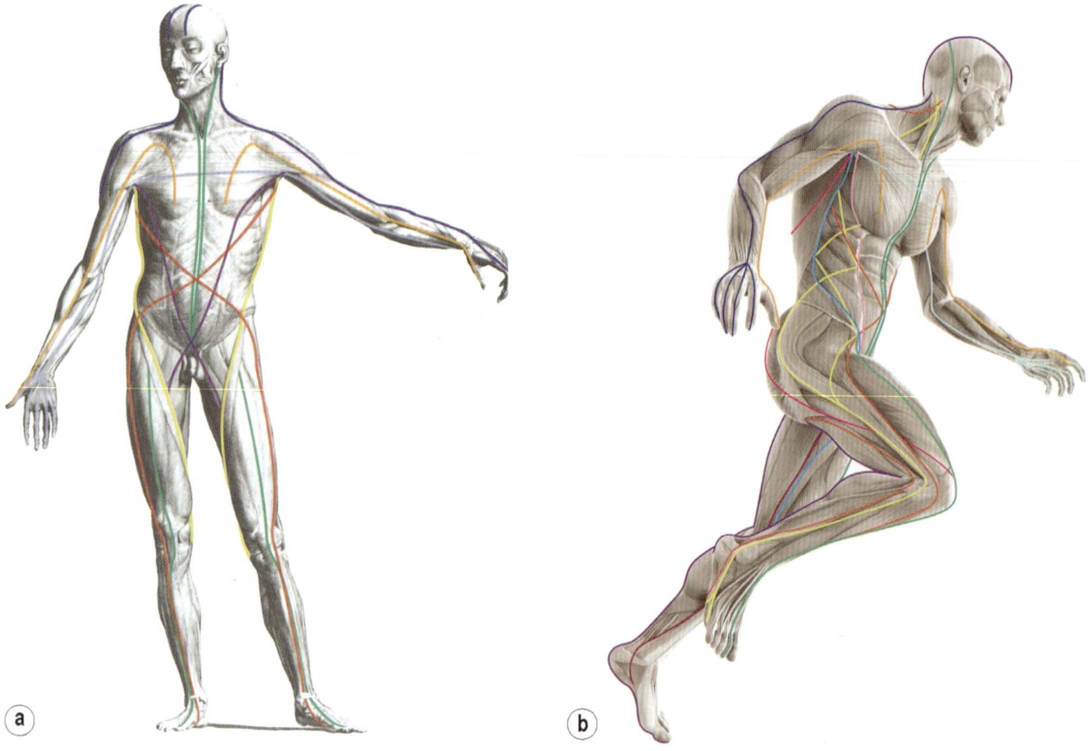

사진 4 (그림 3.7 a & b) 해부열차의 근육근막성 연결선은 일반적으로 신체의 근육배열을 따라서 종방향으로 이어지는 근육근막성 긴장의 연속적 연결선의 위치를 그려준다.

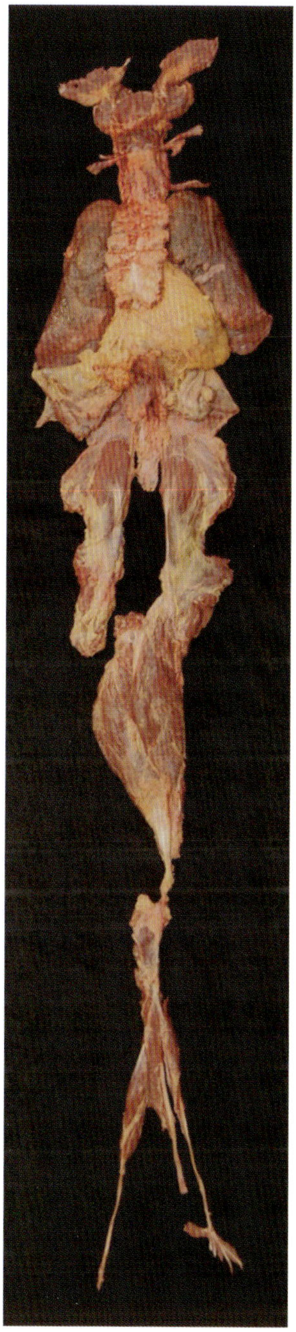

사진 5 (그림 3.11b) 심부전방 연결선
이러한 연결선 내부에서 "종자뼈"로서 목뿔뼈와 아래턱뼈를 (최소한 좌측 하지에 대하여) 포함하는 하나의 근육근막성 연결선으로 절개되었다.

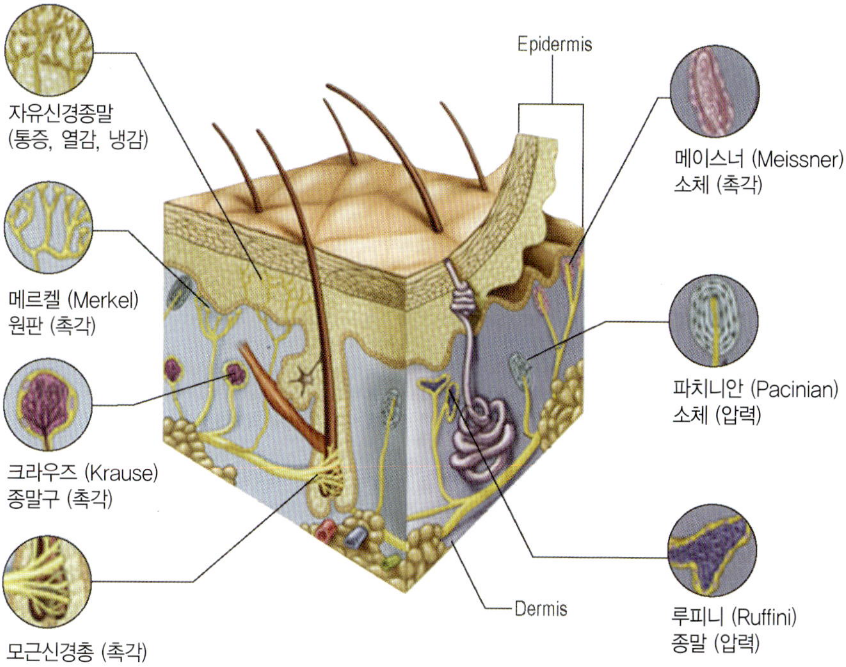

사진 6 (그림 6.3) 피부와 표면 근막 내부에 있는 수용기들의 그림.
From Constantin 2006 Inquiry into biology. McGraw-Hill Ryerson, p.429, Fig. 12.27. Reproduced with permission of McGraw-Hill Ryerson Ltd.

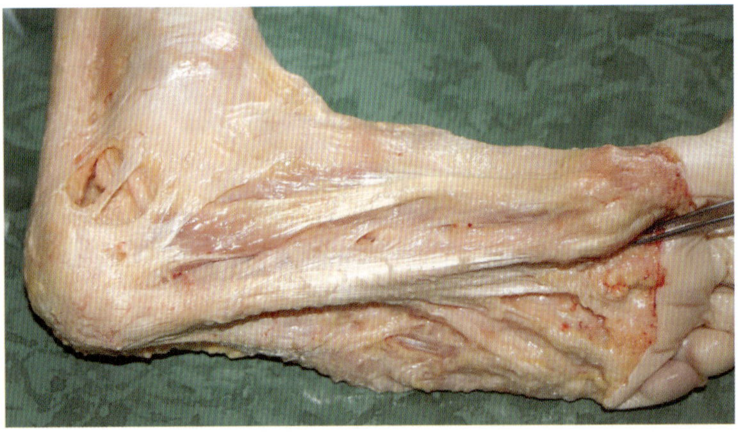

사진 7 (그림 9.4) 발바닥 널힘줄의 절개. 발의 중심 축을 따라서 종방향의 연결이 분명한 한편, 발바닥 널힘줄은 또한 발의 안쪽과 가쪽 근막 (그 각각이 엄지벌림근과 새끼벌림근의 근막인)과도 이어진다.

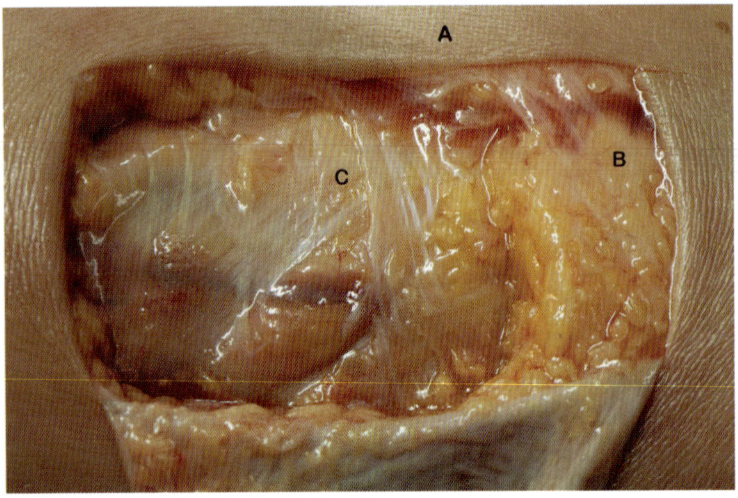

사진 8 (그림 14.4) 일종의 기질로서의 근막 (수분함유율의 높은 수준에 주목하라). 이것은 신선한 사체 해부에서 좌측 팔꿈치오목을 보여준다. A: 피부; B: 표면 근막 수준; C: 심부 근막의 수준.

역자서문

오랜 통증환자의 치료에서 항상 궁금하던 의문은 왜 아플까? 라는 생각이다. 물론 통증이란 지극히 주관적이어서, 그 환자 개인의 생활, 감정적인 상태 등 다양한 원인이 함께 작용해 객관적인 통증의 평가를 어렵게 만드는 측면도 있지만, 우리가 환자를 치료하는 입장에서는 좀 더 객관적인 근거를 찾게 된다. 특히, 압박이완법이라는 통증유발점 치료의 방법을 이용함에서 그러한 통증의 객관적인 측면이 필요하다. Jannet Travell은 자신의 저서인 "Trigger Point Mannual"에서 통증유발점이란 기본적으로 세 가지 근거를 바탕으로 결정된다고 피력했다. 단단한 띠(Taut band), 국소연축(Lacal Twitch), 전이통(Referred Pain), 이 세 가지 임상적인 증상을 바탕으로 통증의 발생의 원인을 찾아간다. Greenman은 자신의 진단법에서 ART를 강조한다. 비대칭성(A), 가동범위(R), 그리고 조직의 질감(T), 이중 조직의 질감이란 Travell의 단단한 띠의 개념과 관련이 있다.

이처럼 진단에서 중요한 한 요소인 조직의 질감, 단단한 띠 등을 만드는 요인은 근육과 근막의 특징적인 모습에서 찾아볼 수 있다. 우리는 근육의 수축을 통해서 뼈가 움직이며 이러한 움직임이 목적을 보유한 동작으로 만들어진다고 생각한다. 그렇지만 사실, 하나의 뼈와 상이한 뼈를 이어주는 근육에서 실제 수축하는 근육섬유는 오로지 그 근육의 가운데에만 존재한다. 그러면, 그러한 수축은 어떻게 전달되는가? 그것은 바로 근막 (여기서는 근육근막)을 통해서만 가능하다. 이러한 근육근막이 개별적인 근육세포를 둘러싸는 것을 근육섬유막이라고 하며, 근육섬유가 다발로 나눠지며 그것을 둘러싸는 막 조직을 근육다발막이라 한다. 마지막으로 한 근육 전체를 주변의 다른 조직들과 구분하는 껍질을 근육껍질막이라고 한다. 바로 이러한 막을 통해서 근육세포가 수축한 그 힘이 인접한 뼈로 전해지며 움직임을 유발하는 것이다. 단단한 띠가 주로 만들어지는 부위도 근육세포와 근육섬유막이 이어지는 근육힘줄연결부가 되며, 조직의 질감 이상이 만들어지는 부위도 바로 이러한 섬유들 사이의 이상인 것이다. 최근의 한 연구에서 Hamstring을 늘리기 위한 SLR stretching이 실제로 Hamstring을 늘리기 보다 대퇴근육근막긴장근에서 250%를, 등허리근막에서 150%를 늘어나도록 만든다는 결과를 발표했다. 이러한 결과가 나오는 그 원인도 바로 근육근막들 사이의 연결이 된다. 이 책에서는 근육근막의 이상에서 만들어지는 임상적 증상을 설명한다. 단지 그 증상만을 설명하는 것이 아닌, 근육근막의 구성과 조성에서 어떠한 변화가 그러한 증상을 유발했는지 자세하게 설명한다.

개인적으로 이 책의 번역과정은 임상에서 매일 환자를 접하는 입장에서 궁금하게 생각했던 많은 의문을 해소할 수 있었던 시간이었다. 번역과정에서 올바른 어휘의 선택에 많은 공을 들였지만, 그래도 일부 모호한 표현을 피할 수 없었던 것 같아 아쉬움이 남는다. 미진한 부분이 있지만 통증의 근본적인 원인을 찾아가는 어려운 여정에서 올바른 이정표가 될 수 있는 좋은 책이 되리라고 생각한다.

최신 근막 정보에 관한 책의 출판에 노력을 기울이시는 영문사 박병조 대표님과 직원분들에게 감사의 뜻을 전합니다.

2015년 역자 일동

제 1 부

근막의 기초사항
FASCIAL FOUNDATIONS

최근에 넘쳐나는 근막연구에 대한 임상적인 연관성의 해명이 필요하며 당연하다. 여기 1부에서는 최근의 근막 연구의 핵심 영역과 이것이 도수치료에 대한 연관성을 제공하는 그 증거들을 정리해서 설명할 것이다. 그러므로 도입 장은 근막의 다양한 역할과 거기에서 기능장애가 나오는 그 방식을 평가하며, 당연하게 도수치료의 어떠한 형태가 근막의 행태에 긍정적으로 영향을 주는 것으로 보이는가에 대한 평가 방법과 증거에 대한 통찰력으로 이어진다. 거기에서 최근의 연구가 근막의 기능, 기능장애, 평가 그리고 치료에 대한 통찰력을 제공했던 방식은 그러므로 증거를-갖춘 배경에서부터 제시되며, 독자들에게 자신의 치료방식과 가장 연관된 것을 발췌하도록 허용할 것이다. 뒤따르는 2부는 치료적 가치의 증거가 존재하는 곳에서 다수의 근막-연관된 접근법의 사례를 제공한다.

제 1 장

근막의 기능에 대한 임상적 연관성: 과학적 사실을 설명하기

THE CLINICAL RELEVANCE OF THE FUNCTIONS OF FASCIA: TRANSLATING THE SCIENCE

Leon Chaitow

이 장은 도수치료사의 관점에서부터 근막의 놀라운 기능을 살펴보며, 근막의 기능, 기능장애 그리고 근육근막의 해부학적 및 생리학적 특성들 사이에서 임상적으로 관계있는 연관성을 강조할 것이다.

이 장에서 설명한 듯, 근육근막은 여러 기능을 보유하며, 노화로부터 외상에 걸친 여러 가지 이유로 인해서 이러한 기능들이 방해를 받을 때 이러한 기능들을 회복시키고 유지시키는 것은 반드시 임상가/치료사의 주된 관심사여야 한다.

정의: 근막이란 무엇이며 어떤 작용을 하는가?

현재까지 근막을 분류하기 위한 표준으로 인정된 방식은 존재하지 않는다. Schleip (2012a)은 현행적으로 최소한 근막을 분류하는 세 가지 방식이 존재함에 주목했다:

- 해부학 용어학에 대한 연방 국제 위원회 (1998)는 근막을 *'내장의 포장 및 내장과 이어진 잘라낼 수 있는 구조'*를 포함하는 *'껍질, 얇은 막 또는 기타 잘라낼 수 있는 결합조직의 모임'*으로서 묘사한다 (해부학 용어학 1998).
- *학생을 위한 Gray 해부학* (Standring과 동료 2008)에선 *'근막 안의 섬유들은 서로 엮어져 있는 성향을 보이는 것'* 그리고 근막이 피하의 *'표면 근막'*과 같이 *'느슨한 그물코 모양의 결합조직'*을 포함하는 것을 강조해서 근막을 *'맨눈으로도 충분하게 볼 수 있게 커다란 결합조직의 덩어리'*로서 설명한다.
- 가장 최근의 국제 근막 연구위원회 (Schleip과 동료 2012b)에선 근막을 다음처럼 특징지었다: *'신체 전반의 긴장력 전달 체계의 한 부분이 되는 섬유성 콜라겐 조직'*

근막의 기능이 상실되었거나 긴장력을 받고 있을 때 그 기능을 강화시키기 위해서, 우리는 다음을 필요로 한다:

- 근막의 역할을 이해하기 – 근막이 무엇이며 어떤 일을 하는가 (1장)
- 근막이 기능장애에 빠지게 되는 방식 – 그리고 그때는 어떤 증상이 나오기 쉬운가를 인식하기 (2장)
- 근막의 기능과 기능장애를 평가하고, 관찰하고 촉진하며 측정할 수 있는 능력을 보유하기, 이것은 3장과 4장의 주제이다 (Tom Myers와 본 저자)

- 근막의 기능을 효율적으로 회복시키며/ 또는 강화시킬 수 있는 능력을 보유하는 것과 함께, 기능장애를 예방할 수 있는 방법을 알고 있기. 근막 관리와 치료의 15가지 개별 모델의 상세한 평가는 5장과 제 2부 (6~20장으로 구성)에서 제공된다. 이러한 장들은 가장 널리 사용되는 근막-중심의 치료적 방법들 치료적인 효과의 증거(이것이 가능한 범위에서)와 함께 그 방법론과 기전(그 기전이 현재 이해될 수 있는 한도에서)들 -에 관하여 알려진 내용을 살펴볼 것이다.

환자/고객에 대한 가능한 근막성-이환을 설명하기 위한 기본내용을 제공하는 것과 함께, 치료적 선택을 결정할 때 임상적 추론에서 이용할 수 있는 근거를-갖춘 설명이 나올 수 있어야 한다. 그럼으로 기존의 근막-관련된 문제의 치료에서 효과적인 임상적 선택이 반드시 만들어져야 한다.

이 책의 용어학

위에서 기록된 다양한 정의를 그리고 적합한 부위를 설명하도록, 이 책은 다음을 고려함으로 개별적인 근막의 조직과 구조를 설명한다:

- 예를 들어, *분리*해주는 근막처럼, 특정한 조직의 기능적인 역할
- 예를 들어, *경추 또는 목뼈* 근막처럼, 논의하고 있는 그 조직과 연관된 해부학적 구조들
- 예를 들어, 느슨한 또는 치밀한 결합조직처럼, 부가적인 묘사가 제공될 수 있다.
- 예를 들어, *표면 근막* 또는 *심부 근막*과 같이, 연관적인 수직계층의 위치가 설명될 것이다.

주: 이 책에서 용어학에 관한 전 세계적인 의견일치의 불충분함으로 인해서, 다음의 서술어가 상이한 장이나 인용에서 보게 될 것이며, 그 모두는 동일한 결합조직 층을 말하는 것이다: 표면의 (superficial), 피하의 (subcutaneous), 느슨한 (loose), 비-치밀성의 (non-dense), 그물코의 (areolar), 지방층의 (pannicular).

연구의 임상적으로 연관된 (그리고 정확한) 해석의 중요성

최근의 동일한 주제에서 연구 학술대회와 심포지움 및 연구내용의 출판의 홍수에서 기인하는, 근막에 대한 증가된 관심은 치료에서 다양한 '새로운' 방법의 발달과 조장으로 이어졌다. 많은 수의 상표(™) 또는 등록상표(®)를 얻음으로 자신들의 독창성을 보호하려는 시도 등과 함께, 그 새로운 시도들은 스스로를 연구 논문을 근거로서 스스로를 정당화하려고 시도했다.

이러한 저작권 보호된, 등록된 방법들의 일부는 2부에서 개별 장을 통해서 설명된다. 그러한 각 장의 저자들은 그 방법들과 그 방법이 만들어진 이론적 근거를 즉, 과학적 연구가 임상적 접근법으로 전환된 그 방식을 설명한다.

저작권 설정의 방법으로 향한 이런 경향은 치료사, 임상의 그리고 치료사들이 그들에게 제공된 그 증거의 중요한 평가사항을 시행할 수 있는 것과 그 정보를 바탕으로 한 결정을 내릴 수 있는 능력을 보유할 필요성을 강조한다. 이 책의 중심 목적 중 하나는 이용되고 있는 건전한 판단으로 이끌리게 될 도구를 제공하고자 함이다.

연구 증거가 제공된 임상적 치료법

근막의 해부학적 그리고 생리학적 특징의 정리와는 별개로, 이 장에선 새로운 정보가 잠재적으로 임상적 연관성을 갖게 되는 그런 정보의 해석을 제공하는 한편, 최근의 근막 연구에서 핵심측면을 개략적으로 설명한다.

근막 기능장애의 예방, 평가 및 성공적인 치료를 성공적으로 성취하도록, 우리는 기본적인 과학적 소견의 정확한 해석에 의존한다. 보다 명료하게 우리가 근막의 해부학과 생리학을 이해할수록, 우리는 연구 결과의 의미를 더 정확하게 인식하며, 다양한 통증의 및 기능장애의 상태에서 근막

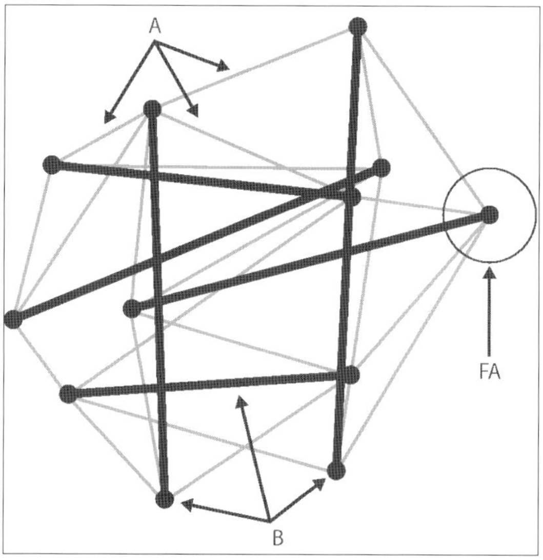

그림 1.1. 생체장력통합성 모델. 분자수준, 조직, 내장 그리고 내장계 수준에서 모두가 압박과 긴장력의 요소를 보유한, 전신에 걸친 모든 크기에서 생체장력통합성 구조를 보여주는 압축응력을 준 장력통합성 모델. A=긴장력 특성: 미세섬유의 세포, 근육, 인대, 근막. B=압박요소:DNA 나선구조, 미세소관, 세포외 기질, 늑골, 골, 근막. FA=국소적 부착점(Focal Adhesion): 세포의 수준에서 장력 및 압박력의 요소 사이에서 통합의 지점. *adapted from Swanson 2013.*

이 수행하고 있을 그 역할을 더욱 더 잘 이해할 수 있을 것이다.

- 임상병리실에서 세포와 조직에 대해서 연구하는 것이 실제로 무엇을 의미하며, 언제 근막-연관된 통증과 기능장애의 관리가 이루어져야 하는가?
- 근막 기능의 수학적인 모델화 평가에서 우리는 무엇을 배울 수 있는가 (5장을 참조)?
- 그러한 연구가 치료방법에 어떻게 정보를 제공하는가 (2장과 4장을 참조)?
- 예를 들어, 해부 소견에서부터 나오는 해부학적 연구결과가 어떻게 임상적인 추론과정으로 이해될 수 있는가 (3장과 4장을 참조)?
- 영상 연구에서 얻은 정보가 어떻게 도수치료사에게 임상적으로 유용한 정보를 제공할 수 있는가 (3장과 4장을 참조)?

정의된 (생체)장력통합체

(Bio) Tensegrity

- '장력통합체'란 '긴장력의 완전한 상태'란 두 의미를 조합해서 만들어진 단어이다. 이것은 한 시스템의 구성요소- 단단한 버팀목과 늘어나는 연결 요소 -들의 닫혀진, 연속적인, 긴장의 행태에 의하여 결정되며, 이것은 긴장력과 압박력에 순응해서 반응한다 (그림 1.1).
- Levin과 Martin (2012)은 다음처럼 관찰했다: *'장력통합성에서 골격이란 그 위로 연부조직이 매달려 있는 받침틀이란 개념을 뒤집었으며, 그 개념을 긴장된(당겨진) 요소들의 틈새 사이에 끼워 넣어진 "떠있는" 압박성 요소 (척추동물에서 골격)를 보유한 통합된 근막성 구조로 대체한다.'*
- Ingber (1993)는 세포들이 독립적인 압축응력[1]을 준 장력통합성 구조처럼 기능하는 것을, 그리고 분자들, 조직들 그리고 장기들 모두가 장력통합성 복합체로서 볼 수 있다는 것을 설명했다.
- 이러한 수직계층의 생물학적인 장력통합성 체계(생체장력통합성)들 내부에서, 개별적으로

핵심정리

(생체) 장력통합성 모델은 압박력의 또는 긴장력의 하중부하가 기계적인 (그리고 화학적인) *역학전환*의 효과를 보유한다는 것 - 그리고 구성적 모양이 문제라는 것 - 그리고 구조가 변하므로 그 기능도 달라진다는 것을 우리에게 상기시킨다 (그림 1.1). (역학전환은 이 장의 뒤쪽에서 설명된다. 이것은 세포가 역학적인 자극을 화학적인 활동으로 변화시키는 것을 말한다.)

1) 콘크리트 구조물의 강도를 높이도록 철근을 넣고 콘크리트를 부어, 굳히면 철근의 압박력은 콘크리트에서 서로 붙으려는 힘을 증가시켜 강도를 높인다. 그림 1.1 에서 A는 콘크리트에, B는 철근에 비유될 수 있다.

압박된 세포들은 역학적인 신호를 수용할 그리고 그 신호를 역학전환 (mechanotransduction)이라고 하는 생화학적인 변환으로 전환시킬 준비를 갖추게 된다 (아래를 참조).

근육막성 구조의 근막으로-연결된, 연속적인 사슬, 슬링(sling), 해부열차 그리고 고리 등의 개념은 이 장의 뒤쪽에서 논의된다. 근막의 주된 기능적 특성의 일부에 대한 요약은 글상자 1.1을 참조하라.

글상자 1.1

근막의 기능적인 특징의 몇 가지 예 (Kumka & Bonar 2012)

- **연결근막:** 이것은 능동적 또는 수동적으로 분류될 수 있는 치밀한 결합조직으로 이루어지며, '근육의 근막 (역자주: 근육내부의 근육섬유막, 근육다발막, 근육바깥막 등의 근막), 부위별 (머리와, 목, 몸통, 팔다리) 근막, 힘줄막, 힘줄 모양의 아치와 신경혈관의 껍질 등을 포함한다' (해부학 용어학 1998).
  - **능동적 연결근막:** 다수의 통증 및 역학수용기를 담고 있으며; 움직임 중 그리고 관절을 안정시킴에서 작용하며, 힘-전달에서 중요하다 (이 장의 뒤쪽을 참조). 이것은 근육으로 압축응력을 제공하도록 수축하는 능력을 보유할 것이다.
    예, 등허리 근막; 엉덩정강근막띠.
  - **수동적 연결근막:** 구조물들 사이에서 연결을 유지하며; 고유수용성 기능을 보유하고; 근육으로부터 하중 부하를 통해서 힘의 전달에 수동적으로 관여된다.
    예: 항인대, 발바닥널힘줄
- **근섬유다발의 근막:** 이것은 근육의 구조적 모양을 제공하는 느슨하고, 치밀한 결합조직 모두의 혼합으로 이루어진다:
  - 이것은 개별적인 근육섬유를 포장하는 (근육섬유막) 한편, 근육섬유들을 묶어 분류하는 것(근육다발막)과 함께 근육을 둘러싼다 (근육껍질막).
  - 근섬유다발의 근막은 치밀한 근육힘줄성 구조를 형성하도록 모인다. 이러한 근육내부의 섬유다발의 근막성 그물망은 근육안에서 그리고 협력근들 사이에서도 마찬가지로 연결근막을 경유해서 길항근들까지도, 힘을 집중시키고 분산시키는 것 모두에 작용한다. 추가로, 이 근막은 다양한 보호성 터널과 신경, 혈관 그리고 임파구조 등을 위한 경로를 제공한다.
- **압박성 근막:** 이러한 치밀한 결합조직 구조는 껍질-비슷한 층을 포함해서 팔다리를 둘러싸며 구획을 나눠준다.
  - 예를 들어, 다리의 종아리 근막은 압박력과 긴장력을 다양하게 제공하는 스타킹-비슷한 덮개로서 존재하는 한편, 근육의 효율성과 정맥의 복귀에 상당하게 영향을 준다. 그 치밀한 근막층은 개별적인 층들의 상이한 동작을 허용하도록, 그러한 층들 사이의 미끄러짐, 활주 동작을 도와주는 느슨한 결합조직에 의하여 분리된다.
- **분리해주는 근막:** 주로 느슨한 결합조직으로 이루어진, 이러한 대체로 거미줄처럼-가는 물질은 내장과 신체 부위를 분리해주는 껍질, 덮개, 주머니, 구획, 터널 및 연결끈 등을 만들어주며, 움직임, 장력 및 벌어짐 등에 대한 반응에서 충격 흡수와 활주 잠재력을 제공하는 한편, 마찰력을 감소시킨다.
  - 그 몇 가지 예는 심장막, 창자간막 그리고 활액껍질 등을 포함한다.

Kumka와 Bonar (2012)는 자신들이 이렇게 제안된 분류의 네 가지 모두에 대한 예를 제공할 때 근막의 어디나 존재하는 특징을 강조한다 – 넙다리에서

- *엉덩정강근막띠 (연결성)*
- *넙다리 네갈래근의 근육다발막 (근섬유다발)*
- *넙다리근막긴장근 (압박성)*
- *피하조직 (분리성)*

핵심정리

글상자 1.1의 내용의 임상적 연관성은 근막의 연결을 포함하는 사슬, 끈 및 슬링(sling) 등의 연속성의 개념과 연관된다. 도수치료를 위한 특정한 임상적인 의미는 힘의 전달과 *역학전환*이라는 소제목으로 이 장에서 설명된다.

근막: 말 그대로의 *탄력성*

Schleip과 동료들(2012a)은 근막을 다음처럼 묘사한다: ... *'인간 신체에 널리 퍼져있는 결합조직 체계의 부드러운–조직 구성요소. 우리는 그것들을 신체 전반의 긴장력 전달 체계의 한 부분이 되는 섬유성 콜라겐 조직으로서 표현할 수 있다. 그때 완전한 근막성 그물은 '고유한 근막' 이라고 불리게 될 단지 치밀한 평면상의 조직 껍질(중격, 근육껍질, 관절주머니, 장기의 주머니 그리고 지지띠 등과 비슷한)을 포함할 뿐만 아니라, 이것은 인대와 힘줄의 형태에서 이러한 그물망의 국소적인 치밀한 모양도 역시 둘러싸게 될 것이다. 추가로 이것은 표면근막이나 근육섬유막의 가장 안쪽의 근육내부쪽 층과 같은 부드러운 콜라겐성 결합조직을 포함한다.... 근막이란 단어는 이제 기관지의 결합조직과 복부의 창자간막과 함께 경질막, 뼈막, 신경다발막, 척추사이원판의 섬유주머니층, 내장 주머니 등을 포함한다.'*

근막은 신체의 모든 연부조직의 한 부분이다.

- 근막은 조직을 묶어주며, 포장하고, 보호하며, 둘러싸고 분리시킨다.
- 근막은 구조물을 둘러싸고 이어주며, 힘의 전달을 허용하며 강화하는 버팀목을 제공한다.
- 근막은 현미경적 수준에서부터 (예를 들어, 개별적인 세포사이의 의사소통) 등허리 근막(TLF)과 같은 커다란 근막껍질의 수준까지 감각성 기능을 보유한다.
- 근막은 조직들이 서로간에 미끄러지며 활주할 수 있는 장소를 제공한다.
- 근막은 에너지 저장의 수단도 제공하며 – 예를 들어, 보행주기 중 종아리의 커다란 힘줄과 힘줄막 등과 같이 압축응력을 준 근막성 구조를 통해서 스프링–비슷한 방식으로 작용한다. 캥거루나 고양이를 생각해보라!
- 자체의 강도와 탄력성의 조합된 특성과 함께, 생체장력통합성의 결합조직 기질의 다중적 기능은 *탄력성*이란 한 마디로 묘사될 수 있다. 이것은 비트는 힘에 적응하는 그리고 적절한 장소에서, 본래의 모양과 위치로 복귀하는 능력을 보유하고 있는 것으로 정의될 수 있으며, 이것이 바로 근막성 그물의 핵심적인 특성이다. *탄력성*이란 질병이나 손상으로부터 빠르게 회복하는 능력도 묘사한다.

근막의 기능적인 특징들

근막과 연관된 정의와 개념들은 (위와 같은) 우리가 신체의 근막성 구성요소의 임상적인 의미를 만들게 될 방법에 유용한 착상을 제공한다 (Langevin과 동료 2011a, Swanson 2013). 거기서 나오는 착상은 다음과 같다.

- 근막은 신체의 모든 조직들과 현미경적으로 그리고 거시적으로 연결되며 – 그러므로 그 삼차원적인 콜라겐 기질은 머리에서부터 발끝까지, 개별세포들로부터 주요 장기들까지 구조적으로 연속된다.
- 근막은 중요한 콜로이드와 같은 점액탄력적, 탄력성의 그리고 가소성의 특징을 보유한다 (글상자 1.2참조).
- 근막에는 풍부하게 신경이 분포되며 – 고유수용작용에 참여하며 통증을 감지한다 (글상자 1.3을 참조).
- 근막은 기능적인 것이지 수동적인 것이 아니다. 근막은 역동적이며 활동적이고 – 움직임과 안정성에 참여한다.

> **핵심정리**
> Kumka (개인적 서신, 2013)는 한 가지 임상치료사의 관점을 제안한다: *'근막의 위치, 관계, 신경분포 등의 그 형태학적인 특징은 임상치료사가 그것을 통해 근막에 반드시 접근해야 하는 바로 그 '고속도로'인 것이다.*

글상자 1.2

근막의 특성 – 요변성 (Thixotraophy)[1], 가소성[2], 탄력성[3], 점액탄력성 그리고 끌림 (drag), 이력현상 (hysteresis) 그리고 크리프 (creep)

근막은 놀라울만치 광범위한 특성을 보유하며 – 이것은 도수치료사에게 의미가 있다. 근막의 특성을 생각할 때, 두 개의 핵심적 원칙이 마음에 새겨있어야 한다:

Hooke의 법칙: 조직에 주어진 스트레스 (즉, 적용되고 있는 힘의 정도)는 그 조직의 탄성한계 이내에서 만들어진 긴장도 (예, 길이의 변화)에 정비례한다. 아래의 탄력성과 가소성 논의를 참조하라.

Wolffe의 법칙: 조직 (예, 골, 근막)들은 그것에 주어진 요구나 힘에 대한 반응에서 재형성한다. Chen과 Ingber (2007)는 역학적인 힘이 세포의 세포골격 (cytoskeleton)과 핵의 기질로 전해지는 방법을 설명했으며, 그 방법에서 역학전환의 과정을 통해서 생화학적인 그리고 전사의[4] 변화가 결과한다.

- 근막은 일종의 **콜로이드**[5]며, 액체 내부에 떠 있는 고체성 물질의 입자를 구성하는 것으로 정의된다. 콜로이드가 주어진 하중부하에 대하여 제공하는 저항의 정도는 힘 적용의 속력에 비례해서 증가한다. 콜로이드의 행태에 대한 간단한 예를 들어, 밀가루와 물의 끈적한 혼합물을 생각해보라. 그렇게 만든 콜로이드가 막대나 스푼으로 천천히 저어진다면, 그 움직임은 부드러울 것이지만, 빠르게 저으려는 시도는 절반-고체성 저항에 직면할 것이다 ('**끌림**[drag]' 라고 알려진). 콜로이드의 이러한 특성은 **요변성**

1) 겔 ⇄ 롤 (열 ↘ 겔 → 롤, 롤 → 겔 ↘ 열)

2) 외력에 의하여 형태가 변한 물체가 없어져도 본래의 형태로 돌아오지 않는 물질의 성질을 말하며, 탄성한계를 넣는 힘이 작용할 때 나타난다.

3) 외부의 힘에 의하여 변형을 일으킨 물체가 그 힘이 제거 되었을 때 본래의 모양으로 되돌아 가려는 성질 (※이 힘의 최대치를 탄성한계라고 한다)

4) DNA에서 메신저인 RNA가 만들어지는 과정

5) 보통분자나 이온보다 크고 지름이 1nm~1000nm 정도의 미립자가 기체나 액체에 흩어져 들어있는 상태

(thixotrophy)으로 알려졌으며 – 세포외 기질에서 가장 분명하다 (이 장의 뒤쪽에서 설명함)

- **콜라겐**은 신체 내부에서 가장 널리 분포하는 단백질이며 이것은 근막의 콜로이드적인 특성의 원인이 된다.
- 콜로이드의 요변성적인 특성은 보다 빠르게 힘(하중)이 적용될수록, 그 조직은 보다 경직성으로 반응하며 – 그러므로 빠른 힘이 골의 저항과 만날 때 골절의 개연성이 높아진다. 그 힘이 점진적으로 적용된다면, 그 '에너지'는 잠재적 치료적인 의미와 함께 그 조직에 의하여 흡수되며 저장된다.
- **에너지-저장**은 또한 움직임을 위한 준비의 특성으로도 알려졌으며 – 아래에서 설명한다 (Schleip과 동료 2012a).

변화를 가장 쉽게 받아들이는 그러한 근막성 연부조직에서 즉, 더 치밀하고, 더 깊은 근막보다는 더 표면의, 느슨한 근막성 층들에서 변화를 유도하고자 시도할 때 끌림(Drag)과 저항이 감소되어야 한다면, 부드럽고, 지속적인, 도수의 하중부하가 필요조건이다.

- 연부조직은 하중이 적용될 때 변형을 견뎌낼 수 있도록 **탄력성** (반동성, 회복력 또는 '신축성[give]')의 가변적인 정도를 보여준다. 근막의 탄력적 특성은 이러한 조직들이 그것들에 주어진 역학적인 에너지의 일부를 저장할 능력을 보유하기 때문에 가능할 것이다. 이어서 그것들은 하중부하가 제거되었을 때 자체의 본래 모양과 크기로 되돌아가도록 이런 에너지를 사용한다.
- 에너지 저장과 상실의 이러한 과정은 **이력현상**(hysteresis)으로 알려졌다 (Comeaux 2002). 이력현상 (그리고 아래에서 설명된 크리프[Creep])의 이러한 특성은 신경근치료법 (neuromuscular therapy 15장)의 여러 측면과 함께, 근육근막의 이완 (또는 유도의 14장 참조)치료법 등에 대한 가능한 설명을 제공한다. 이러한 특성은 치료법의 적용 동안 반드시 설명되어야 한다.
- 그 하중부하가 지나치게 심하거나 자주 반복된다면, 그것은 조직의 탄력적 잠재력을 넘어설 것이며, 가소성의 **변형**으로 이어질 것이다. 결합조직 기질의 영구적 변화나 반영구적인 변형이 생기며, 이론상으론 천천히 적용된 도수치료방법에 의하여 그 변형과정의 역전을 성취해서 정상으로 되돌아 간다. (Doubal & Klemera 2002).
- Olson과 Solomonow (2009)는 반복된 하중부하로부터 결과하는 소진된 탄력성의 영향의 잠재적인 예를 제공한다: *'점액탄력적인 조직 특성은 연달아서 근육의 작용에 영향을 미치게 될 오랫동안 반복되는 주기적인 몸통의 굽힘-폄에 의하여 손상된다. 인간의 요추부 점액탄력적 조직에서 긴장력의 감소는 주기적인 굽힘과 폄 중 발생하며 안정성을 유지하도록 근육구조의 증가된 활동성에 의하여 보상된다. 인대-근육의 반사는 수동적인 동작 중 억제되지만, 능동적인 주기적 굽힘에 뒤따라서 과작용하게 되며, 모멘트 요구사항은 통제적인 변수가 된다는 것을 지적한다. 주기적인 굽힘에 대한 오래 지속된 통상적인 노출은 그 점액탄력적 조직의 기능을 감소시키며 오랜 시간에 걸쳐 일종의 장해와 손상에 대한 가능한 노출로 이어지게 될 신경근육계로 증가된 요구를 하게 된다.'*
- Greenman (1996)은 근막이 그 하중부하의 양과 형태, 속력, 지속기간 등의 다양성에 따른 자체의 반응과 함께, 가소성의 그리고 탄력성의 방식 모두에서 하중부하와 스트레스를 처리하는 방식을 설명했다. 하중부하가

근막에 점진적으로 적용될 때, 거기에서 조직이 반응하므로 느슨함이 감소되는 곳에서 탄력적 반응이 이어진다. 지속적인 하중부하는 **'크리프(creep)'** 라는 일상적으로 언급되는 현상으로 이어지며, 그 현상에서 그 조직의 모습은 결합조직의 점액탄력적인 특성으로 인해서 천천히 길어지거나 변형된다. 크리프의 한 가지 예는 똑바로 서 있을 때 추간 원판에 영향을 주는 점진적인 압박의 과정이 된다.

- 어떤 조직의 경직도는 자체의 점액탄력적 특성과 연관되며, 그럼으로 콜라겐/근막의 요변성의 (thixotrophic) 콜로이드 성질에 연관된다.
- Cantu와 Grodin (2001)은 자신들이 결합조직의 **'독특한'** 특성으로서 살펴본 것을 설명하도록 **'변형특징'** 이란 용어를 사용한다. 이 용어는 요약정리에서처럼, 스프링-비슷한 (일시적인, 탄력적) 변형 잠재력과 함께 조합된 점액성 **(영구적인, 가소성적)** 변형특징을 포함한다.

핵심정리

이러한 다중적인 근막의 특성에 대한 이해는 임상치료사에게 역학적인 하중부하를 받고있는 근막에 영향을 줄 수 있는 다중적인 방법에 대한 통찰력을 부여한다. 그러한 접촉의 또 상이한 측면은 물론 신경계가 영향을 받는 방식과 유체동역학에 의하여 영향을 받는 방식이며 - 두 가지 모두는 이 장의 뒤에서 설명된다.

글상자 1.3

주요 근막의 보고기점

- **골지 수용기:** 이것들은 치밀한 결합조직 안에 풍부하다. 근육힘줄 연결부와 말단 관절의 인대에서, 이것들은 **골지힘줄기관** (Golgi tendon organ)으로 알려졌으며, 거기에서 이것들은 근육의 수축에 반응 한다. 기타 골지 수용기들은 연관된 운동신경 섬유에서 즉각적인 긴장도 감소와 함께 능동의(그렇지만 수동적이지 않는) 신장 움직임에 반응한다. 손으로 적용된 하중이 골지 수용기 반응을 이끌어낼 수 있는 범위는 확실치 않다 (Schleip 2003).
- **파치니와 파치니 형태 역학수용기:** 이러한 근막내 수용기들은 치밀한 결합조직 안에서 찾아진다. 근육 근막, 근육-힘줄 연결부, 안쪽 관절주머니 층 그리고 척추의 인대들 내부의 파치니소체는 강해진 고유수용적 피드백과 운동조절로 이어지는 영향으로 압박력과 지속적 압박이 없는 흔들어올리기에서 변화에 대해 반응하는 것으로 보고되었다.
- **루피니 역학수용기:** 이러한 것들은 치밀한 결합조직, 말단부 관절들의 인대, 경질막 그리고 바깥쪽 관절주머니 층 등의 내부에 위치한다. 일부는 빠른 압력 변화에 반응하지만, 대다수는 접점으로 (탄젠트의) 신장력에 대한 것과 함께 지속된 압박력 또는 느린 율동적인 - 심부 - 문지르기에 의하여 영향을 받는다. 그 영향은 감소된 교감신경 작용을 포함한다.
- **간질성(예, 유형 3과 4) 역학 수용기:** 이러한 것들은 감각성 정보를 제공하며, 파치니와

루피니가 보고기점으로 존재하는 것보다 더 많이, 예를 들어, 근방추와 근막 안에서 훨씬 풍부하게 존재한다. 골막안에서 가장 높은 밀도로 존재한다. 10%는 수초화 되었으며 (유형 3), 그 나머지는 무수초화 되었다 (유형 4). 일부는 빠른 압력에 반응하며, 상이한 것들은 근막의 (그리고 피부의) 신장에 반응한다. 상이한 것들은 낮은 역치를 보유하며 – '색칠붓과 같이 가벼운' 상태의 접촉에 반응한다 (Mitchell과 Schmidt 1977). 그것들은 또한 *간질성 근육막*의 조직 수용기(내부감각 수용기[interoceptor])라고도 알려졌다. Schleip (2011)은 이러한 내부감각 수용기가 예를 들어, 혈압과 같은 자율신경의 영향을 보유한다고 주장한다.

- 상이한 신경 수용기들에 영향을 주기 위한 적합한 도수적 치료전략의 임상적 이용은 5장에서 더 깊게 설명한다.

핵심정리

하중부하의 상이한 정도, 기간 그리고 방향이 근막 내부의 신경 구조에 영향을 미치게되는 방식의 인식은 임상적으로 연계된 치료적 선택을 제공한다; 예를 들어, 중등도의, 지속된 신장 (골지 힘줄 기관에 영향을 주는)과 비교해서 가볍고, 짧은, 접점의 하중부하 (파치니 역학수용기에 영향을 주는). 기능장애의 근막이 신장되거나 압박되고 있을 때 날카로운 '베이는/긁히는' 듯한 느낌이 통상적으로 보고된 감각이 된다.

근막의 신경분포

- 역학전환 (위에서 언급했고 아래에서 좀 더 자세하게 설명할)의 과정은 잠깐 놔두고, 신체가 자체를 조절하며 주변의 환경에 적응하는 방식은 상당하게 내부적인 그리고 외부적인 요구사항에 관한 정보를 뇌에 제공하는 신경의 보고작용에 의존한다. 다양한 형태의 통증수용기와 역학수용기로부터 들어온 그러한 정보의 해석은 삶의 요구에 대하여 신체가 반응하는 그 방식을 결정한다.
- 고유수용기는 지속적으로 관절 위치, 힘줄의 하중부하, 인대의 긴장 그리고 근육 긴장도와 수축의 상태를 관찰하는 역학수용기이다. 골지힘줄기관 (글상자 1.3을 보라)은 관절 완전성의 유지에 관여된 특수화된 고유수용기의 예가 된다. 근막으로부터 나오는 고유수용기능은 '외부골격 (ectoskeleton)' 이라고도 불려왔던 것과 함께, 근막성 구조 내부에 위치한 역학수용기들에 의하여 상당부분 제공된다 (Benjamin 2009). 이것은 거기에서 근육 안의 역학수용기들이 힘의 전달과정 (이 장의 뒤에서 설명됨)의 한 부분으로서 근육 섬유다발이 부착하는 근막의 층으로 이어지는 사실상의 '연부조직 골격'을 묘사한다.
- Stecco와 동료 (2007)는 루피니와 파치니 소체를 포함하는 심부 근막 내부의 신경성 구조물들의 다양한 존재를 설명했다. 이것은 근막이 동작, 긴장 그리고 위치와 함께, 자세의 감지에도 참여한다는 것을 강력하게 제안한다 (글상자 1.3).
- 추가로, 등허리근막 (TLF)은 다양한 근막 층들 사이에서 신경종말의 분포의 현저한 차이를 보유한 채 치밀하게 신경이 퍼져있다: 피하의 조직 (표면의 근막)은 파치니 수용기와 루피니 종말 등과 같은 감각성 역학수용기의 치밀한 모습을 보여준다 (글상자 1.3을 참조). 유해수용적인 것으로 가정되는, 물질 P-양성의 자유 신경종

말은 이러한 층들에서 전적으로 확인되며: '*대부분의 감각성 섬유들이 근막의 외부 층과 피하의 조직들 안에 위치한다는 결과는 근막과 피하조직으로 향해진 일부 도수치료 (예, 근막이완술)가 종종 통증을 만드는가에 대한 이유를 설명한다*' (Tesarz와 동료 2011).

주: TLF는 9장 요통에 대하여 적용된 근막 도수교정 방법 (Fascia Manipulation® methord)에서 보다 세밀하게 설명하며 각별한 관심을 받게 된다.

핵심적으로 임상적인 연관성이 있는 근막의 특징

언급한 듯, 신체 구조물들 사이의 역학적인 힘을 전달함에서 중요한 역할을 수행하는 것과 함께 종종 미끄러짐, 활주의 동작을 허용하는 한편 신체의 모든 부분에 침투하고, 받쳐주며, 분리시키고, 이어주며, 구획하고 둘러싸며 결합력을 제공하는 어디든 존재하는 탄력적인-가소성의, 감각성 구성요소로서 근막은 신체의 단단한 그리고 부드러운 조직들 사이에서 구조적인 그리고 기능적인 연속성을 제공한다 (Huijiing 2007).

그것들이 이 책의 도입부에서 나오고 임상적 방법의 많은 내용들이 2장에서 다뤄질 것이므로, 그러한 설명에 포함된 개별적인 특정 요소 ('탄력적인', '가소성의', '감각성의', '분리시키는,' '활주의' 등)는 서술되며 개별적으로 논의될 필요가 있다.

근막의 이러한 기능과 기여요인들 모두는 흥미롭지만; 그럼에도, 일부는 상이한 것들보다 훨씬 더 큰 임상적인 연관성을 보유한다. 잠재적으로 관심을 집중할 임상적으로 연관된 근막의 특징은 근막의 다중적인 이어줌의, 포장의 그리고 연결의 측면과 함께 거기에서 근막 세포들이 역학적인 하중부하 (역학전환)의 상이한 형태와 정도에 대하여 반응하는 그 방식들을 그리고 이러한 것들이 치료적인 평가와 치료법에 영향을 미치는 방식 등을 포함할 것이다.

역학전환

역학전환은 거기에서 세포들이 하중부하의 상이한 정도에 반응하는 다양한 방식을 설명한다: 비틀림, 긴장력, 전단력, 풀어짐, 압박, 신장, 굽힘 그리고 마찰력 등 - 유전자 표현과 염증성 반응을 포함하는 세포의 행태와 생리학적인 적응의 신속한 수정으로 결과한다. 결합조직에서 역학전환은 근육섬유아세포와 같이 특수화된 세포들과 그 안에서 그런 세포들이 기능하는 수프-비슷한 (역자주: 콜로이드의 특징적인 모습을 비유함) 세포외 기질 (ECM) 그물망을 포함한 그것들의 직접적인 환경들 사이에서 발생하는 물리적인 그리고 화학적인 의사소통의 과정 모두를 포함한다. 콜라게나제 (역자주: 콜라겐분해효소)와 TGF-β1 (전환성 성장 요소 베타-1)을 포함하는 역학전환의 과정은 각별하게 중요하며 아래처럼 설명된다.

> **핵심정리**
> 도수치료에 의하여 영향을 줄 수 있는 역학전환의 영향(세포에 주어진 하중의 상이한 형태와 정도에서 기인한)은 여전히 추측적이다. 그렇지만, 국소적 조직 긴장에서 변화가 예를 들어, 콜라게나제 그리고/또는 TGF-β1 생산에서 변화라는 방법에 의한 역학전환을 통해서 외상-후 치유의 과정에 영향을 줄 수 있다는 증거가 존재한다. 이러한 근막의 특징은 아래에서 설명되며 5장에서는 더 자세하게 설명한다.

세포외 기질 (ECM)

ECM은 그 안에서 세포들이 작용하는 물리적인 미세환경이다. ECM은 또한 세포들이 스스로 (아래에서 설명한 *부착의 복합체*)를 사용해서 고정시킬 수 있는 기회를 제공한다.

세포들 사이와 주변의 공간은 ECM을 구성하는 히알루로닉산과 같은 글리코스아미노글리칸(GAGs)와 이온-풍부한 수분과 함께, 국소적으로 분비된 단백질, 콜라겐 섬유 그리고 다당류 분자들의 긴밀하게 조직된 탄력적 그물망을 구성한다. 근막의 핵심 세포들인 섬유아세포는 하중부하에 대한 반응에서 ECM과 콜라겐을 합성한다.

- 섬유아세포라는 ECM 구성물질을 생산하는 그 세포의 표면은 GAGs와 콜라겐 섬유에 의하여 직접적으로 연결된다.
- 그 기질 내부에서 세포외 콜라겐 섬유는 단지 24시간 이내에 50%까지 신속하게 전환되며, 능동적인 영속적으로-변화하는 특성을 보여준다 (Hocking과 동료 2009).
- 두 가지 핵심 요소가 근육섬유아세포의 발달을 만든다: 역학적인 스트레스와 전환성 성장요소 베타-1 (TGF-β1):
  - 근육섬유아세포는 특수화된 기질 부착요소를 사용해서 스트레스를 감지한다.

세포 기질 부착 복합체 (CMACs)

세포는 스스로를 용해성 부착물질을 사용해 ECM의 지지구조로 고정시킨다. 이러한 것들은 프로테오글리칸과 콜라겐 섬유를 세포표면 위의 수용기로 연결시킨다. 이러한 구조적 구성틀을 사용해서 (이 장의 앞쪽 장력통합성에서 각주를 참조), 세포는 역학적인 신호를 감지하며 화학적인 반응으로 전환시키며 세포들이 외부의 하중부하에 대하여 즉시 반응하도록 허용한다. 그러므로 - 자체의 부착성 기능에 더해서 - 세포 부착성 분자들은 신호의 전달을 조절하도록 도와준다.

- '*CMACs는 예외적으로 유연하고 역동적인 복합체이며, 그것들의 구성요소는 역학적인 그리고 화학적인 정보의 섬세하게 균형 잡힌 흐름을 유지하도록 신속하고 조절된 전환과정을 수행한다. 세포 이동에서 CMACs의 중대한 역할과는 별개로, 이러한 복합체를 통한 신호보내기는, 예를 들어, 세포 생존, 세포 분화 그리고 세포증식을 포함하는 진정한 모든 주된 세포성 기능에 영향을 주게 된다.* (Lock과 동료 2008)'
- 말 그대로 세포는 변화된 하중부하에 대한 자체의 물리적 화학적 반응을 인접한 세포에 알려준다. 이러한 과정에서 물리적 하중부하는 또한 ECM으로 '고정시키는' 세포의 가상의 '팔' 인 부착 복합체로 전달된다.
- 이것은 상처치유 과정과 각별하게 연관된다. 근육섬유아세포가 치유 중인 상처의 구조적인/구성상의 고정요소로서 행동하도록 활성화될 때, 근육섬유아세포가 자체의 표면 수용기인 부착복합체에 의하여 인식되고 있는 이러한 특성(단단한/부드러운)과 함께 그 조직이 흐물거리고/이완된 상태보단 단단한/긴장한 상태에서 작용하고 있을 때 이러한 역할을 가장 효율적으로 시행하는 것으로 확인되었다.
- Wipff와 Hinz (2009)는 단단한 플라스틱 위에 놓일 때, 근육섬유아세포는 커지며 발달하는 두꺼운 스트레스-섬유다발로 반응하는 반면 - 부드러운 표면에 놓일 땐 그것들의 핵심적인 부착이 발달하지 않으며, 비교적 작게 유지되었음에 주목했다. (그림 1.2와 사진 1을 참조)

체액 동역학과 ECM의 치료적 연관성은 아래서 설명된다.

> **핵심정리**
>
> ECM의 특성과 기능의 이해에 대한 임상적 연관성은 예를 들어, 하중부하의 다양한 방식이 구조와 기능에서 지대한 영향과 함께 ECM의 행태를 변화시킨다는 인식을 포함한다. 그러한 과정에서 도수치료의 영향은 5장에서 논의되며, 2부의 여러 장들은 개별적인 치료 모델을 설명한다.

특수화된 세포들, 근막의 구조와 기능 (Benjamin 2009)

근막은 신체를 하나로 유지하며, 때로는 치밀하고 섬유모양으로, 그리고 때로는 탄력적이며 엉성한(거미줄처럼 가는), 콜라겐성의, 부드러운 조직으로 전신에 퍼져있는 긴장력의 그물망을 포함한다. **주:** 여기의 목록이 완전하지 않지만, 근막의 구조와 기능에 관여된 주된 요소들을 강조한다:

- **콜라겐**(Collagen): '접착제'에 대한 옛 그리스어로부터 파생된, 콜라겐은 다양한 섬유들이 함께 다발화된, 여러 단백질의 상이한 조합과 집중으로 구성된다. 콜라겐의 구성은 때때로 결과하는 구조의 두께 및 밀도와 함께, 이러한 섬유의 방향의 의미에서 묘사된다. 콜라겐은 지지력, 모양, 그리고 안정성을 제공하는 한편, 콜라겐이 엘라스틴과 모여지는 그 비율은 자체의 유연성의 정도를 결정한다 (Langevin & Huijing 2009). 섬유 방향과 같은 조직 특성은 그 조직이 받고 있는 긴장력의 및 압박력의 요구에 상당하게 의존한다. 신체 대부분의 콜라겐은 유형 I이며 –예를 들어, 피부에서 보인다; 그렇지만, 여전히 많은 상이한 콜라겐 유형이 존재한다 (Ross & Pawlina 2011). Purslow와 Delage (2012)는 교차연결[1]이 근육성 근막 내부에서 콜라겐 분자들을 안정시키지만, 이러한 교차연결은 다이어트와 담배 흡연과 같은 독성 물질의 영향에 의해 영향을 받는 것과 함께, 노화에 의해서도 지나치게 만들어질 수 있다. 근막의 기능에서 영양의 및 생활양식의 영향은 그리고 노화나 외상을 통해서 기능장애의 출현은 2장에서설명된다. 콜라겐 발생에서 주된 영향은 이 단락의 나중에 논의되는 물질들을 포함하고 – 콜라게나제와 *전환성 성장요소 베타 –1 (TGF –β1)*이란 소제목에서 내용을 살펴보라.
- **섬유아세포**(Fibroblasts): 이것들은 결합조직 안에서 가장 흔한 세포형태이다. 이것들은 세포외 기질의 구조적인 틀을 유지하는 콜라겐 단백질을 분비하며 – 그것은 의사 소통의 그물망으로 존재하는 것과 함께 지지받침을 제공하는, 세포를 둘러싸는 놀라울만치 다양한 그물망이다. 섬유아세포는 자체의 모양을 변화시키는 하중 부하와 활동에 대한 반응으로 자체의 기능을 변화시킨다 (역학전환에서 설명을 참조). Kumka 와 Bonar (2012)는 다음을 주목했다: *'섬유아세포는 자체의 환경에 너무도 잘 적용하며, 다양한 역학적인 자극의 방향에 대한 반응에 따라 재형성하는 능력과, 생화학적 반응을 만들어내는 능력을 보여준다. 증가된 역학적인 스트레스 또는 지속된 고정에서처럼 기능이 변한다면, 섬유아세포 안에서 데옥시리보핵산(DNA) 전사는 형태를 변화시키거나 (예, 콜라겐 유형 I 을 콜라겐 유형 Ⅲ으로), 분화되지 않은 세포 형태가 보다 기능적으로 적절한 자손으로 향해서 적응할 것이다.'*
- **콜라게나제**(Collagenase): 섬유아세포가 지속적인 또는 주기적인 하중부하[2] (신장, 전단력 또는 압박력 – 역학적인 – 또는 부종을 포함하는) 그것들은 콜라겐 안에서 펩티드 결합을 깨뜨리는 콜라게나제라는 효소를 분비하며, 예를 들어, 상처치유 중 지나친 결합조직 형성을 막아준다 (Tortora와 동료 2007).
- 섬유아세포의 가능한 탄력성의 대체로 10%이내의 주기적인 스트레칭 (또는 압박하기)은 콜라게나제 발생을 배로 늘린다.

1) 여기서의 교차연결(cross–linkage)은 근육의 수축에 관여하는 교차교연결 (cross–bridge)와는 상이한 개념이다. 즉, 근육섬유막 (근내막) 사이에서 콜라겐 섬유의 연결이 존재하며 이것은 근육의 수축으로 발생된 힘을 증폭시키거나 감소시키게 된다. (지나친 교차연결은 감소를 적절한 교차연결은 증폭을 만든다)

2) 신체에 주어지는 하중부하 방식은 크게 세가지로 볼 수 있다:
① 긴장력(신장, 늘리기) : 한 구조의 중심에서 멀어지도록 당기며 늘리는 방식의 하중부하
② 압박력 : 한 구조의 중심을 향해서 눌러주는 하중부하의 방식
③ 전단력 : 한 구조의 대립한 표면을 서로 엇갈려 누르거나 압박하는 하중부하

- 반대로, 지속적인 신장은 오로지 그 효과면에서 50%정도만 될 것이다 (Langevin 2010, Carano와 Siciliani 1996). 추가로, Bouffard와 동료(2009)는 섬유아세포를 둘러싸는 조직의 짧은, 가벼운, 스트레칭은 콜라겐나제 발생을 도와주며, 새로운 콜라겐 구조의 형성을 감소시키고, 그러므로 섬유증[3]의 개연성을 감소시킨다. 다수의 상이한 역학전화의 과정이 존재한다: 그렇지만, 여기서 주어진 예는 세포 행동방식에서 역학적인 (운동이나 도수치료 또는 침치료 등을 통해) 영향을 위한 그 잠재력 의미를 제공한다.

> **핵심정리**
> 약하게 하중부하된 세포들이 10-15분 후 역학적인 변형에 대한 자체의 민감성을 상실하며, 콜라게나제 분비를 다시 시작하도록 휴식시간이나 상이한 자극들을 필요로 한다는 관찰은 잠재적으로 임상에서 중요하다.
>
> 간헐적 하중부하가 지속적인 하중부하보다 더 콜라게나제 생산에 영향을 준다는 관찰도 역시 임상적으로 연관된다.
>
> 일반적으로, 운동, 가벼운, 무거운, 지속된, 주기적인 역학적 자극 등을 포함하는 하중부하의 가변적인 정도와 형태는 세포의 행태를 그리고 유전자 표현을 변화시키며, 효소와 TGF-β1과 같은 다양한 성장요소를 포함한다.
>
> 그리 놀랍지도 않지만, 운동은 콜라겐 형성을 강화시키는 반면, 비활동성은 힘줄의 내부가 아닌 근육 안에서, 이것을 감소시킨다.

- **근육섬유아세포 (Myofibroblasts)**: 이것들은 역학적인 하중 부하와 결과적인 변형의 결과로서 자체의 기능과 형태를 변화시키도록 자극받은 섬유아세포부터 파생된다. 근육섬유아세포는 평활근 세포의 일부 특징을 보유했으며, 액틴과 미오신을 담고있기에 그것들은 수축할 능력을 보유한다.[4] 근육섬유아세포는 새로운 ECM을 분비함에 의해서 (위에서 설명함) 그리고 높은 수축성 근력을 운동함에 의하여 손상된 조직의 치료, 재구성 그리고 재형성을 도와준다. 만약 이러한 과정이 조절되지 않는다면, 조직구축 (Dupuytren의 질환에서처럼)과 섬유증의 발달이 결과할 것이다. 섬유증은 2장에서 자세히 설명한다. 섬유아세포의 근육섬유아세포로 전환에 관여된 그 두 가지 핵심 특성은 역학적인 하중부하, 그리고 화학적인 TGF-β1이 된다. 근육섬유아세포 발달을 유도하도록 외상에서 발생하는 것과 같은 스트레스의 특정한 수준이 요구된다. 근육섬유아세포는 자체가 표면으로 들러붙도록 허용하는 구조물인 특수화된 기질 부착을 사용하여 하중부하/긴장력에서 변화를 감지한다 (그림 1.2와 사진 1을 참조).

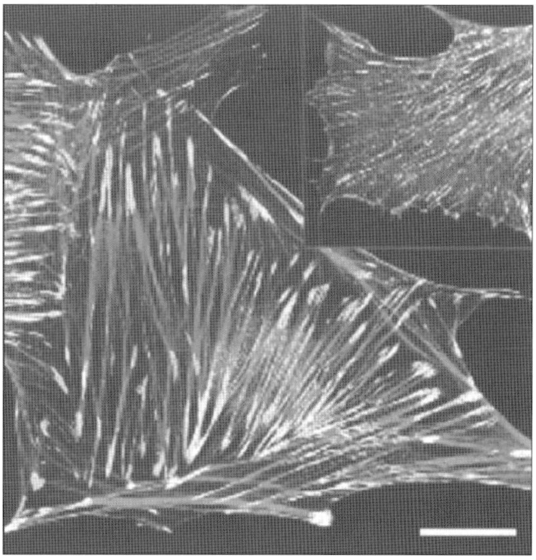

그림 1.2 단단한 바닥 위에서 (좌측) 그리고 부드러운 바닥위에서 (우측)의 근육섬유아세포
See also Plate 1 (Wipff & Hinz 2009).

3) 여기서는 근막의 교차연결의 과도함을 말하며, 섬유아세포의 증식에서 또는 콜라게나제의 부족에서 생긴다.
4) 최근 근막이 근육수축을 통해서 긴장도의 변화를 만들 수 있다는 것뿐만 아니라 이러한 근육섬유아세포의 긴장도 변화로도 근막긴장도가 달라진다고 주장된다. 근육섬유아세포는 교감신경의 영향을 많이 받으며 이것이 감정적 긴장이 근막의 긴장도에 영향을 주는 한 기전이라고 추측된다.

> **핵심정리**
> 하중부하의 상이한 형태는 재형성과 재활치료에서 중대한 영향과 함께, 근육섬유아세포에서 역학전환에 대한 영향을 보유한다.

- **평활근 세포(Smooth muscle cells)**: 당연하게, 이러한 세포들은 평활근조직 안에서 분포하며, 내장이나 혈관의 벽에서도 보인다. 좀 더 놀랍게는, 이것들이 결합조직 안에도 들어있다는 것이다. 이러한 비-횡문의, 방추모양의 세포들은 천천히 율동적인 불수의적인 수축을 할 수 있다. Schleip과 동료 (2006)는 근막 안에서 이것들의 존재가 근막의 긴장도와 연관될 것이며, 근골격계의 동역학에 영향을 줄 것이라고 제안한다.

> **핵심정리**
> 2장에선 근막에서 달라진 pH의 영향에 대한 간략한 논의가 있으며 – 때로는 과호흡 (과도환기와 같이)의 패턴에서부터 결과한다. 이것은 근막의 긴장도에 대한 잠재적인 연관성과 함께, 평활근을 수축시키는 원인이다.

- **인테그린(Integrins)**: 안테나-비슷한 단백질 돌출물, 세포와 세포사이 그리고 세포와 ECM 사이의 의사소통에서 중요하다. Myers (2012)는 이것은 멋지게 설명한다: *'ECM은 세포막으로 그리고 그것을 통해서 수백 또는 수천 개의 세포표면에 놓인 연결 인테그린을 경유해 세포골격까지 연결된다. 세포 외부의 힘은 그 세포의 내부 구조로 이러한 부착성 연결을 경유해서 전해진다. 그러므로, 우리는 이제 개별적인 세포들이 세포의 화학적 환경을 "맛 보는 것"과 함께 자체의 역학적인 환경을 "느끼고 있으며" 반응하고 있다는 것을 이해한다..... 힘 또한 주변의 ECM으로 그 세포막을 통해서 전달되는 근육성의 또는 (근육)섬유아세포의 수축의 경우에 그 반대 방향- 세포에서부터 ECM -으로 이동한다.'*
- **화이브로넥틴(Fibronectin)**: 이것은 예를 들어, 세포-생명기간의 수용기 단백질인 인테그린에 이어주는 접착제-비슷한 물질이다.
- **엘라스틴(Elastin)**: 이것은 신체 내부에서 조직들이 신장이나 수축 후 자체의 모습을 회복하도록 허용한다: 예를 들어, 표면 근막이 손등처럼, 상당한 활주 동작을 허용할 필요가 있는 곳에서 움직임에 뒤따라 위치와 모양의 회복을 허용하도록 엘라스틴의 수치는 증가되어야 한다.
- **피브릴린(Fibrillin)**: ECM의 이러한 구성요소는 결합조직으로 강도와 유연성을 제공하는 탄력섬유의 형성을 위하여 필수적이다. 이것이 유전적으로 성숙될 때, Marfan 증후군이 발생한다.
- **지방 (지방 조직)**: 신체의 여러 부위에서 표면 근막(이 주제에 대하여 아래 내용을 참조한다)은 절연작용과 완충작용을 제공하는 지방의 구분된 층을 담고 있다. 뒤꿈치에서 이러한 쿠션 작용은 섬유 지방성 조직의 형태로 존재한다.
- **전환성 성장요소 베타-1 (TGF-β1)**: 이것은 세포 성장, 세포 증식 그리고 세포 분화 등의 조절을 포함한 여러 가지 세포성 기능을 수행하는 일종의 분비된 단백질이다. 새로운 콜라겐은 상이한 물질과 함께 TGF-β1을 자극하는 역학적인 하중부하 (운동이나 도수치료에서처럼)에 대한 반응으로 형성된다. Langevin (2006)에 따르면, 잠깐의 스트레칭은 부가적인 콜라겐의 생산에서 TGF-β1의 영향을 감소시키며 – 이것은 반흔형성/섬유증의 위험을 감소시키려는 목적의 도수치료 기법과 연관될 것이다. 비활동성은 근육 조직안에서 콜라겐 증식 기능을 현저하게 감소 시키는 것으로 보였지만 힘줄에서는 그

렇지 않았다 (Kjaer와 동료 2009).

근막의 윤활요소

- **프로테오글리칸** (Proteoglycans: PG), **글리코사미노글리칸** (Glycosaminoglycans: GAG): 주로 다양한 조합에서 단백질과 당분 분자로 만들어진 이러한 물을 좋아하는, 점액-비슷한 물질은 바탕질- ECM의 느슨하게 쌓여진 모습 - 을 형성 한다. 이러한 물질은 안정작용의, 압박의 또는 탄성적 기능을 보유한 다양한 콜라겐 섬유들과 콘드로이틴 및 기타 황산염 등을 위한 바탕을 제공하는 것과 함께, 영양소와 대사산물의 확산을 보조하는 중요한 역할을 보유한다.
- **히알루로닉 산** (Hyaluronic: HA): PG와 GAG의 이러한 구성요소는 윤활의 작용을 보유하며 ECM의 점도를 유지하도록 도와준다. 윤활작용의 히알루로닉 산의 한 층은 심부 근막과 근육 사이에 놓인다 (Langevin 2009).
- **HA에서 하중부하의 영향**: 복잡한 수학적 모델화 방법을 통해서, Roman과 동료 (2013)는 세 가지의 상이한 형태의 도수적 하중부하가 적용될 때 HA의 윤활 작용 영향을 비교했다: 일정한 미끄러짐, 직각의 파동동작, 접점의 진동. 효과의 정도는 HA의 증가된 체액-압력으로 평가되었으며, *'근육과 근막 사이의 체액 안에서 만들어진 그 압력은....(치료 중)...체액 간격을 증가시키는 원인이 되었기 때문이다.'* 그 결과는 *'직각의 파동과 접점의 진동은 세포외기질 안에서 치료의 작용을 증가시킬 것이며, 일정한 미끄러짐 동작만을 현재 사용하고 있는 도수치료에서 추가적인 이로움을 제공한다.'*는 것이다.
- Langevin과 동료 (2011b)는 등허리근막 부위에서 근막의 활주 잠재력의 감소 (기술적으로 '감소된 등허리근막 전단력의 긴장력' 으로서 묘사되는)가 TLF의 증가된 두께와 연관될 때, 남성에서 요통을 호발하는 것으로 보인다고 보여주었다. TLF, 결합조직 층의 두께 그리고 요통에서 근막의 자유로운 활주 동작들 사이에서 이러한 성별-특수한 연관성은 아직 설명할 수 없다.

Guimberteau의 대안적인 활주 모델

상이한 모델이 제안되었으며 (Guimberteau & Bakhach 2006, Guimberteau 2012) 거기에선 이것을 다음처럼 고찰한다:

'상이한 근막 또는 활주, 미끄러짐, 콜라겐성 체계 등의 전통적인 언급은......이러한 구조의 분리에 초점을 맞춘다. 전자현미경 연구는 이러한 체계가 상이한, 중첩된 층들에서 일정하지 않다는 것을 제안한다. 실제로, 거기에선 상이한 특수화와 함께 하나의 단일한 유기조직의 구성이 존재한다. 그것의 기능적인 의미를 강조하기 위하여, 우리는 이러한 조직을 다중공포막성 콜라겐의 (역동적인) 흡수 체계 (MVCAS)라고 부른다.'

Guimberteau와 동료들의 세밀한 관찰은 다음을 제안한다:

- 이러한 세포 내부의 환경은 높은 수분 함유량과 함께 고도로 함수화된 프로테오글리칸 겔을 담고있다. 그것의 양변은 콜라겐과 엘라스틴으로 구성된 서로 엮어진 공포를 구성한다.
- MVCAS는 다음의 건물 벽돌처럼 보인다: *'상이한 수준에서 작용하며 세 가지 주된 역학적인 역할을 수행하는 일종의 유기체-사이의 그물망: (i) 고도로 적응적이며 에너지-보존의 방식에서 모든 종류의 역학적인 자극에 반응한다; (ii) 그 구조를 보존하며, 동작 중 정보를 제공하고 그 본래의 모양으로 되돌아 온다; (iii) 다양한 기능적인 단위들의 상호의존성과 자율성을 보장한다.'*

그들은 또한 다음도 주장한다:

- *'...그 미세공포 체계의 기능은 말단의 구조물을 폐쇄된 채 유지하는 것이지만, 진행 중인 신체 동작에 의하여 역학적으로 영향을 받지 않는다. 역으로, 이것은 먼저 미미하게 그리고 이어서 그 하중이 증가하므로 같이 증가하면서 저항도 제공한다.'*
- 실질적인 예는 손가락 굽힘이 관찰되는 곳에서 제공되며, 그러는 동안: *'굽힘근 힘줄의 움직임은 손바닥에서 거의 구분하기 힘들다. 이것은 피부 그물망 조직 하에서 동일하며, 그 조직은 근육, 힘줄, 지방, 힘줄막 그리고 피하 영역들 사이에서 결합조직의 연결이다. 힘줄과 힘줄의 인접한 조직들 사이에 놓인 MVCAS 체계는 최적한 미끄러짐을 좋아하는 듯 보인다. 힘줄의 이동은 저항이 없다면 그리고 인접한 조직에서 유발하는 어떠한 움직임도 없다면 크고 빠를 수 있으며, 그러므로 피부 표면에서 그러한 움직임의 어떠한 동적인 반향도 없음을 설명한다.'*
- MVCAS가 탄성적으로 반응하는 능력은 부종, 외상, 염증, 비만 그리고/또는 노화가 발생할 때 달라지며, 미세공포의모양에서 변화를 만들게 된다.

> **핵심정리**
>
> ECM과 GAGs (히알루로닉 산과 같은)의 지식의 임상적 연관성은 활주/미끄러짐 기능의 중요성– 근막의 층들 사이든 또는 어떤 상이한 기전을 포함하고 있든 –을 강조한다. 즉, 마찰력이 적은 근육의 동작을 위한 능력이 이상 (理想)인 것이다. 치료적 하중부하의 상이한 형태가 강화된 활주 잠재력을 만들도록 도와줄 수 있다는 몇 가지 증거가 존재한다. 하중부하의 특수한 형태에 대한 더 많은 내용은 5장을 참조하라.

유체 동역학과 근막

- Klingler와 동료들(2004)이 돼지의 결합조직의 바탕질의 수분–결합 능력에서 스트레칭의 영향을 살펴보았을 때, 그들은 마치 스폰지를 짜듯이, 그 수분 내용물이 감소되는 것을 보았다. 이것은 그 조직의 경직성을 효율적으로 덜어주었다. 대략 30분 후에 그 수분 내용물은 다시 증가했으며, 그러므로 스트레칭 후 몇 시간이 지나고 그 조직의 탄력적 경도에서 증가가 존재했다. 그들은 근막이 수분–친화성의 GAGs와 프로테오글리칸의 생체구성에서의 스폰지–비슷한 역학적인 쥐어짬과 재흡수 효과로 인해서, 압박력과 스트레칭 같은 역학적인 반응에서 유체동역학적으로 적응하는 것으로 보였다고 결론지었다. 이것은 최소한 도수치료와 운동의 효과 – 움직임의 편안함과 경직도 등 –의 일부가 결합조직의 수분 내용물에서 변화와 연관된다는 것을 제안 한다. 이것은 수분–감소된 단백질로 수분 공급을 증가시키는 것과 함께, 부종의 감소에 대하여 잠재적인 연관성을 보유하며, 그 조직의 증가된 신장성을 허용한다.
- Reed와 동료 (2010)는 체액이 말초부 임파와 혈관 그리고 간질 조직들 사이에서 움직이는 그 방식을 연구했다. 예를 들어, 염증 동안, 그들은 느슨한 결합조직(위에서 설명한 GAGs와 히알루로닉 산을 포함한)의 물리적 특성이 수 분 이내에 변화할 수 있으며, 체액 흐름에서 수백 배의 증가만치 많이 발생할 수 있다는 것을 알았다. 그들은 다음을 제안한다: *'결합조직 세포들은 ECM 섬유들에 탄력적인 힘을 주게되며, 이어서 이것들은 체액을 흡수하며 부어오르지 않도록 과소–함수화된 바탕질을 억제하게 된다.'* 결합조직은 체액의 균형과 생리학에서 능동적인 특징을 보여준다.
- Meert (2012)는 ECM 안의 체액이: '영양소, *대사산물 그리고 메신저 물질 등을 위한 수송*

공간을 만들며 세포외 및 세포내 공간 사이에서 항상성을 도와준다. 추가로, 임파계는 간질액의 바다 가운데서 이러한 공급을 걸러주며 그것을 정맥계로 배출시켜주게 된다' 고 언급한다.

- *'섬유아세포는 간질액 압력과 모세혈관 투과 체액 흐름의 항상성의 조절에 의하여 결합조직 긴장에 반응한다. 섬유아세포로부터 세포외 기질로 향한 힘의 전달은.... 간질액의 수분-정역학적 압력에서 변화를 유발하며..... 손상과 염증에 대한 반응에 영향을 준다'* (Langevin과 동료 2005).
- Fryer와 Fossum (2009)는 근육에너지치료법 (MET; 13장을 참조)에서 사용된 등척성 수축은 *'전(前)-염증성 시토킨의 집중을 감소시키도록 간질공간으로부터 배출을 증가시킨다.'* 고 주장한다.
- 근막의 유체 동역학, 그리고 근육내부의 근막성 변화 등은 등척성 수축 (MET와 고유수용성신경근 촉진법 등과 같은)을 포함하는 치료방법의 효과를 설명하도록 도와준다.

핵심정리

체액 동역학과 근막의 임상적 연관성은 체액/수분이 항상성적인 기능에서 영향을 주는 것과 함께 염증과 조직 치료와 같은 과정 중 부스러기의 배출, 그리고 전(前)- 및 항-염증성 생산물질, 영양소 등과 같은 물질들의 분포에서와 함께, 유연성과 경직성에 주된 영향을 보유한다는 것을 지적한다.

좀 더 큰 그림: 근막의 구조적인 특징

아래에서처럼 상이한 근막 구조를 독립적으로 묘사하는 것은 근막성 그물이 연속되어있다는 그 사실로부터 벗어나게 될 것이다; 근막의 모든 부분은 모든 상이한 부분과 구조적으로 그리고 기능적으로 연결된다.

이것은 Schleip과 동료 (2012)에 의하여 다음처럼 간략하게 표현되었다:

'근막성 신체는 느슨한 결합조직 층에 의한 것처럼, 단단한 중격에 의하여 모두가 서로 연결된 많은 자루와 수백 개의 밧줄-비슷한 국소적인 치밀화를 보유하며 수많은 주머니 안에 또 수 천개의 주머니를 보유한 하나의 커다란 그물망의 장기이다.'

아래의 내용은 근막의 그리고 근막의 형태학의 ('근막의 기능' 에 대하여 글상자 1.1을 참조) 일부 상이한 형태, 유형 그리고 위치를 설명하며, 이것이 현재의 연구 증거들의 임상적으로 가장 유용한 측면의 한 가지- 하중 전달 -로 해석되는 정리로 이어진다.

근막의 층들과 자루들 (Wilard 2012a)

근육의 수축과 하중부하-요구로부터 생기는 긴장력은 치밀해진 끈, 줄, 띠, 포장재, 그리고 밧줄-비슷한 연결 (힘줄, 인대, 지지띠 등) 등의 방식에 의한 것과 함께, 근막의 껍질을 경유해서 인접한 -그리고 멀리 떨어진 - 조직으로 퍼져간다.

근막은 또한 조직들과 구조를 담고있으며, 분리시키며, 구분해주는 복잡하고 다양한 자루, 중격, 주머니, 봉투 등을 구성하며 - 한편 많은 사례에서 연부조직 층들 사이에서 마찰력이 없는 움직임을 허용하기 위한 바탕을 제공하는 장치를 제공하며, 미끄러짐, 활주를 허용한다.

근막의 지형도는 광범위한 기능적인 분류에 따라 나뉠 수 있다:

1. 표면의 또는 그물눈의 또는 지방의 (느슨한) 근막
2. 심부 축성 (또는 침투성) 근막
3. 수막성 근막 (신경계를 둘러싼다)

글상자 1.4

느슨한 결합조직과 스트레칭

- Langevin과 동료 (2005)는 지속된, 가벼운 (가능한 탄력성의 20% 미만) 스트레칭이 섬유아세포의 세포체 둘레와 단면적에서 현저한 시간-의존적인 증가를 만들었다는 것을 보고한다: *'이러한 연구는 물리치료, 마사지, 그리고 침술 등을 포함한 결합조직의 역학적인 자극을 이용한 치료와 마찬가지로 정상적 움직임과 자세에 대한 우리의 이해에 중대한 의미를 부여한다.'*
- Fourie (2009)는 동물과 인간의 연구가 느슨한 *결합조직*을 늘려주도록 필요한 늘리기의 이상적인 정도가 반드시 가능한 탄력성의 20%를 넘지 말아야 한다는 것, 그리고 5%에서 6%가 통상 적절하다는 것을 지적한다.
- *'결합조직이 늘려질 때(예, 물리적인 신장이나 침 바늘 등으로 역학적인 자극을 통해서, 결합조직 기질을 생산하고 유지해주는 섬유아세포는 커지고 평편해진다. 우리는 섬유아세포의 표면에서 국소 부착 복합체가 스트레칭을 감지하며, Rho 단백질에 의하여 중계된 신호발생을 시작시킨다고 주장한다. 이어서 그 세포는 세포의 모양에서 변화를 도와주도록 세포외 공간으로 ATP를 분비하며, 진통적 효과를 보유한 분해된 생산물을 포함할 것이다. 추가로, Rho 경로는 세포의 국소 부착부의 재형성을 부추길 것이며, 이것은 그 세포가 세포외 기질로 부착하는 장소와 방식을 전달하며, 결합조직의 이완으로 이끌린다'* (Langevin 2013).
- '국소적 부착부'의 설명은 세포 기질 부착 복합체(Cell matrix Adhesion complexes: CMACs)란 소제목을 참조하라.
- 역학적인 긴장(가벼운 지속적 스트레치와 같은)을 받을 때, 근육근막 내부의 섬유아세포는 인터루킨-6를 분비하며, 그것은 근육 회복을 위하여 필수적인 분화에 중대하게 영향을 미치는 것으로 그리고 염증 과정에 강력하게 영향을 미치는 것으로 보였다 (즉, 인터루킨-6은 상이한 요소들에 의존하는 전(前) - 및 항-염증성 효과 중 어떤 것이든 작동시킬 잠재력을 보유한다) (Hicks 2012).
- 섬유아세포는 늘리기와 같은 하중부하에 대한 반응에서 ECM과 콜라겐을 합성한다.

4. 내장의 근막 (내장을 둘러싸며 지지한다)

1. 표면의 (느슨한 또는 그물눈의 또는 지방의) 근막

느슨한 결합조직과 지방의 표면 층은 몸통과 팔다리를 둘러싸지만, 외부의 구멍을 둘러싸지 않는다. 이러한 표면층은 그 자체와 근육에 침범하고 둘러싸는 치밀한, 보다 심부의 근막 사이에서 미끄러짐을 허용한다.

혈관과 신경은 표면의 지방층을 통과해서, 심부구조로 향해서 들어가고 나오도록 이어진다.

이러한 느슨하게 - 쌓여진 피하의- 표면성 - 근막은 도수치료적 개입에서 가장 접근하기 쉬운 (그리고 순종하는) 결합조직인 것이다 (스트레칭과 표면 근막에 대해 글상자 1.4를 참조).

표면 근막의 주된 특징

- 임파관을 담고있다
- 충격 흡수의 기능을 보유한다 –예, 뒤꿈치
- 열 절연체이며 온도조절기로서 작용한다
- 트리글리세리드의 형태로 에너지를 저장한다
- 다수의 역학수용기들을 담고있는 것과 함께 정맥을 그리고 어떤 부위에선 잘 보호된 커다란 신경섬유를 위한 관을 제공한다 (Schleip과 동료 2012b)
- 때로는 흔적의 근육성 구조를 둘러싼다 – 예, 목에서의 넓은목근 (platysma)
- 피부 (진피, 표피) 늘어남을 허용하는 탄력섬유를 담고 있으며, 이것은 또한 그 본래의 상태로 복귀로 이어지는 어느 정도의 늘어남을 도와주는 탄성력의 및 탄력적 특성을 만든다.
- 보다 심부의 근막을 신체 표면과 이어주며; 지방성의 소엽 (작은 미세구획)을 둘러싼다
- 세포들 사이의 공간을 채워주는 바탕질– ECM –을 담고 있으며, 그것은 이러한 구조들의 미끄러짐, 활주 기능 등과 같은 움직임을 허용하는 다양한 체액들과 함께, 콜라겐 섬유소의 방향을 결정하는 다중의 특징을 보유한다 (앞쪽에서 ECM에 대한 설명과 GAGs에 대한 설명을 참조)
- Reed와 동료 (2010)는 표면 근막의 바탕질의 주된 특성을 다음처럼 정리했다:

'간질성 기질을 구성하는 느슨한 결합조직의 ECM은 세 가지 주된 구성요소를 보유한다:

a. 장기와 작은 장기를 위한 단단한 지지받침을 구성하는 콜라겐

b. 탄력 섬유와 미세섬유소원

c. 당단백질과 함께, 프테오글리칸 (PGs)과 히알루로난 (HA)으로부터 구성된 바탕질. 이러한 간질성 기질은 어떤 조직이든 그 실질성 세포에 대한 내피성의 장벽의 양측면 사이에서 영양소와 대사물질을 위한 수송의 경로를 제공한다.

- 표면 근막은 다양한 중요 세포 형태를 담고 있으며, 다음을 포함한다:
    - 지방저장을 위한 지방세포
    - 섬유아세포 (앞의 설명을 참조)
    - 호중구와 대식세포같은, 다양한 보호적 혈액세포들
    - 비만세포와 혈장 세포
    - 발한선

핵심정리

느슨한, 표면의, 결합조직의 임상적으로 중요한 측면은 예를 들어, 압박, 스트레칭 그리고/또는 침 삽입 등에 대하여 일차적인 접근범위에 놓인다. 길이를 늘려주기 위한 하중부하는 가볍게 늘려주는 압력 (대체로 20% 미만) – 몇 초가 아닌 수분간의 지속 등을 필요로 하는 것으로 주장된다.

2. 심부 (축성의 또는 침범의) 근막

축성 근막은 신체 안으로 깊게 이어지며, 몸통의 주된 근육, 힘줄, 인대 그리고 힘줄막 (근육과 그 근육이 거기서 작용하는 신체 부분을 이어주는 평편한, 넓찍한 힘줄–비슷한 껍질) 등을 둘러싸고, 팔다리로 연장되며, 보호작용과 윤활작용을 제공한다. 근육 수축 중 힘 전달은 심부 근막의 중요한 특징이 된다.

3. 수막성 근막 (신경계를 둘러싼다)

이것은 축성 근막 안으로 둘러싸이며, 신경계 구조를 둘러싸고 보호한다.

4. 내장의 그리고 종격성의 근막

Willard (2012b)는 내장의 근막을 다음처럼 정리했다: *'내장의 근막은 두개골 기저면으로부터 골반강 안으로 찾아질 수 있다. 이것은 신체 공간을*

둘러싸는 포장재를 형성하며 그 공간에서 육체적인 체벽부에 대항해서 압박된다. 내장 근막은 또한 내장의 장기를 둘러싸는 포장을 형성하며, 그것들의 많은 것에서 근막은 창자간막과 같은 현수인대를 따라서 이어짐으로 장기에 도달한다. 이러한 근막들은 또한 혈관, 신경 및 임파 다발이 그 특정한 장기에 도달하도록 가슴우리의, 복부의 그리고 골반의 종격으로부터 바깥으로 방사하므로 그러한 신경혈관 및 임파의 다발 등을 위한 일종의 연결관으로서도 기능한다.'

내장의 근막은 장기를 둘러싸고 받쳐주며 신체 정중앙의 구조물들을 위한 '포장의 조직'을 제공하며 (Drake와 동료 2010) – 이것은 비강인두의 그리고 경추의 부위로부터, 가슴우리 [세로칸 (종격)]의 전체를 거쳐서, 횡격막을 지나서, 복부를 통과해, 골반저까지 이어준다. 정 가운데서, 복부의 신경얽기와 자율신경에 추가해서, 그 근막은 가슴 림프관과 함께 동맥, 대정맥계와 같은 주요 관들을 둘러싼다. 내장 근막은 모든 주요 장기를 효율적으로 포장하며, 가슴막과 복막의 내막에 침범하며, 신경혈관성 껍질을 형성한다. 주로 느슨한 결합조직으로 이루어진 세로칸(종격)의 근막은 그러므로 가슴우리의 중심부 구획 강(공간)을 형성하며, 신경과 혈관 구조와 함께 주요 장기들을 보호한다.

세로칸(종격)에 잠재적인 치료적 효과를 보유한 도수치료적 방법이 존재한다 (Barral & Mercier 2004).

핵심정리

두개골의 기저부와 골반저 사이에 놓인 대부분의 구조물들 사이에서 존재하는 그 연속성에 의하여 도수치료사에게 제공된 그 잠재력 때문에 다양한 근막의 특성의 형태와 위치는 임상적인 연관성을 갖게 된다.

심부 근막에서 몸통과 팔다리의 차이점

팔다리의 심부 근막은 몸통의 그것과 현저하게 다르다. 팔다리에서 근육들과 연관된 심부 근막은 자유롭게 활주하는 반면, 몸통에선 근육들이 심부 근막으로 보다 들러 붙어있게 된다.

팔다리의 심부 근막은 단지 근육을 포장하는 것뿐만 아니다. 그것들이 일부 탄력 섬유를 포함하고 있을 평행한 콜라겐 섬유다발의 구불구불한 배열과 함께 둘 또는 세 개의 치밀한 층 또는 껍질을 구성한다는 것이 증명되었다. 심부의, 치밀한 근막층은 일반적으로 마찰력이 없는 역학적인 적응성을 제공할 수 있도록 서로간에 미끄러지도록 심부의 근막층을 완충시키고 허용하는 느슨한 결합조직의 얇은 층에 의하여 분리된다.

단단한 그리고 부드러운 조직이 만나는 장소에서, 근막이 뼈로 연결되는 장소에서, 집중된 긴장력의 스트레스–섬유들의 국소 지역이 존재하며, 거기에서 콜라겐은 심부의 결합조직의 층들로 연결되거나, 그 층들을 서로 간에 고정시키거나 또는 이러한 것들을 지지띠 (retinaculum: 힘줄 주위의 고정시켜주는 띠) 또는 섬유연골 (무릎관절의 반달모양 연골과 같이 각별히 고리모양–연골)로 경화시키게 된다. 가는, 종이–같은 심부의, 치밀한 근막의 층들은 서로에 대하여 대략 78°의 각

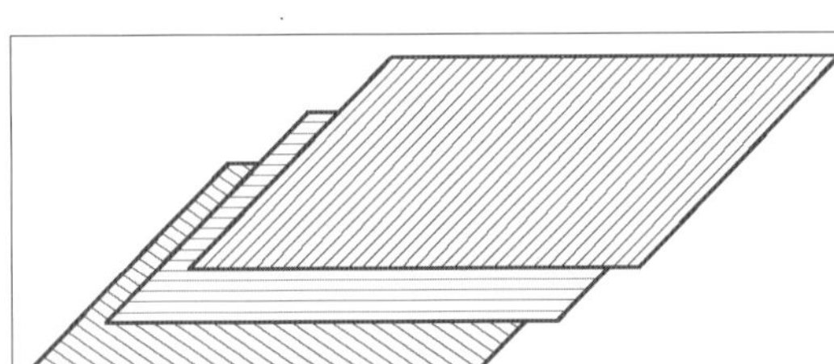

그림 1.3. 팔다리의 심부 근막의 요약적 그림, 세 개의 상이한 층들에서 섬유의 구성과 방향을 보여준다. *Stecco C, Stecco A 2012 다리의 심부 근막의 그림 1.5.2로부터 인용. In:Schleip R와 동료: 근막: 인간 신체의 긴장성 그물망. Churchill Livingston Elsevier, ch.1, p.34*

> **핵심정리**
> 감지된 제한의 장벽을 표적으로 삼는 도수치료의 방법 중 하중부하의 방향의 최적한 적용을 성취하도록 근막성 평면의 상이한 배열의 임상적 의미는 반드시 설명되어야 한다.

도에서 엇갈리게 배열되었다. 이러한 배열은 외견상 근막의 껍질이 아래 놓인 층 위에서 미끄러질 때 감소된 마찰력을 허용하며, 좌상을 수용하는 근막의 능력을 개선시킨다.

만약 근육근막의 하중부하가 근육 위로 주어진다면, 그 힘은 자동적으로 그 근육을 포장하는 근막(근육껍질막)의 층을 경유해서 근육 내부의 결합조직으로 전달된다. 이러한 힘이 적절하게 전달돼야 하기 때문에, 이러한 연결은 느슨하지 않게, 단단하게 연결될 필요가 있다. Huijing과 Langevin (2009)은 치밀하지 않은 일부 근육근막성 구조가 약간의 근육성 힘(근력)을 전달하는 것이 가능하다는 것으로 인해서, *'그러한 구조에 대하여 "느슨한 결합조직"이란 용어는 적절치 못하며 "그물코의"란 용어가 적합하다'* 고 주장했다 (그림1.3을 참조).

근육 근막(그림 1.4)

- 모든 근육은 결합조직의 층으로 둘러싸인다 – **근육껍질막** (epimysium) – 이것은 힘줄을 통해서 골까지 이어진다.
- 근육 자체는 하나의 근막성 그물망에 의하여 근육 다발, 또는 근섬유다발이란 보다 적은 단위로 분리된다 – **근육다발막** (perimysium)
- 근섬유다발은 **근육섬유막** (endomysium)에 의하여 개별 근육섬유로 더 분해된다
- **근육내부의 중격**은 팔다리 구획과 근육들을 분리시키는 단단한 근막성 껍질이며 – 예를 들어, 앞쪽과 뒤쪽의 종아리 중격; 가쪽과 안쪽의 넙다리 중격; 그리고 가쪽과 안쪽의 위팔뼈 중격.

이러한 구조물은 하중 분산을 그리고 하중 전달을 도와주며, 그러므로 일종의 연속적인 기능적인 기전의, 삼차원적인 그물망으로 작용할 수 있다.

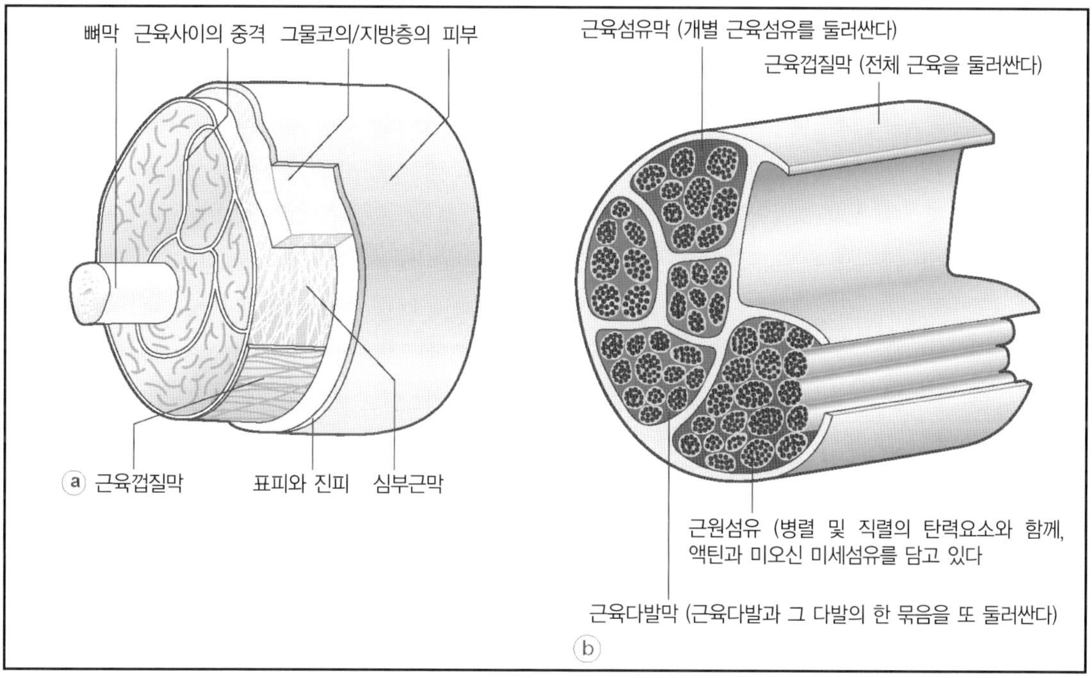

그림 1.4. (a) 근육의 근막 층, (b) 골격근 근막 층

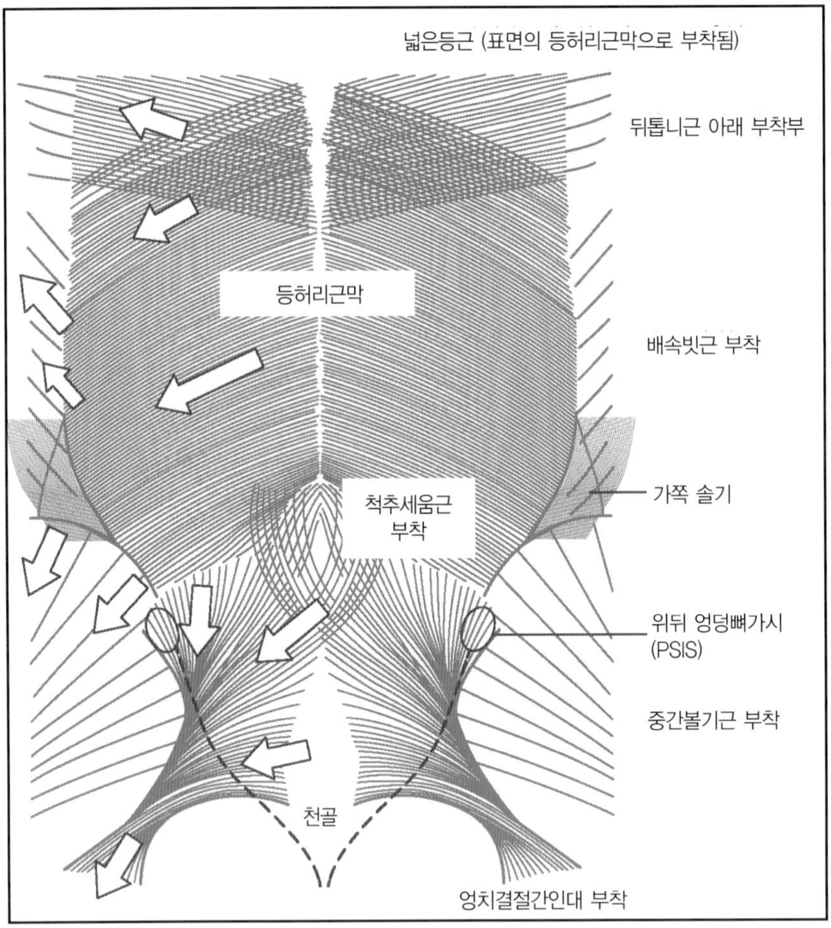

그림 1.5. 등허리근막의 심부 층과 중간볼기근으로 부착 및 심부 층과 척추세움근 사이의 부착

힘의 전달, 하중전달 그리고 근막

Schleip (2003a, 2003b)은 근막을 다음처럼 묘사했다: *'.... 전신에 걸쳐서 연속성을 만드는 신체의 모든 개별 장기와, 가장 작은 근육섬유소까지 포함한 모든 근육들을 둘러싸고 이어주는 치밀하고 불규칙한 결합조직.'*

근막의 모든 곳에 존재함에 대한 이렇게 정확한 요약이 어떻게 우리가 움직임과 동작을 이해하는 방식을 변화시킬 수 있는가? 한 가지 핵심의 요소는 힘이 전해지는 그 방식을 재학습함을 포함한다. 우리는 특정한 근육이 힘을 갖고 수축하며 이어서 예를 들어, 힘줄막과 힘줄이란 수단에 의하여 직선적인 방식에서 전달되고 있으며, 이것에 의하여 관절 움직임을 만든다고 생각하도록 배웠다.

표준화된 해부학적 사진에서 근육 작용의 그림 설명은 움직임의 일차적인 역학적 특성으로서 통상적으로 그리고 부정확하게 제안된 것–특정한 근육–을 드러내도록 근막의 요소의 제거했으며, 그러므로 여러 방향에서 (때로는 옆으로, 때로는 사선으로 때로는 직선으로) 동시에 힘이 전달되는 중대한 근막성 연결의 연속성을 무시했다. 예를 들어, 엉덩관절, 골반 그리고 다리의 근육들로서 통상적으로 묘사되는 구조는 등허리근막을 경유해서 팔과 척추의 근육들과 상호작용하며, 등허리근막은 하나의 통합된 체계로서 척추, 골반, 양다리 그리고 양팔 사이에서 효율적인 하중 전달을 허용한다 (그림 1.5를 참조).

요추 근막사이 삼각형
(The lumbar interfascial triangle : LIFT)
(Willard와 동료 2012)

위에서 설명한 듯, 등허리근막(TLF)은 뒤쪽의 복벽의 근육으로부터 척추 주위의 근육을 분리하는 힘줄막과 근막의 층을 포함하는, 다수의 능동적인 근육성 구조와 함께 수동적인 결합조직으로부터 전해지는 힘을 통합한다.

- 등허리근막(TLF)의 표면 뒤쪽 층은 주로 넓은등근과 아래뒤톱니근의 힘줄막이 되는 반면, 이것에 대하여 심부는 요천추 부위를 받쳐주는 척추주위근을 둘러싸는 그물모양의 껍질이다.
- 이러한 껍질이 배가로근의 힘줄막을 만나는 장소에서 그것은 치밀한 중격인 봉합선 (봉합-비슷한 융기부)을 형성한다. 이것은 축아래(hypaxial: 척추의 앞쪽)의 그리고 축위(epiaxial: 척추의 뒤쪽)의 근막 구획의 연결부위이며 – 거기에서 이것은 요추 근막사이 삼각형(LIFT)을 형성한다.
- 이러한 놀라운 구조물 (Myers의 표현을 빌리면 '원형기관차고'[1]라는 – 3장을 참조)은 복부의 그리고 팔다리의 근육으로부터 TLF 안으로 또는 그 반대로 하중을 분산하도록 도와준다.

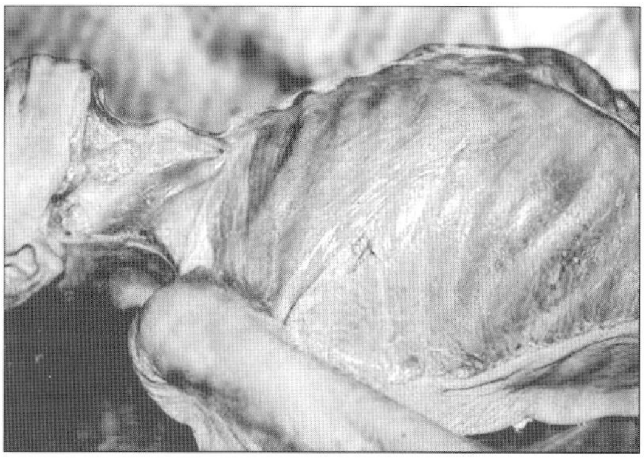

그림 1.6. 큰가슴근과 앞톱니근의 근외막성 근막 – 이것들과 경추 근막 사이의 표면 근막의 연속성에 주목하라. 또한 사진 2도 참조하라. Photo courtesy of Carla Stecco.

- TLF의 모든 층은 위뒤엉덩뼈가시와 엉치뼈 결절 인대에서 수렴하도록 합쳐지며, 하부 요추와 엉치엉덩관절의 지지에서 도움을 준다.
- 복부의 근육, 넓은등근, 다리 그리고 골반의 근육 등으로부터 LIFT에 도달하는 하중부하는 그러므로 척추, 몸통 그리고 골반을 안정화시키도록 도와주기 위하여, 적절하게 분산된다.

목갈비근과 가슴우리

근막의 껍질과 그것들을 포장하며 이어주는 막들로 인해서, 목갈비근은 가슴 근육으로부터 심장막까지 이어지는 흉추의 구조와 이어진다. 그럼으로써 목갈비근이 근막을 통해서 해부학적으로 그리고 기능적으로 이어지는 것을 고려하지 않은 채 목갈비근 기능장애를 생각하는 것은 현명치 못하다.

Stecco와 Stecco (2012)는 다음을 언급한다: *'근육 사이의 그리고 근육껍질막의 근막이.... 그 뼈로 직접적으로 반드시 부착될 필요가 없이도 일종의 골격 요소에 역학적으로 도달할 수 있는 근육 섬유를 위한 부착의 장소로서 작용한다.'* 이것은 표면 근막 (종아리 근막 그리고 아래팔의 근막과 같은)에 대한 연결을 위하여 분명한 사실이 되며, 이것은 근육 섬유를 위한 넓은 부착 장소를 제공한다 (그림 1.6과 사진 2를 참조).

어깨관절, 몸통, 경추 근막의 연속성

Stecco와 Stecco(2012)는 자신들의 다수의 해부절개의 결과를 보고했다. 예를 들어; *'어깨관절의 심부 근막은 몸통의 그리고 팔다리의 근막 모두와 유사한 특징을 보여준다. 각별하게, 큰가슴근, 세모근, 등세모근 그리고 넓은등근의 근막은 하나의 독특한 층을 형성하며,* ***이러한 근육들 모두를 둘러싸고 앞톱니근 위로 지나가며,*** *거기에서 이것은 강한 근막성 층판을 형성한다.'*

1) Tom myers는 근육막의 연결이 철길의 구성과 유사하다는 점에 착안해서 해부열차라는 설명을 통해 근육근막의 연속성을 설명한다. 여기서 원형기관차고란 모든 방향으로 기차의 방향을 바꿔줄 수 있는 둥근철길처럼 근막의 긴장력이 모든 방향으로 바뀔 수 있음을 비유한다.

그들은 다음처럼 이어갔다: *'이러한 근막 모두는 그 근육 자체를 많은 섬유다발으로 나눠주는, 이러한 근막들의 내부 표면으로부터 이어지는 일련의 근육내부의 중격으로 인해서 그것들 각각의 근육으로 단단하게 부착한다.'* 이러한 근육들 중 어떤 것에 주어진 하중이 언급한 모든 상이한 근육들에 직접적으로 영향을 주지 않는다는 것은 받아들이기는 어렵다 (그림 1.5를 보라). 근막 구조에 의하여 함께 쌓여있는 '개별적' 근육들의 이러한 패턴은 팔다리에서, 등에서 그리고 경추의 부위에서 반복된다.

뒤넙다리근으로부터 하중이 분산되는 방식

Franklyn-Miller와 동료 (2009)는 미세응력 측정기를 사용해서 뒤넙다리근 신장에서 사용된 힘의 정도가 다양한 예견하지 못한 하중 전달로 발생한다는 것을 보여주었다:

- 주어진 긴장력의 240%는 엉덩정강근막띠 (IT track)로 전해졌다
- 뒤넙다리근 하중부하의 145%는 엉덩엉치결절간 인대를 경유해서 동측의 요추 근막으로 전해졌다.
- 103%는 가쪽의 종아리 구획으로 전해졌다
- 45%는 반대쪽 요추 근막으로 전해졌다
- 26%는 발바닥널힘줄로 전해졌다

스트레칭 중 근막성 연속성을 경유한 긴장력 전달은 그러므로 하중이 주어지고 있는 그 근육 이외의, 많은 조직들에 영향을 주는 것으로 보였다.

연구자들은 '일정한 패턴을 통해서 분산된다는 것 – 콜라겐 섬유의 배열과 밀접하게 연관된다는 것' 을 보고했다. 이것은 분명한 근육성 제한이 그 기원에서 사실 근막성이라는 것 그리고 그러한 기능장애의 기원이 그것이 감지되고 있는 그 장소로부터 멀리 떨어져 놓여있을 것임을 제안한다.

넓은등근–엉덩관절–큰볼기근 연결

Carvalhais와 동료 (2013)는 지원자들을 동원해서 능동적 넓은등근 긴장시킴– 예를 들어, 최대의 수의적 수축력의 25%에 상응하는 힘을 이용해서, 어깨관절이 능동적으로 벌려지며 어깨관절이 내려갈 때 –이 증가된 수동적인(또는 대측의) 큰볼기근 경직과 함께 반대쪽의 엉덩관절의 가쪽돌림을 만들었다는 것을 보여줄 수 있었다.

큰볼기근과 무릎관절 통증

Stecco와 동료 (2013)는 등허리근막으로부터 큰볼기근을 경유해서 엉덩정강근막띠까지 그리고 계속해서 무릎관절까지 힘 전달의 연결을 확인했으며, 다음을 주장한다: *'큰볼기근의 과긴장성은 허리부위에서의 증가된 긴장을 설명할 것이며, 허리통증과 무릎관절의 가쪽에서 통증을 유발할 것이다.*

모든 (12명) 대상에서 큰볼기근은 넙다리근막 안으로 주요 부착부를 내보내며, 엉덩정강근막띠가 큰볼기근의 부착부의 힘줄로 간주될 만큼 많이 내보내며....[설명].....등허리근막으로부터 무릎관절까지의 힘의 전달 [그리고] 큰볼기근의 과긴장이 엉덩정강근막띠의 마찰 증후군 (ITBS)을 유발하거나, 보다 일반적으로 무릎관절 통증을 유발하는 그 이유를 설명할 수 있을 것이다.

ITBS의 해소는 오로지 엉덩관절의 생체역학이 적절하게 다뤄질 때만 성취될 수 있다.

근전도로 증명된 표면의 뒤쪽 연결선 연결

표면의 뒤쪽 연결선 (Myers 2009: 이 장의 뒤쪽 상세한 설명을 참조하고 더 깊은 내용은 3장, 각별히 그림 3.2b를 참조)이라고 알려진 근육근막의 운동학적 사슬로 이어진 근육의 연관성은 근전도를 사용해서 검증되었다 (Weisman과 동료 2014).

'저항이 없이 그리고 수동적인 가동범위와 함께 능동적인 가동범위의 분리된 상태를 사용해서 표면의 뒤쪽 연결선 (SBL)을 따라서 근육 활성화의 연관성을 위치 확인하는 것' 을 목적으로 삼은 *이러한 연구의 결과는 임상적인 연관성이 있었다.*

- 우측 장딴지근의 최대의 등척성 수축 중 다음에 놓인 도자에서 기록된 강한 활동성 신호가 존재한다: 우측 뒤넙다리근, 위뒤엉덩뼈가시(PSIS), 좌측과 우측 12번째 흉추 분절 (T12), 그리고 우측 등세모근
- 최대의 등척성 경추 폄 (복와위) 중 뒤넙다리근에서 중등도지만 중요한 활성화와 함께 상부 등세모근, T6, T12, PSIS 위에 위치한 도자에서 강한 활동성 신호가 존재 했다.

임상적인 의미와 고려사항

예를 들어, 무릎관절 통증이 큰볼기근 기능장애에서 나올 수 있다는 것 그리고 큰볼기근(과 엉덩관절)이 등허리근막을 경유해서 대측의 넓은등근 작용에 의하여 강하게 영향을 받게 된다는 것을 알 수있을 것이다.

위에서 설명한 Stecco 연구의 자료는 넓은등근, 상부 등세모근, 목갈비근 그리고 가슴근육 사이에서 직접적인 연관성을 보여주었다. 무릎관절 통증이 이러한 근육들의 어떤 것을 포함한 근막의 또는 어떤 상이한 제한을 반영하는가.....또는 그것들의 어느 것에서 기능장애가 무릎관절로부터 영향을 받을 것인가?

또한 장딴지근 기능을 예를 들어, 동측의 상부 등세모근 사이에서 연계성을; 그리고 경추부 근육과 무릎관절 사이에서 연계성을 볼 수 있을 것이다.

이러한 몇 가지 예는 신체가 생체역학적으로 작용하는 방식에 대하여 이전에 알려진 생각들을 개선할 필요를 강조한다. 이전에 알려진 개념들의 이러한 개선은 근막의 기능을 이해함에서 올바른

> **핵심정리**
> 이러한 연구에서 분명해지고 있는 임상적 연관성은 그 증거가 나오듯이, 신체의 상이한 부위에서 힘의 전달 경로에 치료사들이 익숙해져야 할 필요가 있다.
> 통증과 제한을 지속시키는 특성과 그 병의 원인 모두를 찾아볼 때, 멀리 떨어져 영향을 주는 무릎관절-뒤넙다리근-큰볼기근-엉덩관절-TLF-넓은등근 등의 위에서 설명한 예는 고려될 필요가 있다.

진보를 위한 필수적인 과정이며 – 많은 해부학 교재들이 그랬듯 *근막을 배제하지 않고, 근막을 포함한* 연부조직의 그 국소해부학, 형태학, 연결성 그리고 구성상태 등을 학습할 필요성이 있다. 우리는 근막이 기능에 영향을 주는 그 방식과 함께, 장소도 알아야 할 필요가 있다.

즉, 근막은 자세와 움직임 모두를 통합하고 조직한다.

근육 사슬

이 단락은 근육근막의 하중 분담을 구성하는 그 연결성을 분류하기 위하여 만들어진 그 많은 시도들의 전체 목록을 제공하려는 것이 아니다.

- Richter (2012)는 다수의 상이한 모델을 설명하며, 거기에서 근육막성 연결, 멜빵(슬링, sling) 등은 생체역학적인 기능의 이해를 위한 기반을 구성한다. 그는 다음처럼 설명한다: *'비록 이러한 모델들이 매우 상이한 어떤 것일지라도, 그것들 모두는 공통적인 한 가지를 보유한다: 즉, 그것들은 하나의 전체로서 항상 기능하고 있는 하나의 단위로서 존재하는 근육근막성 조직과 이동 체계를 보여준다.'*

- 가장 널이 이용된 모델은 Myers (2009)의 '해부열차' 일 것이며 거기에서 이동 체계의 *'전체적인, 지름길의 긴장 복합체'* 를 구성하는 것을, *'골격의 지지대 안에서 동시적으로 안정시키고 조정을 허용하는 것'* 을 위한 다중의 연결을 설명하기 위해서 연결선, 철로 그리고 교차로 등이 비유적으로 사용된다. 이러한 그물망 안에서 구조물의 기능적인 분리는 신체의 600개 이상의 근육들을 포함해서, 인대, 힘줄, 관절 등을 포함한 다중적이고 보다 깊게 위치한 힘 전달 체계를 설명될 수 있다. Myers는 해부열차 모델이 발전해나갈 모델임을 알았지만, 그 모델은 장력통합성과 하중-전달 연구에 일치하는 '설계 논란' 을 제공했으며, 그러므로 임상적인 연관성을 보유했으며 – 그가 3장에서 평가의 의미에서 이것을 설명한 것과 같다.

Myers (2009)가 설명한 그 "철길들"은 아래에서 정리했다 (3장에서 더 상세히 설명). Myers에 의하여 분류된 이러한 연결성을 생각할 때, 어떤 근육도 신체의 어딘가에서 근육으로 부착하지 않는다는 그리고 골성 연결은 항상 가운데 놓인 결합조직 구조를 경유해서 만들어진다는 van der Wal의 고찰 (2009)을 마음에 새겨야 한다:

1. **표면의 앞쪽 연결선:** 발가락 폄근, 앞쪽 종아리 구획, 넙다리네갈래근, 배곧은근과 복부 근막, 복장근과 가슴근막, 목빗근
2. **표면의 뒤쪽 연결선:** 짧은 발가락 굽힘근과 발바닥널힘줄, 종아리 세갈래근, 뒤넙다리근, 엉치결절사이 인대, 엉치허리사이 근막, 척추세움근, 두개골상부 근막
3. **가쪽 연결선:** 종아리근, 가쪽 종아리 구획, 엉덩정강 근막띠, 엉덩관절 벌림근, 가쪽 배바깥빗근, 속 및 겉 갈비사이근, 목빗근, 널판근
4. **나선의 연결선:** 널판근, (반대쪽의) 마름근, 앞톱니근, 배바깥빗근, (반대쪽의) 배속빗근, 넙다리근막 긴장근, 앞쪽의 엉덩정강근막띠, 앞정강근, 긴종아리근, 넙다리두갈래근, 엉치결절사이 인대, 척추세움근
5. **표면의 뒤쪽 팔 연결선:** 등세모근, 세모근, 가쪽 근육사이 중격, 폄근 군
6. **심부의 뒤쪽 팔 연결선:** 마름근, 어깨올림근, 회선근개, 위팔세갈래근, 자뼈를 따라가는 근막, 자뼈쪽 곁인대, 소지구 근육들
7. **표면의 앞쪽 팔 연결선:** 큰가슴근, 넓은등근, 안쪽 근육간 중격, 굽힘근 군, 손목굴
8. **심부의 앞쪽 팔 연결선:** 작은가슴근, 빗장복장뼈 사이 근막, 두갈래근, 노뼈 근막, 노뼈쪽 곁인대, 엄지두덩 근육들
9. **앞쪽의 기능적 연결선:** 큰가슴근 (하부 섬유), 반달모양 연결선, 배세모근, 앞쪽의 모음근 (긴, 짧은 그리고 두덩근).
10. **뒤쪽의 기능적 연결선:** 넓은등근, 요천추 근막, 큰볼기근, 가쪽넓은근 (그림 1.5를 참조)
11. **동측의 기능적 연결선:** 넓은등근 (가쪽 모서리), 배바깥빗근, 넙다리빗근
12. **심부 앞쪽 연결선:** 뒤정강근, 긴 발가락 굽힘근, 심부 뒤쪽 구획, 오금군, 뒤쪽의 무릎관절 관절주머니, 모음군, 골반저, 앞세로인대, 허리근, 엉덩근, 허리네모근, 횡격막, 세로막 (종격), 가장긴근, 목뿔복합체, 구강의 바닥, 턱의 근육들.

이러한 '해부열차의 연결선' 들은 3장에서 보다 깊게 설명한다.

앞서 언급한 듯, 근막이 제공하는 그 사슬과 연결들을 해석하는 많은 상이한 모델이 존재한다. 하나의 예로서, 근육막 도수교정이란 제목의 9장에서의 설명을 참조하고, 거기에서 협조성- 그리고 인식 –의 국소 부위는 근육근막성 배열상태에 대한 관계에서 확인된다.

> **핵심정리**
> 근육성 사슬과 연결(해부학적 모델이든 또는 설명된 많은 상이한 것들의 하나이든)의 인식의 임상적인 연관성은 간과될 수 없다. 하중 분산과 근육근막성 연속성의 상반적인 기능의 이해는 도수의 그리고 운동의 치료와 재활치료의 접근에 연관된 임상적인 선택의 폭을 넓혀준다.

근막의 문제는 어떻게 시작하는가

근막의 기능장애가 분명해지는 여러 방법들은 2장에서 연구된다. 대부분의 근골격성 기능장애에서 그 '원인'이 과사용, 잘못된 사용, 사용하지 않음 그리고 남용 등으로 쉽게 요약되는 경향이 있다.

근막의 기능장애는 염증과 부적절한 재형성(지나친 반흔형성이나 섬유증의 발달 등과 같은)으로 이어지는 천천히 발생하는 외상 (사용하지 않음, 과사용 그리고 잘못된 사용) 또는 갑작스런 손상 (남용)으로부터 생길 것이다:

- 근육근막성 관계의 비틀림을 포함한 '치밀화'가 발생할 것이며, 미끄러짐 특성을 감소시키며 근육 균형과 고유수용기능을 변화시킬 것이다 (Stecco와 Stecco 2009). 그러한 변화의 결과로서, 만성적인 조직 하중부하는 *'패턴을 유지하는 전체적인 연부조직'*을 형성한다 (Myers 2009).
- *'염증화 되거나 고정되므로, 근막이 지나친 역학적 스트레스를 받게될 때, 콜라겐과 기질 분포는 질서가 깨지며, 섬유증과 유착으로 결과한다'* (Langevin 2008).
- 치밀화와 근막의 활주기능의 상실은 Langevin과 동료 (2011b)에 의하여 명쾌하게 설명되었다. 만성적인 요통을 보유한 사람은 요통을 보유하지 않은 사람보다 등허리근막 (TLF)에서 25%의 더 두꺼움을 보여 주었다. 근막 층들 사이에서의 활주 잠재력은 이러한 사람들에게서 감소된다.
- Stecco와 동료 (2013)는 느슨한 결합조직의 자극, 염증, 산성화 그리고 치밀화 등의 조합이 국소 염증, 통증 그리고 과민화로 결과하는 *'자유 신경 종말이 과작용하게 되는'* 결과로서 근육근막성 통증으로 이어질 것이다. 이러한 변화는 경직성, 밀도 그리고 점도를 줄여주며 – pH를 개선하는 도수치료적 개입에 의하여 역전될 수 있으며; 이 모든 것은 도수치료를 통해서 잠재적으로 가능할 것이다.

근육근막은 또한 노화의 과정(그리고 질병이나 병발하는 통증과 연관될 비활동성)에 의하여 상당하게 영향을 받는다:

- 우리가 나이 먹어가면서 피부는 변화하며, 표면의 섬유아세포와 콜라겐 세포에서 감소를 반영하는 주름의 발달에 의하여 특징을 보인다.
- 콜라겐 섬유는 점진적으로 덜 조직화되며, 보다 더 얽히게 되며, 조직은 자체의 정해진 모양 (즉, 그것들의 자루)과 탄력적 반동 잠재력을 상실한다.
- 그것들의 되돌릴 수 없는 – 그렇지만 가변적인 – 과정의 일부는 엘라스틴의 상실을 포함하며, 그래서 30대부터는 이러한 과정이 측정가능하다 (Kirk와 Chieffi 1962).
- 동시에 지방 세포의 위축도 존재하며, 그러므로 *'섬유–지방의 연결체계의 양적인 그리고 질적인 특성이 달라지며 그것의 점액탄력적인 특성은 감소된다.'* 추가로, 피부와 그 아래 놓인 표면 근막은 늘어나고 이완되며, 지방 분포와 셀루라이트를 포함한 달라진 모양과 함께 연부조직의 쳐짐 (하수증)으로 이어진다 (Machi와 동료 2010).

이와 같은 변화와 연관된 치료적 선택은 5장에서 그리고 2부 전체에 걸쳐 설명되었으며, 2부에서 각각의 장은 근막의 기능장애를 표적으로 한 15개의 상이한 방법을 다룬다.

참고문헌

Barral J-P, Mercier P 2004 Lehrbuch der Visceralen Osteopathie; Band 1, 2. Auflage. Urban and Fischer, Munich

Benjamin M 2009 The fascia of the limbs and back – a review. J Anat 214:1–18

Binkley JM, Peat M 1986 The effects of immobilization on the ultrastructure and mechanical properties of the medial collateral ligament of rats. Clin Orthop Relat Res 203:301–308

Bouffard N et al 2009 Tissue stretch decreases procollagen-1 and TGF-β1 in mouse subcutaneous fascia. Abstract. 2nd Fascia Research Congress. Free University of Amsterdam, Amsterdam

Cantu R, Grodin A 2001 Myofascial manipulation, 2nd edn. Aspen Publishing, Gaithersburg, MD

Carano A, Siciliani G 1996 Effects of continuous and intermittent forces on human fibroblasts in vitro. Eur J Orthod 18(1):19–26

Carvalhais V et al 2013 Myofascial force transmission between the latissimus dorsi and gluteus maximus muscles: an in vivo experiment. J Biomech 46:1003–1007

Chen C, Ingber D 2007 Tensegrity and mechanoregulation: from skeleton to cytoskeleton. In: Findley T, Schleip R (eds) Fascia research. Elsevier, Oxford, pp 20–32

Comeaux Z 2002 Robert Fulford DO and the philosopher physician. Eastland Press, Seattle

Doubal S, Klemera P 2002 Visco-elastic response of human skin and aging. J Amer Aging Assoc 3:115–117

Drake RL, Vogl AW, Mitchell, AWM 2010 Gray's anatomy for students, 2nd edn. Churchill Livingstone Elsevier, Philadelphia

Fourie W 2009 The fascia lata of the thigh – more than a stocking. In: Huijing PA et al (eds) Fascial research II: basic science and implications for conventional and complementary health care. Elsevier GmbH, Munich

Franklyn-Miller A et al 2009 The strain patterns of the deep fascia of the lower limb. In: Huijing PA et al (eds) Fascial research II: basic science and implications for conventional and complementary health care. Elsevier GmbH, Munich

Fryer G, Fossum C 2009 Therapeutic mechanisms underlying muscle energy approaches. In: Physical therapy for tension type and cervicogenic headache. Fernandez-de-las-Peñas C et al (eds) Jones & Bartlett, Boston

Greenman P 1996 Principles of manual medicine. Williams and Wilkins, Baltimore

Guimberteau JC, Bakhach J 2006 Subcutaneous tissue function: the multimicrovacuolar absorbing sliding system in hand and plastic surgery. In: Siemionow MZ (ed) Tissue surgery. New techniques in surgery. Springer, London, Ch 4, pp 41–54

Guimberteau JC 2012 The subcutaneous and epitendinous tissue behavior of the multimicrovacuolar sliding system. In: Schleip R, Findley T, Chaitow L, Huijing P (eds) Fascia: the tensional network of the human body. Churchill Livingstone Elsevier, Edinburgh, pp143–146

Hicks MR et al 2012 Mechanical strain applied to human fibroblasts differentially regulates skeletal myoblast differentiation. J Appl Physiol 113(3):465–472

Hocking D et al 2009 Extracellular matrix fibronectin mechanically couples skeletal muscle contraction with local vasodilation. In: Huijing PA et al (eds) Fascia research II: basic science and implications for conventional and complementary health care. Elsevier Urban and Fischer, Munich, pp 129–137

Huijing PA 2007 Epimuscular myofascial force transmission between antagonistic and synergistic muscles can explain movement limitation in spastic paresis. J Electromyogr Kinesiol Dec 17(6):708–24

Huijing P, Langevin H 2009 Communicating about fascia: history, pitfalls and recommendations. In: Huijing PA, et al (eds) Fascia research II. Basic science and implications, for conventional and complementary health care. Elsevier, Munich

Ingber DE 1993 Cellular tensegrity: defining new rules of biological design that govern the cytoskeleton. J Cell Sci 104 (pt 3):613–627

Kapandji I 2007 The physiology of the joints, 6th edn. Vol 1–3. Churchill Livingstone, Edinburgh

Kirk JE, Chieffi M 1962 Variation with age in elasticity of skin and subcutaneous tissue in human individuals. J Gerontol 17:373–380

Kjaer M et al 2009 From mechanical loading to collagen synthesis, structural changes and function in human tendon. Scand J Med Sci Sports19 (4):500–510

Klingler W, Schleip R, Zorn A 2004 European Fascia Research Project Report. 5th World Congress Low Back and Pelvic Pain, Melbourne

Kumka M, Bonar B 2012 Fascia: a morphological description and classification system based on a literature review. Can Chiropr Assoc 56(3):1–13

Langevin HM 2006 Connective tissue: a body-wide signaling network? Med Hypotheses 66: 1074–1077

Langevin HM 2008. In: Audette JF, ailey A (eds) Integrative pain medicine. Humana Press, New York

Langevin HM 2010 Tissue stretch induces nuclear remodeling in connective tissue fibroblasts. Histochem Cell Biol 133: 405–415

Langevin HM 2013 The Science of Stretch The Scientist Magazine®, 1 May. Available online at http://www.the-scientist.com/?articles.view/articleNo/35301/title/The-Science-of-Stretch/. Accessed 11 February 2014

Langevin HM, Huijing PA 2009 Communicating about fascia: history, pitfalls, and recommendations. Int J Ther Massage Bodywork 2:3–8

Langevin HM et al 2005 Dynamic fibroblast cytoskeletal response to subcutaneous tissue stretch ex vivo and in vivo. Am J Physiol Cell Physiol 288:C747–C756

Langevin HM et al 2009 Ultrasound evidence of altered lumbar connective tissue structure in human subjects with chronic low back pain. Presentation, 2nd Fascia Research Congress, Amsterdam

Langevin HM et al 2011a Fibroblast cytoskeletal remodeling contributes to connective tissue tension. J Cell Physiol 226(5):1166–1175

Langevin HM et al 2011b. Reduced thoracolumbar fascia shear strain in human chronic low back pain. BMC Musculoskeletal Disorders 12:203

Levin S Martin D 2012 Biotensegrity the mechanics of fascia. In: Schleip R, Findley T, Chaitow L, Huijing P (eds) Fascia: the tensional network of the human body. Churchill Livingstone Elsevier, Edinburgh, pp 137–142

Lock JG et al 2008 Cell-matrix adhesion complexes: master control machinery of cell migration. Semin Cancer Biol 18(1):65–76

Macchi V et al 2010. Histotopographic study of fibroadipose connective cheek system. Cells Tissues Organs 191(1):47–56

Meert G 2012 Fluid dynamics in fascial tissues. In: Schleip R, Findley T, Chaitow L, Huijing P (eds) Fascia: the tensional network of the human body. Churchill Livingstone, Edinburgh, pp 177–182

Mitchell JH, Schmidt RF 1977 In: Shepherd JT et al (eds). Handbook of physiology, Sect. 2, Vol. III, Part 2. American Physiological Society, Bethesda, pp 623–658

Myers T 2009 Anatomy trains, 2nd edn. Churchill Livingstone, Edinburgh

Myers T 2012 Anatomy trains and force transmission. In: Schleip R, Findley T, Chaitow L, Huijing P (eds) Fascia: the tensional network of the human body. Churchill Livingstone Elsevier, pp 131–136

Olson M, Solomonow M 2009 Viscoelastic tissue compliance and lumbar muscles activation during passive cyclic flexion-extension. J Electromyogr Kinesiol 19 (1):30–38
Purslow P, Delage J-P 2012 General anatomy of the muscle fasciae. In: Schleip R, Findley T, Chaitow L, Huijing P (eds) Fascia: the tensional network of the human body. Churchill Livingstone Elsevier, Edinburgh
Reed RK, Lidén A, Rubin K 2010 Edema and fluid dynamics in connective tissue remodelling. J Mol Cell Cardiol 48(3):518–523
Richter P 2012 Myofascial chains. In: Schleip R, Findley T, Chaitow L, Huijing P (eds) Fascia: the tensional network of the human body. Churchill Livingstone Elsevier, Edinburgh, pp 123–130
Roman M et al. 2013 Mathematical analysis of the flow of hyaluronic acid around fascia during manual therapy motions. J Am Osteopath Assoc 113:600–610, doi:10.7556/jaoa.2013.021 Available online at http://www.jaoa.org/content/113/8/600.abstract.html. Accessed 11 February 2014
Ross M, Pawlina W 2011 Histology, 6e. Lippincott Williams & Wilkins, Baltimore, p 218
Schleip R 2003a Fascial plasticity: a new neurobiological explanation. Part 1. J Bodyw Mov Ther 7(1)11–19; 7 (2):104–116
Schleip R 2003b Fascial plasticity: a new neurobiological explanation. Part 2. J Bodyw Mov Ther 7 (2):104–116
Schleip R 2011 Fascia as a sensory organ. In: Dalton E (ed) Dynamic body®, Exploring Form, Expanding Function. Freedom from Pain Institute, Oklahoma City pp 137–163
Schleip R, Jäger H, Klingler W 2012a What is 'fascia'? A review of different nomenclatures. J Bodyw Mov Ther 16 (4): 496–502
Schleip R, Findley T, Chaitow L, Huijing P 2012b Fascia: the tensional network of the human body. Churchill Livingstone Elsevier, Edinburgh
Standring S 2008 (ed) Gray's anatomy – the anatomical basis of clinical practice, 40th edn. Elsevier, Edinburgh
Stecco L, Stecco C 2009 Fascial manipulation: Practical Part. Piccin, Padova
Stecco A et al 2013 The anatomical and functional relation between gluteus maximus and fascia lata. J Bodyw Mov Ther 17(4):512–7
Stecco C et al 2007 Anatomy of the deep fascia of the upper limb. Second part: study of innervation. Morphologie 91: 38–43
Stecco C, Stecco A 2012 Deep fascia of the shoulder and arm. In: Schleip R, Findley T, Chaitow L, Huijing P (eds) Fascia: the tensional network of the human body. Churchill Livingstone Elsevier, pp 44–48
Swanson RL 2013 Biotensegrity: a unifying theory of biological architecture. J Am Osteopathic Assoc 113(1):34–52
Terminologia Anatomica: international anatomical terminology 1998 Federative Committee of Anatomical Terminology (FCAT). Thieme, New York, pp 1–292
Tesarz J et al 2011 Sensory innervation of the thoracolumbar fascia in rats and humans. Neuroscience, doi: 10.1016/j.neuroscience.2011.07.066
Tortora G et al 2007 Microbiology: an introduction. Pearson Benjamin Cummings, San Francisco
van der Wal J 2009 The architecture of the connective tissue in the musculoskeletal system – an often overlooked functional parameter as to proprioception in the locomotor apparatus. In: Fascia Research II. Elsevier GmbH, Munich
Weisman M et al 2014 Surface electromyographic recordings after passive and active motion along the posterior myofascial kinematic chain in healthy male subjects. J Bodyw Mov Ther: in press
Willard F 2012a Somatic fascia. In: Schleip R, Findley T, Chaitow L, Huijing P (eds) Fascia: the tensional network of the human body. Churchill Livingstone Elsevier, Edinburgh, pp 30–36
Willard F 2012b Visceral fascia In: Schleip R, Findley T, Chaitow L, Huijing P (eds) Fascia: the tensional network of the human body. Churchill Livingstone Elsevier, Edinburgh, pp 53–56
Willard F, Vleeming A, Schuenke M et al 2012 The thoraco-lumbar fascia: anatomy, function and clinical considerations. J Anat 221(6):507–536
Wipff P J, Hinz B 2009 Myofibroblasts work best under stress. J Bodyw Mov Ther 13:121–127

제 2 장

근막의 기능장애와 질환: 원인, 영향 그리고 가능한 도수치료적 선택사항

FASCIAL DYSFUNCTION AND DISEASE: CAUSES, EFFECTS AND POSSIBLE MANUAL THERAPY OPTIONS

Leon Chaitow

이 장은 근막이 외상, 염증, 유전적 요인, 질병, 잘못된 사용 패턴 (예: 습관적인 자세나 호흡의 패턴 등) 또는 노화의 과정 등에서 기인하는 기능장애에 놓일 때 관여하는 그 원인과 진행과정을 설명하며 평가할 것이다.

추가로, 존재한다면 가능한 예방과 치료 전략과 함께 증거를 바탕으로 한 적응증이 제공된다. 그것이 존재하지 않으며, 경험과 일화적인 결과 또는 의견만이 존재한다면, 그것도 분명하게 설명할 것이다.

이 장의 주된 목적은 설명에 초점을 맞추겠지만, 비록 진정한 질병의 사례일지라도 그리고 가끔은 그 증상의 완화가 실제적으로 가능한 최선의 선택일지라도, 가능한 경우 근막성 기능장애의 입증된 그리고/또는 제안된 예방의, 개선의 또는 정상화시킬 수단을 살펴볼 것이다. 그럼으로 그것이 생긴 것이든 선천적인 것이든 근막의 기능장애와 병변의 주된 형태에 대하여 주목하는 것은 당연히 필요할 것이다.

근막의 기능장애와 적응성

과도한 사용, 잘못된 사용, 사용하지 않음 그리고 외상 등에 적응하기

이 장의 뒤쪽에서 다루게 될 병변은 잠시 놔두고, 과도한 사용, 잘못된 사용 그리고 사용하지 않음 그리고 외상 등은 모든 분야의 도수치료사들로부터 가장 많은 관심을 받게 될 특성이다.

이러한 것들은 통상적으로 결합조직 구조 내부에서 고통을 받게 되는 근골격계에서 명백하게 드러나는 적응성, 보상작용, 보상작용 제거 그리고 잘못된 적응성 변화 등의 급성 또는 만성의 영향을 보여준다. 이러한 것들 내부에서, 예를 들어, 근막의 껍질, 평면, 띠 그리고 섬유들의 그 정상적으로 바르게-조직된 작용은 '경화 (두꺼워짐)' 유착, 제한, 섬유증 또는 상처자국 형성 등의 부위의 발전으로 인해서 그 감소된 활주 잠재력과 함께, 자체의 힘 전달/하중전달 작용을 변화시킨다.

Klingler (2012)는 다음처럼 관찰했다: *'통증성 수축과 감소된 가동범위는 힘의 전달에 포함된 기타 결합조직들과 함께 주로 골격근 내부와 주변의 단단한 콜라겐성 조직들과 연관된다. 관절주머니, 힘줄 또는 근육섬유막 및 근육껍질막 등을 포함하는 근막의 기능은 외상 또는 염증에 의하여 망가질 것이다.'*

그러한 변화는 국소적으로 발생하거나, 보다 광범위하게, 가끔은 역학적인 힘 벡터의 방향 변화와 연관된 전신적인, 자세적 왜곡을 포함할 수 있으며 – 잠재적으론 변화된 순환성 및 배출성 효과와 함께 근골격계의 제한과 통증으로 이어질 수 있다.

근막을 제외한 원인들 역시 아래에서 정리한 증상과 징후 모두에서 작용하겠지만, 근막성 기능 장애의 일부 주된 특성은 다음을 포함할 것이다:

- 달라진 일부 및 전체적인 가동범위 – 연부조직 구조와 함께 관절을 잠재적으로 포함함.
- 감소된 국소 조직 점액탄력성, 탄성력
- 조직 표면 사이에서 활주 잠재력의 상실 (1장의 표면 근막, 글리코스아미노글리칸, 히알루로닉 및 *미세혈관* 시스템에서 설명을 참조)
- 손상된 협조성과 운동조절력 – 보행할 때나 통상의 일상 활동의 수행 중 흔히 드러남
- 빈번하게 적응과 보상작용의 연쇄작용을 포함하는 자세적 비틀림과 오정렬 – 3장에서 그리고 17장에서 설명하고 논의된다.
- 연부조직 통증 – 일반적으로 움직임 시 감지됨
- 근육근막성(즉, 통증유발점 연관된) 통증 (이 장에서 다음 설명과 15 & 20 장을 참조)
- 저하된 고유수용작용 – 잠재적으로 손상된 평형 감지작용을 포함함
- 자율신경의 불균형 – 교감신경의 각성, 또는 만성적 피로를 포함 (이러한 주제에 대하여 더 깊은 논의는 7장을 참조)

이러한 (그리고 또 다른) 적응성 변화의 전체나 일부에서, 증상과 징후는 오랜 시간에 걸쳐 점진적으로 심해지게 되겠지만, 이러한 증상들은 예를 들어, 염증을 만드는 사건 직후처럼 빠르게 발생할 수 있다.

의견: 근막에 집중된 치료와 적응성

몇몇 예외를 제외하고는, 과사용이든, 잘못된 사용이든 (좋지 못한 자세, 힘든 사용 습관, 손상된 호흡 패턴 등), 학대이든 (예, 외상) 또는 사용하지 않음 (노화의 과정에서 발생할 것임) 등을 통하든, 언급한 상태 (순수한 질병과는 별개로)의 대부분은 진행과정 중 적응의 결과이거나, 실패한 적응의 결과일 것이며, 거기에서 신체의 그러한 조직과 시스템은 자체적으로 생화학적, 생체역학적 또는 심리적인 요구에 대하여 할 수 있는 최선에서 반응했던 것이다. 적응성의 부담, 그리고 이것에 적절하게 대처하는 것에서 실패 등이 기능장애의 핵심이라면, 치료적 선택은 적응성의 요구를 수정하거나 제거하도록, 또는 국소적으로 그 조직이나 전체로서 신체가 이것을 처리할 능력을 강화시키도록, 또는 일시적으로든, 증상에 맞춘 방법이든 제공함으로 이어져야 할 것이다.

일단 기능장애가 확인되며, 치료적 방법이 시행되었다면, 적응성은 한번 더 그때 펼쳐지는 상황의 핵심에 놓인다. 치료적 개입이 도수치료, 수술, 침 치료, 운동처방, 스트레스 관리, 생활양식의 변화 등을 포함할지라도, 치료과정은 신체로부터 항상 감소된 적응성의 요구의 유발이나 적응적 반응의 유발 등의 한 가지가 될 것이다. 그럼으로써 모든 치료는 더 많은 기능적인 적응성에 대한 탐색을 포함한다.

어느 것이든 성공적인 '치료'의 과학과 기법은 긍정적인 반응에 대한 그 개인의 항상성 체계의 능력에 대한 판단을 기반으로 한 치료적 자극입력의 올바른 선택을 요구한다. 어떤 주어진 상태에 대한 치료는 그 상태의 급성, 아급성, 만성도에 따라 다뤄지고 있는 그 조직, 구조 및 장기등과 함께 그 개인의 연령, 기능성, 생명력, 감수성의 정도에 따라서 명백하게 차이가 날 것이다.

> **핵심정리**
> 적응성의 이해는 기능장애의 병인을 설명하기 위하여 그리고 올바른 치료적 선택을 결정하는데 도움을 주기 위하여 중요하다.
> 임상적으로 효과적인 치료적 개입을 위하여, 주어진 (치료적) 부담의 상이한 정도와 형태의 영향에 연관된 증거에 대하여 각별한 관심이 필요하며 – 이 책 전반에 걸쳐 그리고 5장에선 요약 형태로 설명했다. 적용된 부담의 상이한 정도는 또 다른 상태와 상황에서의 잠재적인 유용성과 함께, 상이한 신경학적 그리고 생체역학적인 효과를 보유한다.

그러므로, 도수치료적 의미에서 전해지고 있는 적용된 힘의 형태 (압박, 벌림, 신장, 전단 등)에 대한 선택, 그 강도 (약함, 강함, 가변적 등), 그리고 방향과 지속기간 (빠른 속력, 느린 속력, 몇 초나 몇 분간 지속 등) 등은 그 적응적 부담/요구 등에 대한 조직, 세포, 신경 등의 잠재적인 반응을 항상 개선하는 방향으로 나가야 한다.

이 책의 후반부는 위에서 정리한 기능장애(그리고 상이한 것들)의 상태를 다루기 위한 목적에서 15개의 상이한 치료방법의 탐구에 집중되었다. 그러므로, 1부에선 오로지 도수치료의 적합한 이점의 몇 가지 적절한 예가 제공된다.

치밀해짐과 근막성 활주기능의 상실

많은 연부조직의 잘 알려지지 않는 기능은 자체의 활주하고, 미끄러지며 인접한 구조의 움직임에 맞춰줄 수 있는 능력을 갖고 있다. 1장에서 설명한 것처럼, 느슨한 결합조직 (또한 그물망 또는 표면 근막으로도 알려진)은 치밀한 결합조직과 비교해서 훨씬 적게 구조적으로 조직되어있다.

Pilate (2011)는 느슨한 결합조직과 그 세포외 기질 (ECM)의 두꺼워짐과 치밀해짐에 관여된 진행과정이 치밀한 근막층과 인접한 구조물들 사이에서 활주 잠재력의 상실 (또는 감소)에 일치해서 나타난다는 것에 주목한다. 이러한 관점은 Stacco와 동료 (2013a, 2013b)에 의하여 지지되며, 그는 다음에 주목한다: *"초음파 검사에서 심부 근막 안에서 주된 변화가 섬유성의 미세-층들 사이에서 증가된 느슨한 결합조직이라는 것을 보여주었다. 근막의 변화를 지적함에서, 우리는 콜라겐 섬유다발에서 증가를 나타내는 '섬유증 (fibrosis)' 이란 용어를 사용하지 않는 것은 바로 이런 이유에서이다. 우리는 '치밀화' 란 용어를 선호하며, 이 표현은 근막의 점도에서 변화를 추측한다."*

Luom와 동료 (2014)는 경부 통증이 없는 사람들과 비교할 때, 만성적인 경부 통증을 보유한 사람들에서 목빗근과 목갈비근 모두의 느슨한 결합조직의 보다 두꺼운 ('보다 치밀한') 층들의 존재를 보여주었다.

Langevin (2011)은 또한 표면의 등허리근막의 밀도가 요통이 없는 사람들과 비교할 때 요통을 보유한 사람들에게서 현저하게 증가된(25%나 더 두꺼운) 것을 확인했다. 초음파 비디오 영상에서 두꺼워짐, 치밀화의 진행과정은 요통을 보유한 개인에게서, 등허리근막의 보다 심부 층의 활주 잠재력에서 현저한 감소와 일치하는 것으로 보였다. 등허리근막의 두께에서 변화는 콜라겐 섬유층들 자체에선 아무런 증가도 없이 치밀한 콜라겐 층들 사이에서 놓여있는 느슨한 결합조직의 양에서 증가와 일치하는 것을 보여주었다 (Stecco와 동료 2013 a,b).

이러한 활주 특성의 임상적인 연관성은 아무리 강조해도 지나치지 않는다. 3장과 함께 1장에서 미끄러짐/활주 등에 대한 언급을 참조하라.

근육근막성 ('통증유발점') 통증에서 근막의 요소

- Simons와 동료 (1998)는 다음처럼 통증유발점을 정의했다: '*단단한 띠 안에서 일종의 압박과민한 촉진 가능의 경결점과 연관되는 골격근 내부의 과도한-자극성의 지점*'
- Dommerholt (2012)는 그 배경을 정리했다: '*일반적으로 통증유발점은 국소의 근육 과사용의 결과로서 발달하며 말초의 및 중추의 민감화, 관절 기능장애, 치과적 또는 이비인후과적 진단, 내장 및 골반의 질병과 기능장애, 긴장성 두통과 미그랜 (migrain), 갑상선 기능저하증, 전신적 루푸스 홍반 (SLE), 감염성 질환, 기생충의 질환, 약물의 전신적인 부작용, 그리고 대사성 또는 영양적 결핍이나 부족 등과 같은 상이한 기능장애와 빈번하게 연관된다.*'
- Shah와 동료 (2008)는 통증유발점의 환경을 연구했으며 물질 P와 브라디키닌과 같은 염증성 표시물질이 존재하듯이, 산소 결핍(저산소증)이 한 특징이라는 것을 보고했다. 통증유발점을 둘러싸는 조직도 역시 지나치게 산성이다.
- LeMoon (2008)는 지속된, 끊임없는 근막성 두꺼워짐과 경화가 근육근막성 통증 증후군을 발생시키는 원인인 것으로 보인다는 설득력있는 '근막 기원의' 통증 모델을 제안한다. 국소의 허혈은 지속적으로 또는 반복적으로 과사용되었던 근육 내부에서 통증성 변화의 전조인 것으로 보이며, 염증, 미세외상 그리고 역학적인 좌상을 포함할 것이다.
- Stecco와 동료 (2013a)는 근막 층들 사이에서 감소된 활주 기능, 그리고 우연한 심부 근막의 경직 등이 치밀한 근막성 껍질을 분리시켜주고 있는 느슨한 결합조직 층 안에서의 변화에서 기인한다고 보고한다. 그들은 이러한 변화(경직/두꺼워짐)가 근육근막성 통증의 공통적인 예측 변수임을 설명했다.
- Gautschi (2012)는 결합조직 '단축'이 근육근막과 근육사이의 콜라겐 조직과 함께, 근육 내부의 교차연결을 포함한다는 것을 관찰한다. 그 때 국소적 허혈은 과민하게 만드는 물질의 분비와 이어지는 근육근막성 통증으로 이끌리는 통증성 자극요소로서 작용할 것이다.
- Ball (2012)은 다음을 관찰한다: '섬유염성 근육근막의 변화는 각별하게 굽힘근에서 이환된 부위(들)과 뒤따르는 제한 및 기능장애-끊이지 않으며, 쇠약하게 만드는 근육근막성 통증 -의 의미 모두의 심한 정도에서 달라질 수 있다.

통증유발점: 치료적 선택사항 (15장과 20장도 참조)

결합조직 마사지 (7장 참조)는 다양한 기원의 시도에서 근육근막성 통증유발점의 제거를 위한 효과적인 방법인 것으로 확인되었다 (FitzGerald 2009).

- 가능한 듯 보이는 것처럼, 통증유발점 활동이 과사용이나 잘못된 사용 (좋지 않은 자세, 반복적인 과사용 패턴 등)의 동작에 대한 결과물이라면, 보다 정상적인 패턴으로 이것을 변화시킴은 반드시 통증유발점 작동을 감소시키거나 제거해야 한다.
- 원인의 제거에 실패하므로, 도수의 그리고 기타 치료방법의 범주는 일시적일지라도, 근육근막성 통증 감소의 가능성을 보여주었으며 - 그 몇 가지 사례가 아래에서 정리되었다.
- 통합된 신경근육성 억제 치료법 (INIT)- 15장에서 설명함 -으로 알려진 도수치료 방법의 한 가지 조합이 연구를 통해서 통증유발점을 효과적으로 비활성화시켜 주는 것으로 보여주었다.
- 근육근막성 통증의 치료에서 방법의 고찰 (Feráñndez -de-las-Penas와 동료 2005, Rickards 2006)을 통해서 개별적으로든 조합으로든 다음의 방법들이 근육근막성 통증을 줄여주는 것이 가능한 것으로 보였다: 허혈성 압

박법(15, 19 & 20장), 이환된 근육의 능동적인 수축과 조합된 통증유발점 압박법 (15장), 근막 이완 치료법 (14장), 등척성수축 후 이완법 (13장), 결합조직과 근막의 신장법, 마사지 치료법 (19장), 스프레이 분사 후 신장법, 근육에너지치료법 (13장), 신경근치료법 (15장), 피부 말기와 같은 연부조직 가동법 (7장), 그리고 스트레인-카운터스트레인 (16장) - 그리고 드라이 니들링(20장).

Dommerrhot (2012)는 다음처럼 설명한다: *'병인학, 질병생리학, 그리고 통증유발점의 관리 등에서 근막의 역할을 탐구하는 연구가 필요하다는 것은 자명하다. 여러 가지 비-침범적인 그리고 침범적인 치료법의 선택은 상당히 좋은 효율성을 보유한 채 현재 사용할 수 있으며, 여전히 답변되지 않은 의문들이 존재한다.'*

> **핵심정리**
> 근육근막성 통증과 근막성 연관성의 인식은 가능한 기전의 그리고 극단적으로 가벼운 방식에서부터 침범적인 방식에 걸쳐 효과적인 것으로 보여진 치료적 선택사항에 대한 깊은 이해를 보유함에 놓여 있으며 - 치료가 필요한 그 특정한 설정에 따라서 다양한 선택을 제공한다.

근막과 노화

노화의 과정은 신체의 근막에서 현저한 변화로 이어진다:

- 표면에서 주름과 구김살 등은 섬유아세포의 수에서의 감소와 그에 따른 콜라겐 섬유의 감소된 수와 연관된다.
- 탄력섬유 역시 감소되며, 닳게 되거나 두꺼워진다.
- 각별하게 표면의 근막 안에서 남아있는 콜라겐 섬유들은 점차로 분해되며, 꼬여지며, 모양을 상실하며, 처짐과 하수에 일조하게 된다.
- 표면의 근막 안에서 지방세포는 위축되며 모양에서 비틀어지고 - 셀룰라이트로서 존재한다. 동시에, 피지의 그리고 땀의 분비선들의 변화는 피부의 건조함으로 결과한다.
- 이러한 변화는 30대부터 볼 수 있으며 (Macchi와 동료 2010) 당뇨병과 같은 상태에 의하여 가속될 수 있다.
- 나이와 연관된 변화들 역시 얽혀진 교차연결을 발달시키는 근육섬유막과 근육다발막 조직 등과 함께 근육근막에 영향을 주며 - 이러한 구조들이 *'근육근막의 힘 전달을 위한 경로'*로서 작용하므로, 그러한 교차연결은 분명한 건강상의 의미를 보유한다. 저하된 연부조직 가동성이 결과이다 (Purslow 2005).
- 고유수용적 기능도 피할 수 없이 영향을 받으며 - 균형과 운동 조절에 영향을 의미한다.
- 이러한 퇴행적인 노화과정은 비활동성 (운동 부족)에서부터 흡연, 좋지못한 식습관 등에 걸친 여러 가지 생활방식상의 요인들에 의하여 가속될 수 있다 (Avery & Bailey 2008).

근막의 노화를 지연시키기

이러한 과정이 지연되거나 되돌릴 수 있는 그 범위는 아직 확실하지 않지만; 잘 계획된 형태의 운동은 덜 꼬여진, 보다 더 많은 공유의, 콜라겐 섬유들을 유지하도록 도와줄 것이며, 잃어 버렸던 이러한 상태를 최소한 부분적으로라도 돌려 줄 수 있는 것으로 보인다.

Schleip은 다음을 언급했다: *'젊은 사람의 근막성 조직은 콜라겐 조직 내부에서 보다 강한 파동 모양을, 탄력적 스프링의 흔적을 보여주는 반면, 나이든 사람에게서 콜라겐은 좀 더 평편한 것으로 보인다. 연구에서.... 적절한 운동이..... 증가된*

탄력의 저장 능력을...[보유한]...보다 젊은 콜라겐 구조를 유도할 수 있다는 것을 확인했다.'

Schleip은 다음을 주장한다: *'...주당 한두 차례 시행된 오로지 몇 분간의 적절한 운동이면 콜라겐 재형성을 위해서 충분한다. 그 관련된 새롭게 만드는 과정은 6개월에서 2년 사이의 기간이 필요할 것이며 나긋나긋하고, 유연하며 탄력적인 콜라겐 기질을 만들 것이다.'*

Schleip이 제안한 운동방법에 대하여 8장을 참조하라.

핵심정리
나이와 비활동성은 예측 가능한 그리고 피할 수 없는 적응성의 결과를 보유한다. 적절한 운동은 주어진 요구에 대한 적응을 통해서 그러한 결과를 막아주며, 어느 정도는 되돌려 주는 것이 가능한 것으로 보인다.

근막의 염증, 상처, 반흔조직, 섬유증 그리고 유착

염증

염증은 거시적 또는 미시적 수준이든, 그리고 외상이나 수술의 결과이든, 조직 손상에 이어지는 생리학적 치유의 시작지점이다. 염증의 가장 분명한 징후는 발열, 부종 그리고 발적이며, 염증이 없다면 거기에 적절한 치유도 없을 것이다. 그러므로, 염증을 지체시키는 그 어떤 것이든 치유과정을 지체시킬 것이다. 때때로 항-염증성 약품의 사용에 대한 의학적으로 타당한 이유가 있겠지만; 그러한 치료의 치유과정에서 부정적인 영향은 잘 알려졌다 (van den Berg 2012, Tortland 2007).

이러한 부정적인 영향은 힘줄, 인대 그리고 근막의 부착지점처럼 비교적 좋지 못한 혈액 공급

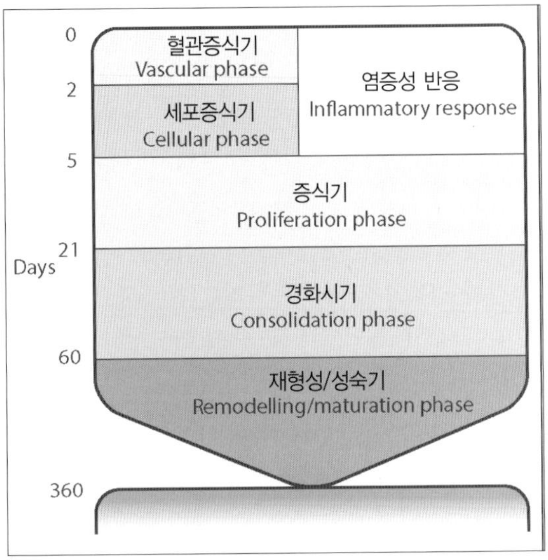

그림 2.1. 상처치유의 소요시간

(손상 되었을 때 이런 부위들에서 출혈이 많지 않은 것으로 쉽게 알 수 있는)을 보유한 조직들의 치유에 대한 관계에서 가장 분명해진다. 치유에서 이러한 부정적인 영향은 진통제로부터도 발생할 수 있으며, 그 개인은 숨어버린 통증 수준에 의하여 쉽게 혼동할 수 있으며 치유중인 그 조직에 지나친 하중을 싣고 그 치유과정을 지체시키기 때문일 것이다.

상처, 반흔조직 그리고 유착 (그림 2.1을 참조)

상처 치유에서 세 가지 주된 시기는 다음과 같다:

1. 그 부위가 섬유아세포, 근육섬유아세포 그리고 초기의 치유과정의 대부분을 조절하는 TGF-β1 (시토킨, 전환성 성장 요소 베타-1) 등과 같은 다양한 중계물질들의 존재에 의하여 이어질 단계에 대하여 준비하고 있는 염증시기, 그동안 세포외 기질 (ECM)의 발달을 시작시킨다. (1장에서 이러한 과정에 대한 언급을 참조).
2. 섬유아세포에 의하여 구성의 - 콜라겐 - 받침대 형성이 만들어지고 합성되는 '재구성의' 섬유

가소성 시기.

3. 가능한 한 최대한 정상성이 회복되는 재형성의 시기.

조직손상이 발생할 때, 휴식기의 섬유아세포는 (그리고 좀 더 적은 범위에서, 상이한 국소 세포들이) 역학적인 스트레스에 대하여 반응하며 수축성 성질을 얻게되어, 근육섬유아세포가 되어간다.

이러한 것들은 치유중인 상처를 도와주기 위해서 콜라겐의 다양한 형태(1장을 참조)를 포함하는, ECM을 합성함에 의하여 구성의 받침대를 형성한다. 정상적인 조건하에서, 치유가 이어지면서, 이러한 과정들은 느려지며 정지한다.

- Hinz (2013)는 조직손상과 상처치유 사이의 연관성을 정리했다: *'근육섬유아세포는 결합조직 재형성을 조절한다. 피부 상처치유와 같은 정상적인 상처치유 중, 근육섬유아세포의 통제된 일시적인 활성화가 역학적으로 건강한 반흔조직을 형성함에 의하여 조직 완정성의 회복에 기여한다.'*
- 지극히 단순하게, 상처치유의 성공은 근육섬유아세포가 생산하는 콜라겐을 포함해서, 그것들이 만들어내는 새로운 조직기질에 달린다.
- 이러한 과정이 매끄럽게 진행되기 위해서 필요한 요소들 가운데 TGI-β1 (1장에서 설명한 듯) - 그리고 가장 중요하게 역학전환의 관점에서부터 - 적절한 역학적인 조직긴장이 필요하다 (Desmoulière와 동료 2005).
- 한 가지 획기적인 연구에서 Hinz와 동료 (2001)들은 다음을 보여주었다: *'역학적인 긴장은 근육섬유아세포 분화의 발달과 유지를 위한 전제조건이며 그러므로 육아조직 수축의 전제조건인 것이다. 섬유아세포 수축성과 그 기질의 역학적인 상태 사이의 그 상반적인 연관성이 주어진다면, 세포외부의 그리고 세포내부의 긴장력의 조절은 상처치유와 섬유수축적인 질환의 발달에 영향을 주도록 도와줄 것이다.'*
- 일반적으로 바르게-연출된 상처치유의 과정이 잘못되며 지나치게 될 때 : '이로운 조직 회복은 해로운 조직 형성으로 변형된다.' 이러한 것들은 아래에서 설명하는 과영양적 반흔형성, 섬유종양의 발육 그리고 섬유수축적인 질환 등을 포함한다.
- 개인의 호흡 패턴과 얼마나 바르게 상처가 치유되는가 사이에서 아마로 놀라울만한 연관성이 존재한다 - 글상자 2.1을 참조
- 부적절한 치유는 유착의 발달, 감소된 유연성 그리고 지나친 반흔형성- 일반적으로 가동적인 조직들 사이에서 자유로운 움직임의 제한 -등의 가능성으로 결과한다.
- Chmpelle과 Bove (2013)는 복부의 내장안에서 유착의 형성 과정을 요약한다:

  a. '역학적인 외상, 건조함, 혈액 응고, 그리고 외부 물질의 이식 등을 포함하는, 복막에 대한 다수의 상처에 이어지는 유착 형성.

  어떠한 병인에서든 복막의 외상에 의하여 유발된 염증은 복막의 피브린 (fibrin)-형성의 그리고 피브린-분해의 능력 사이에서 균형의 깨짐으로, 그 손상된 부위에서 피브린-풍성한 삼출물의 축적을 선호함으로써 이어진다.

  b. 만약 피브린이 몇 일 이내로 피브린 분해 시스템에 의하여 용해되지 않는다면, 유착이 형성된다.

  c. 지속된 유착은 연동운동 및 호흡과 같은 신체의 움직임 중 내장의 정상적인 미끄러짐을 막을 수 있다. 유착은 신경이 분포되고 혈관이 연결되는 두 가지 모두를 갖게 된다.'
- 아무리 미세한 '내시경' 수술일지라도 모든 수술은 만성적인 통증의 잠재성과 결과적으로 가능한 폐쇄를 보유한 유착형성으로 결과한다 (Lee와 동료 2009).
- 반흔조직은 멀리 떨어진 구조에 통증을 유발시킬 수 있는 잠재력과 함께, 인접한 조직안에서

근육근막성 통증유발점의 형성으로 이어질 수 있는 취약성을 보여주었다. 예를 들어, 맹장 수술의 반흔조직이 요통을 유발하기도 한다 (Lewit과 Olsanska 2004).

- Carmer와 동료 (2010)는 동물 실험에서 비활동성과 고정이 액돌와 (관절면) 관절에서 유착의 발달로 결과한다는 것을 확인했다. 그들은 비활동성의 기간이 이러한 척추의 유착의 크기 (작은, 중간, 큰)와 빈도에 직접적으로 연계된 것을 확인했다. 그들은 그러한 유착의 발달이 빠른-속력의 척추 도수정복과 연관성을 보유할 것이며, 이러한 치료는 이론상으로 Z-관절의 관절-내부 유착을 깨뜨릴 것이다.

반흔조직 치유와 재형성을 강화시키기

- 힘줄과 같이 좋지 못한 혈관분포의 조직에서 치유를 도수치료적으로 강화시키는 방법은 주의 깊게 적용된 심부 마찰법 (friction)- 이것은 혈관신생[1)]을 증가시키며 -등과 같은 여러 가지 방법들에 의하여 성취될 수 있다.
- 재형성 시기 동안 그 조직에 역학적인 하중부하의 조심스런 적용은 유연성을 증가시킴에서, 반흔조직을 움직여주기에서, 그리고 인접한 조직과의 유착을 예방함에서 도움을 줄 수 있다. Yang과 Wang (2005)은 율동적인 작은 진폭의 움직임은 항-염증성 효과 (잠재적으로 염증이 지나친 듯 보인다면 유용한) 보유한 반면, 반대로 큰 크기의 스트레칭은 전(前)-염증성 효과를 유도한다는 것을 보고했다.
- 손상된 조직에서 손상-전(前) 상태와 유사하게 콜라겐 구조를 획득하기 위해서, 그 조직은 외상-후 4주째부터 천천히 증가하는 스트레스의 양과 함께, 손상-전에 사용했던 하중부하에 이를 때까지 유사한 생리적인 하중부하를 받아야 한다.
- Standley와 동료 (2007)에 의한 연구는 근막의 그리고 자세적인 이완 치료법이 염증성 과정을 조절하도록 사용될 수 있다는 것을 제안한다.
- van den Berg (2012)는 영양의 요소가 반흔조직 치유를 변화시킬 수 있다는 것을 강조하며, pH (즉, 증가된 산성도)를 감소시키는 어떤 것들도 섬유아세포의 기능을 지체시키는 영향을 보유하며 - 치유의 효율성을 감소시키게 될 것이다. (이 단락의 뒤쪽에서 영양 목록을 참조).
- Grinnell (2008)은 다음을 보고했다: '*근막의 물리적인 도수정복은 세포-기질 긴장상태를 변화시킬 수 있는 잠재력을 갖고 있으며, 세포의 성장 요소의 국소화된 분비에 영향을 준다. 섬유아세포-콜라겐 기질 상호작용에 대한 우리의 연구는 그러한 변화가 신체치료법들에서 결과하는 근막의 재구성에 대하여 [기여하는] 섬유아세포와 세포외부의 기질 사이에서 구조적인, 기능적인 그리고 역학적인 중대하고 신속한 조절로 이어질 수 있다는 것을 설명한다.*
- 압박과 기능적인 치료법들은 근막의 잘못된 치밀화를 효율적으로 수정할 수 있으며 재형성을 강화시킬 수 있다. 근육섬유아세포는 새로운 ECM을 분비함에 의하여 그리고 높은 수축성 힘을 발휘함에 의하여 손상된 조직을 재구성하도록 도와준다. 근육섬유아세포는 특수화된 기질 부착을 사용해서 하중부하를 감지한다 (1장: Wipff와 Hinz 2009).
- 손상된 조직의 치유와 재형성 과정은 움직임 (운동)과 도수치료 중 적용된 힘등과 같은 적절한 역학적인 힘에 의하여 강화된다 (Ramage와 동료 2009).
- Bove와 Chapelle (2013)는 동물실험에서 내장가동증진법이 수술 후 유착의 예방과 치료에서 어떤 역할을 보유한다고 설명한다.

1) 치유의 과정에서 새롭게 혈관이 만들어지며 순환을 증대시키는 과정

핵심정리

좋지 못한 (감소된 또는 지나친) 염증성 반응과 함께, 염증의 그리고 치유와 재형성을 도와주는 도수의 및 운동의 방법들의 가치를 충분히 인식하는 것은 임상적으로 중요하다. 상처의 치유에서 pH (그리고 호흡)의 영향은 글상자 2.1에서 설명된다.

섬유증과 켈로이드

만성적인 염증은 섬유증으로 이어지며, 이것은 결합조직의 지나친 형성의 결과로서 연부조직에서 발생할 것이다 (Wynn 2008).

Fourie (2012)는 다음처럼 설명한다: *'섬유증은 정상적인 조직 치유의 병적인 과도함을 나타낸다. TGF-β1 의 지나친 또는 지속된 생산이 조직 섬유*

글상자 2.1

호흡패턴 장해, 불안증, pH, 상처치유 그리고 과도가동성

앞에서 언급한 듯 (1장), 근육섬유아세포는 상처치유 중 수행하는 중요한 역할을 보유한다. 결합조직에서 풍부한 섬유아세포로부터 근육섬유아세포로의 전환은 염증의 표시요소(시토킨등과 같은)의 존재와 함께, 역학적인 긴장력에서 증가에 의하여 자극받는다.

더 큰 영향은 달라진 pH에서 존재하는 것으로 보이며, 적절한 수준 (대략 7.4)에서 pH를 유지하기 위해서 호흡의 기능은 주된 역할을 담당한다.

순수한 습관과 함께 (Lum 1984) 심리사회적, 생체역학적 그리고 생화학적 영향의 다양성은 과도환기와 공황발작 등의 극단을 포함하는 일종의 가속된 호흡패턴을 조장할 수 있다.

단기적으로 이것은 상당히 부정적인 건강의 의미의 연장선에서 달라진 pH로 이어진다 (Thomas와 Klingler 2012).

호흡과 상처치유

- 하나의 극단적 모습으로 과도환기와 함께, 상부가슴 호흡 패턴은 혈액내부에서 CO_2의 감소된 수치로 이끌리며 (저탄산증), 올라간 pH인 호흡성 알칼리증으로 결과한다 (Foster와 동료).
- 호흡성 알칼리증은 평활근 세포 수축으로 이어지며, 증가된 근막성 긴장도와 함께 잠재적으로 혈관수축으로 결과하며, 또 잠재적으로 대장 경련과 거짓-협심증 등으로 결과한다 (Ford와 동료 1995, Ajani 2007).
- 알칼리증은 섬유아세포가 근육섬유아세포로 분화하는 것을 강화시키기 때문에 콜라겐 합성의 효율성과 '구조적인' 상처의 폐쇄의 형성을 떨어뜨리므로, 알칼리증은 초기 상처치유를 지체시킨다 (Jensen과 동료 2008).
- 지속된 과-호흡은 그러므로 잠재적으로 조직-치유의 초기 단계에서 도움이 될지라도, 잠재적으론 지나친 반흔형성에 기여하는 것으로 보인다.

호흡과 과도가동성

- 과호흡과 같은 호흡패턴 장해는 과도가동적인 개인들에게서 보다 흔하며, 종종 불안증 및 만성적인 통증증후군과 연관된다(Marin-Santos와 동료 1998).
- 과호흡이 일종의 공통적인 병인적인 특징이

되는 불안증이나 공황장해를 보유한 사람들은 승모판 탈출증으로 흔히 심각하게 고통받는 것을 보여주었고, 또한 느슨해진 결합조직을 보여준다 (Tamam과 동료 2000).

- 신진대사적 재균형 확립 기전이 정상적인 pH를 회복하려고 시도하므로, 장기적인 생리학적 그리고 신진대사적 변화는 만성적인 호흡패턴 장해로부터 생긴다.
- 잠재적으로 근막의 긴장도를 증가시키게 되는 과호흡이 과도가동적인 사람들의 기능장애성 느슨함- 일종의 기능장애 -을 도와주게 될 것이다.

과호흡과 연관된 더 복잡한 과정의 이해를 위해선, Thomas와 Klingler 2012, Krapf와 동료 1991 또는 Chaitow와 동료 2013의 저서를 참조하라

증의 핵심 분자성 중계물이다. 이것은 세포에서 세포외 기질의 축적을 격려하도록 일정하고 강력하게 작용한다. 내부의(염증 중계물질과 성장요소들) 그리고 적용된 외부의(동작과 방향을 보유한 좌상) 스트레스에 대한 결합조직 반응은 반흔조직이 성숙해가는 방법을 결정한다. 그러므로 반흔조직은 치밀하고 유연성이 없거나 유연하고 가동적일 수 있다. 재형성은 오로지 손상된 부위로만 한정되지 않는다. 손상을 받지 않은 주변조직들 역시 염증에 대한 반응에서 자체의 콜라겐 생산율을 변화시킨다.'

섬유증과 별개로, 콜라겐의 과생산은 점차적으로 커지는 불규칙한 모양의 켈로이드 반흔조직으로 발생할 수 있다.

생활방식, 영양 그리고 염증

- 염증은 지나칠 수 있으며 그러므로 지나친 콜라겐 축적을 조장하며, 섬유증으로 이어질 수 있다.
- 생활방식 선택은 이것을 더 쉽게 만들 수 있으며 – 예를 들어, 흡연이나 기타 오염 물질에 대한 노출이다.
- 식이요법상의 전략은 염증을 조절할 수 있으며, 아라키돈산-풍부한 식품 (예, 유제품과 육류지방)의 섭취를 줄여주며 에이코사펜테노익산 –풍부한 식품, 오메가-3 오일(예, 기름기 많은 생선) 그리고 다양한 식물 –기반의 식품 (아마씨, 올리브오일, 호두, 마늘, 짙은-색깔의 과일과 야채, 생강과 계피같은 향신료, 녹차: Hankinson과 Hankinson 2012) 등을 늘려줌으로 잘 알려져 있다.

핵심정리

임상의는 필요하다면 염증의 최적하고 이로운 수준과 해로울 수 있는 지나친 수준 사이에서 균형을 잡아주는 치료적 개입을 고려할 것인가 살펴볼 필요가 있다. 가장 적절한 조직 긴장도 (위에서 설명했고 1장에서도 다룬)를 확보하는 영양과 도수치료를 통해서 안전한 조절이 가능할 것이다.

선택된 근막성 병리와 질환

뇌성마비

중등도에서 심한 정도의 경련성 뇌성마비 (CP)를 보유한 57명의 어린이를 포함하는 소규모의 정골학적 연구에서, Davis와 동료 (2007)는 신경학적 및 근육성 증상 사이에서, 그리고 근막의 및 척추의 동작 제한 사이의 강력한 연관성을 설명했다. 다음과 같은 인체의 모든 근막성 '가로막들'이 평가되었다: 소뇌천막, 목뼈와 등뼈의 연결부, 호흡

성 가로막, 그리고 골반저. 골반가로막 그 연구에서 가장 의미있는 제한은 골반가로막이었다.

- 척추 부위도 제한에 대하여 평가되었으며 이러한 연구에서 가장 의미있는 부위는: 상부 경추 (C1–C2), 상흉추부 (T1–T4) 그리고 하부 흉추 (T9–T12)기 된다.
- Davis와 동료들은 다음을 보고한다: '근막의 및 척추의 제한이란 지표는 그 장애의 외부적인 측정을 예상할 수 있으며, 근육경련 정도로 드러난다.'
- 그들은 그 결과가 '빈번하게 척추 내부에서의 문제가 근막 내부의 문제와 또는 그 역으로 연관된다는 개념을 지지한다는 더 앞선 주장을 한다.

주: Davis와 동료 (2007)는 CP 아동에서 연구의 결과가 상이한 병적인 질환에도 적용 가능할 것임을 제안하며, 다음을 주장한다: *'우리는 재발성 귀 감염증을 보유한 어린이들에서 유사한 요소들[근막의 그리고 척추의 제한]을 조사하도록 설계된, 두 번째 연구[출간되지 않음]에서 요인분석을 다시 실험했다. 두 연구 모두에서 그 샘플 크기가 작았지만, 우리의 중이염 연구로부터 그 결과가 근막의 및 척추의 동작 제한요소의 그 요인에 대한 타당성의 증거를 제공할 것이다.'*

> **핵심정리**
>
> 이러한 정보는 임상적인 연관성을 예를 들어, CP의 사례에서 척추와 근막의 제한에서 객관적인 호전이 강화된 기능성에 의하여 성취되는 것을 설명할 수 있다.
>
> 상이한 질환에서 비슷한 근막의 및 척추의 소견이 Zink와 Lawson (1979)에 의하여 제안된 듯 연관성이 있을 것임에 주목하라. 세부 설명은 4장을 참조하라.

뇌성마비 (CP)를 위한 근육막성 구조적 통합 방법 선택

- Hansen과 동료 (2012)는 *'근육과 주변조직 내부에서 구조적인 변화가 경련성 뇌성마비에서 신장방법에 대한 저항과 근육 경직을 만들고 그리고/또는 증가시키는 것과 연관된다는 것'*을 추측하게 하는 확대하는 증거가 존재한다고 보고한다.
- 무작위 교차연구에서, 운동기능이 평가되었으며 – 치료 전과 치료 후에 측정되었으며, 2–7세의 경련성 뇌성마비를 보유한 8명의 어린이가 동원되었다.
- 사용된 치료방법은 *'근육과 둘러싸는 연부조직을 재구성하도록 설계된'* 심부조직 도수교정 치료법인 근육근막의 구조적 통합치료였다.
- 모든 어린이들은 한 가지 통제된 치료법(놀이:play)의 10주간 주당 치료시기와 함께, 근육막의 구조적 통합치료의 10회에 걸친 주당 1 회의 60–90분 치료시기를 받았다. *'어린이의 절반은 근육근막성 구조적 통합치료를 먼저 놀이치료를 뒤따라서 받았으며 나머지 절반은 그 순서를 반대로 받았다.'*
- 결과는 치료 후 여섯 어린이에서 상당한 호전이 존재했으며, 그들 중 세 명의 어린이는 통제(놀이) 시기에 뒤따라서 호전을 보여주었고, 이것은 다음을 제안한다: *'근육근막성 구조적 통합치료는 경련성 뇌성마비를 위한 하나의 혁신적인 보완의 치료법으로서 가능성이 있다.'* 구조적 통합치료에서 정보에 대하여 17장을 참조.

> **핵심정리**
>
> Hansen 연구 및 많은 일화적인 보고서 등의 임상적인 연관성은 최소한 어린이들에게서라도, 뇌성마비의 영향의 일부를 수정하는 것이 가능할 것임을 제안한다.

섬유수축적인 질환들

- **Dupuytren의 질환:** 전적으로 선천적인 질환인 듯 보이며, 주로 (전부는 아니지만) 북유럽 출신의 중년 남성에게서 이환된다. 이것은 손의 굽힘근 힘줄을 덮고 있는, 손바닥쪽 힘줄막을 형성하는 보호성 결합조직 껍질의 구축(굳어짐)에 의하여 특징지어진다. 진행적 구축의 이러한 초기 특징은 피부로 그 힘줄막을 이어주는 수직으로 배열된 섬유들에서 변화를 포함한다. 이러한 것들이 단축되면서 손바닥 표면에서 '함몰부 (pits)' 를 형성한다. 느릴수도 있고 빠를수도 있지만, 그 진행은 근막을 피부로 유착시키게 될 그 힘줄막 상에서 몽울의 형성으로 결과하는 결합조직(섬유아세포, 근육섬유아세포 그리고 수축성 평활근 세포들을 포함하는) 증식을 포함한다. 그 질환이 진행하면서 종방향의 장력이 주어지며, 손허리 손가락뼈사이 관절이 펴지는 능력에 영향을 주게된다. 그 시점에서 밧줄-비슷한 구조가 손의 장측 표면에서 감지된다. 수술적 그리고 약물 치료는 다양한- 그렇지만 제한적인 - 정도의 성공을 갖는다.
- **Lederhosen의 질환:** 이것은 Dupuytren의 질환과 유사한 질환이며 - 발의 아치의 발바닥널힘줄을 포함한다. 수술은 결과하는 변형을 치료함에서 제한적인 성공만을 보유한다.
- **Peyronie의 질환:** 음경에 영향을 주는 근육섬유아세포를 포함한 명판(이름을 새긴 판)-비슷한 결합조직 변화; 이것은 Dupuytren 질환보다 훨씬 덜 알려져 있으며, 수술이나 투약으로 별다른 효과를 본 기록이 별로없다.

> **핵심정리**
> 이러한 섬유구축성의 질환에서 도수치료 시행에서부터 전해지는 임상적인 효과에 대한 보고가 존재하지 않는다.

동결견 (Schultheis와 동료 2012)

다음처럼 요약될 수 있는 이러한 질환에서 세 가지 중첩되는 시기가 존재한다:

- 어는 *시기 (Freezing):* 어깨관절에서 능동적 및 수동적 가동범위 모두의 점진적인 상실로, 밤에 심해지는 극단적인 통증과 연계된다. 이러한 시기는 윤활액 염증과 관절주머니 염증에 의하여 특징지어진다. - 즉, 염증이 활성화되어있다.
- 얼은 *시기 (Frozen):* 감소된 통증을 보이지만 벌림과 가쪽회전이 가장 제한된, 모든 방향에서 가동범위의 심한 상실. 이러한 시기는 섬유아세포와 근육섬유아세포의 수치에서 극적인 증가와 함께 관절주머니 섬유증으로 특징을 보여준다. - 이것과 연관해서 1장을 참조하라.
- 녹는 *시기 (Thawing):* 완전 가동범위의 점차적인 회복. 이러한 시기는 섬유증의 해소와 대체로 정상적인 가동범위의 회복으로 특징지어진다.

이러한 과정은 예측할 수 없는 각각의 시기의 지속기간과 함께 몇 개월이나 몇 년에 걸쳐 이어질 것이지만, 각각의 단계에서 4개월 보다 짧은 것은 드물 것이다.

이 질환은 이전의 외상, 고정 또는 관절염적 변화의 이차적인 특징으로 발생할 것이며 또는 어떤 객관적인 발통적 요인이 없이 일차적인 동결견(FS)으로서 나올 수 있다. 당뇨 환자들은 일차적인 형태로 나오기 쉬울 것이다.

일차적인 (염증성) FS의 첫 단계 중 물리치료는 권장되지 않는다; 그렇지만, 가동증진법과 운동은 2번 단계에서 도움이 될 것이다. 이 방법이 실패할 때 일부 성공의 증거들을 보유한 수술적인 치료가 (예를 들어, 관절경 확장법, 창상절제술, 이완법 그리고 마취하의 도수정복 등) 빈번하게 시도된다 (Chen과 동료 2002).

이차적인 FS는 그 병인상의 특징 및 가동성에

대한 관심과 함께, 물리치료란 수단에 의하여 그 시초부터 치료될 것이다.

도수치료와 운동의 선택 사항

동결견의 (FS)의 치료에서 항염증성 약품, 위쪽견갑골 신경블록, 관절경 수술 그리고 마취하에서의 도수정복 등 기준적인 의학적 치료의 방법은 주로 증상에 초점을 맞춘다. 이러한 치료가 그 질환의 전체적인 치유기간의 감소로 결과한다는 증거는 거의 없다.

FS에 대한 도수적 치료법을 지지하는 오로지 두 개의 논문만이 존재한다:

- D' Amato와 Rogers (2012)는 *'동결견을 치료하도록 통상적으로 사용된 치료의 효과에 관한 확고한 결론을 도출하기 위한 불충분한 증거'*만이 존재한다는 일반적으로 인정된 사실을 확인했다. 그들은 그럼에도 불구하고 초기 '어는' 시기 중 조심스럽게 악화를 피하면서, FS 진행과정의 현재 단계에 주로 의존한 선택으로서, FS에서 정리된 방법들의 사용을 지지하는 연구 증거를 제공하지도 않은 채 일단의 정골학적 연부조직 치료법과 도수교정의 방법들 (카운터스트레인, 근육에너지치료법, 가동증진법 등)을 권장했다.
- Celik (2010)은 기준적인 의학적 치료 (경피신경 자극치료, 냉치료, 그리고 비-스테로이드성 항염제)를 동반하는 두 가지 운동법의 비교를 보고했다. FS의 두 번 째 ('얼은')시기의 29명의 개인들이 6주의 기간에 걸쳐 어깨가슴뼈의 운동과 조합된 또는 오목위팔관절와의 가동범위 운동만을 이용한 30회의 관찰된 물리치료에 참여했다. 그 결과는 12주의 추적조사에서 현저하게 더 좋은 결과를 보여준 조합된 운동치료 접근법을 따른 집단과 함께, 두 치료 과정 모두를 따라한 모든 환자들이 통증에서 현저한 감소를 그리고 증가된 가동 범위를 보여주었다.
- Ho와 동료 (2009)는 FS의 치료에서 치료적 운동이 침이나 도수치료만치 효과적인 것으로 드러난 것을 설명했다.
- Buchhinder와 동료 (2009)는 유착성 관절주머니 염증에 대한 치료적 운동 후 중 및 장기 결과가 관절경의 확장법과 코티코 스테로이드 주사를 포함한 훨씬 비싼 치료 후의 결과와 유사하다는 것을 보여주었다.
- 진자운동(추처럼 위치한 팔로 부드럽게 만드는 원형의 움직임)이 1) 관절내 스테로이드 주사법과; 2) 가동증진법; 3) 냉 치료; 4) 치료 안함 등과 비교되었을 때, 스테로이드 주사에 뒤따른 가동범위에서 일부 증가와 통증에서의 단기적인 감소와는 별개로, 장기적인 효과에선 별다른 차이가 보이지 않았다 (Bulgen과 동료 1984).
- Vermeulen과 동료 (2006)는 높은 단계의 가동증진법(즉, 강하지만 환자의 통증 인내범위 내에서 시행되며, 빼근한 통증 이상은 만들지 않도록)이 낮은-단계의 가동증진법 (보다 가볍고, 통증없는)보다 뛰어나다는 것을 확인했다.
- Carter (2001)는 FS의 치료에서 Bowen 치료법의 효과에 관하여(6장 참조) 보고했다. FS를 보유한 20명의 환자가 3개월의 기간 동안 다섯 번의 Bowen 치료법을 받았다. 치료전의 중앙값의 '최악의 통증' 점수는 7(평균 7, 범위 1-10)로부터 치료-후 1의 중앙값의 '최악의 통증' 점수(평균 1.45, 범위 0-5)까지 감소했다. 모든 참가자들은 자신들의 일상활동에서 호전을 경험했다. Bowen 치료법이 FS의 오랜 병력을 보유했을지라도, 참가자들에게 호전을 보여준 것으로 결론지었다.
- Gerwin (1997)은 다음 같이 자신이 잘 알고 있는 의견을 제공한다: *'임상적인 입장에서부터, 동결견과 연관된 가동범위의 제한의 대부분은 어깨 근육들에서* ***근육근막성 통증유발점****으로 설명될 수 있으며'* 다음과 같다:

'어깨관절 부위에서 모든 이환된 근육들의 검사와 치료는 반드시 시행되어야 하며, 가장 분명하게 아픈 근육의 한, 두 개만 치료하고 싶은 유혹에 저항해야 한다. 어깨밑근의 그리고 뒤넓은근의 통증유발점들이 팔의 벌림과 가쪽회전을 제한하며 어깨관절 위쪽으로 팔을 올리는 것을 막기 때문에, 각별하게 어깨밑근은 "동결견"의 모든 사례에서 반드시 검사되어야 한다.' 통증유발점에 대한 더 많은 설명은 15장과 20장을 참조하라.

- Neil-Asher (Chemeri와 동료들에서 2004)은 FS의 치료에서 자신의 치료방법과 함께, 위약과 다양한 물리치료 방법들을 비교한 일종의 2003년 준비조사의 긍정적인 결과를 언급하면서, Gerwin의 관점을 뒷받침하는 어느 정도의 증거를 제공한다. 그는 *'연부조직 도수교정의 특수한 과정, 관절 맞물림(통증이 없는 범위 안쪽에서) 그리고 여러가지 통증유발점을 통한 억제법'* 등을 포함한 **신경근치료법**(NMT)을 사용을 보고했다. 결과의 요약은 신경근 치료법을 지지하는 현저한 차이를 보여주며, 위약이나 물리치료 두 가지 모두와 비교해서 통증 및 장해와 함께 벌림의 범위는 증가한다 (24° 와 0.8° 와 비교해서 52°).

> **핵심정리**
> FS의 도수치료에서 주의점을 권고한다. 근거에 의한 운동과 특수한 근육근막성 통증유발점 비활성화와 같은 가능한 도수치료 그리고 Bowen 치료법이나 스트레인-카운터스트레인 같은 방법들을 선호하는 것으로 보이지만, 오로지 그 활동성의 염증 단계가 끝나고 난 다음에서 적용된다.

과도가동성

주된 증상으로서 관절 과도가동성을 보유한 선천적인 질환의 몇 가지가 존재한다 (Beighton과 동료 1999, Grahame 2009). 이러한 것들은 *결합조직의 유전적 장애 (HDCT)*라는 다음의 제목에서 분류될 것이다:

- Marfan 증후군 (MFS) (눈, 피부 그리고 내장에도 영향을 줌)
- Ehlers-Danlos 증후군 (EDS)
- 골발생 부전증 (OI)
- 위의 세 가지의 특성과 함께 일종의 '혼합된' 다양성이 관절 과도가동성 증후군 (JHS)이 된다.

이러한 것들 모두는 HDCT의 상이한 가변성에서 좀 더 호발하는 다양한 증상들과 함께, 일종의 공통적인 특징으로 관절 과도가동성을 보유한다. Simmonds (2012)는 다음을 지적한다: *'비록 EDS, MFS 그리고 OI의 주된 특징이 과도신장성의 피부, 마판증후군의 신체 모습, 그리고 연약한 골들을 각각 포함하고 있을지라도, 이러한 특징들은 각각의 질환에 대한 질병특징은 아니다.'*

인종특징

Simmonds (2012)는 개인들의 대략 12%에서 어느 정도의 관절 과도가동성을 보유한다고 언급하며; 아무튼, 과도가동성 수준은 상이한 인종 그룹들 사이에서 광범위하게 달라진다. 가장 많은 인구비율은 아프리카, 아랍 여러 국가, 남아시아 그리고
북아메리카 출신의 개인들에서 보여진다.

과도가동성은 다음에서 더 일반적이다:

- 여성 - 대략 3:1의 비율로
- 어린이 - 과도가동성은 나이와 함께 줄어드는 성향이 있다.
- 특정한 인종 그룹:
  - 코카시안, 북 유럽인종: ~5%

글상자 2.2

9점의 Beighton 과도가동성 점수*

각 개인은 다음에 대한 자신들의 능력에서 점수를 획득한다:

1. 수동적으로 5번 손허리손가락뼈 사이 관절을 90°까지 등쪽굽힘시킨다
2. 엄지를 같은측 아래팔의 손바닥쪽면으로 닿게 만든다.
3. 팔굽관절을 10° 정도 과신전시킨다.
4. 무릎관절을 10° 정도 과신전시킨다.
5. 서서 무릎을 편채 바닥에 손바닥 전체를 닿게 한다.

총점: 1-4번까지 각 측면에 대하여 1점씩을 부여하며, 가능한 총점은 9점이 된다. 주된 과도가동성 진단 기준은 다음과 같다:

- 현재든 또는 과거에든 4점 이상의 Beighton 점수를 보유하는가
- 넷 또는 그 이상의 관절에서 3개월 이상 지속된 관절통증을 보유하는가

*Beighton과 Horan 1969

○ 서부 런던 류마치스 클리닉에서 비- 코카시안인: 여성 58%, 남성 29% (Clark과 Simmonds 2011)

Remvig와 동료 (2007)는 HDCT의 내재한 특징이 근육의 근막 내부에서 근육섬유아세포의 밀도의 수치와 연관된다는 것을 추측하는 증거를 보고한다. 분명하게, 상이한 콜라겐 유형들이 이환된 개인들의 ECM 내부에서 확인된다. HDCT의 더 많은 특징들은 느린 상처치유를 포함한다.

평가 도구들 가운데 Beighton 스케일 (글상자 2.2를 참조)이 존재하며, 그것은 개인의 과도가동성의 심한 정도를 나타낸다 (주: Beighton 점수표에 증상에 대한 설문지를 포함한 방법에 더해서, 또다른 평가기준이 존재한다).

과도가동성과 연관된 질환

- 결합조직 느슨함의 전신적으로 증가된 정도를 보유한 개인은 관절 탈구를 만들기 쉽다 (Hakim과 Grahame 2003).
- 추가로, 과도가동성의 개인은 과호흡으로 더많은 성향을 보여주며 - 불안증의 연관된 증가된 수준도 보여준다 (Martin- Santos와 동료 1998; 글상자 2.1을 참조).
- 혈관의 결합조직 느슨함은 심장의 판막 탈출증이나 정맥류성 종창으로 이어질 것이다(Tamam과 동료 2000)
- 골관절염과 골다공증은 두 가지 모두가 과도가동성을 보이는 개인들에서 훨씬 더 흔하다 (Gulbahar와 동료 2005, Bird와 동료 1978).
- 섬유근육통(fibromyalgia)과 만성적인 피로증후군 모두는 공통적으로 보유하는 진단이 된다 (Simmonds 2012).

치료적 선택

만성의 과도가동성 증후군을 보유한 환자에게서 치료적 개입을 시작하는 것에 관하여 두 가지 대립적인 입장이 존재하는 것으로 보인다. 그 구성요소는 동일한 듯 보이지만; 초기의 강조점과 진행과정이 상이하다:

1. 증가된 관절 안정성의 관점을 보유한 재활치료, 운동 그리고 재교육적 접근법으로, 거기에서 국소의 기능장애 부위는 이러한 것들이 돌연히

생기므로 지엽적으로 다룬다 (Simmonds 2012).

2. 운동-재교육 치료과정과 동시에 또는 이에 앞서 각별하게 근육근막성 통증을 감소시킴에 집중된 시도 (Dommerholt, 개인적인 서신 2012).

어떠한 모델이 선택되든, JHS의 증상에서 광범위한 다양성과 이환된 많은 부위로 인해서, 치료적 방법은 반드시 개별화되어야 한다:

1. Simmonds와 Keer (2007)는 그들이 관심이 필요하다고 믿고있는 부위에 대하여 분명한 적응증을 제공한다:
   - 관절 통증의 최소화, 과도가동적인 관절, 감소된 고유수용작용, 달라진 운동조절, 약한 근육 그리고 저하된 스테미나 – 이 모든 것들은 보행에 지대한 영향을 준다.
   - 통증이 주된 특징인 곳에서 그들은 인식적 행동치료를 포함한 통증-관리 전략을 선호하며, 뒤따라서 (통증이 감소되었을 때) 고유수용작용, 신체 인식에 관한 재교육 그리고 관절 안정성 강화법 등으로 이어진다. 그들은 *'교육, 행동의 그리고 생활방식의 권고와 함께 조합된 단계화된 운동 프로그램'*의 사용에 뒤따라서 통증 감소와 안정을 성취한다고 보고한다.
2. 근육근막성 통증은 JHS를 보유한 개인들의 공통적인 특징이며 Dommerholt (개인적인 서신 2012)는 Simmond와 Keer (2007)에 의하여 제안된 그 치료단계에 이의를 제기하는 한 질문을 던진다: *'EDS를 보유한 환자들에 의하여 경험된 관절 통증은 실제로는 통증유발점에서 전이된 통증을 나타내며 그러므로, 관절 안정성에 대한 지나친 집중이 관리 프로그램의 주된 표적으로 돼서는 않된다. 통증유발점(TrP) 전이된 통증의 기전은 상세하게 설명되었으며 척추 신경세포와 민감화의 수용적인 영역에서 일종의 확장을 포함한다 (Mense 2010). EDS를 보유한 많은 환자들은 심한 이질통증과 과도한 통각을 보유한다. 재활치료나 기능적인 트레이닝이 이질통증[1]과 과도한 통각의 존재에서 역효과를 만들 수 있는가? 즉, EDS를 보유한 환자들에게 그들의 통증을 찾으며 밀어붙이는 것이 권장될만한가 또는 이것이 일종의 위협적인 자극입력을 만들며 그래서 더 이상 치료적이지 않은 것이 되는가?'*

Dommerholt는 다음을 지적한다: *'... 임상적인 경험은 재활치료 프로그램을 시작함에 앞서 단단한 띠(taut band)와 통증유발점의 해소를 포함한 도수치료는 EDS를 보유한 환자들이 비교적 통증을 벗어나 운동하도록 그리고 통증 감소와 관절안정성이란 그들의 표적을 성취하도록 허용한다는 것을 강하게 제안한다.'*

주의할 점

- JHS에서 변형을 보유한 환자들은 불안정한 관절들을 좀 더 안정시키기 위해서 국소 근육들에서 구축을 만들기 쉽기 때문에, 과도가동적인 관절을 보유한 개인들에게서 근육근막성 통증유발점의 비활성화에 대하여 주의가 요구된다 (Chaitow와 Delany 2003). 그러한 경우에 그 실체를 만들고 있는 그러한 통증에 대한 관심은 좀 더 효율적이고, 덜 불편하며, 뒤따른 운동과 재교육적 치료전략을 허용하는 것과 함께 관절 통증을 감소시켜야 할 것이다.
- 강화된 긴장도, 근력, 지구력, 균형감과 자세 등에서 이상적으로 집중된 치료적인 노력과 함께, 스트레칭 형태의 치료방식, 또는 운동 등은 금기가 된다.
- 과도가동성과 과도환기 사이에서 알려진 연관성을 기반으로, 호흡패턴의 재교육은 효과적일 것이다. 그렇지만, 글상자 2.1에서 설명한 듯 섬유아세포 작용에서 pH에 대한 호흡의 영향으로 인해서 주의할 점이 제안된다. 강화된 호흡

1) 정상 피부의 무해한 자극에 의해서 만들어진 통증 (중추성 통증경로의 민감해짐에서 생길 것임)

이 높아진 pH의 잠재적으로 유용한 안정화의 효과를 제거하는 것이 가능할 것이다(Thomas와 Klingler 2012).

- 연부조직 기능장애와 통증의 부위들은 받쳐주는 테이핑과 수(水)치료-기반의 운동법들로부터 도움을 받을 것이다. 추가로, 5장에서 언급된 것처럼 증식요법 (경화요법으로도 알려진)도 고려될 것이다.

> **핵심정리**
> 치료적인 선택: 개인적인 선호도, 특정한 기법, 임상적 증거 그리고 그 개인의 요구 등이 합쳐지며 거기에서부터 선택이 이루어질 것이다. 위의 의견과 증거들이 그러한 과정에서 도움이 될 수 있기를 희망한다.

발바닥널힘줄/섬유증 (PF)

일반적으로 발바닥널힘줄 염증 (PF)로 명명되는 반면, 이러한 통증성 질환의 염증성의 특성보다는 퇴행적인 특성을 보여주는 연구들을 통해서 발바닥 섬유증이란 표현이 대신하는 용어로서 사용되어야 할 것임을 제안한다 (Lemont와 동료 2003). PF는 발의 아치를 받쳐주는 충격-흡수의 근막성 껍질의 통증성 질환을 포함한다. 이것은 증가된 콜라겐 침착과 두꺼워짐을 특징으로 한다; 그렇지만, 이러한 특성은 또한 증상이 없는 개인들에게서도 역시 결과한다.

또한 지나친 생리학적 하중부하가 건강한 조직 안에서 PF를 발생시키기에 충분하다는 강력한 증거는 존재하지 않는다. 종방향 아치의 모양, 중간-발 하중부하 그리고 뒤꿈치 근막의 감소된 에너지-분산의 특징 (그러나 두께움은 아닌) 등 이러한 전체는 병리학적인 요인들보다는 통증-강조의 특징인 것으로 보인다. Wearing과 동료(2008)는 PF의 초음파 연구에서 아치의 모양과 주어진 스트레스의 정도와 함께 다음을 언급한다: *'발바닥널힘줄의 두께는 뒤꿈치 통증의 심한 정도에 분명하게 연관된다.'* 그들은 뒤꿈치에서 근막 두께는 증상이 있는 쪽에서 거의 50% 더 두꺼웠음을 알았다. 나이, 당뇨 그리고 비만도가 기여적인 특징이 된다는 몇 가지 증거가 존재한다 (Wearing과 동료 2007). 정상적인 압박, 굽힘 그리고 전단력 등에 대한 감소된 인내도와 조합된, 익숙치 않은 과사용과 연관된 아직은 확인되지 않은 신경근육성 결함이 퇴행성의 콜라겐성 변화와 결과적인 통증으로 이어진다는 것이 제안되었다.

PF에 대한 도수치료의 선택

스트레인-카운터스트레인

스트레인-카운터스트레인 (SCS; 16장을 참조)은 PF에 이로운 영향을 주는 것으로 보였다. *'임상적인 호전은 카운터스트레인 치료 [SCS]에 대한 반응에서 발바닥널힘줄 염증을 보유한 환자에게서 만들어진다. 그 임상적 반응은 종아리 근육의*

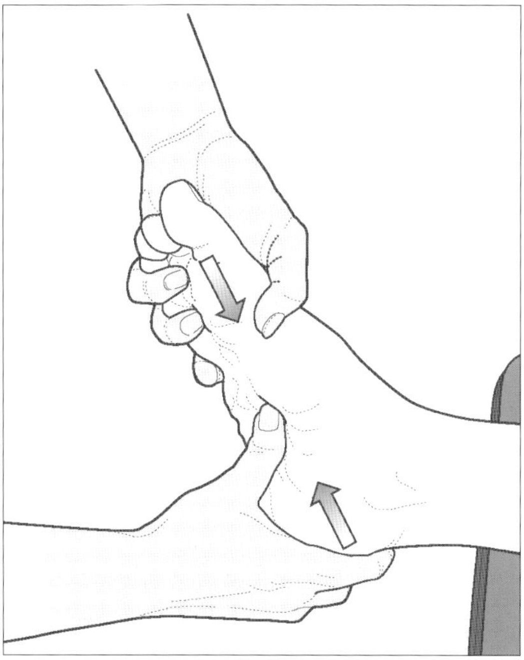

그림 2.2. 발의 스트레인-카운터스트레인(SCS) 치료법

반사적인 반응에서 전기적인 것이 아닌 역학적인 변화에 의하여 동반된다.'(Wynne과 동료 2006; 그림 2.2를 참조).

SCS (16장에서 충분하게 설명된다)는 그 민감도가 대략 70%로 감소될 때까지 압박과민한 조직의 느린 자세취하기를 포함한다. Urse (2012)는 PF의 치료를 위해서 다음의 방법을 설명했다: *'바로누운 환자의 같은쪽 무릎관절은 굽혀지며, 그 근막이 발굽뼈로 부착하는 장소에서 발바닥의 압통점 [국소적 압박과민의 부위]이 확인된다. 한쪽 엄지로 압통점을 살펴보도록 사용하는..... [한편].... 반대쪽 손은 그 압통점 주위에서 휘어지도록 발가락과 발목관절을 발바닥쪽 굽힘을 만든다. 거기에서 관찰하고 있는 그 엄지 아래 놓인 압박과민함의 증상에서 완화가 생길 때까지, 그 긴장력에 대한 부차적인 조절은 발의 엎침이나 뒤침에 의하여 성취된다.'*

중립의 자세로 되돌아오며 재측정되기 전까지, 이러한 편안함의-자세는 90초까지 유지된다.

PF에 대한 장비 보조된 연부조직 가동증진법

Looney와 동료 (2011)는 발바닥널힘줄 염증을 보유한 10명의 사람들이 글라스톤® 장비 (12장을 참조)의 사용을 포함하는, 연부조직 가동증진법으로 치료한 사례를 보고했다:

1. 환자는 3-8주 동안, 주당 1-2회의 치료로 최대 8회의 치료를 받았다.
2. 종아리 세갈래근, 가자미근, 발바닥널힘줄 그리고 발꿈치뼈 결절 등으로 집중되며, 이러한 부위는 국소적인 섬유성 유착을 확인하기 위하여 평가되었다.
3. 보다 깊은 압력- 글라스톤 장비를 사용해서 이러한 부위들로 1-2분 동안 적용 된다.
4. 종아리 세갈래근, 가자미근 그리고 발바닥널힘줄 등 각각에 30초 동안 정적인 스트레칭은 두 차례 반복되었다.
5. 15-20초 동안 발바닥 부위로 냉치료가 적용되었다.
6. 1일 3회의 가정 스트레칭이 권장되었다. 그 환자들의 70%는 통증과 기능에서 통계적으로 유의한 그리고 임상적으로 의미있는 호전을 경험했다.

스트레칭 방법과 PF
(13장과 15장을 참조하라)

여러 연구에서 PF의 치료시에서 스트레칭의 상이한 형태로부터 얻어진 이점을 보고했다:

1. DiGiovanni와 동료 (2003)는 최소한 10개월의 기간에서 PF를 보유한 101명의 환자를 치료했다. 모두에게 부드러운 깔창을 처방했다. 그 환자들 중 절반이 발바닥널힘줄의 *체중-배제한 자가-스트레칭을 배웠으며, 상이한 절반은 아킬레스 힘줄/종아리의 스트레칭을 배웠다.* 8주 후의 결과는 발바닥널힘줄 스트레칭 그룹에서 많은 호전을 보여주었다. 2년의 추적조사에서 (DiGiovanni와 동료 2007), 발바닥널힘줄-스트레칭 그룹에서 지속적인 호전이 존재한 것을 보았으며, 거기에서 종아리 근육 스트레칭도 채용되었고 - 92%에서 완전한 만족 또는 미미한 거리낌과 함께 만족을 보고했으며; 77%는 자신들의 여가활동에서 아무런 제한도 없음을 보고했다. 발바닥의 자가-신장법을 위한 이러한 치료과정에서 환자는 앉으며, 무릎관절을 굽히고, 엄지로 *발바닥 긴장의 부위*를 위치확인하도록 엄지로 촉진한다. '단단한' 부위와 접촉한 엄지에서, 그 환자는 10초 동안 *'신장의 느낌'*을 만들도록 그 발을 발등굽힘할 필요가 있으며 하루에 세 차례, 10회씩 반복한다. 종아리/아킬레스 힘줄 자가-스트레칭을 위한 치료과정에서 환자는 일어서며, 무릎관절은 편 채, 10초 동안 종아리로 가벼운 스트레칭을 만들며 하루에 3차례 10회씩 반복한다.

2. Porter와 동료 (2002)는 *지속적인 아킬레스 힘줄 신장* (3분, 하루 세 차례)의 사용과 *간헐적인 아킬레스 힘줄 신장법* (하루 두 차례, 20초간 5세트)를 비교했을 때, PF를 보유한 환자들에게 같은 정도의 이로움이 존재했음을 언급했다. 두 방법 모두는 통증 증상의 감소 그리고 연관된 힘줄 유연성을 증가시켰다.
3. Sweeting (2001)은 도수적 스트레칭과 발바닥의 뒤꿈치 통증 (PF)의 한 가지 체계적인 고찰을 시행했다. 그리고 다음을 말했다: *'발바닥 널힘줄 스트레칭이 단기간 동안 아킬레스 힘줄 스트레칭의 단일한 방법 보다는 훨씬 더 효과적일 것이라는 몇 가지 증거가 존재한다.'*

핵심정리

PF를 포함한 도수치료적 개입에 이어진 임상적인 결과는 종아리와 아킬레스 부위에 더해서 국소적인 발바닥널힘줄을 스트레칭 시킴으로부터 나오는 이점을 지적한다. 국소의 연부조직 가동증진법 (장비 보조된)도 역시 자세적 이완법, 스트레인-카운터스트레인에서 그랬듯, 도움이 되는 것으로 확인되었다.

피부 경화증 장애

Ball(2012)은 다음을 지적한다: *'피부 경화증은 피부의 두꺼워짐, 단단해짐 그리고 흉터형성으로 존재하는 일종의 질환을 나타낸다. 전신적 (systemic)이란 피부와 표면의 (피하와 '깊이 침투하는') 근막의 층들과 함께, 내부의 장기에 영향을 주는 일종의 자가면역적 질환을 말한다.'*

피부 경화증은 유사한 특징을 보유하지만 상이한 원인들의 광범위한 결합조직 질환과 연관되며, 다음을 포함한다:

- Raynaud의 증후군 (일차적 그리고 이차적 Raynaud의 현상으로 세분된다)
- 전신적 경화증
- 미만성 전신 경화증
- 전신적인 루프스 홍반성 낭창
- 혼합된 결합조직 질환
- Sjögren의 질환
- 류마치스 관절염

좀 더 상세하게 이러한 질환들을 개별적으로 조사해볼 것을 독자들에게 권고한다; 그렇지만, 이러한 여성-우세한(8:1) 만성적인 염증성 질환의 몇 가지에 대한 다음의 일반적인 요약은 착상을 제공할 것이다:

- **병인:** 이것이 알려진 한에서 병인은 다요소적이며, 유전적인 성향으로부터 환경적, 생화학적, 생체역학적 그리고 심리학적인 이환에 걸쳐 광범위하며, 자가면역적 결과로 나온다.
- **증상:** 증상은 통증, 피로 그리고 큰창자, 콩팥, 순환성 및 심장-호흡성 고통을 포함하는 내장-연관된 질환의 영향을 포함한다.
- **위치:** 각별히 피부의 및 혈관성 구조, 굽힘근과 관절들을 포함하는 신체의 근막성 구조가 섬유염적 변화와 지나친 콜라겐 생산으로, 공통적으로 영향을 받는다. *'부정적인 조직 변화를 확인은 두꺼워짐, 짧아짐, 단단해짐 그리고 반흔형성을 포함하며, 이러한 것들은 이어서 감소된 가동범위 (ROM), 혈관의, 림프의, 신경의, 관절의 그리고 내장의 압박과 압축으로 결과할 것이다'* (Ball 2012).

치료적 선택

아직은 치유할 수 있는 방법이 없다; 그렇지만, 임시적인 의료적 접근법은 증상의 변화나 일시적인 편해짐으로 이어질 것이다.

사례보고: 구조적 통합법과 SLE

Ball (2011)은 구조적 통합법(롤핑®: 구조적 통합의 세부 내용에 대하여 17장 참조)을 사용했으며, SLE를 포함한 두 가지 세밀한 사례보고를 설명했다. 그녀는 다음처럼 평가결과와 초기의 치료적 표적을 묘사한다: *'이 치료과정은... 신체 어딘가의 늘어난, 과신장된 근막에 의하여 보상된 단축된, 충혈된 [결합조직]의 부위로 인해서 장력통합성에서부터 벗어남을 확인하도록 정확한 '신체 읽기'를 포함한다(능동적인 환자의 참여를 포함한).* *'상호작용의' 도수적 정복의 치료법은 그때 확고한 임상적 추론에 의하여 고안된 일종의 체계화된 치료적 전략을 따라서 적용된다.*

사례보고

근막 이완법과 dSSc

Martin (2009)은 미만성 전신 경화증의 치료에서 1년에 걸쳐 20회의 치료를 포함하는 근막 이완법(MFR: 14장 참조)의 사용을 설명한다. 그 목적은 *'가동범위(ROM)를 증가시키며, 통증 수준을 감소시킴에 의하여 호흡과 측두하악 관절(TMJ) 그리고 양손의 기능을 개선시키는 것'* 이었다.

자신이 *'치료사 손의 압력과 환자의 신경계 사이에서의 타협'*이라고 묘사한 MFR 방법에 대한 Martin의 설명은 다음과 같으며 - 그러한 치료과정 중 그녀가 발생해야 하는 것으로 이해하고 있는 그 무엇의 개인적인 해석을 포함한다(MFR이 어떤 설정에서 알려진 것처럼 - 근육막 유도법의 세부 내용은 14장을 참조):

1. *'그것에서 위치한 초기 하중부하는 치료사의 접촉이며, 거기에서부터 생화학적인 그리고 생체역학적인 반응이 기대된다.'* [1장에서 역학전환에 대한 언급을 참조]
2. *'치료사는 유연한 저항(탄력적 한계)를 느끼는 것이 가능하며* - [이것은] - *단단한 장벽에 도달할 때까지 압력을 유지함에 의하여 천천히 늘어난다.*
3. *이것은 콜라겐 구성요소의 변형의 시작을* [나타낸다.]
4. *이러한 장벽이 절대로 강요받아선 안 되며* - [그러면 이것은] - *분자들과 콜라겐 섬유소들이 재구성할 충분한 시간을 주지 않는다.*
5. *그러므로, 감지된 저항에 비례된 압력이 반드시 유지되어야 하며* - [그리고] - *이완이 그 조직 내부에서 발생하는 것이 기대되어야 한다.*
6. *그 조직의 완전성을 유지하는 그 한계에 관하여 이러한 압력이 오랜 기간 적용될 때, 그 안에서 콜라겐 섬유들이 들어있는 내재한 물질들의 점도에 영향을 주며, 그 장소에서 함수율을 증가시킨다.*
7. *콜라겐 섬유들이 이완하면서, 그것들은 스스로를 재구성하며 재형성한다(Kisner와 Colby 1998).*
8. *그 시간은 이러한 변화에 대한 치료사의 촉각적 감지력에 의하여 결정된다(Martin 2009).*

제공된 사진 증거와 함께 보고된 그 결과는 다음을 포함한다:

1. 가슴: 팽창은 3.5cm 증가했고 통증은 생검 상처로부터 제거되었다.
2. TMJ: 연관된 통증의 제거와 함께 입벌림에서 8mm 증가
3. 손과 손가락: 궤양의 완전한 감소와 손톱 성장의 회복과 함께 손가락과 손목의 모든 관절들의 가동범위가 증가된다.

사용된 도수적 방법은 다음을 포함한다: *'알맞은 유연화, 풀어주기, 벌려주기, 그리고/또는 늘려주기 방법들을 적용한다'....근막 이완법(14장을 참조)과 같은 그리고... '신경-혈관-근막의 압박 해소법'* 등은... 자가-적용된 재활치료적 방법에 의하여 지지된다. 그 두 명의 환자는 각각 14주와 18주에 걸쳐 1시간의 여덟 또는 아홉 차례의 치료를 받았다. 다음의 증상적인 호전이 도수치료에 이어졌다:

1. 감소된 통증과 경직, 부종과 진통제의 사용
2. 지침이나 큰창자의 통증 발생에서 줄어든 그리고 감소된 기간. 부가적으로 기능적인 가동성과 가동범위도 개선되었다.

Ball (2012)은 다음을 언급한다: *'통제군의 부재로 "자발적인 회복"을 배제할 수 없는 반면, 이러한 일화적인 결과는 특정한 증상을 완화시킴에 그리고/또는 SLE로 잘 알려진 피부 경화증-형태의 자가면역성 질환의 영향을 덜어줌에서 현행의 의료적인 관리와 병행해서, FRT의 효과를 추측케 한다.*

> **핵심정리**
> 도수치료사가 이러한 자가면역성 질환으로 고통받는 사람들에게 증상적인 그리고 기능적인 이완을 제공하는 일부 증거 - 주로 사례보고에서 - 들이 존재한다.

참고문헌

Ajani A 2007 The mystery of coronary artery spasm. Heart Lung Circ 16:10–15

Avery N, Bailey A 2008 Restraining cross–links responsible for the mechanical properties of collagen fibers; natural and artificial. In: Fratzl P (ed)-Collagen: structure and mechanics vertebrates. Springer, NY, 81–110

Ball TM 2011 Structural integration based fascial release efficacy in alleviating specific symptoms in systemic lupus erythematosus (SLE): two case studies. J Bodyw Mov Ther 15(2): 217–225

Ball T 2012 Scleroderma and related conditions. In: Schleip R, Findley TW, Chaitow L, Huijing PA (eds)-Fascia: the tensional network of the human body. Churchill Livingstone Elsevier, pp 225–232

Beighton P et al 1999 Hypermobility of joints, 3rd edn. Springer-Verlag, Berlin

Beighton P, Horan F 1969 Orthopedic aspects of the Ehlers-Danlos syndrome. J Bone Joint Surg [Br] 51: 444–453

Bird H et al 1978 Joint hypermobility leading to osteoarthritis and chondrocalcinosis. Ann Rheum Dis 37:203–211

Buchbinder R et al 2008 Arthrographic distension for adhesive capsulitis. Cochrane Database Syst Rev (1):p.CD007005

Bulgen, D et al 1984 Frozen shoulder: prospective clinical study with an evaluation of three treatment regimens. Annals of the Rheumatic Diseases 43(3):353–360

Carter B 2001 A pilot study to evaluate the effectiveness of Bowen Technique in the management of clients with frozen shoulder. Complementary Therapies in Medicine 9(4):208–215

Celik D (2010) Comparison of the outcomes of two different exercise programs on frozen shoulder. Acta Orthopaedica et Traumatologica Turcica 44(4):285–92

Chaitow L, Bradley D, Gilbert C 2013 Recognizing and treating breathing disorders: a multidisciplinary approach, 2nd edn. Churchill Livingstone Elsevier, Edinburgh

Chaitow L, DeLany J 2003 Neuromuscular techniques in orthopedics. Techniques in Orthopedics 18: 74–86

Chapelle S, Bove G 2013 Visceral massage reduces postoperative ileus in a rat model J Bodyw Mov Ther 17(1):83–88

Chemeris I et al 2004 A presentation of stiff and commentary painful shoulder – a case based commentary. JOM 7 (1): 41–47

Chen S et al. 2002 Idiopathic frozen shoulder treated by arthroscopic brisement. Kaohsiung J Med Sci 18 (6): 289–294

Clark C, Simmonds J 2011 An exploration of the prevalence of hypermobility and joint hypermobility syndrome in Omani women attending a hospital physiotherapy service. Musculoskeletal Care 9(1):1–10

Cramer GD, Henderson CN, Little JW, et al 2010 Zygapophyseal joint adhesions after induced hypomobility. J Manipulative Physiol Ther 33: 508–518

Davis M et al 2007 Confirmatory factor analysis in osteopathic medicine: fascial and spinal motion restrictions as correlates of muscle spasticity in children with cerebral palsy. JAOA 107(6):226–232

D'Amato K Rogers M 2012 'Frozen shoulder'– a difficult clinical problem review. Article Osteopathic Family Physician 4(3):72–80

Desmoulière A et al 2005 Tissue repair, contraction, and the myofibroblast. Wound Repair Regen 13(1):7–12

DiGiovanni B, Benedict F, et al 2003 Tissue-specific plantar fascia-stretching exercise enhances outcomes in patients with chronic heel pain: a prospective, randomized study. J Bone Joint Surg 85(7):1270–1277

DiGiovanni B et al 2007 Plantar fascia-specific stretching exercise improves outcomes in patients with chronic plantar fasciitis. J Bone Joint Surg 88(8):1775–1781

Dommerholt J 2012 Trigger point therapy. In: Schleip R, Findley TW, Chaitow L, Huijing PA (eds)-Fascia: the tensional network of the human body. Churchill Livingstone Elsevier, Edinburgh pp 297–302

Fernáñdez-de-las-Penas, C et al 2005 Manual therapies in myofascial trigger point treatment: a systematic review. J Bodyw Mov Ther 9:27–34

FitzGerald MP et al 2009 Randomized multicenter feasibility trial of myofascial physical therapy for the treatment of urological chronic pelvic pain syndromes. J Urol 182(2):570–580

Ford M et al 1995 Hyperventilation, central autonomic control, and colonic tone in humans. Gut 37:499–504

Foster G et al 2001 Respiratory alkalosis. Respir Care 46:384–91

Fourie WJ 2012 Surgery and scarring In: Schleip R, Findley TW,

Chaitow L, Huijing PA (eds)-Fascia: the tensional network of the human body. Churchill Livingstone Elsevier, Edinburgh, pp 233–244

Gautschi R et al 2012 Trigger points as a fascia-related disorder In: Schleip R, Findley TW, Chaitow L, Huijing PA (eds)- Fascia: the tensional network of the human body. Churchill Livingstone Elsevier, Edinburgh, pp 233–244

Gerwin R 1997 Myofascial pain syndromes in the upper extremity. Original Research Article. Journal of Hand Therapy 10(2):130–136

Grahame R 2009 Joint hypermobility syndrome pain. Curr Pain Headache Rep 13: 427–433

Grinnell F 2008 Fibroblast mechanics in three-dimensional collagen matrices. J Bodyw Mov Ther 12(3):191–193

Gulbahar S et al 2005 Hypermobility syndrome increases the risk for low bone mass. Clin Rheumatol 26:1–4

Hakim A, Grahame R 2003 A simple questionnaire to detect hypermobility: an adjunct to the assessment of patients with diffuse musculoskeletal pain. Int J Clin Pract 57:163–166

Hankinson M Hankinson E 2012 Nutrition model to reduce inflammation in musculoskeletal and joint diseases In: Schleip R, Findley TW, Chaitow L, Huijing PA (eds)-Fascia: the tensional network of the human body. Churchill Livingstone Elsevier, Edinburgh, pp 457–464

Hansen A et al 2012 Myofascial structural integration: a promising complementary therapy for young children with spastic cerebral palsy. J Evid Based Complementary Altern Med 17(2):131–135

Hinz B et al 2001 Mechanical tension controls granulation tissue, contractile activity and myofibroblast differentiation. Am J Pathol 159(3):1009–1020

Hinz B 2013 Wound healing and the extracellular matrix. Presentation: Touro College of Osteopathic Medicine, August 18

Ho C et al 2009 The effectiveness of manual therapy in the management of musculoskeletal disorders of the shoulder: a systematic review. Man Ther 14:463–474

Jensen D et al 2008 Physiological mechanisms of hyperventilation during human pregnancy. Respir Physiol Neurobiol 161(1):76–78

Klingler W 2012 Temperature effects on fascia In: Schleip R, Findley TW, Chaitow L, Huijing PA (eds)-Fascia: the tensional network of the human body. Churchill Livingstone Elsevier, Edinburgh, pp 421–424

Krapf, R et al 1991 Chronic respiratory alkalosis. The effect of sustained hyperventilation on renal regulation of acid-base equilibrium. N Engl J Med 324 (20):1394–1401.

Langevin et al 2011 Reduced thoracolumbar fascia shear strain in human chronic low back pain. BMC Musculoskeletal Disorders 12:203

Lee T et al 2009 Prognosis of the upper limb following surgery and radiation for breast cancer. Breast Cancer Res Treat 110:19–37

Lemont H et al 2003 Plantar fasciitis: a degenerative process (fasciosis) without inflammation. J Am Podiatr Med Assoc 93:234–237

LeMoon 2008 Clinical reasoning in massage therapy. Int J Therap Massage Bodyw 1(1):12–18

Lewit K, Olsanska S 2004. Clinical importance of active scars: abnormal scars as a cause of myofascial pain. J Manipulative Physiol Ther 27:399–402

Looney B et al 2011 Graston instrument soft tissue mobilization and home stretching for the management of plantar heel pain: a case series. J Manipulative Physiol Ther 34:138–142

Lum L 1984 Editorial: Hyperventilation and anxiety states. J R Soc Med January 1–4

Luomala T, Pihlman M, Heiskanen J et al 2014 Case study: Could ultrasound and elastography visualize densified areas inside the deep fascia? J Bodyw Mov Ther: 18(3) 462-468

Macchi, V et al., 2010. Histotopographic study of fibroadipose connective cheek system. Cells Tissues Organs 191(1):47–56

Martin MM 2009 Effects of myofascial release in diffuse systemic sclerosis. J Biochem Mol Toxicol 13(4):320e327

Martin-Santos R et al 1998 Association between joint hypermobility syndrome and panic disorder. Am J Psychiatry 155 (11):1578–1583

Mense S 2010 How do muscle lesions such as latent and active trigger points influence central nociceptive neurons? J Musculoskelet Pain 18: 348–353

Moseley L 2003 Unraveling the barriers to reconceptualization of the problem in chronic pain: the actual and perceived ability of patients and health professionals to understand the neurophysiology. J Pain 4:184–189

Nagrale A et al 2010 The efficacy of an integrated neuromuscular inhibition technique on upper trapezius trigger points in subjects with non-specific neck pain: a randomized controlled trial. J Man Manip Therap 18(1):38

Pilat A 2011 Myofascial induction. In: Chaitow et al (eds)-Practical physical medicine approaches to chronic pelvic pain (CPP) and dysfunction. Elsevier, Edinburgh

Porter D et al 2002 The effects of duration and frequency of Achilles tendon stretching on dorsiflexion and outcome in painful heel syndrome. Foot Ankle Int 23(7):619–624

Purslow PP 2005 Intramuscular connective tissue and its role in meat quality. Meat Sci 70: 435–447

Ramage L et al 2009 Signaling cascades in mechanotransduction: cell-matrix interactions and mechanical loading. Scand J Med Sci Sports 19:457–469

Remvig L, Jensen DV, Ward RC 2007 Are diagnostic criteria for general joint hypermobility and benign joint hypermobility syndrome based on reproducible and valid tests? A review of the literature. J Rheumatol 34:798–803

Rickards LD 2006 The effectiveness of non-invasive treatments for active myofascial trigger point pain: a systematic review of the literature. Int J Osteopathic Med 9: 120–136

Schultheis A et al 2012 Frozen shoulder. In: Schleip R, Findley TW, Chaitow L, Huijing PA (eds)-Fascia: the tensional network of the human body. Churchill Livingstone Elsevier, Edinburgh, pp 199–206

Shah JP et al 2008 Biochemicals associated with pain and inflammation are elevated in sites near to, and remote from active myofascial trigger points. Arch Phys Med Rehabil 89:16–23

Simons DG et al 1998 Travell & Simons' Myofascial pain and dysfunction: the trigger point manual. Williams & Wilkins, Baltimore

Simmonds J 2012 Hypermobility and the hypermobility syndrome. Assessment and management. In: Schleip R, Findley TW, Chaitow L, Huijing PA (eds)-Fascia: the tensional network of the human body. Churchill Livingstone Elsevier, Edinburgh, pp 279–289

Simmonds JV, Keer R 2007 Hypermobility and the hypermobility syndrome. Masterclass. Man Ther 13:492–495

Standley P 2007 Biomechanical strain regulation of human fibroblast cytokine expression: an in vitro model for myofascial release? Presentation at Fascia Research Congress, Boston

Stecco A et al 2013a Ultrasonography in myofascial neck pain: randomized clinical trial for diagnosis and follow-up. Surg Radiol Anat doi: 10.1007/s00276-013-1185-2

Stecco A et al 2013b Fascial components of the myofascial pain syndrome. Curr Pain Headache Rep 17:352

Sweeting D et al 2011 The effectiveness of manual stretching in the treatment of plantar heel pain: a systematic review. J Foot Ankle Res 4:19
Tamam et al 2000 Association between idiopathic mitral valve prolapse and panic disorder. Croat Med J 41 (4): 410–416
Thomas J, Klingler W 2012 The influence of pH and other metabolic factors on fascial properties. In: Schleip R, Findley TW, Chaitow L, Huijing PA (eds)-Fascia: the tensional network of the human body. Churchill Livingstone Elsevier, Edinburgh, pp171–176
Tortland PD 2007 Sports injuries and nonsteroidal anti-inflammatory drug (NSAID) use. Connecticut Sportsmed Winter, 1–4
Urse GN 2012 Plantar fasciitis: a review. Osteopathic Family Physician 4:68–71
van den Berg F 2012 The physiology of fascia In: Schleip R, Findley TW, Chaitow L, Huijing PA (eds)-Fascia: the tensional network of the human body. Churchill Livingstone Elsevier, Edinburgh, pp 149–155
Vermeulen H et al 2006 Comparison of high-grade and low-grade mobilization techniques in the management of adhesive capsulitis of the shoulder: randomized controlled trial. Phys Ther 86:355-368.
Wearing S et al 2007 Plantar fasciitis: are pain and fascial thickness associated with arch shape and loading? Phys Ther 87 (8):1002–1008
Wearing C et al 2009 Are local mechanical factors related to plantar fascial thickness? J Bodyw Mov Ther 13(1):89
Wipff PJ, Hinz B 2009 Myofibroblasts work best under stress. J Bodyw Mov Ther 13:121–127
Wynne M et al 2006 Effect of counterstrain on stretch reflexes, Hoffmann reflexes, and clinical outcomes in subjects with plantar fasciitis J Am Osteopathic Assoc 106(9):547–556
Wynn TA 2008 Cellular and molecular mechanisms of fibrosis. J Pathol 214(2):199–210
Yang G, Im HJ, Wang JH 2005 Repetitive mechanical stretching modulates IL-1beta induced COX-2, MMP-1 expression, and PGE2 production in human patellar tendon fibroblasts. Gene 19: 166–172
Zink JG, Lawson WB 1979 An osteopathic structural examination and functional interpretation of the soma. Osteopath Ann 7(12):433-440

제 3 장

전신적인 자세의 평가

GLOBAL POSTURAL ASSESSMENT

Thomas W. Myers

이 장은 해부열차로 알려진 '근육근막의 연결선(meridians)'의 지도를 사용해서 신경근육막성 그물 안에서 보상패턴의 전신적인 자세의 평가에 주로 초점을 맞춘다.

4장은 이 장의 내용을 보완하도록 여러 국소부위와 함께, 부가적인 전신적 촉진 및 평가의 방법을 다룬다.

근막의 패턴 vs. 신경학적인 패턴

이 책의 주제가 근막의 기능장애이므로, 우리는 자세적 패턴이 신경운동성 패턴 대(vs) 근막성 조직 내부에서 실제적인 패턴형성에 놓여있게 되는 정도를 먼저 다뤄야 한다. 그 답변은 얼마나 오래 그 패턴이 확립되었는가 그리고 그 패턴이 외상에서 생긴 결과인가 아니면 단순하게 깊이 뿌리내린 습관인지에 좌우된다.

모든 움직임은 일종의 실험, 신경운동성 활성화라는 기발한 표현으로서 시작한다. 아기가 첫 뒤집기를 할 시점인 6개월쯤의 아기를 갖는 모든 부모는 부모로서 그 아기가 뒤집기를 성취함에 그저 경이로울 것임을 알고 있다.

우리의 지식 안에서 인간의 뇌 안에 그 당시의 '뒤집기'를 위한 특정한 프로그램은 존재하지 않는다. 그렇지만, '엄마와 기타 움직이는 물체의 경로를 따르고자 하는' 매우 강력한 프로그램이 존재한다. 눈으로 엄마를 따라가면서, 목의 반사적인 돌림과 폄은 척추의 돌림과 펴짐을, 그리고 구르기 동작의 나머지도 시작하게 만든다. 근력과 뼈 그리고 머리의 고유수용작용이 체간의 구르기를 허용하도록 충분히 강할 때, (우리가 여전히 자궁 밖의 성장 시기이며 초기 골화 상태임을 반드시 기억하라), 그 아기는 진정한 구르기를 시행한다. 아기가 스스로 반대 방식으로 반대로 구르기를 조직하기까지 몇 주가 걸릴 것이지만, 그러는 사이 아기들은 부모가 자신들을 반대로 구르도록 도와줌을 좋아할 것이며, 그래서 아기들은 반복해서 계속 뒤집을 것이다.

그 움직임의 이러한 반복은 뇌 안에서 몇 가지 종류의 '기억 흔적' 또는 자취를 새길 것이며, 그러므로 그 동작은 반복이 더 쉬워진다 (Berthoz 2000). 충분히 반복되면, 활성화의 그 연속과정은 일종의 습관으로 고착되기 시작하며 – 쉽게 상기되지만, 변화시키기는 어렵다.

지금 바닥에 바로 누워서 처음엔 왼쪽으로 그리고 이어서 오른쪽으로 엎드리려고 한다면, 당신은 곧 자신이 어느 한 쪽에서 더 쉽고 더 '자연스럽게' 느껴지는 일종의 선호도를 보유한다는 것을 알게 될 것이다. (스스로에게 이 책을 덮기 전에 한 번 실험해보면, 당신은 다음 두 가지를 마음에 새기고 그렇게 해보도록 시도한다:

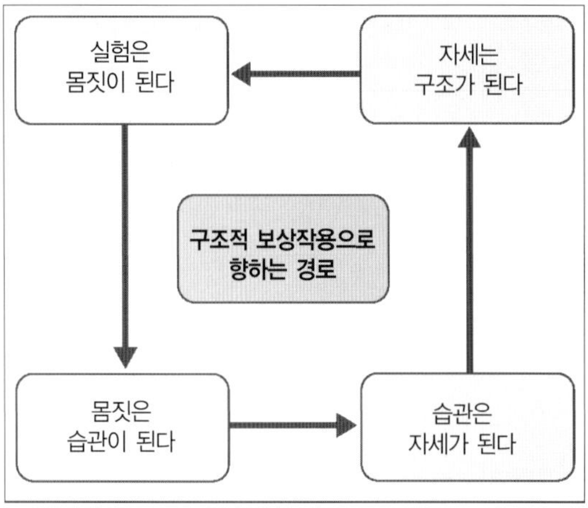

그림 3.1. 구조적 보상작용으로 향하는 경로. 모든 움직임은 일종의 실험처럼 시작한다. 반복된 어떤 실험은 익숙한 습관적 몸짓이 된다. 어떤 습관적 몸짓을 반복하면 일종의 습관으로 새겨진다. 각각의 습관은 어떤 자세를 요구한다. 이러한 것 모두는 신경의 패턴이다. 충분히 오래동안 한 자세를 유지하면 근막은 그 패턴을 취한다. 그 시점에서, 모든 새로운 실험은 그 근막의 패턴에서부터 결과한다. 그 과정을 되돌림에서, 근막의 패턴형성과 깊이 뿌리내린 자세적 습관 모두가 다뤄질 필요가 있다.

1) 그 움직임을 자신의 눈에서부터 시작하며, 자신이 그쪽으로 그리고 위쪽으로 무언가를 따라가고 있다고 연상하며, 자신의 몸이 그 동작을 따르도록 놔두며, 2) 왼쪽 및 오른쪽 모두에서 동일한 방식으로 그 동작을 시행할 것을 명심하라 – 그러면 당신은 볼 수 없었던 것을 – 미묘하거나, 두드러지게 눈에 뛰는, 그 두 측면에서의 차이를 보게 될 것이다.)

많은 사람들에게서(수백 번에 걸친) 이러한 검증의 반복을 바탕으로, 이러한 한 쪽의 선호도는 자신의 우세눈이나 우세손과 관련이 없었다. 당신이 늘상 아기침대에 눕혀지는 그 방식 또는 당신의 엄마나 애완동물이 당신을 지나가는 그 우연한 방향이 처음의 자극을 만들었다는 것이 좀더 개연성 있는 설명이며 – 그렇지만 본 저자의 경험에선, 일종의 선호도 즉, 구르기를 좋아하는 선호된 방향이 존재한다는 것이다. (**편집자의 주:** 4장에서 개략적으로 설명된 Zink 공통의 보상적 근막 패턴에서의 설명을 참조하라.)

일단 확고하게 확립되면, 습관은 그 자체를 지속할 어떤 자세를 요구한다 (그림 3.1). 당신이 차를 후진 할 때 어느 쪽으로 뒤를 돌아볼 것인가처럼, 당신의 움직임 선택과 함께 막 설명한 그 선호도는 당신의 자세로 시각적으로 새겨질 것이다. 그러한 자세적 '설정'은 소뇌와 뇌간 안에서 유지되며, 그러므로 별로 '수의적인' 통제를 따르지 않을 것이다 (비록 이러한 패턴이 사용하는 그 근육들이 소위 말하는 수의근일지라도).

이것을 검증하기 위해, 자신의 팔을 90° 정도로

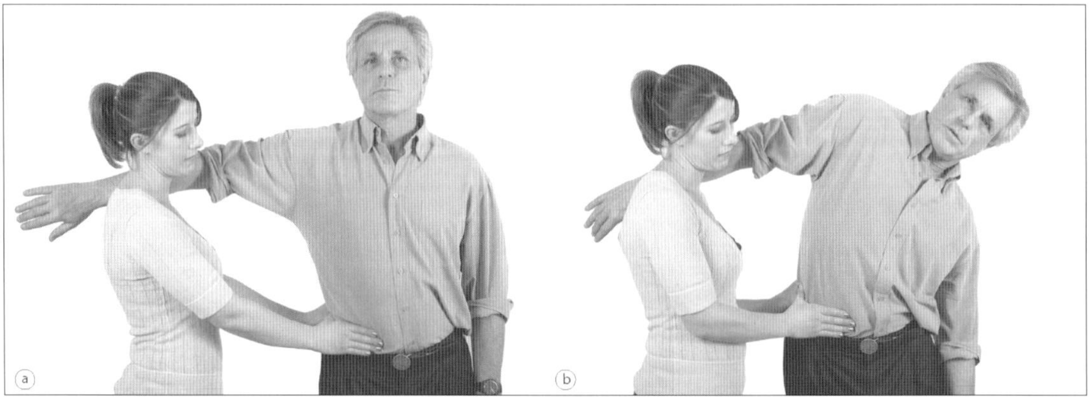

그림 3.2. 신경근 프로그램화의 수준을 이해하기 위한 간단한 검사는 복부 가쪽의 수축을 억제하려는 시도와 함께 자신의 팔을 저항에 대항해 아래로 누르기를 포함한다. 만약 당신이 성공한다면 – 이것은 마음속에서 약간의 속임수가 필요하며 – 그 결과는 좀 이상할 것이며 바로 그 '기능적인' 운동이 아닐 것이다.

옆으로 올리며 아래팔 부분을 보조자의 어깨에 (또는 당신이 이용할 수 있는 누군가 상이한 사람의 어깨에; 그림 3.2) 올린다. 아래팔을 아래로 누르고 – 가슴근, 넓은등근, 큰원근 그리고 부리위팔근 등의 일부 조합이 이러한 모음 동작에서 능동적인 주동근들이 될 것인 반면, 길항근인 세모근은 이완할 것이다. 자신의 누르고 있는 쪽의 배바깥빗근을 느껴보도록 자신의 반대쪽 팔을 (또는 옆 사람에게 느끼도록 시킨다) 대어본다. 당연히, 당신은 배바깥빗근의 가쪽면을 느낄 것이다.

이러한 근육은 당연히 골반 위에서 갈비공간을 안정시키도록 작용하고 있다. 여기서 이것이 그 실험이다: 배바깥빗근을 수축시키지 않고 자신의 팔을 누르려고 시도하며, 자신의 손이나 동료의 손을 이 근육이 수축시키려는 시도를 막도록 올려놓는다.

당신이 일반적인 사람이며 – 우리가 상이한 문화의 많은 전문가 그룹에서 이 실험을 시행했으며 – 그 팔로 누를 때 가쪽 복부의 근육은 자동적으로 튀어나오며, 이 반응을 억제하는 것은 너무도 힘들다. 당신이 사실 이러한 억제에 성공한다면, 당신의 하부 갈비뼈는 누르고 있는 팔 쪽에서 위로 당겨질 것이며 (매우 '바보같은–모습의' 움직임); 그 닿는곳이 이는곳으로 가지 않는다면, 그 이는곳이 닿는곳을 향해서 움직일 것이다.

대부분 사람들에게서 이러한 작용을 '꺼주는' 것의 실패는 신경계 내부에서 자세적 패턴의 깊이를 말해준다. 일단 확립되면, 우리가 막 실험한 '체간 안정화 프로그램'과 같은 패턴은 의식적 움직임의 무의식적인 특징이 갖는다. 우리가 교차로에 접근해가면서 방향 신호를 켜려는 의식적으로 통제된 동작 이면에 놓인 우리의 '이러한 자동차 프로그램'의 더 아래에 놓인 우리의 '운전 프로그램' 보다 더 이면에 우리의 '앉기 프로그램'이 존재한다.

우리가 자신의 환자의 생체역학을 개선시키기 위하여 변화시키길 원하는 그 중요한 패턴들 대부분은 자세적 습관의 이처럼 깊은 곳에 놓여있으며 – 어떤 이유에서든 지금은 통증있고 제한된 그 특정한 몸짓 이면에 놓인 그 습관의 더 아래에 놓인 바로 그 자세적 설정인 것이다. 우리가 통증을 완화시키도록 또는 기능을 회복시키도록 근접한 원인을 치료할 필요가 있는 한, 우리는 빈번히 그 근접한 원인의 실패로 이어지는 그 습관을 변화시키도록 우리의 환자에게 간청하고 있는 우리 자신을 보게 되거나 곧바로 다시 그 동일한 증상을 보이는 그들을 보게 될 것이다.

이러한 패턴은 흔히 전신적이며, 그러므로 조금은 혼란스럽다. 가시위근 힘줄집 염증은 전방으로 이동된 골반의 위에 놓여있는 후방으로 기울어진 갈비공간에 의해 원인된 부적절한 어깨관절 받침에 의하여 유발되며, 계속해서 아래로는 단축된 뒤넙다리근에 그리고 만성적으로 발등굽혀진 발목관절까지 내려간다.

이러한 패턴을 충분히 오래 유지하면, 여분의 긴장을 받고 있는 그 부위는 보다 많은 섬유아세포의 활동을 만들 것이며, 이것이 그 반복적인 자세에 의하여 유발된 특정한 긴장을 견디도록 그 근육 내부나 근육 사이에 더 많은 콜라겐성 '띠형성 (strapping)'을 만든다 (Kjaer와 동료 2009).

이러한 관점에서, 우리는 순수하게 신경학적인 패턴으로부터 근막성 제한으로 이동한다. 이러한 관점에서부터 어떤 새로운 실험, 그 환자가 학습하고 있는 어떤 참신한 움직임 – 신경운동의 동원에서 제한에 반대되는, 또는 좀 더 적절하게는 그것에 더해서 – 구조에서 그런 제한 근처에서 작용할 것이다.

그러므로, 우리가 아래에서 개략적으로 설명할 공통적인 패턴을 살펴봄으로, 우리는 우리 자신이 어떤 '순수한' 신경의 패턴화를 다루고 있는가 (비록 우리가 지금 막 그것이 얼마나 깊이 새겨지는가 봤을지라도) vs 비–수축성 조직들에서 구조적인 제한을 다루고 있는가에 대한 물리적인 실험이 없다면 알 수 없을 것이다.

'근막의 지나친 발생'이 손상, 지속된 염증 또는 수술적인 절개와 봉합등에 대한 일종의 공통적인 치유과정이므로, 그 문제가 근막성 유착이 포함되는 손상이나 수술에 이어질 때 우리는 더욱 확신할 수 있다 (Hyman과 Rodeo 2000).

펠트[1]-비슷한 유착은 생체에서 오랜 상처와 수술부 주위에서 쉽게 그리고 확실하게 촉진 가능하며 종종 수술적 처치나 기타 외상 등과 연계된 절개에서 쉽게 볼 수 있다 (그림 3.3과 사진 3).

치료의 가장 좋은 방법은 우리의 도수적 그리고 관찰적인 평가를 기반으로 한 임상적 결정에 달린다. 지나친 힘의 도수치료나 심한 스트레칭은 일반적으로 필요치 않거나, 신경운동성 패턴화를 강화하려고 시도할 땐 진정으로 해로울 뿐이지만, 신경의 촉진성 통증유발점 치료, PNF 또는 근육에너지 방식의 늘리기 또는 펠덴크라이즈-비슷한 짝형성-깨뜨리기 등이 진정한 근막성 제한 부위에 어떤 효과적인 영향을 보유하도록 충분히 오랜 시간에 걸쳐 유지되거나 여러 차례 반복될 필요가 있는 장소에서, 심부 조직 탈수분화나 유착에 대하여 적합한 것으로 보인다.

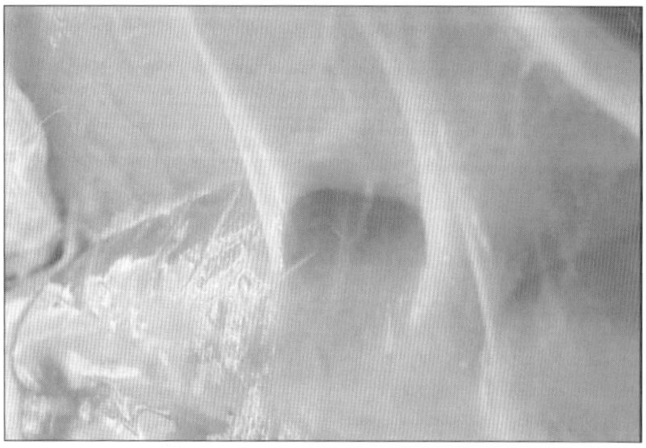

그림 3.3. 절개에서 보인 근막의 유착. 펠트-비슷한 근막성 유착은 생체에서 촉진될 수 있으며 사체에서도 볼 수 있다. *Photo courtesy of Robert Schleip*

1) 양털이나 상이한 짐승의 털에 습기와 열, 압력을 가해서 만든 천.

당신의 손에 망치가 있을 때, 모든 것은 못으로 보인다. 치료사는 이미 자신의 화살통에 그 전략이란 화살을 채워넣은 의미에서 그들 자신의 트레이닝이란 안경을 통해서 개별 문제와 패턴을 살펴보는 경향이 있다. 이것은 우리가 우리의 방법이 효과 없으며 변화가 미미하거나 의미없을 때를 우리 스스로가 인정할 수 있는 한 괜찮다.

이제 순수하게 신경계 내부에서 유지된 패턴들 vs 근막 체계로 이제는 '새겨져 있는' 그렇게 오래된(또는 외상에 대한 반응에서) 것들의 패턴들 사이에서 이러한 구분을 만들었으며, 우리는 근막의 몇 가지 특징을 개략적으로 설명해 갈 것이다.

전체론적인 의사소통 체계로서의 근막

이러한 새로운 해부열차 지도에 대한 핵심은 결합조직 체계의 기능적인 통합성이 된다. 인체 내부에는 정확하게 세 개의 그물망이 존재하며 그것을 마법처럼 손상없이 추출된다면 안과 밖에서 전신의 모양을 우리에게 보여줄 것이다: 혈관계, 신경의 그물 그리고 결합조직 세포들로 만들어진 세포외부의 섬유성 그물.

세포의 커다란 집단은 공기로 둘러싸인, 중력으로 압박받는 그리고 그렇게 붐비는 상황에서 자체의 체액 생화학을 유지하기 위하여 광범위한 기반구조를 필요로 한다. 우리가 매일 그것을 당연하게 취하는 것이 공학적으로는 경이로운 걸작인 것이다:

- 각각이 바다속 생활을 위해 건설된 70조개의 다양하고, 분주하며, 반-자동적인 세포들의 한 집단이 스스로 일어서며, 걸어 다니고, 커피컵을 잡고, 이-메일에 답장을 하도록 스스로를 조직하며, 집단적인 세포의 사망을 피하도록 대부분의 유기체 세포-집합체(인간)는 일정한 가스의 교환, 규칙적인 음식물과 대사산물의 교환 등을 요구하며, 반드시 또 다른 유사한 세포집합체를 찾아야 하며 복제하기 위하여 복잡한

일련의 과정을 겪어야 한다.

- 동시에, 우리의 신체는 각각의 세포에 역학적으로 안정적인 환경, 화학적 교환의 바다같은 환경을 그리고 일상의 작업에서 의미있게 참여하기 위하여 필요한 정보를 제공해야 한다.
- 모든 살아있는 세포는 네 개의 세포층 내부에 존재할 필요가 있거나 혈관계에 의하여 제공된 체액 교환의 상태에 존재해야 한다. 화학물질을 전달하는 그리고 대사산물을 배출하는 능력이 없다면, 그땐 괴사의 또는 괴저성 조직이 그러하듯, 모든 기능이 떨어진 부위는 스트레스를 받고, 고통 받으며, 최종적으로 위축되거나 터져버리며 죽게되는 것이다. 두 번째로, 모든 세포들은 신체의 모든 상이한 영역내의 상이한 세포들과 자체의 활동을 조절하도록 신경계의 신호전달 범위 내에 존재할 필요가 있다. 그리고 모든 세포들은 결합조직 그물망에 의하여 구조적으로 자기 자리에 (또는 어떤 흐름의 방향에, 혈액이나 기타의 가동적인 세포들의 경우) 유지될 필요가 있다.

신체에서 추출된 모든 1입방 센티미터에서도 이러한 그물의 세 가지 모두의 요소를 담고있다– 신경의, 혈관의 그리고 근막의. 그러한 체계적인 방식에서 살펴보면, 단순한 부분의 집합이라는 신체의 착상은 그 빛을 잃게 된다. 우리 모두는 우리가 그 세 가지 체계의 서로 엮어진 상태에 놓여있기 때문에 생존하는 것이다 (그림 3.4).

- 이러한 그물망 각각은 중심부 구성의 구조로부터 전신을 가로질러 그물처럼 이어지며: 한쪽 끝에 구형으로 커진 뇌 신경총을 보유한 그 중심부의 척수로부터, 신경계는 익숙한 방사상의 패턴으로 전신에 걸쳐 퍼지며, 우리의 내부와 외부 세계의 감각성 흉내내기와 협조된 행동상의 반응을 형성한다. 이러한 체계의 틈새와 연접을 통한 흘러넘침은 호르몬의 메신저 분자들, 신경전달물질 그리고 신경펩티드 등이 되며, 그 체계의 위쪽 끝과 아래쪽 끝까지 모두의 신경긴장도를 조절한다 (Pert 1997).
- 대동맥과 근육성 심장의 그 중심축에서부터 순환계는 세포 집단의 화학적 요구를 공급하는, 순환중인 모세혈관과 임파관의 수천마일을 이어준다.
- 세 번째로, 척삭(추체와 디스크의 발생학적인 형태)의 중심 갑에서부터, 결합조직은 모든 세포, 구조 그리고 신체의 시스템을 둘러싸는 보호성의 주머니와 그물망을 만들어주도록 퍼져

그림 3.4. Vesalius 신경계와 순환계. Vesalius는 1548년에 그 당시의 가능한 방법으로 해부의 경이로운 걸작인, 신경학 및 혈관의 체계를 세밀하게 보여주었다. 우리는 이러한 모델을 뒤따른 450년 동안 대체로 그대로 이어왔다.
Reprinted courtesy of Dover Publications.

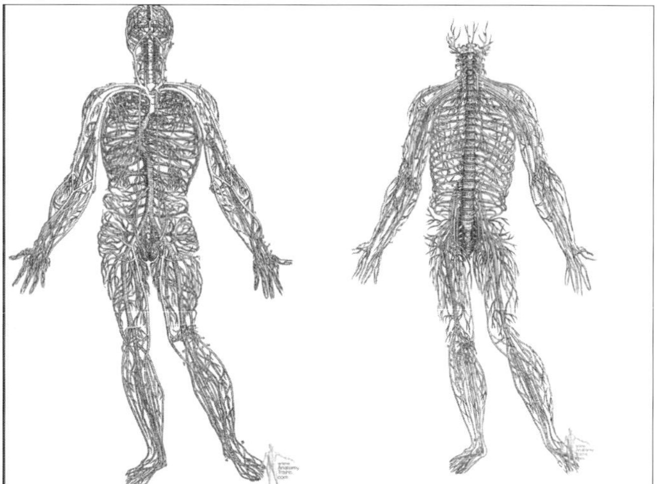

나가며, 안정적인 역학적 관계를 조직하며, 특정 한 움직임을 허용하고, 상이한 움직임들은 막아 주며 모든 움직임을 위한 구성을 제공한다:

수의적인, 자동적인, 그리고 생리학적인.

그 세 가지 그물망 모두는 신체 전체에서 의사소통한다. 신경은 세상의 시시각각의 모습을 구성하도록 감각정보를 전달하며 7~170 mph(=10~250kph: Williams 1995) 사이의 속력으로 근육과 분비선들을 향해 밖으로 신호를 내보낸다. 비록 많은 화학적 리듬이 몇 시간에, 몇 일에 또는 여성들에게서처럼 월별 순환에 맞춰 율동할지라도, 체액 시스템은 몇 분마다 신체 주위로 화학물질을 순환시킨다.

섬유성 시스템은 근막, 힘줄, 인대 그리고 뼈 등의 세포사이의 기질을 경유해서 긴장과 압박같은 역학적인 정보를 전해준다. 이러한 정보는 빛보단 느리지만 신경계보다 확실히 빠른 약 700mph 정도인 소리의 속력으로 전해지는 일종의 파동이다. 아무튼, 결합조직 시스템 안에서 가소성적 변형과 재형성의 속력은 주 단위, 월 단위 그리고 년 단위로도 측정된다. 그러므로, 섬유성 시스템은 그 세 가지 중에 가장 빠르면서 (의사소통에서) 또 가장 느린 (반응에서) 것 모두이다. 신경 및 혈관성 시스템과는 다르게, 이러한 결합조직 그물망은 아직 충분히 확인되지 않았으며, 그 이유는 우리가 보다 '흥미로운' 신경의, 혈관의, 근육의 그리고 기타의 국소 시스템을 살펴보기 위해서 그것을 제거할 필요가 있는 '죽어있는' 조직인 것으로 오랫동안 간주되었기 때문이다. 결합조직을 따라서 수술칼이 상이한 시스템을 분석하도록 지나가야 하는 구획을 나눠주기 때문에, 결합조직은 또한 보다 익숙한 상이한 시스템들 보단 일종의 시스템으로서 덜 연구되었다.

그래서, 일종의 생각 실험으로: 신체를 개별적인 확인할 수 있는 구조로 구분하는 대신, 우리가 신체를 모든 세포성 물질을 녹여버리지만 전체 세포외 기질 (ECM)만을 그대로 남겨두는 용액에 담군다면 어떻게 될 것인가?(그림 3.5) 이것은 이제 거기에서 세포성 물질(즉, 건강한 심장의)이 모두 '씻겨버린' 새로운 인공적인 장기의 창조에서 이루어지고 있으며, 남아있는 ECM은 새로운 심장 또는 신장 또는 폐로 '자라나도록' 심장 근육 세포와 함께 씨앗으로 뿌려진다.

형태의 시작

결합조직 기질의 이러한 시스템은 우리의 '형태의 장기'로서 볼 수 있다(Verela와 Frenk 1987). 난자의 첫 이분기의 그 시점부터, 결합조직의 세포사이 기질은 세포들을 함께 붙쳐주도록 작용하게 분비된 글리코사미노글리칸 (점액)의 젤로서 존재한다 (Moore와 Pers명 1999). 배아 발달의 대략 두 번째 주 마지막쯤에, 이러한 그물망의 그 첫 번째 섬유형태가 나타난다: 발달중인 척삭(척추)의 양측면 위에 특수화된 중배엽성 세포들에 의하여 휘감아진 미세한 레티큘린의 그물.

이러한 그물은 '막이상의 막(metamem-abrane)'인 우리의 근막성 그물의 기원이며 우리

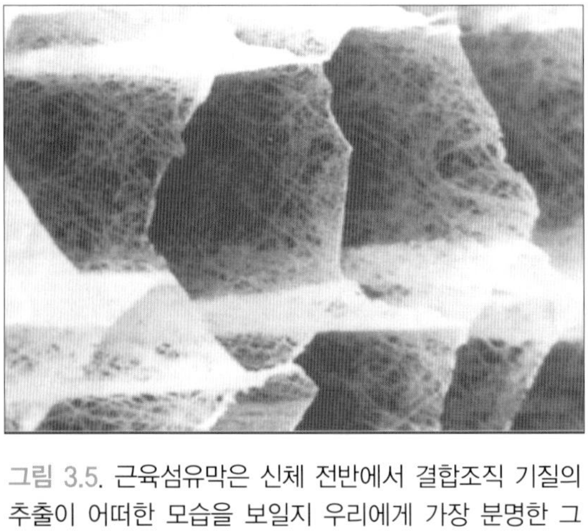

그림 3.5. 근육섬유막은 신체 전반에서 결합조직 기질의 추출이 어떠한 모습을 보일지 우리에게 가장 분명한 그림을 제공한다. *Reproduced from Purslow 1994, with kind permission from Springer Science and Business Media.*

형태를 모양지어주며 모든 우리의 생화학적 과정의 흐름의 방향을 결정하는 단일한 포장용기이다 (Juhan 1987). 전체적으로 생각해서, 이러한 ECM은 단지 신체의 다양한 요소들을 통합해주는 것만이 아니라, 의학의 많은 분야들도 통합해준다 (Snyder 1975).

수분, 섬유 그리고 글리코사미노글리칸의 접착제같은 바탕질 젤이란 세포사이 공간의 그 세 요소를 변화시키고 혼합하는 결합조직 세포의 능력은 신체 내부에서 익숙한 구성물질의 광범위한 범위의 요구를 만든다 (Williams 1995). 골, 연골, 인대, 힘줄, 그물코, 그리고 지방성 그물망은 이러한 생물학적 섬유의 모든 예가 된다. 움직임의 장기(organ) 시스템인 신체의 관절은 다양한 결합조직 세포들에 의하여 구성된 ECM들로 거의 다 구성된다.

섬유/젤 기질은 식물에서 셀루로스처럼, 또는 아파트 건물의 산호 석회암처럼 모든 세포들의 환경 중 가장 밀접한 부분이 된다. 동물의(그리고 인간의) ECM은 아무튼, 일부는 외력에 대하여 수동적 반응에서, 일부는 손상이나 요구에 대하여 능동적인 세포성 반응에서, 변화에 대하여 지극히 민감하다 (Schleip과 동료 2012). 그 기질이 정보를 저장하고 전달하는 것이 가능한 일종의 액체성 결정이라면, 그리고 그것이 우리 세포의 생존에 그렇게 밀접하게 연관된다면, 이것은 단지 생명이 없는 포장재질이 아닌 신체의 살아있는 한 부분으로서 볼 수 있을 것이다 (Pirschinger 2007).

근막의 신호발생과 재형성은 실제적인 지속성의 요구에 대한 우리의 적응반응의 한 부분이며; 우리의 의식의 이면에 놓인 기질의 가능한 부분이다 (Koob 2009).

우리가 추측의 영역 안으로 더 멀리 방향을 틀어 생각해 보기에 앞서, 우리는 역동적인 똑바로 선 자세로 그 세포의 집합체를 받쳐주는 이러한 그물망의 발달과정을 다시 한번 살펴봐야 하겠다.

전체의 시스템 공학

현 시대의 치료사들에게 그 개념이 매력적이 듯, '전체'에서 생각하기는 결국엔 유용한 지도로 이어져야 한다. 하나의 철학이 기술적으로 정확한 것처럼 '모든 것이 상이한 모든 것과 이어진다'는 것은 한편, 동결견이 팔굽관절에서, 반대쪽 엉덩관절에서의 치료에 또는 동측 발의 반사지점에 반응할 것인가에 대한 불확실성으로, 치료사를 혼란스럽게 만들 것이다. 이러한 것들 중 어떤 것은 효과를 보유한 반면, 우리의 치료적 선택을 '압박하고 기도하는' 것 이상의 더 낳은 전략으로 조직하기 위하여 유용한 지도가 필요하다.

데가르트와 뉴튼으로부터 전해신 '조립된 기계로서의 신체'란 생각이 너무도 만연되어 있으며, 지렛대받침 주변에서 하나의 지렛대로 작용하는 단일한 근육의 '이는곳–닿는곳'이란 고립성을 바탕으로 한 인체지도는 이러한 변수 이외의 것을 생각하지 못할 정도로 쉽게 이해되며 유용하다.

우리가 신체의 '증상–지향의' 관점으로부터 '시스템–지향의' 관점으로 전환할 때 우리는 무엇을 배우는가?

맨 처음의 포배 (blastosphere)로부터, 우리는 장배형성(gastrulation)의 안으로 말림을 보게 되며 이어진 가쪽의 및 시상면의 주름이 말 그대로 상이한 수 천개로 이어진다. 이러한 발달상의 종이접기는 둘러싸고 침범하는 근막의 본래의 단순한 삼차원적 거미줄 그물모양을 취하며 우리가 나중에 개별적인 '부분들'로서 확인하고 잘라주게 되는 천개 이상의 구획과 분할지점으로 그 그물을 접어준다. 처음의 접힘(주름)들은 뇌를 위한 후방공간을 그리고 장기를 위한 전방의 공간을 만들며 그 체강의 주머니는 이중의–층화된 근막성 주머니로 개별 장기를 둘러싼다.

최종적 접힘의 한 가지 사례는 입천장의 두 반쪽을 합쳐주며, 이것은 구개파열이란 것이 그렇게도 흔한 출생의 결함이 만들어지는 이유를 설명해 준다.

이러한 생각에서, 우리는 신체 내부에는 대략 600여개의 근육이 존재한다는 케케묵은 생각에서 벗어날 수 있다. 사실, 인체에는 오로지 하나의 근육막이 존재한다. 하나의 마음과 하나의 근육이란 수축성 조직이 단지 하나로 구성된 근막성 주머니 내부에서 600개의 작은 주머니로 단순히 접혀있는 것이다. 우리는 그렇게 철저하게 개별 근육들의 이는곳, 닿는곳 그리고 작용이란 생각들로 가득 차있으며, 이것이 바로 이러한 개념들을 넘어서 도약하기 위한 일종의 정신적인 투쟁이겠지만, 완전한 일체의 꼭대기에서 본 그 모습만으로도 그저 넋을 잃게 만들 뿐이다.

우리의 시스템에 그렇게도 깊게 뿌리내린 이러한 '부분들로 조립된 기계'의 사고에서 벗어난 도약에서 유용한 한 가지 전체적인 생각은 장력통합성 기하학적 구조이다. 우리의 해부학에서 일반적인 기하학적 모습은 골격이 마치 크레인의 골조나 벽돌을 쌓아 논 것처럼 연속된 압박적인 골조이며, 거기에서부터 근육은 마치 케이블처럼 매달려 있다는 것이다.

이것은 다시 단일한 근육이론으로 이어지며 – 골격은 안정적이지만 가동적이며, 우리는 개별 근육들이 그 골조 자체에 행하는 그 무엇을 분석해내며, 기능적인 움직임을 분석하도록 함께 합산해 본다. 그렇지만, 부족한 사고는 이러한 착상을 그냥 흘려버린다. 근육을 제거해버린다면, 자그마한 양 발 위에 놓인 긴 골격은 안정성과는 거리가 멀며; 모든 연부조직을 제거하면 골은 어떠한 걸려있는 방식으로도 쌓여있지 못하므로, 그저 바닥으로 덜커덕 무너질 것이다.

우리가 골이 받침대 비슷한 것이며, 근육은 그 받침대를 움직여주는 케이블이란 생각을 없애 버린다면, 우리는 '장력통합체'(구조적 완전성이 연속적인 긴장력의 균형에 놓여있는 것을 의미하는

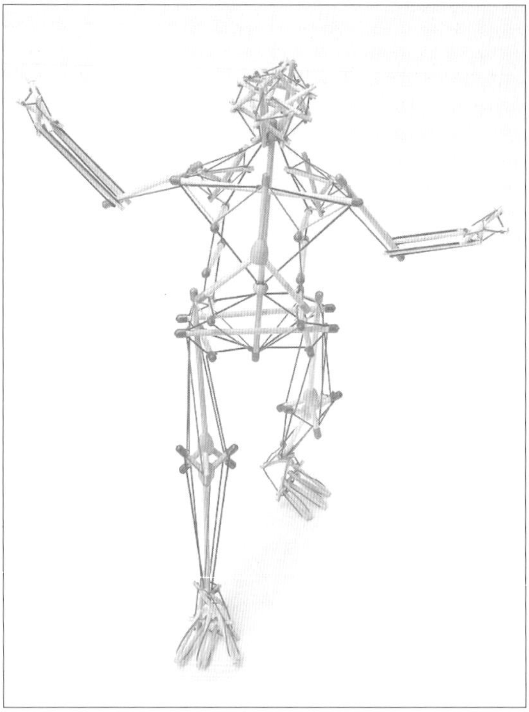

그림 3.6. 지렛대와 지렛대받침이 할 수 없는 방식에서 생물학적 움직임을 흉내내도록 의도된 설계에 의하여 만들어진 장력통합체 모델. 긴장력과 압박력의 상호작용은 단단한 구조가 만들어내지 못하는 방식에서 '비례적인 안정성'을 제공한다. *photo courtesy oh Tom–Flemons* (설명, 짧은 동영상, 그리고 그 모델들 자체에 대하여, intensionaldesign.com의 설계자인 Tom Felmon을 방문하시오.

큰 여행가방)라고 부르는 구조의 분류로 이어진다. Kenneth Snelson에 의하여 창안되고 Buckminster Fuller에 의하여 발달된, 장력통합체 기하학적 구조는 우리가 그 오래된 '크레인' 모델이 그랬던 것 이상으로 그것을 느끼고 살아가는 신체에 더 가깝게 다가간다 (Heartney 2009, Fuller 1975).

인간의 움직임이라는 안정성과 가동성의 조화로운 움직임에서, 골과 연골은 그 근육근막성 그물을 바깥으로 밀어내는 분명한 압박력–저항의 버팀목인 것이다. 이어서 그 그물은 항상 긴장되있으며, 항상 그 중심으로 당겨주려고 시도하고 있다.

그 두 요소 모두는 안정성을 위하여 반드시 필요하며, 둘 모두는 실제적인 가동성에 기여한다.

이러한 새로운 정형적 모델에서, 골성 버팀목은 연부조직에 의하여 제공된 긴장력의 바다 안에서 '떠있게' 된다 (그림 3.6). 그러므로, 골의 위치는 이러한 연부조직 요소들 사이에서 긴장력의 균형에 의지한다. 이러한 모델은 구조로 접근하는 연부조직의 보다 큰 잠재력을 살펴봄에서 더욱 중요하며, 그러한 골의 위치와 자세는 골을 '바른 정렬'로 다시 밀어주는 어떠한 빠른-속력의 교정밀기 방법들 보다 훨씬 더 연부조직에 의존하고 있다.

이러한 구조물 (근막)의 탄력적인 방식에서 에너지를 저장하고, 발휘하며 이어서 다시 저장하는 그 성향은 지렛대와 지렛대받침 모델의 경직성과는 너무도 다르다. 이러한 특성은 그것들 자체를 신체의 한 가지 모델로 주장하며, 그 모델은 또한 이러한 탄력적 방식에서 늘어나고 복귀한다. 어깨관절이 바퀴에 눌렸을 때, 어깨관절은 늘어나며, 갈비공간이 조절되며 척추는 굽어지며 골반은 회전하고, 양 다리는 상태를 바꾸며 – 단지 단단한 연결된 시스템의 단일한 설정만이 아닌, 신체의 전반에서 수 천개의 작은 적응반응이 존재한다. 비록 글자로 보여주긴 어려울지라도, 장력통합체는 신체와 똑같이, 이러한 유형의 행동을 보여준다.

오랜 시간동안 한 자세를 유지할 때, 여러 분절에서 약간 '늘어남'의 이러한 패턴은 우리가 마음과 관절 모두에 대한 구조적인 감각을 구성할 효과적인 근막의 이완 치료법을 만들어주는 것을 살펴볼 필요가 있는 바로 그 일단의 내용인 것이다. 연구에서 장력통합성 기하학적 구조란 생각을 지지해주며, 세포의 수준에서부터 거대-수준의 모델로 이어지는 지배적인 역학적인 힘 전달은 해마다 더욱 더 해부학적으로 정확해지고 있다 (Turvey & Fonseca 2014).

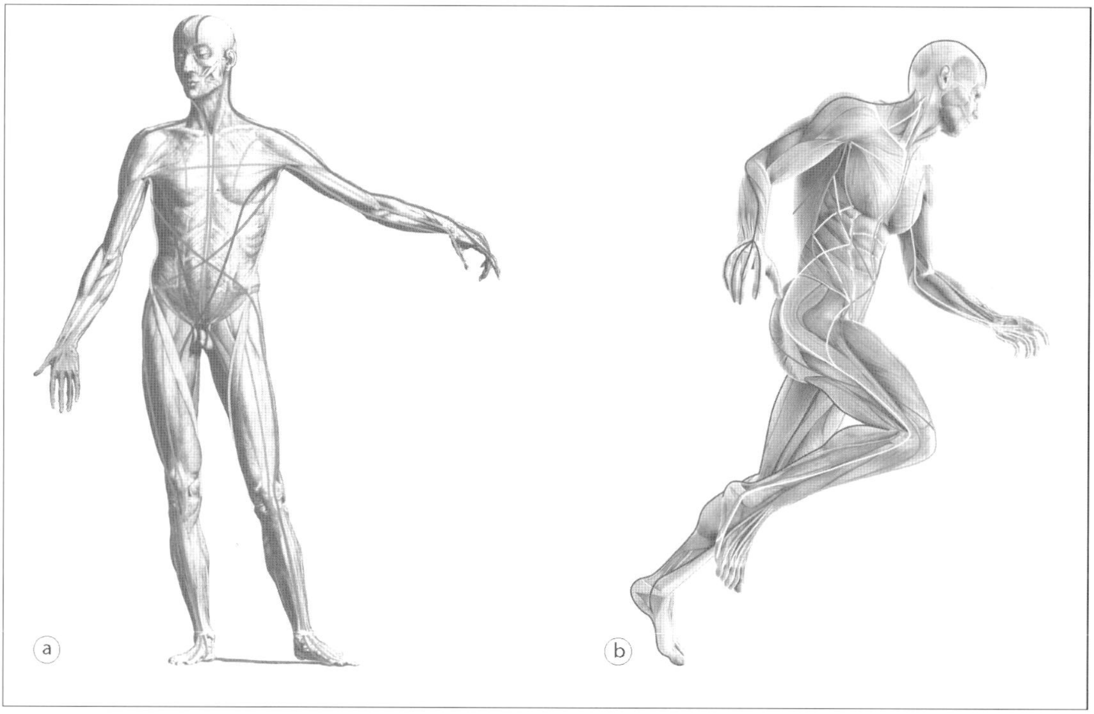

그림 3.7. 해부열차의 근막 경선은 일반적으로 신체의 근육구조를 종방향으로 따라가는 근육막성 긴장력의 연속적인 연결선의 배치를 보여준다. 사진 4도 참조

우리의 삶에서 우리가 움직이며 감동받는 그 방식은 이러한 그물의 모양을 만들며, 이 그물의 모양은 이어서 우리 몸 안에서 삶의 경험을 결정하도록 도와준다.

해부열차 (근막연결선)에 대한 소개

해부열차의 근육근막성 연결선은 신체의 근육 표면을 따라서 전해지며, 그 골격계를 어떤 모양으로 유지하도록 작용하고 있으며, 움직임을 위한 가능한 경로를 안내하며, 전신적인 자세 패턴을 조율한다 (그림 3.7과 사진 4).

해부열차(근막연결선)는 이러한 대단히 중요한 전반적인 고려와 유용한 세밀한 해부학 사이에서 일종의 중간적인 수준을 설명한다. 이러한 '근육근막성 연결선'은 저장된 경험과 빈번하게 정보를 찾아내는 것이 거의 불가능한 현재 지식의 물리학, 생리학 등의 형태인 인간 존재의 개별적인 부분들과 전체 사이에서 실질적인 연결을 제공한다. 신체의 이동성 섬유조직에 대한 해부열차(근막연결선)의 관점은 각별하게 골치 아픈 만성의 병변과 전신적인 자세의 영향에 대한 치료적 선택의 세로운 지평을 열어준다.

그 가장 간결함에서, 근육근막성 연결선은 체벽의 '근육근막성 구조'를 통해서 단순하게 그 씨줄과 날줄을 따라간다. 그 기본적인 규칙은 깊이에서 급격한 변화나 가운데 끼워진 근막성 장벽이 없는 비교적 곧은 연결선에서 근육의 및 근막의 섬유를 따라간다.

이러한 전체적인 그물의 상호연결을 통해서 전체적인 영향을 만들기 위해서 자체의 국소적인 장소로부터 전해져 나오는 긴장력을 전달할 수 있는 곧은 연결선들 가운데 이러한 그물망이 연속적으로 이어지는 그 장소는 어디인가? 이 질문에 대한 답변은 근육근막성 긴장력 전달과 이러한 시스템이 하나의 전체로서 적응하도록 허용한 약간의 '늘어남'을 따라가는 일종의 인체 지도를 제공한다.

몇 가지 공통적인 자세적 보상작용의 분석을 이어가기에 앞서 해부열차 근막연결선의 등장인물을 알아보자. 근막연결선을 이미 잘 알고있는 사람들은 이어지는 '신체읽기' 단락으로 진행해도 좋다. 이러한 개념들의 더 깊이있는 설명과 그 개념의 적용을 위해서, 해부열차 근막연결선 해부학 (Elsevier 2001, 2009, 2013)이란 책을 읽거나 www.AnatomyTrain.com이란 사이트를 방문하라.

해부열차 (근막연결선)는 기능장애나 통증의 장소에서 조금 떨어진 곳에서의 효과적인 치료를 위해 추적가능한 기반을 제공한다. 구조적 패턴화의 이러한 새로운 관점은 각별히 오랜 자세적인 불균형, 좋지못한 신체 사용법, 그리고 손상이나 문제로부터 생긴 결과 등에 대한 치료전략 수립을 위해 지대한 영향을 주는 의미를 보유한다.

그 개념은 지극히 단순하다: 근막성 섬유조직의 씨줄을 따라간다면, 우리는 그 근육이 종방향에서 상방으로 이어지는 장소를 볼 것이다. 이것을 따라 갔을 때, 신체를 이어주는 분명한 연결선 또는 경로를 형성하는 것으로 보이는 12개 또는 그 이상의 주된 근육근막성 연결선이 존재한다. 새로운 규칙과 용어학적 고찰은 그것들의 구성에 적용된다:

1. **근막성 연속성은 반드시 직선으로 이어져야 한다.** 해부열차라는 것이 압박력의 눌림이 아닌, 긴장력의 당김의 연결선이므로, 이 연결선은 반드시 대체로 직선의 연결선을 따라가야 한다. 그래서, 그 첫 번째이며 중요한 규칙은 인접한 근육근막성 구조물들 안에서 그 섬유들은 방향이나 깊이에서 현저한 변화없이, 그 근막 안에서 '위로 연결'되어야 한다. 뒤넙다리근과 큰볼기근은 달리기나 계단오르기에서 기능적으로 이어질 것이며, 방향에서의 변화와 그 두 근육 사이에서 평면의 변화는 그 근육들이 하나의 근막성 연속성으로 존재할 수 없게 한다. 그

렇지만, 뒤넙다리근과 척추세움근은 엉치 결절간 인대를 경유해서 대체로 곧은 연결선에서 분명하게 이어진다.

2. **근막은 연속적인 반면, 근육은 별개의 '구간 (track)' 과 '정거장 (station)' 인 것이다.** 근육과 근막의 긴 경로는 '구간' 으로 명명되며 근육이 부착 장소로 알려진 곳은 그 근막성 구조의 연속적인 특성을 강조하기 위하여 '정거장' 이라고 명명한다. 근육 자체는 개별적인 것이지만, 근육을 포장하는 근막은 그 연결선의 위나 아래에서 그 다음 번 구조까지 이어지며 통해있다. 배바깥빗근과 앞톱니근은 분리되있을 것이며 개별적인 기능을 갖겠지만, 그것들 각각을 둘러싸는 힘줄은 동일한 근막성 평면의 한 부분이며, 그 근막은 자체의 부착지점을 가로질러서 그 너머로 나선의 연결선 (Spinal Line)이라고 불리는 하나의 전체적인 기능적인 연속성으로 통해있다.
3. **근막의 평면은 '교차로' 와 '원형차고' 라는 것을 통해서 나눠지거나 합쳐진다.** 근막의 평면은 때때로 두 개의 평면으로 쪼개지거나 역으로 두 개의 평면이 하나로 합쳐진다. 우리는 이렇게 나눠지는 장소를 '교차로' 라고 부르며 그 상황의 물리학은 어느 쪽 평면이 관여된 그 힘의 어느 정도를 취하는가를 결정할 것이다. 그래서, 마름근은 앞톱니근과 돌림근 모두와 근막으로 의사소통을 한다. 어느 연결선이 이용되는가는 자세, 하중부하, 그리고 이러한 그리고 주변의 구조들의 배열에 달리게 된다. 예를 들어, 위앞엉덩뼈가시(ASIS)나 어깨뼈처럼 골성 구조가 당겨지게 될 장소인, 많은 근육들이 만나고 경쟁적인 방향을 제공하게 될 장소는 '원형기관차고' 라고 불린다. 1장에서 또 다른 원형기관차고인 LIFT (요추 근막 사이의 삼각형)에 주목해서 살펴보라.
4. **보다 깊게 놓인, 단일-관절의 근육들은 자세를 유지한다 - '급행' 과 '완행.'** 단일 관절의, 또는 한 관절의 근육들은 '완행' 이라고 명명되는 반면, 다중관절의 근육들은 '급행' 이라고 명명된다. 자세는 종종 단일 관절근을 덮고 있는 협력작용의 급행보다는, 더 깊게 놓인 단일관절의 완행에 의해서 유지된다. 그러므로, 우리는 비교적 만성적으로 굽혀진 엉덩관절을 두 근육 모두가 무릎관절을 가로지르며 당연히 어느 하나의 관절에서 어떤 각도를 유지할 수 없는 넙다리곧은근이나 넙다리빗근들 보다도 훨씬 빈번하게, 엉덩근이나 두덩뼈근 근육막을 통해서 풀어줄 수 있다.
5. **그 규칙이 굽어짐을 선택할 때 - '탈선.'** 그리고 최종적으로, 우리는 가끔 거기에서 근육근막성 연결선이 위의 규칙과 완전하게 일치하지 않는 장소인 '탈선' 을 마주치지만, 특정한 상황이나 자세하에서 작용한다. 예를 들어, 신체의 후면을 따라가는 근막의 연결선은 뒤넙다리근이 펴질 땐 연속적인 근막성 연결선이지만, 무릎관절이 현저하게 굽혀져 있을 때 하나는 그 무릎 위쪽의 그리고 그 아래쪽의 하나로 두 조각으로 '연결을-깨뜨린다.' 이것은 우리가 그 명칭을 부여한 표면의 후방 연결선에 대한 모든 전통적인 요가 신장법이 펴진 자세로 무릎관절을 유지시키는가에 대한 이유를 그리고 쭉 편 무릎보단 약간 구부린 무릎으로 떨어진 열쇠를 줍는 것이 보다 쉬운 이유를 설명한다.

해부열차 (근막연결선)의 연결선들

이러한 개별적인 근육막 연결선의 각각은 아래처럼 간주된다:

1. 한쪽 끝에서 다른쪽 끝까지 한 부착지점에서부터 상이한 부착지점으로 이어지는 일-차원의 긴장력의 연결선
2. 표면 근막의 커다란 부위를 둘러싸는 이 -차원

의 근막성 평면
3. 근육과 결합조직의 삼-차원적 세트이며, 함께 모여진 것은 근골격계의 전체 용적을 구성한다.

표면의 전방 연결선
(Superficial Front Line: SFL)

표면의 전방 연결선 (SFL - 그림 3.8)은 발등에서부터 머리뼈까지 신체의 좌측과 우측 모두에서 주행하며, 종아리의 전방 구획의 근육들과 연관된 근막, 넙다리네갈래근, 배곧은근, 복장근막 그리고 목빗근을 거쳐 위로 머리뼈의 머리뼈힘줄막까지 포함한다.근육과 긴장력의 의미에서, SFL은 두 조각으로 주행하며 - 발가락에서 골반까지, 그리고 골반에서 머리까지이며, 이러한 근막 조각들은 서있을 때처럼 엉덩관절이 펴질 땐 한 조각으로 기능한다.

SFL에서, 빠른-연축의 근육들이 우세하다. SFL은 움직임에서 몸통과 엉덩관절을 굽혀주도록, 무릎관절은 펴주도록 그리고 발을 발등굽힘시키도록 작용한다. 바로 선 자세에서, SFL은 아랫목을 굽혀주지만 위쪽 목은 젖혀주게 된다. 자세상으로, SFL은 또한 무릎관절과 발목관절을 폄으로 유지하며, 전방 복부공간의 연부 조직을 보호하며, 두덩뼈, 갈비공간 그리고 안면 등 인체의 중력중심선 보다 전방으로 튀어나온 골격의 부위들을 들어 올리도록 탄력적인 지지력을 제공한다.

그리고 당연하게 이 연결선은 표면의 후방 연결선의 당김에 대하여 균형을 제공한다. 충격이나 갑작스런 공격에 대한 공통적인 인간의 반응인 놀람반사 (Startle response)는 SFL에서의 짧아짐으로 볼 수 있다. 많은 트라우마나 아동기 트라우마 등을 받은 후 너무도 흔하게 보이는, 이러한 연결선의 만성적인 수축은 여러 가지 자세적인 통증 패턴을 만들며, 신체 전면을 아래로 당김, 앞으로 내민 머리, 그리고 결과적인 등허리의 좌상 등을

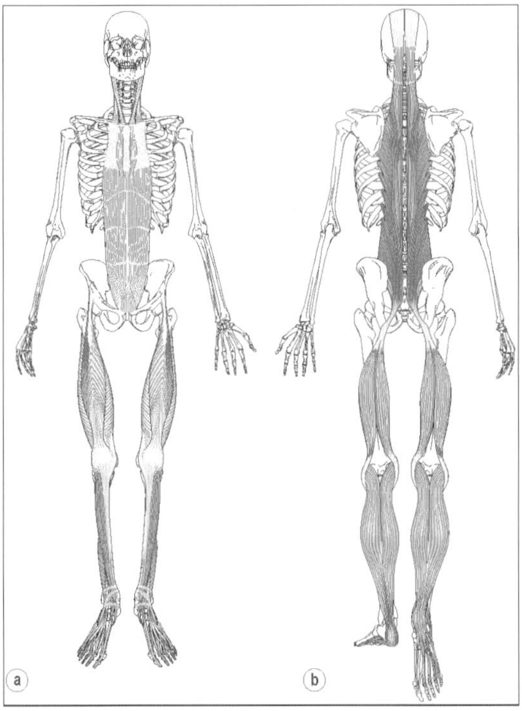

그림 3.8. 표면의 전방 연결선과 표면의 후방 연결선이란 해부열차의 근육막성 연결선의 두 가지는 골격의 양측면에서 서로 간에 대립균형을 잡아준다. *출처: Lotus Books.*

들 수 있다.

표면의 후방 연결선 (SBL)

표면의 후방 연결선(SBL - 그림 3.8)은 발가락의 아래쪽에서부터 뒤꿈치를 거쳐 신체의 뒤쪽을 위로 올라가며, 머리를 지나서 눈썹의 이마뼈 능선에서 끝난다. SFL과 비슷하게, 이 연결선도 두 조각을 보유하며, 하나는 발가락에서 무릎관절까지 그리고 나머지는 무릎관절에서 머리뼈로 이어지며, 이러한 조각들은 무릎관절이 펴져 있을 때 하나로 작용한다. 이 연결선은 발바닥 조직, 종아리 세갈래근, 뒤넙다리근과 엉치결절간 인대, 요천추 근막, 척추세움근, 그리고 머리뼈 근막 등

을 포함한다.

SBL은 움직임에서 척추와 엉덩관절을 펴주도록 기능하지만, 또한 발목관절과 무릎관절을 굽혀준다. SBL은 일차적인 태아의 굽혀진 자세로부터 아기의 눈을 들어올리며, 점진적으로 선 자세를 향해 신체를 들어준다. 심리동작적 의미에서, SBL의 기능장애는 종종 완전한 성숙을 성취함에서 어려움과 연계된다.

자세상으로, SBL은 신체를 바로 선 자세로 유지하며, 골격의 연속된 일차적인 그리고 이차적인 굽이를 펼쳐준다 (일차적인 커브의 범주에 머리뼈와 뒤꿈치를 포함하며, 그 이차적 커브의 목록엔 무릎관절과 발의 아치를 포함시킨다). 가장 기본적인 의미에서, 뒤꿈치, 엉치뼈, 중간-등, 그리고 후두골 등의 일차적인 커브가 서로 간에 나란하게 배열되도록 고안된 것이며, 목, 허리, 무릎관절 그리고 발의 아치 등의 이차적인 커브란 서로에 대하여 맞춰져야 하는 것이다.

이 연결선의 '하루-종일'의 자세적 기능으로 인해서, SBL은 자체의 길이 방향을 따라서 강력한 근막성 띠와 함께 SFL보다 더 치밀한 근막성 연결선이 되며, 근육성 부분에선 느린-연축의 섬유들이 두드러진다.

측방의 연결선 (Lateral Line: LL)

측방의 연결선 (LL- 그림 3.9)은 발의 안쪽과 가쪽 중간지점에서부터 종아리뼈 관절융기를 거쳐 종아리와 넙다리부분의 가쪽면을 따라서 위로 올라가며, 엇갈려 짜여진 방식으로 체간을 따라서 머리뼈의 꼭지돌기까지 이어진다.

움직임에서, LL은 척추에선 옆으로 굽힘을 만들며, 엉덩관절에선 벌림을 그리고 발에서는 외반을 만들고 체간의 옆 및 돌리기의 움직임에 대하여 조절할 수 있는 일종의 "브레이크"처럼 작용한다.

LL은 자세에서 텐트의 버팀줄처럼, 신체의 좌측과 우측 측면의 균형을 잡도록 작용한다. 이러한 방식에서, LL은 이 라인이 인간에게서 만들 수 있는 것보다 더 많은 움직임을 한정하며, 세상을 헤쳐가는 우리의 방향을 특정짓는 굽힘-폄에 대한 안정적인 기반을 유지하며, 그렇지 않았다면 에너지 낭비가 될 양 측면으로 움직임을 제한한다.

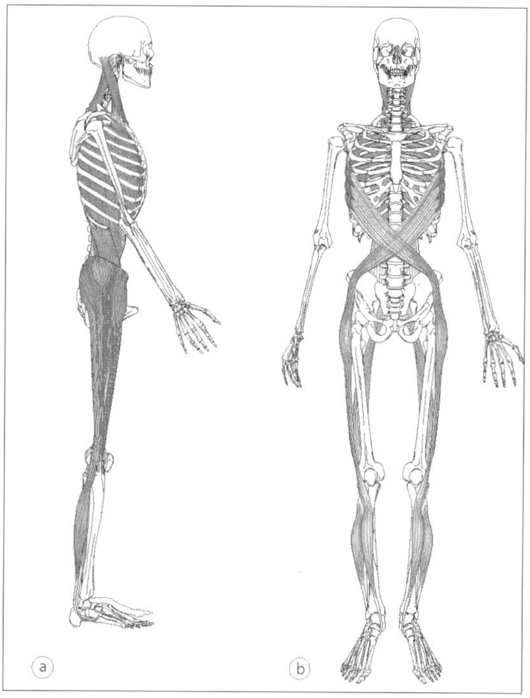

그림 3.9. 측방의 및 나선의 연결선. 측방의 연결선은 발의 바깥쪽 아치부터 귀까지 체간의 측면을 따라 위로 올라가며 일차적으로 움직임을 안정시키도록 작용한다. 나선의 연결선은 벌림의 그리고 나선의 동작을 만들거나 안정시키도록 작용한다. *출처: Lotus Books.*

우리의 양 측면의 대칭성의 대부분은 LL안에서 유지되며, 그러므로 LL의 보충적인 부분들이 그 보상작용을 유지할 수 있다. 예를 들어, 단족 패턴에서 LL은 짧은 쪽 다리에서 엉덩관절로부터 발목관절까지 짧게 유지될 것이지만, 그 반대쪽 측면에선 엉덩관절부터 어깨관절까지가 짧게 유지된다.

나선의 연결선 (Spiral Line: SL)

나선의 연결선 (SL – 그림 3.9)은 앞의 세 가지 기본적인 연결선을 통과해서 감싸주며 엉덩관절부터 발의 아치까지 그리고 다시 그 반대로 다리에서 또 다른 고리를 만드는, 나선형으로 체간을 둘러싼다. 이 연결선은 머리뼈의 한쪽을 등의 중앙부를 가로질러 반대쪽 어깨로 이어주며, 이어서 체간의 전면을 가로질러 그 근막이 시작했던 쪽의 엉덩관절, 무릎관절 그리고 발의 아치쪽으로 다시 되돌아간다. 이어서 그 연결선은 머리까지 체간의 뒤쪽을 따라서 위로 되돌아온다.

움직임에서, SL은 신체 내부에서 돌리기 나선형의 움직임을 만들고 중계한다. SL은 보행의 시계태엽–비슷한 회전동작에서부터 골프 스윙의 다중적인 나선의 동작까지 다양한 기능에서 상이한 기본적 연결선들과 함께 상호작용을 만든다.

자세에서, SL은 모든 평면에서 척추의 길이를 유지하고 균형을 잡도록 도와주도록 이중 나선의 모양으로 체간을 둘러싼다. SL은 발의 아치를 무릎관절과 골반의 위치의 바른 동작경로(트렉킹)를 이어준다. SL은 빈번하게 척추나 골반의 코어에서 보다 깊이 놓인 회전에 대하여 보상한다.

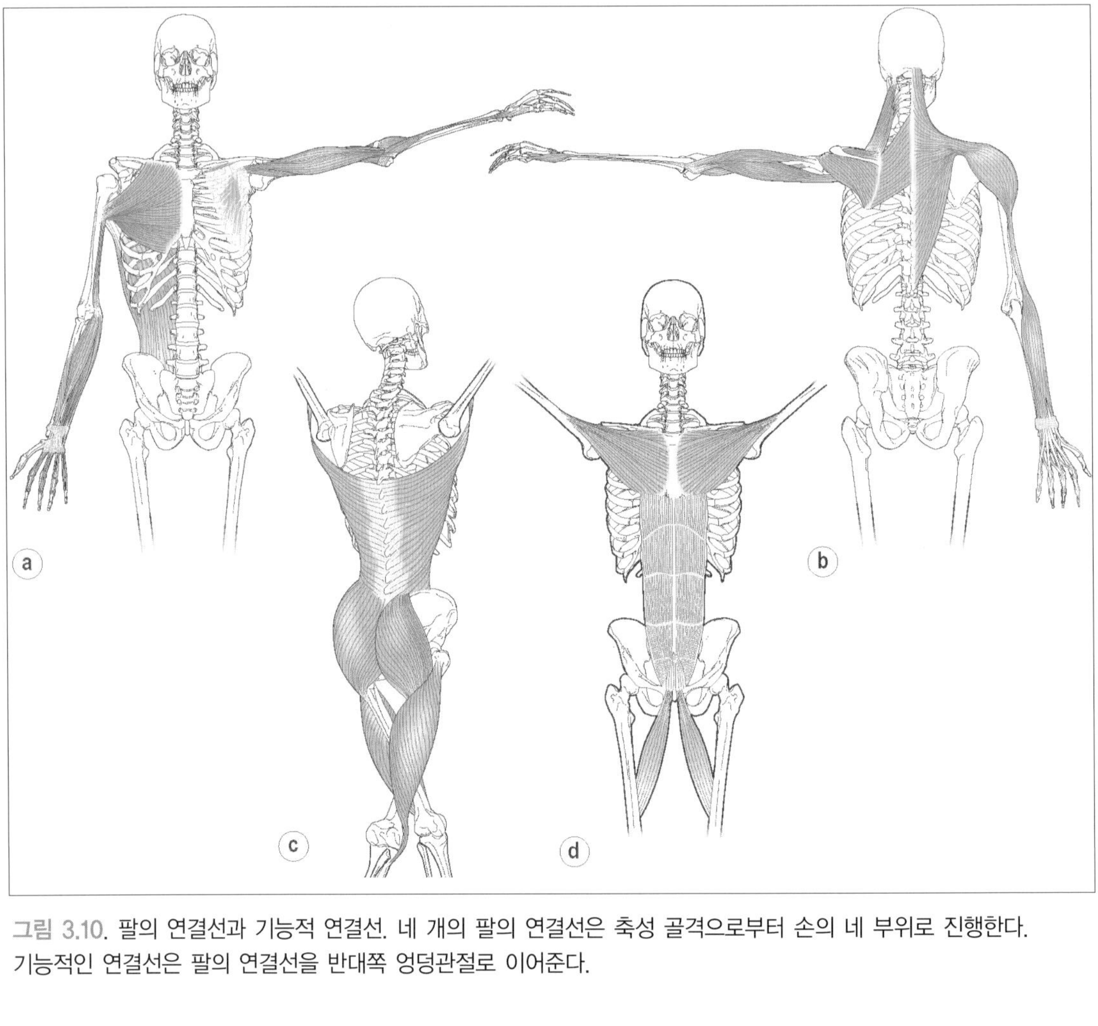

그림 3.10. 팔의 연결선과 기능적 연결선. 네 개의 팔의 연결선은 축성 골격으로부터 손의 네 부위로 진행한다. 기능적인 연결선은 팔의 연결선을 반대쪽 엉덩관절로 이어준다.

옆으로 굽히기가 거의 항상 척추의 돌림을 동반하기 때문에, 모든 심한 양측면의 비대칭은 SL 내부에서 보상작용을 할 것이며 그것들이 이러한 보상적인 패턴을 벗어나 바른 자세를 향할 때 빈번하게 조금은 '기우뚱한' 것처럼 보일 것이다.

팔의 연결선 (Arm Line: AL)

팔의 네 개의 연결선 (AL – 그림 3.10)은 축성 체간의 전방과 후방에서부터 손가락 끝까지 이어진다. 이 연결선들은 어깨관절의 구성에서 자체의 평면상의 연관성에 따라서 명명되며, 다리에서 네 개의 연결선[1]에 대하여 대체로 대응될 것이다. 이러한 연결선들은 각별하게 측방의 연결선, 기능적 연결선, 그리고 표면의 전방 연결선 등 상이한 연결선들로 빈틈없이 이어진다.

움직임에서, AL은 우리 앞에 놓인 그 상황을 검사하고, 조작하거나 반응하는 그 작업을 위하여 가장 적절한 자세로 손을 위치시킨다. AL은 어떤 물건을 우리쪽으로 가져오거나 치워두기 위해서–우리 자신의 몸뚱이를 밀거가 당기거나 또는 안정시키도록; 또는 우리의 독서나 개조를 위하여 세상의 일부를 정지한 채, 잡고 있는 팔 안의 10개나 그 정도의 관절을 가로지른다.

AL이 비록 구조적인 기둥의 일부는 아니지만 자세에 간접적으로 영향을 준다. 팔과 어깨 전체의 무게를 고려할 때, 자세에서 또는 한 가지 움직임 전략에서 어깨관절의 이동은 상이한 연결선들에 영향을 준다.

기능적인 연결선 (Functional Line: FL)

두 개의 기능적인 연결선 (FL–그림 3.10)은 반대쪽 팔이음부를 체간의 전방과 후방을 가로질러, 위팔뼈로부터 반대쪽 넙다리뼈까지 또는 그 반대로 이어준다.

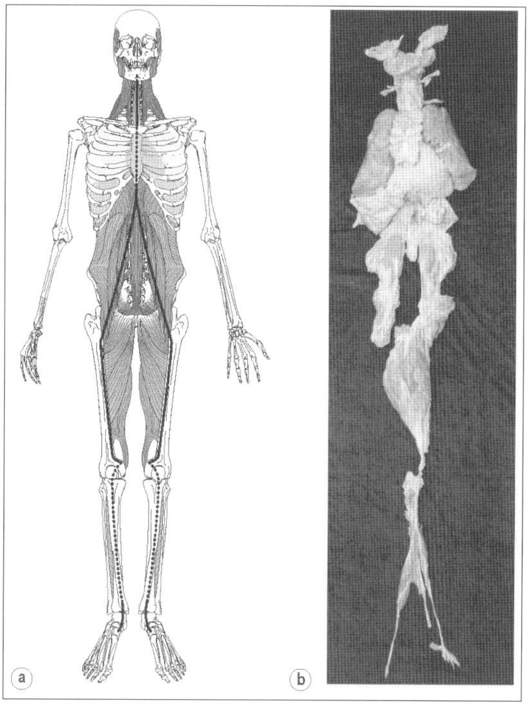

그림 3.11. 심부의 전방 연결선. (a) 심부의 전방 연결선은 발의 안쪽 아치에서 엉덩관절의 안쪽부분까지, 이어서 위로 머리뼈의 전방 공간 주변까지 올라가는 신체의 코어를 형성한다. (b) 심부의 전방 연결선은 그 연결선 내부에 일종의 '종자뼈'로 목뿔뼈와 아래턱뼈를 포함하는 하나의 근육성 연결선(최소한 좌측 다리에서)으로 절개되었다.

FL은 보행에서부터 가장 극단적인 스포츠까지 무한한 능동적인 움직임에서 사용된다. 이 연결선은 카약의 노, 야구의 던지기 또는 크리켓의 송구에서처럼, 팔의 지렛대를 반대쪽 다리까지 (또는 축구의 킥에서처럼 다리를 반대쪽 어깨로) 이어주도록 작용한다. SL처럼, FL도 나선형이며, 그러므로 강력한 돌리기 움직임을 만들도록 사용된다. 이 연결선들의 자세적인 기능은 크지 않지만, 체간에 대한 사지 움직임의 조화를 만들어주는 역할은 너무도 중요하다.

1) SBL, SFL, LL, DFL 등의 다리부분 연결선들을 말함

심부의 전방 연결선 (Deep Front Line: DFL)

심부의 전방 연결선 (DFL-그림 3.11 그리고 사진 5를 참조)은 발의 안쪽 아치로부터 다리의 안쪽 솔기를 따라 위로 올라가며, 엉덩관절의 앞쪽과 뒤쪽에서 골반 안으로 들어가며, 척추의 앞쪽은 머리뼈의 바닥과 턱관절까지 위로 올라가는 일종의 복잡한 코어 공간을 형성한다. 이러한 '코어' 연결선은 시상면에서는 표면의 전방 및 후방 연결선 사이에, 전액면에서는 양쪽 측방의 연결선 사이에 놓여있으며, 나선의 연결선과 기능적 연결선에 의하여 주변이 둘러싸인다. 이러한 연결선은 우리 해부학의 좀 더 모호한 지지기능의 근육들 다수를 포함하며, 이 연결선의 안쪽 위치로 인해서, 이 연결선은 근육성 조직 주변에서 치밀한 근막성 밀도를 보유한다.

구조적으로, 이러한 연결선은 발의 아치들, 엉덩관절, 요추 등의 지지 그리고 목의 균형과 밀접한 연관성을 보유한다. 기능적으로, 이 연결선은 가로막에 의하여 명령된 호흡의 들숨과 날숨과 연계되며, 허리근에 의하여 조직된 보행의 리듬과 연계된다. 체간에서, DFL은 척추의 전면과 자율신경의 신경절을 밀접하게 연결시키며, 그러므로 우리의 신경운동의 '차체 (틀)' 와 전방 공간 안에서 세포-지지의 오래된 장기들 사이에서 교감신경/부교감신경의 균형에 독점적으로 관여된다.

자세, 움직임 그리고 태도 등에서 DFL의 중요성은 절대로 간과될 수 없다. DFL의 차원상의 이해는 거의 모든 도수의 또는 운동의 치료 방법의 성공적인 적용을 위하여 필수적이다. DFL의 움직임 기능의 대부분이 표면의 연결선들에 대하여 필요없기 때문에, DFL에서 움직임 참여의 부족함은 그 시작에서만 겨우 볼 수 있을 뿐이지만, 이러한 미미한 기능장애는 점진적으로 커다란 문제로 이어질 것이다. 올바른 DFL 작용의 회복은 구조적인 그리고 움직임 치료를 위한 단연코 최선의 예방적이며 치료 효과-지속적인 것이다.

그 연결선들로 파악해보는 신체

그 연결선들에서 그리고 그 연결선들 사이의 연관성에서 이상을 설명하기 위하여, 우리는 골격의 연관성을 묘사하는 네 가지 용어의 한 가지 간단한 설정을 사용할 것이다. 이렇게 쉽게 이해할 수 있는 용어는 일반화된 신체패턴의 특징 요약을 만들도록 (바로 이것이 우리가 여기서 하고자 하는 것인) 사용될 수 있지만, 이것들은 또한 일종의 세밀한 분절상호간의 분석 또는 논란의 부담도 담고 있을 것이다.

기울어짐 (Tilt)이란 수직선이나 수평선으로부터 단순하게 벗어남을, 즉, 신체의 한 부분 또는 골격의 요소가 어느 한쪽에서 더 높아진 것이다. 우리는 이러한 용어를 그 쉽게 이해할 수 있는 통상적인 의미로 사용한다.

이 용어는 거기에서 그 구조의 정점부가 기울어진 그 방향에 따라 표면된다. 그러므로:

- 팔이음부의 좌측면 기울어짐에서, 그 환자의 우측 어깨 봉우리는 좌측 것보다 더 높을 것이며, 빗장뼈들은 환자의 좌측으로 기울어 질 것이다.
- 갈비공간의 후방 기울어짐은 아래쪽 갈비뼈보다 비교적 더 뒤쪽에 놓여진 위쪽 갈비뼈를 포함할 것이다.
- 머리의 우측 기울어짐에서, 좌측 귀는 우측보다 더 높을 것이며, 얼굴의 평면은 우측으로 기울어질 것이다.
- 머리의 후방 기울어짐에서, 양쪽눈은 위로 향할 것이며, 머리의 뒤쪽은 목의 가시돌기 쪽으로 더 접근하며 머리의 정점이 뒤쪽으로 이동한다.

연부조직 치료전략에서 이러한 용어의 의사소통과 해석에서 정확성을 위해서, '무엇에 대한 비교인가'의 이해가 가장 중요하다: '넙다리뼈에 대한 관계에서 전방의 골반 기울어짐'은 도움이 되는 관찰이지만, '전방 골반 기울어짐'은 바닥과? 넙다리뼈와? 아니면 갈비공간과?처럼 혼란만을 가중시킬 것이다.

굽힘 (Bend)은 일반적으로 척추에 적용되는, 일종의 휘어짐으로 결과하는 연속적인 기울어짐이다. 정상적인 허리굽이는 그러므로 후방의 굽힘을 보유하며, 등뼈는 전방 굽힘을 갖는다. 허리뼈가 측면으로 굽어진다면, 이것은 개별적인 허리뼈들 사이에서 일종의 연속적인 기울어짐으로 묘사될 수 있으며, 우리는 통상 하나의 굽힘으로 요약할 것이며, 다시 이것은 양측면 어느 쪽이든, 전방이든 또는 후방으로든 그 굽힘의 정점부가 바닥과의 관계에서 향하고 있는 장소에 대하여 명명된다.

그러므로, 엉덩관절이 좌측으로 기울어지며 허리뼈는 가슴공간이 똑바로 설 수 있도록 그 기울어짐을 굽힘으로 바로잡는 일반적인 상황에서, 요추의 정점부가 아래쪽과 비교될 때 우측으로 향하므로, 그러한 요추는 우측 굽힘을 보유한다.

기울어짐과 굽힘은 좌측, 우측, 전방 또는 후방으로 수식될 수 있다.

돌림(rotation)은 수평면 안에서 수직축 주위로 발생하며, 그러므로 빈번하게 넙다리뼈, 정강뼈, 골반, 척추, 머리, 위팔뼈 또는 갈비공간 등으로 적용된다.

돌림은 명명된 그 구조의 전면이 좌측이나 우측으로 향하고 있는 방향에 맞춰 정해진다. 예를 들어, 머리의 우측 돌림 (갈비공간에 대한 관계에서)에서, 코나 턱은 복장뼈의 우측을 향할 것이다. 가슴공간이 골반과의 관계에서 좌측으로 돌아갔다면, 머리는 갈비공간에 대한 관계에서 우측 돌림되었을 것이며 골반이나 양발과의 관계에선 여전히 중립적일 것이다. *그러므로 연관성이 자세적 돌림을 평가함에서 가장 중요하다.*

쌍을 이룬 구조에서, 우리는 안쪽의 또는 가쪽의 돌림을 사용한다. 이것이 넙다리뼈나 위팔뼈 돌림에 관하여 통상적으로 사용될지라도, 우리는 이러한 용어를 모든 구조로 확대할 수 있다. 일반적으로 '앞으로 당겨진' 어깨뼈이라고 불리는 것은 어깨뼈의 전면이 정중선을 향하도록 돌아가 있으므로, 우리의 용어 정의에선 '가쪽으로 이동되고 안쪽으로 돌아간' 어깨뼈가 될 것이다.

이동(shift: translate, shunt)이란 상이한 부위와의 관계에서 한 구조물의 중력 중심의 전위 (우측-좌측, 전방-후방, 또는 상방-하방)에 대한 부가적인 유용한 용어이다. 발리 댄스는 눈이 수평으로 유지된 채 양 측면으로 움직임이 상당히 많은 머리 이동을 포함한다. 패션 모델들의 갈비공간은 바닥과의 관계에서 비교적 수직으로 유지되는 동안 통상적으로 후방으로 이동된다.

물론, 그러한 이동은 통상적으로 기울어짐, 굽힘, 그리고 돌림 등과 병행해서 결과한다. 우리는 이야기 할 때 이러한 각별한 연관성을 특정화하는 용어를 사용할 수 있지만, '좌측으로 이동된 갈비공간' 또는 '골반과의 관계에서 우측으로 이동된 머리' 등을 사용하는 것이 초기 평가를 기록할 때 유용한 속기법이 된다.

가동적인 어깨뼈는 통상 여섯 개의 변경 방향의 어느 것으로도 이동된다. 약간의 기울어짐은 이동이 발생하는 그 방향을 따라서 반드시 결과한다는 그 이해와 함께 골반은 통상 가쪽관절 융기의 관계에서 전방으로 또는 후방으로 이동 된 것으로 묘사된다.

우리는 전반적인 자세적 패턴형성을 이해하기 위하여 이러한 용어와 해부열차 연결선을 사용할 것이다. 다음의 사례는 일반적인 자세의 문제를 보여주도록 설정되었다. 독자들은 근막의 패턴형성과 근육막의 경락의 의미에서 그것들을 살펴봐야 할 것이며, 보다 확고하고, 자기-지속적인 구조적 균형을 만들어주도록 치료전략을 설정하도록 권장되어야 한다.

머리를 앞으로 내민 자세와 전방-후방의 균형

그 누구도 전형적인 모습은 아니겠지만, 그림 3.12의 여성은 동양과 서양 모두에서 매우 공통적인 자세를 대표하며, 표면의 후방, 표면의 전방 그리고 심부의 전방 연결선들 사이에서 근막성 섬유조직 연관성에 관한 토론의 관점으로 사용한다.

위에서 막 설명한 용어의 의미에서, 이 사람은 얼마간의 기울어짐과 이동을 보여준다:

- 넙다리뼈는 정강뼈와의 관계에서 전방으로 기울어졌으며, 후방으로 이동된(과신전된) 무릎관절의 공통적인 관계로 놓인다.
- 골반은 넙다리뼈와 관계에서 후방으로 기울어졌다
- 갈비공간은 골반과의 관계에서 후방으로 기울어졌다.
- 하부 경추는 갈비공간과의 관계에서 전방으로 기울어졌다.
- 중간-경추부는 머리가 수평으로 놓이도록 허용하며 후방 굽힘을 보유한다.
- 머리는 상부 갈비뼈와 어깨관절과의 관계에서 전방으로 이동되었으며, 골반은 앞쪽 발 위로 전방으로 이동되었다. 그 결과는 SBL이 어깨관절로부터 발목관절까지 마치 활줄처럼 작용하고 있다. (이 경우, 양 무릎관절이 과도한 폄으로 뒤로 이동되었으므로, SBL은 보다 정확하게 T6와 무릎관절 사이에서 짧은 것이다.)
- SBL의 팽팽해짐은 SFL의 대부분을 원심성(벌어지는) 긴장력을 받게 만들며, 이것은 너무도 자연스럽게 복부/요추부의 전면에서 드러난다. 그렇지만 이러한 원심성 하중부하는 전체 전방의 표면 연결선을 펴주지 않는다. SFL의 맨 위쪽과 아래쪽 부분은 이러한 패턴에서 모두가 종종 중심적으로 짧아지게 된다.
- SFL의 가장 아래쪽 경로인 앞정강근과 긴발가락폄근의 전방 종아리부 구획은 짧게 유지될 것이며 종종 그 경로를 따라서 정강뼈와 지지띠에서 제한될 것이다. *이러한 구획에 대한 자유로움과 유착제거는 그 위쪽 패턴을 풀어주기 위하여 절대적이다.*
- 맨 위쪽에서, 꼭지돌기부터 중간-복장뼈까지의 SFL의 경로도 역시 짧을 것이며 길어질 필요가 있다. '약한 근막을 강화시키기에 앞서 짧은쪽을 늘려주라'는 일반적인 규칙하에서, 1) SBL의 중간 부분이 길어지고 2) SFL의 양 말단

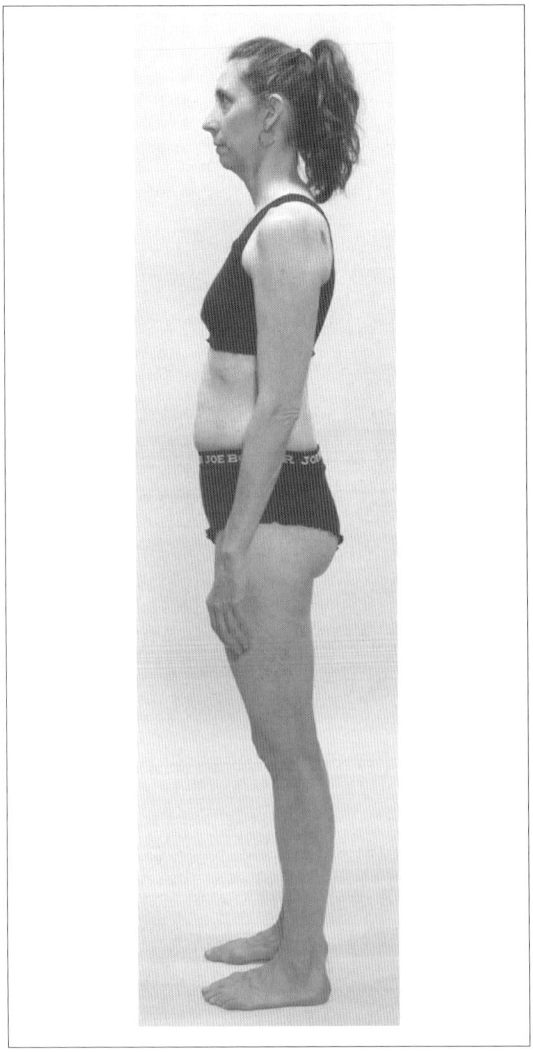

그림 3.12

부가 편안해지기 전까진 복부근육을 강화시킴은 아무런 의미가 없으며 별다른 효과가 없거나 부정적인 효과를 갖을 것이다.

- 전체적으로 양 다리에서, 그 해결책이 근막성 섬유조직의 독특한 관점을 요구하는 매우 공통적인 상황을 보게 된다. 다양한 개별 근육들의 긴장도와 관계없이, 그 종아리의 전면을 따라가는 표면의, 심부의, 그리고 근육근막성 조직층들 모두가 올려져야 할 필요가 있으며 (그것들이 유착에서 떨어지고 아래 놓인 층들 위에서 '미끄러지는'), 그 종아리의 뒤쪽을 따라서 상응하는 층들도 역시 유착을 떨어뜨리고 뒤꿈치 쪽으로 내려줄 필요가 있다.
- 도수치료사들은 너무도 빈번하게 '짧아진 것이 무엇이지?' 란 의미에서 생각한다. 이러한 경우, 이러한 근막성 평면들 사이에서의 연관성에 관하여 생각할 필요가 있으며, 그 층들 사이에서 근막성 미끄러짐을 자유롭게 만들어줌으로써 근막이 올바르게 매달리도록 아래 놓인 골격 위에서 전체적으로 그 근육막의 '겉옷을 벗겨준다.' 지속적으로 환자들이 골반을 발목관절 위로 다시 중심을 잡도록 하며 걸려있는 무릎관절을 풀어주도록 하는 상이한 어떤 방법도 찾지 못했다.
- LL은 여기서 치료계획의 일부가 될 것이며, 그 장소는 속갈비사이근과 배속빗근에 의하여 중간 갈비뼈 안쪽으로 아래로 당겨지는 부위이다. 과도한 폄이 된 무릎관절로 인해서, LL의 가장 아래쪽 경로인 종아리근들은 위쪽에서 엉덩정강근막띠의 당김에 대항해서 발바닥쪽 굽힘을 유지하도록 잠겨질 것이다.
- 위에서 개략적으로 설명된 전략의 어떤 것도 DFL이 그 치료계획에 함께 포함되지 않는다면 아무 소용없을 것이다. 비록 이러한 사진에서 외부의 연결선들 때문에 잘 보이진 않을지라도, DFL의 모음근 부위는 앞쪽으로 돌게될 것이며, 뒤넙다리근과 비슷하게 큰모음근의 대부분이 중심적인 하중부하를 받게되며, 전방 모음근은 엉덩관절 굽힘근과 비슷하게 원심성 긴장을 받게 된다.
- 비록 이 여성이 자신의 엉덩관절 굽힘근을 '경직된' 것으로 보고하기 쉬울지라도, 그녀에게 제일 필요한 것은 허리근 복합체 (두덩근, 허리근, 엉덩근)에서 길어짐이 된다. 중간-SBL이 등에서 편해지며 골반이 다시 발목관절 위로 후방을 향해 편하게 중심을 잡게 되면서, 그녀는 자신의 엉덩관절 굽힘들을 '다시 불러모으고' 균형잡도록 만들 수 있게 된다. 이러한 변화의 핵심은 심부 외측 가쪽돌림근 (이 경우 이 근육들은 '짧은 엉덩관절 폄근'처럼 작용하고 있을 것이며, 골반을 전방으로 밀고있는 동시에 넙다리뼈 위에서 후방 기울어짐으로 유지하는 것을 돕고 있는)에서 편해짐이 될 것이다.
- 일단 상부 SFL이 복장뼈로부터 꼭지돌기까지 자유롭게 된 후, 이완될 필요가 있는 DFL의 최종적인 그리고 가장 중요한 부분은 가로막으로부터 대략 C4정도까지의 내장의 공간을 따라 위로 이어진다. 이것은 분명하게 전방 목갈비근과 동반되는 근막을 포함할 것이며, 폐의 둥근 천장부분도 함께 포함할 것이다. 이러한 경우, 가슴 가로근과 심장막은 내장의 또는 정골학적인 간접적 도수정복을 통해서 치료될 수 있다.
- DFL 내부에서 이러한 깊게 놓인 하방의 당김을 풀어줌은 전망으로 내밀어진 머리 자세를 교정함에서 그리고 확고하고 자유로운 전방-후방의 균형을 회복하기 위해서 절대적이다. 이것의 그 중요성에도 불구하고, 이러한 조직을 자유롭게 풀어줌은 (본 저자의 경험에서) 가장 표면의 연결선들에 대하여 계획된 전략을 반드시 뒤따라야 하며; 이러한 일차적인 문제로 외부의 근막 연결선들을 풀어줌이 없이 바로 치료하는 것은 바람직하지 않다.

- 비록 개인마다 다를지라도, 이러한 패턴-유형에 대한 몇 가지 공통적인 촉진과 전략의 조언을 첨부한다:
  - 과도하게 펴진 무릎관절에선, 어떤 근육이 그 발목관절을 발바닥쪽 굽힘으로 잡고있는가 찾아보도록 모든 발바닥굽힘근들을 촉진한다. 비록 가자미근의 심부 섬유들이 좀 더 심해진 패턴에서 포함될지라도, 종종 LL의 종아리근들이나 심부 후방의 구획 (DFL)이 그 원인이 될 것이다.

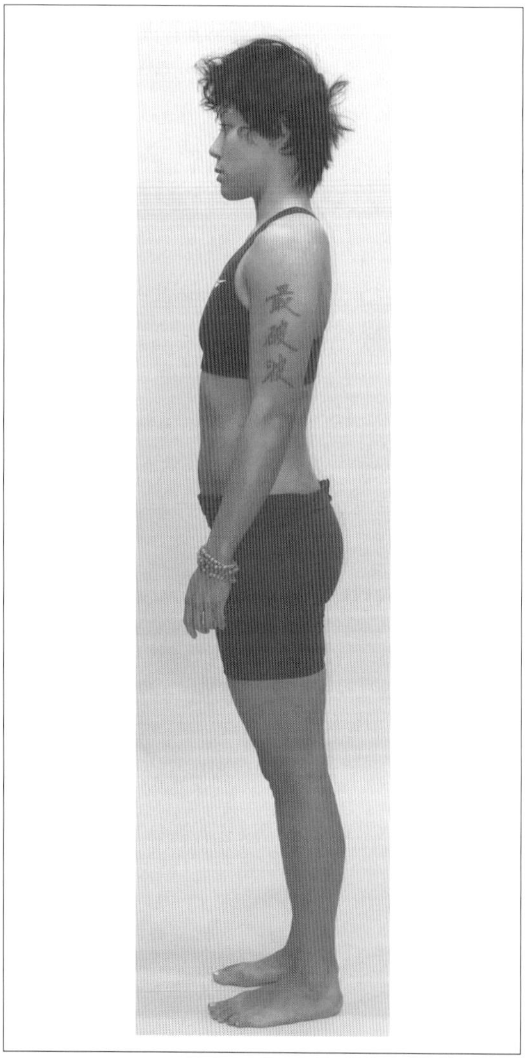

그림 3.13

  - 오늘날의 '체육-교육받은' 사람들에게서 너무도 흔한 전방 이동된/후방 기울어진 골반에선, 엉덩관절 굽힘근들이 매우 '경직된 듯' 촉진되겠지만, 이것은 원심적(길어짐의) 긴장일 것이며 '짧은 엉덩관절 폄근'(심부 가쪽돌림근들)이 기능적으로 길어지기 전까진 어떤 신장법이나 도수교정에도 반응하지 않을 것이다.
  - 하부 갈비들은 앞쪽으로 유지되며 쳐진 듯 촉진될 것이며 또는 호흡 움직임에서 움직이지 않을 것이다. 근막 이완법, 통증유발점 또는 촉진된 신장법 등의 어떤 것도 그 잊혀져 있던 갈비뼈들이 호흡동작에 다시 참여하도록 도와 줄 것이다.
  - 하부 갈비들에 상응해서, 하부 경추를 상부 갈비들로 이어주는 강철같은 띠를 찾아보도록 목빗근의 빗장가지 아래에서 전방 목갈비근을 촉진한다.

그림 3.13에서 보인 여성은 유사한 패턴을 제공하며, 그러므로 우리는 몇 가지 유용한 차이만을 지적할 것이다.

SBL의 활줄은 여기서 어깨부분부터 발목까지 전체 경로로 이어지며, 그러므로 앞의 사례처럼 발목은 과폄된 무릎관절 아래에서 발등굽힘이 아닌 발바닥쪽 굽힘 되어있다. 그러므로, 골반을 앞쪽 발로 가져오는 그 기울어짐은 전체 다리를 포함한다. 조직 연관성의 의미에서 '전면은 위쪽으로, 후면은 아래쪽으로'란 그 전략은 여전히 적용된다. 무릎관절을 살펴보면 - 무릎관절 조직의 전면이 무릎관절 뒤쪽의 조직들과의 관계에서 아래에 놓인 방식을 볼 수 있겠는가?

골반은 이 경우 좀 더 전방으로 기울어졌으며 우리는 이러한 패턴에서 중심적으로 그리고 원심성으로 하중 부하된 조직의 한 가지 조합을 보여주는, 엉덩관절 굽힘근들 (허리근의 하부 섬유) 그리고 심부 가쪽돌림근인 엉덩관절 폄근들 모두

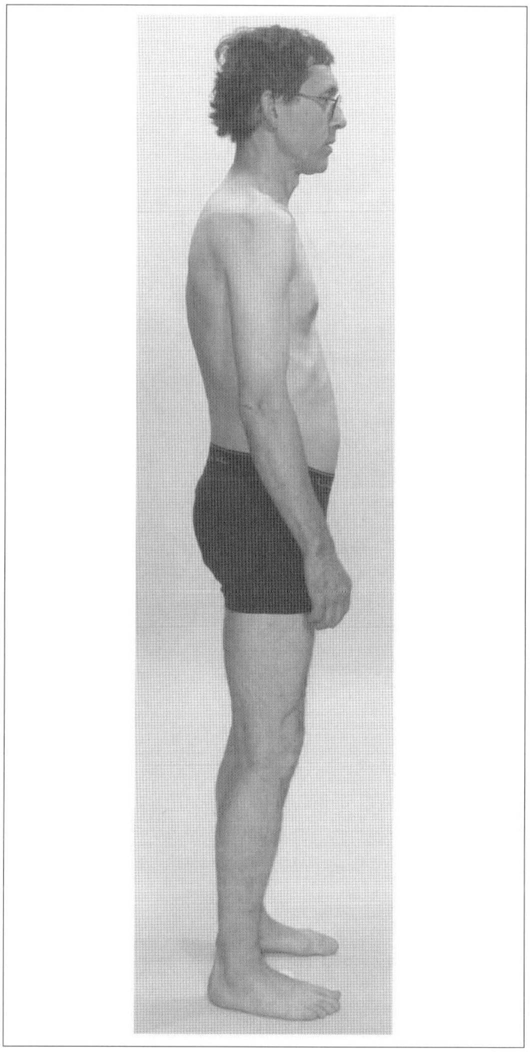

그림 3.14

에서 알맞은 정도의 긴장력을 찾게 될 것을 연상해볼 수 있다. 갈비공간은 골반 위쪽으로 붕괴되지 않았으며; DFL의 '코어'는 대체로 건강하다.

이러한 목은 그렇게 강한 후방 굽힘을 보유하지 않겠지만, 그럼에도 불구하고 하부 경부는 비슷하게 상부 갈비뼈들과 가슴 공간 안으로 당겨진다. 하부 갈비뼈들은 '난 만만치 않은 놈이야'라는 것처럼 보이는 신체 위에서 머리를 들어주도록 앞으로 내밀어졌다. 하부 갈비뼈들의 뒤쪽 부분을 그리고 척추세움근의 그 부분을 벌려주는 것은, 이것이 이 여성에게 아무런 도움이 되지 않게 될 방식에서 자신의 머리를 앞으로 튀어나오게 남겨둘 것이므로, 치료에선 불충분하다. 보완적인 보상작용은 신체가 운동역학적으로 '의미있는' 새로운 안정성을 찾아내도록 경부의 심부 전면과 처음 두 갈비뼈의 벌려줌을 필요로 한다.

우리의 전방-후방 비교의 마지막 (그림 3.14)은 이러한 공통적인 주제에선 또 다른 변형을 보여준다. 이러한 사례에서:

- 골반의 전방 이동 (여기선 가벼운)을 만들고 있는 전방 기울어짐이 정강뼈 안에서 발생하며, 발등굽혀진 발목관절을 만들지만, 수직에 놓인 넙다리도 만들고 있다. 무릎관절이 굽어져 있으며, 뒤에서 잠겨있지 않다.
- 골반은 넙다리와 갈비공간 모두와의 관계에서 전방으로 기울어졌다.
- 갈비공간은 기울졌다기 보다는 좀 더 후방으로 이동되었다. 거기에서는 약간의 후방 기울어짐이 있으며, 어깨뼈의 앞으로 당김 (위에서 설명된 용어에선 안쪽돌림)에 의하여 구분된다.
- 머리를 앞으로 내민 자세는 정확히 머리의 중심이 어떤 상이한 중력중심들 보다 더 앞으로, 말 그대로 아래팔보다 더 앞에 놓였다는 것으로 더 명백해진다.

전략적으로, 이러한 자세는 상이한 사진들과 공통성을 보유하지만, 우리가 이렇게 '구부정한' 패턴을 살펴볼 때 도움이 될 몇 가지 상이한 요소들을 추가해본다: SL은 이러한 패턴을 허용할만치 양쪽 모두가 느슨하다. SL이 후방에선 양 어깨뼈 사이를 지나가며 전면에선 배꼽을 거쳐간다. 복싱이나 카약젓기가 그 강화에 모두 훌륭한 방법이며 SL을 강화시킴에 의해, 복부는 뒤로 가져가며 중간-등과 안쪽 어깨뼈는 전방으로 받쳐지며, 우리가 여기서 보는 낮은-에너지 사용의 기립자세의 대부분이 교정된다.

위에서 언급한 관점과 별개로, 가슴의 전면을

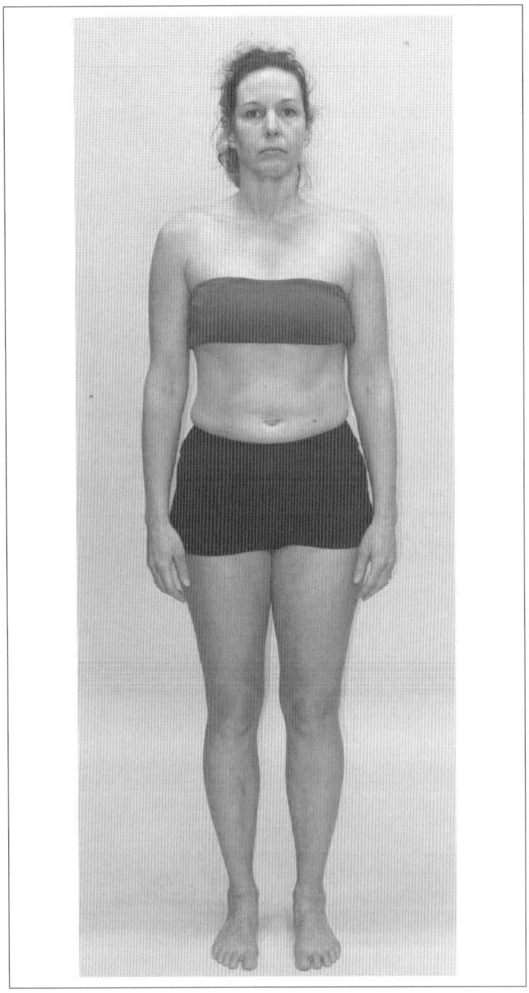

그림 3.15

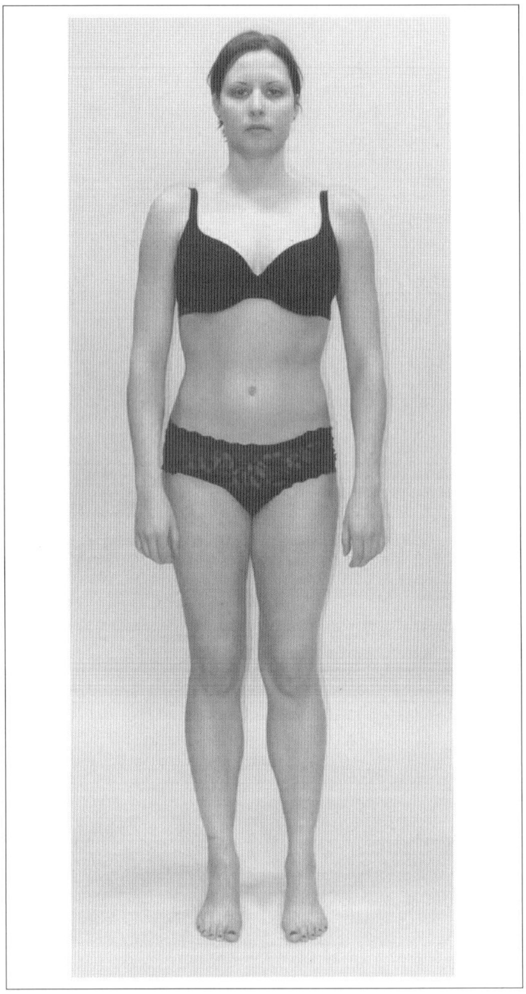

그림 3.16

가로지르는 앞톱니근의 여러 가닥들로부터 수평으로 연장되는 근막성 띠를 찾아보도록 6번과 7번 갈비뼈를 따라서 큰가슴근과 배곧은근 사이의 연결선을 촉진한다. 이러한 근막성 '브라 라인'의 평면들 사이에서 '미끄러짐'을 만들어주는 것은 이러한 환자에게서 적응성의 구조적 변화에 대한 핵심요소가 될 것이다.

이제 우리는 그 초점을 좌우 차이로 이동할 것이며, 그 차이는 전면이나 후면 모습에서 쉽게 볼 수 있을 것이다. LL이 시상면 상에선 SBL과 SFL 사이에서 끼워져있고, 그 두 개의 LL 사이에서 끼워져 있는 DFL 내부에서 차이에 의하여 이러한 것들이 종종 뒷받침될지라도, 당연히 LL의 차이가 가장 두드러질 것이다.

비록 이러한 것들이 이차원의 사진에서 분석하는 것이 어려울지라도, 인간의 자세적 보상작용이란 실제적인 사실은 양측면에서 차이가 당연히 너무도 빈번하게 돌림을 포함한다는 것이다.

그림 3.15에서 나온 여성은 우측에서부터 좌측까지 몇 가지 분명한 차이를 제공한다. 그녀의 우측 측방 연결선은 엉덩관절에서부터 발의 가쪽 아치까지 좌측에서의 LL보다 더 짧다. 좌측 LL은

엉덩관절에서 어깨부위까지가 우측보다 더 짧으며, 이어서 우측이 더 짧은 목에서 반대 현상이 벌어진다. 상부와 하부 LL 사이에서 이러한 번갈음은 일반적인 보상 패턴이다.

전략적으로, 보다 짧은 근육근막 연결선을 늘려줌은 그 길항근의 원심적으로-하중부하된 부위에서 긴장도 훈련을 위한 좋은 준비인 것이다. 말했듯, 이러한 방식에서 이완될 때 패턴의 이러한 형태는 거의 확실하게 약간의 돌림을 드러낼 것이며, 우리는 그것을 여기서 초기의 형태로 볼 수 있을 것이다: 두덩뼈는 그녀의 좌측으로 향하며, 어깨이음부는 보상적으로 우측을 향하고 목 주변은 다시 좌측으로 향한다. 좌측에서 두드러진 목빗근은 여기에서 그 사실을 밝혀주는 것이며, 이러한 자세가 동작을 시작할 때 머리의 안정성을 제공하도록 필요하다.

머리의 우측면에서부터 좌측 어깨를 거쳐 우측 엉덩관절까지, 그녀의 우측 SL은 좌측의 같은 연결선보다 현저하게 짧으며, 그 짧음은 이러한 분명한 양측면의 보상적 패턴에서 돌림의 포함에 대한 또 다른 단서인 것이다.

이러한 사례에서, 비록 다중의 보상작용이 그 주변에서 만들어지고 있을지라도, DFL은 자체의 완전성을 비교적 잘 유지하고 있다. 다리의 안쪽 연결선에서 그리고 위로는 척추의 전면까지 코어 받침은 비교적 손상없이 유지된다.

좌측-우측 차이가 두드러진 경우, 차이를 확인하기 위한 양 측면의 촉진은 정확한 치료를 위해서 절대적이다. 이러한 모델에서, 당신은 우측 널판근과 목갈비근이 보다 짧고, 우측에서 치밀하며, 허리네모근은 좌측에서 짧으며 어느 쪽이든 엉덩관절 벌림근들 사이에서 근막성 밀도 차이를 알게 될 것이다.

그림 3.16에서 보여준 숙련된 무용수는 우리에게 또 다른 공통적인 측방의 그리고 나선의 연결선 패턴을 보여준다. 이러한 패턴의 가장 명백한 측면은 갈비공간이 골반과의 관계에서 그녀의 좌측으로 이동되었다. 임상에서 이러한 평가를 신속하게 만들기 위해서, 허리와 큰돌기 사이에서 수평의 차이를 측정한다. (양 팔과 체간 사이의 간격을 사용하는 것은 신뢰하기 어려운 방법이다.) 여기서 분명하게 보이는 것처럼 그 두 측면에서 현저한 차이가 있다면, 그때는 갈비뼈의 가쪽 이동을 살펴본다.

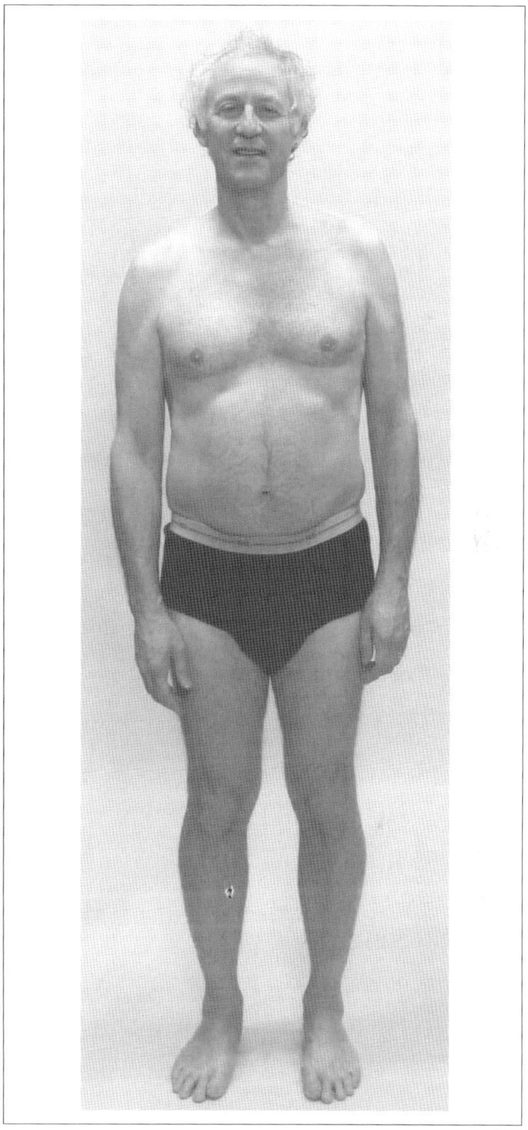

그림 3.17

이러한 사례에서, 좌측 상부 나선의 연결선은 우측 보다 더 짧으며, 갈비뼈를 우측 돌림으로 당기고 있다.

그녀의 허리의 길이에도 불구하고 이 여성은 허리근과 함께 허리네모근 그리고 둘러싸는 등허리근막 등 DFL 안에서 매우 복잡한 패턴을 보유하며, 그 패턴은 각 측면에서 상이한 도전을 제공할 것이다. 척추는 엉치뼈와 중간–흉추 부위 사이에서 현저한 두 개의–굽어진 패턴을 보유한다. 머리는 좌측으로 이동되어 있는 갈비뼈를 따라가고 있으며, 목이 이전의 모델보다 훨씬 적게 긴장력을 받고 있다고 정리할 수 있다.

그렇지만, 이러한 사례에서 상체 무게의 대부분은 좌측으로 실리며, 이것이 하부 SL 안에서 보상되고 있다. 좌측 다리 안에서 우측 전방의 SL은 당겨지며 발의 안쪽 아치 안으로 아래로 붕괴되며, 이와 상응하는 후방 연결선인 긴종아리근과 넙다리두갈래근은 엉치엉덩관절 쪽으로 상방으로 당겨진다. 넙다리두갈래근의 짧은 이는곳는 넙다리뼈 위에서 정강뼈의 가쪽 돌림을 유지하고 있는 것으로 보인다. 그녀의 우측 다리는 동일한 패턴의 단서를 보여주지만 훨씬 적은 정도이다.

젊은 무용수에게서 근육근막성 긴장도가 그녀의 몸 전반에 걸쳐 꽤 균등하기 쉬울지라도, 허리네모근과 허리근의 양 측면을 확인함으로부터 이점을 얻게 되며, 이것이 측방 갈비뼈 이동과 돌림에서 지극히 상이하게 사용될 것이다.

무릎관절의 안쪽과 바깥쪽 양측면 모두를 촉진하는 것, 심부 근막의 껍질이 우측과 비교할 때 그녀의 좌측 무릎의 안쪽에서 아래로 그리고 바깥쪽에선 위로 당겨지고 있는 방식을 느껴보는 것도 유익하다.

그림 3.17에서 보이는 남성은 도전의 또 다른 형태를 제공한다. 발의 우측 아치 안으로 전체 상체의 붕괴가 극적인 모습을 보이며 – 진정한 해부학적 다리길이 차이일 것이다. 우측 다리의 안쪽 연결선인 DFL은 발의 아치로부터 샅굴부위까지 당기고 있다.

골반, 갈비공간 그리고 어깨부위는 모두가 우측으로 기울어져 있다. 신체의 나머지 부분들과 비교해서 자신의 우측으로 이동돼 있을지라도, 목은 반드시 눈과 안뜰계단(전정계)을 수평면으로 유지하기 위해서 강제적으로 좌측 굽힘을 보유해야 한다. 목의 좌측면에서 긴장의 정도는 당연히 상당할 것이다.

전체 우측 LL은 올려줌이 필요하며, 좌측 LL의 이어지는 내려줌이 필요하다. 우측 면에서 DFL은 올려질 필요가 있으며 샅굴부위를 통해서 안정화될 필요도 있다. 좌측 SL은 우측보다 더 짧으며, 이 사람을 좌측 흉추의 돌림으로 돌려준다.

- 목의 양 측면의 촉진은 여기에서 그 모든 심부의 근육들이 지극히 상이하게 배열되므로, 매우 도움이 될 것이다.
- 좌측 상부 어깨관절 근육은 그 근육들이 자신의 머리를 그 위로 유지하려고 시도하므로, 경직되고 두껍게 촉진될 것이다.
- 양 측면에서 엉덩관절 굽힘근의 촉진은 그 엉덩관절이 양 측면에서 자리잡고 있는 그 장소를 정확하게 살펴보기 위해서 유용할 것이다.

그림 3.18에서 설명된 여성은 한 가지 이상한 패턴을 보여주며, 그럼에도 불구하고 그것의 변형된 모습들을 지극히 빈번하게 볼 수 있다. 그림 3.16에서 보인 무용수처럼, 허리에서–큰돌기까지의 수평적 측정에 의하여 명백해지듯이 좌측 갈비공간의 현저한 좌측 이동을 확인할 수 있다. 엉덩관절과 양 다리 모두는 매우 적은 보상작용을 보유한다 (아직은 이 여성이 젊기 때문에).

그렇지만, 갈비공간은 우측으로 역시 기울어지며, 팔이음뼈는 척추와 함께 우측으로 기울어진다. 팔이음부를 탓하고 싶은 그 유혹을 이겨내라; 많은 사람들은 먼저 양쪽 어깨부위를 살펴보며 분석을 시작한다. 양 어깨부위는 잘못된 것이 아

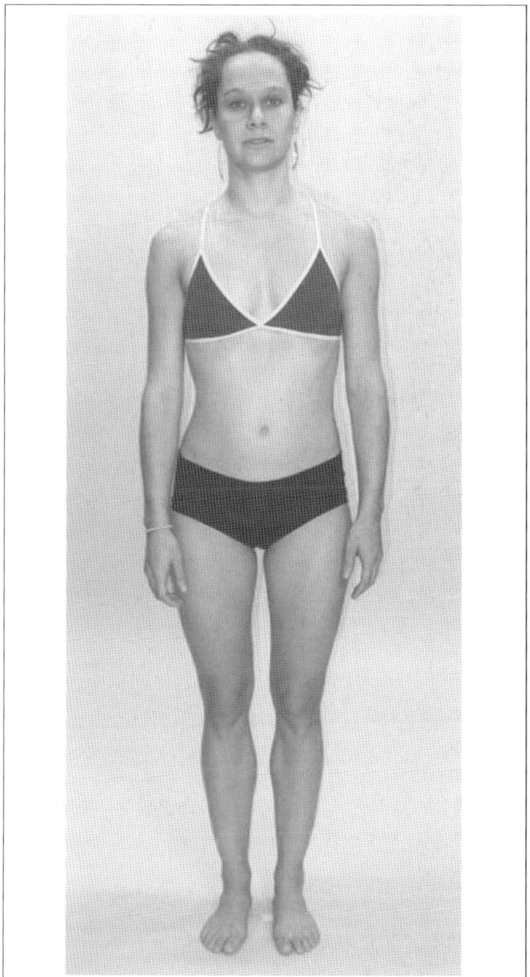

그림 3.18

니다; 그것들은 자신들이 걸터앉은 갈비공간과 함께 자신들이 할 수 있는 최선을 다하고 있을 뿐이다.

흥미롭게, 목과 머리 모두는 그림 3.17에서의 남성처럼 수평을 찾아내려는 대신, 우측 방향의 기울어짐을 이어간다.

그림 3.16의 무용수와 비슷하게, 이 여성은 각 측면에서 상이하게 접근할 필요가 있는 허리네모근과 허리근이란 요추의 양 측면 모두에서 복합적인 조직분포를 보유할 것이다.

자신의 하체에서 대칭성에도 불구하고, 이 젊은 여성은 상체 안에서 자신의 좌측과 우측에서 이상한 상이함을 보여준다. 상부 좌측면을 가리고 이것을 접어서 겹친다고 연상하라; 이어서 우측도 똑같이 한다. 좌측은 사각형의, 수영선수의 상체인 반면, 우측은 기울어지고 덜 적극적인 모습이다.

각별하게, 체간에 대한 좌측과 우측의 지지받침 사이에서 근막성 긴장도 차이를 느껴보도록 양쪽 LL과 양쪽 SBL을 촉진한다.

마지막의 남성처럼, 이 여성은 좌측에서 치밀하고, 딱딱한 상부 어깨부위 근육들을 보유하겠지만 그 해결책은 그러한 근육들을 치료하는 것이 아닌, 그녀의 우측 면에서 단축을 치료하는 것이 된다. 그 단축을 풀어주라. 그러면 어깨부위 근육들은 저절로 부드러워 질 것이다.

그림 3.19에서처럼, 뒤에서 본 모습을 사진 찍은 이 여성은 그림 18에서 그리고 그 무용수(그림 3.16)에서 보인 것처럼 엉덩관절 위에서 갈비뼈들의 이동의 동일한 유형을 보여주지만, 이번엔 우측으로 향하며, 허리에서-큰돌기 측정을 사용한다.

이러한 모델에서, 우리는 '위에서 내려다보는' 관점에서부터 찍은 사진을 포함하다. 이 자세는 척추를 축소시키며 척추 돌아감의 평가를 보다 쉽게 만들어주므로, 모든 치료사들에게 이러한 위

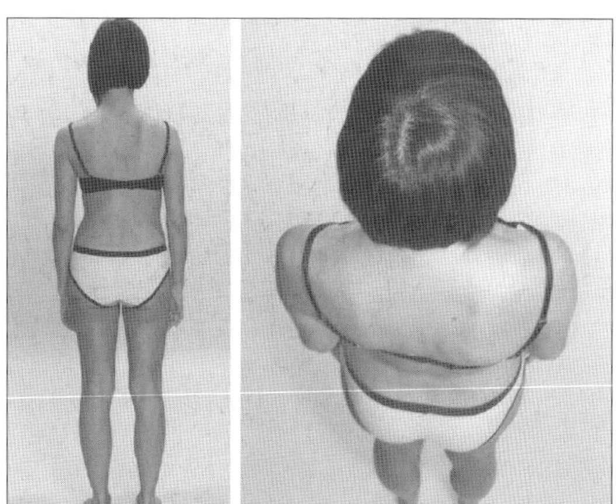

그림 3.19

치를 관찰하도록 권장한다. 아래에서, 골반과 양발 사이에서 우측으로 분명한 돌림이 존재하며, 이것을 뒤꿈치에서 다른 쪽 뒤꿈치로 직선을 그리고 이것을 위뒤엉덩가시(ASIS) 사이를 이어준 직선과 비교함에 의하여 평가할 수 있으며 – 분명하게 우측으로 돌아가있다. 이것은 우리의 경험상, 일차적으로 모임근들의 근육들과 근육간 중격 안에서 유지될 것이며, 그 중격은 우측에선 후방으로 당겨지며 전방으로 좌측에서 작용한다.

위에서 볼 때, 그 두 개의 엉덩관절은 가쪽돌림 상태의 좌측 엉덩관절과 안쪽돌림의 우측 엉덩관절과 함께 돌림의 현저하게 상이한 상태에 놓여있는 것에 주목하라. 이것은 수평의 관점들 어느 것에서도 쉽게 구분할 수 없으며, 돌림을 보다 쉽게 평가하도록 이러한 수직의 관점을 사용한다.

그 두 개의 PSIS 사이의 연결선을 어깨뼈의 하부를 따라 이어준 연결선(이 사진에서 당연하게 브라 라인으로 대표되는)에 비교할 때, 거기에 골반과 하부 흉추 사이에서 부가적인 우측 돌림의 한정된 정도만이 존재한다는 것을 볼 수 있다. 그렇지만, 이러한 연결선 위쪽에서 그 돌림은 강력하게 갈비뼈의 위쪽에 의해서 복장뼈 자루가 반드시 곧바로 전방으로 향하는 방식에서 좌측으로 진행하며, 완전하게 전방을 향하도록 오로지 미미한 추가적 좌측 돌림만이 어깨관절과 목에서 필요하게 된다.

여기에서 우측 SL이 좌측보다 분명히 짧은 반면, 이것은 요추를 좌측에선 전방으로 당기고 있는 짧은 좌측 허리근 복합체에, 그리고 우측에선 두덩근에 역행할 것이며, 두덩근은 두덩뼈를 우측으로 당길 것이다.

특발성 측만증의 의미에서 척추의 상태는 X–선이나 MRI 없이는 알 수 없으며, 그러므로 우리는 이러한 연부조직 분석을 한정한다.

- 근막 긴장도에서 현저한 차이를 느껴 보도록 각각의 허리근을 촉진한다. 허리근의 상이한 부분들이 이러한 돌아가는 성향의–측만증의 패턴에서 짧음이나 이완을 평가할 것이다.
- 연부조직 패턴이 너무도 개별적이므로, 척추 근육의 정확한 촉진은 모든 측만증의 패턴에서 필요하다.

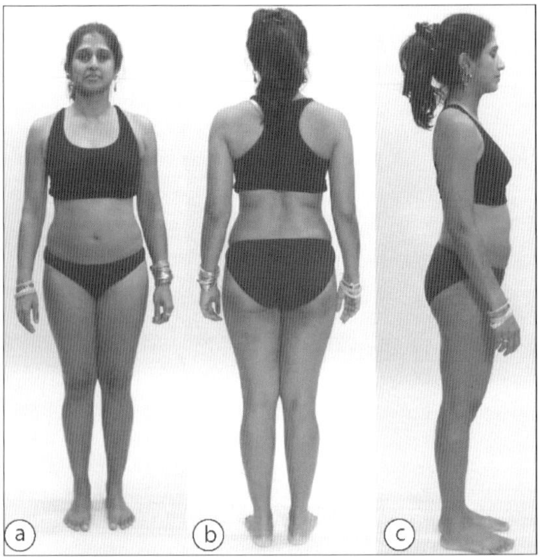

그림 3.20

우리의 마지막 모델 (그림 3.20)은 근육근막 연결선 분석에 쉽게 들어맞지 않는 한 가지 공통적인 근막 패턴 형태를 보여주지만, 그럼에도 공통적으로 보이며, 주목할 가치가 있으며 도수교정에 쉽게 반응한다.

이러한 패턴의 일부가 위의 모델에 유사한 반면, 그 필수적인 특징은 '원통형' 으로 표현될 수 있다. 두 다리는 당연히 두 개의 원통이며, 이것은 손쉽게 안쪽으로 돌아가거나 가쪽으로 돌아갈 수 있다. 이러한 착상을 체간으로 이어가라. 그러면 체간 안에서 두 개의 원통이 가쪽으로 돌림된 것을 볼 수 있는 반면, 양쪽 엉덩관절과 양 다리는 대체로 안쪽으로 돌림된다. 그 원통들이 배열을 바꾸는 장소에서 문제가 발생하며 – 이 사례에선 L4와 L5 주변이 된다.

원통의 이러한 개념을 체간을 통해서 어깨부위

까지 척추의 양쪽에서 하나의 원통씩으로 확장한다고 연상한다면, 그리고 이러한 원통들이 다리에서처럼 서로간에 안쪽으로 또는 가쪽으로 돌림될 수 있다는 것까지 더 확장해서 생각한다면, 우리가 여기서 본 그 패턴에 어떤 전략에 도달할 것이다.

그녀의 양쪽 종아리는 자신의 넙다리부위보다 더 가쪽으로 돌림되었으며, 양쪽 엉덩관절은 안쪽돌림 패턴을 따르며; 그녀는 골반의 뒤쪽에서 궁둥뼈를 가로질러 살펴보는 것보다 두덩뼈를 지나가는 전면에서 보다 협소하게 보인다. 그렇지만 요추 부분에서 그 상황은 반대가 되며 요추부분이 뒤에서 좁아지고 복부쪽이 전면에서 넓어진다. 앞에서 벌어지고 뒤에서 좁아지는 원통의 이러한 패턴은 어깨부위를 거쳐 이 여성의 전신으로 올라간다. (드물게, 그리고 오로지 그 패턴이 오랫동안 강하게 유지되었을 때만, 이러한 패턴은 머리뼈까지 이어지며 머리뼈 호흡에서 볼 수 있거나 느낄 수 있다. 또한 드물게, 그리고 오로지 더 심각한 외상이나 측만증에 대한 반응에서, 우리는 어느 한쪽이 안쪽으로 돌림되고 다른 쪽에서는 가쪽으로 돌림된 체간 원통을 볼 수 있다. 이러한 패턴은 심각한 좌상을 그리고 일반적으로 그 시스템 안에서 만성적인 통증을 포함한다.)

체중이나 행동 스트레스 등으로 이러한 구조에 심하게 주어진 하중부하는 좋은 계획이 될 수 없다. 이러한 패턴은 각별히 안쪽의 그리고 가쪽의 돌림이 마주한 장소에서 취약하며 – 이 사례에선 SI 관절이나 L5–S1 사이가 된다. 관찰할 때, 이러한 패턴은 근력강화 프로그램을 시도하기에 앞서 그 원통의 폐쇄된 부분을 가로질러 근막의 벌려줌을 요구하게 된다.

이러한 사례에서, 이것은 골반의 전면을 따라서 근육근막성 그리고 근막성 조직을 넓혀줌을 의미하며, 엉덩두덩사이간 능선위에서 두덩근과 궁둥두덩뼈가시를 따른 부착부분들을 의미한다. 엉덩관절의 내측 돌림근인 넙다리근막긴장근과 중간볼기근과 작은볼기근의 전방부분은 또한 관심을 필요로 할 것이다. 심부 가쪽 돌림근은 원심성 하중부하로 '길게 걸려져' 있을 개연성이 크며 그러므로 이 근육들의 긴장도를 재설정하도록 섬유를–가로지르는 치료들이 요구된다.

요추에서, 그 원통들은 가쪽 돌림으로 변화한다. 이것은 요추를 전방으로 가져가며, 가시돌기가 전방으로 이동하므로 요추는 근막성 평면도 함께 앞으로 가져가며, 뒤쪽에서 그 조직들을 좁게 만들고 전면에선 그 부위를 넓혀준다. 복부에서 전면의 넓어짐은 필라테스나 물리치료같은 긴장도–근력강화의–트레이닝 프로그램에 쉽게 따를 것인 반면, 요추가 전방으로 이동하므로 허리에서 근막성 층들이 좁아지는 성향은 강력하고 특수한 근막성 스트레칭에 의하여 쉽게 해소된다. 벌어짐을 도와주기 위하여 환자를 짐볼위에 엎드리게 하는 것은 좋은 출발점이 되지만, 통상 충분치 못하거나 상당한 시간을 요구한다.

요추를 보다 전방으로 밀지 않기 위해서, 볼 위에서든, 앉은 자세든, 복부를 받쳐주는 베개받침을 한 엎드리기든 등허리근막을 정중선에서 멀어지게 벌려주기 위한 더 효과적인 치료방식이 존재한다. 등허리근막의 많은 수의 층들과 근막에서 치밀한 척추세움근과 뭇갈래근, 그리고 이 여성의 척추를 따라서 이러한 원통돌림의 긴 확장으로 인해서, 이것이 한 차례의 치료과정으로 만들어지리라고 기대할 수 없다. 이러한 뿌리깊은 패턴의 지속적인 변화에 영향을 주도록 교육적인/가정치료 등과 함께 층층이 이어지는, 부위별로 이어지는 점진적인 치료가 필요하다.

- 골반을 아래로 잡고있는 제한적인 버팀 줄을 찾아보도록 두덩근, 짧은 및 긴 모음근 같은 전방 모음근을 촉진한다.
- 척추세움근과 등허리근막과 함께 이어지는 두껍고 매끄러운 수직의 근막성 띠를 찾아보도록

정중선에서부터 약 1인치 (2cm)정도에서 요추의 양측면을 촉진한다. 이러한 조직을 촉진함은 이러한 패턴을 변화시키기 위한 지속된 그리고 효과적인 치료를 위한 필요성에서 당신을 납득시킬 것이다.

결론

임상적인 적용에서 다수의 상이한 설명들은 해부열차(Myers 2014)라는 저서와 비디오 교육프로그램 및 강좌에서 제공된다.

모든 치료사들은 양발과 다리가 치료될 때 어깨관절이 내려가는 것을, 샅굴부위에서 치료로부터 요통이 사라지는 것을 또는 아래팔에서 치료로부터 환자의 호흡이 열리는 것을 보았을 것이다. 해부열차의 지도는 근막의 연속성의 우리의 '힘줄성 연결경로'를 지나가는 역학적인 또는 에너지의 의사소통의 의미에서 이러한 효과를 이해하고 만들어내는 한 가지 방법을 제공한다.

일단 각각의 연결선 내부에서 연관성이 이해된 후, 그 연결선들 사이에서 상호작용은 어떤 문제에 대한 치료법으로 '단일한 부분'의 치료시도가 만들어낼 수 없는 오래 지속된 자세의 그리고 움직임의 패턴을 해소하기 위한 새로운 가능성을 열어준다. 그 연결선들과 함께 점진적인 치료는 이러한 패턴들에서 역동적인 전환을 만들 수 있으며, 일종의 완전한 균형과 신체 구조에서 길어짐인 '평형(poise)'의 재확립으로 결과한다.

근막의 기능과 기능장애의 평가를 위한 임상적인 방법의 이 장에서의 설명과 동반해서, 다수의 국소 촉진방법과 함께 부가적인 '전신적' 평가 과정은 4장에서 세밀하게 설명된다.

참고문헌

Berthoz A 2000 The body sense of movement. Harvard University Press, Cambridge, MA
Fuller B 1975 Synergetics. Macmillan, New York, Ch 7
Heartney E 2009 Kenneth Snelson: forces made visible. Hudson Hills, Easthampton, MA
Hyman J, Rodeo SA 2000 Injury and repair of tendons and ligaments. Phys Med Rehabil Clin N Am 11(2):267–268
Juhan D 1987 Job's body. Station Hill Press, Tarrytown, NY
Kjaer M et al 2009 From mechanical loading to collagen synthesis, structural changes and function in human tendon. Scand J Med Sci Sports 19 (4):500–510
Koob A 2009 The root of thought. Pearson Education, Upper Saddle River, NJ
Moore K, Persaud T 1999 The developing human, 6th edn. WB Saunders, London
Myers T 2014 Anatomy Trains, 3rd edn. Churchill Livingstone Elsevier, Edinburgh
Pert C 1997 Molecules of emotion. Scribner, New York
Purslow P 1994 The morphology and mechanical properties of endomysium in series-fibred muscles: variations with muscle length. J Muscle Res Cell Motil 15(3): pp 299–308
Pirschinger A 2007 The extracellular matrix and ground regulation. North Atlantic, Berkeley
Schleip R, Findley T, Chaitow L, Huijing P 2012 Fascia: the tensional network of the human body. Churchill Livingstone Elsevier, Edinburgh
Snyder G 1975 Fasciae: applied anatomy and physiology. Kirksville College of Osteopathy yearbook, Kirksville, MO
Turvey M, Fonseca S 2014 The medium of haptic perception: a tensegrity hypothesis. J Motor Behav 46(3)
Verela F, Frenk S 1987 The organ of form. J Social Biological Structure 10:73–83
Williams PL 1995 Gray's Anatomy, 38th edn. Churchill Livingstone, Edinburgh pp 75, 906

제 4 장

부가적인 전신적 및 국소적 평가 방법

ADDITIONAL GLOBAL AND LOCAL ASSESSMENT APPROACHES

Leon Chaitow

전신적인 그리고 국소적인 평가 모두를 위한 상세한 진행과정과는 별개로, 이 장에선 근막(그리고 기타의)의 기능상애적 패턴을 확인하도록 찾아볼 때 그 특정한 기술적인 요구사항에 집중한 주석과 설명을 담고 있다. 기능장애의 평가나 치료 중 조직들에 대한 안전한 최종범위- '한계점 (Barrier)' -를 확인하는 것을 가능하게 만드는 것 보다 더 중요한 기법은 존재하지 않는다. 조직들이 늘어날 때 그리고 또 조직들이 압박될 때, 또는 비틀림, 굽힘, 꼬임 또는 전단력의 적용 등에서처럼 상이한 방향에서 움직여질 때, 한계점이 확인된다. 그러므로 한계점의 확인은 어떤 주어진 상황안에서 적용되고 있는 힘/하중의 정도와 밀접하게 연관된다. 한계점이란 주제는 각별히 13장 (근육에너지치료법) 그리고 18장 (상처자극)을 중심으로 다른 곳에서도 논의될 것이다.

한계점(Barriers)

아래에서 설명한, Zink 측정법은 치료사가 척추의 특정한 연결부위에서 선호된 회전 방향을 평가할 것을 요구한다. 그러한 평가는 최종범위를 확인하기 위하여 시행되는 것은 아니고, 단순하게 어느한 방향에서 회전이 상이한 방향과 비교해서 보다 자유로운가 (또는 제한되었는가)를 알아보는 것이다.

그렇지만 여러 평가와 치료의 과정에서, 조직이 치료 전 또는 후에 위치해야하는 최종범위[1]의 결정이 필요하다.

인체에 주어진 하중부하는 표면의, 중간의 또는 심부의 조직들로 향할 수 있으며, 이상적인 깊이 또는 길이를 성취하기 위해선 압박이나 늘리기 등에서 분명하게 상이한 정도가 요구된다.

요약하면:

- 연부조직의 정상적인 생리학적 최종범위 동작으로 향해서 움직이는 것은 긴장력의 미세한 누적을 포함하며, 점차적으로 알아챌 수 있는 제한점으로 이끌린다.
- 부종, 충혈 또는 팽창이 줄어든 가동범위를 유발하고 있다면, 최종느낌(end-feel)은 '축축하고 (boggy)' 푹신할 것이다.
- 과도한 긴장도, 경련 또는 구축 등이 포함되었

1) 한 관절이 움직일 수 있는 최대범위 중 양 끝 부분을 최종범위(End-of-yange)라 하며 그 종류는 해부학적(a), 생리학적(p), 병적인(ph) 최종범위로 구분짓는다. 이러한 범위에 도달하는 치료사에 의한 수동적인 움직임에서 느껴지는 느낌을 최종느낌 (End-feel)이라 한다.

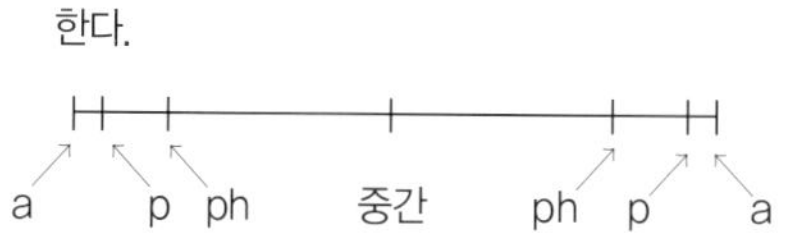

다면, 그 병적인 한계점에 도달하면서 최종느낌은 팽팽한, 당기는 느낌을 포함할 것이다.

- 조직이 만성적인 섬유염을 갖는다면, 최종느낌은 약간의 탄력성이 남아있는 좀 더 빠르고 거칠 (rapid and harsh) 것이다.
- 골성 특징이 최종범위에서 제한을 만들고 있다면(예, 관절염), 최종느낌은 탄력성도 없이 갑작스럽고 딱딱할 것이다.
- 과도가동성의 특성을 보이는 곳에서, 최종느낌은 유연하고, 불안정한 최종느낌과 함께 헐렁할 것이다.
- 주변조직들이 더 많은 움직임을 막으면서, 통증은 빠르게 감지되는 최종느낌과 함께 범위에서 감소된다.
- 어떤 특수한 진행과정의 기준에서 별다른 언급이 없다면, 대부분의 방법에 대하여 제안된 그 한계점은 MET 치료에서 통상적으로 사용되는 기준에 맞추며 – 바로 그 *'저항 한계점의 첫 징후' – 저항의 가장자리 (feather edge)*가 된다 (세부 내용은 13장을 참조).

정해진 압박의 정도

적용된 압박(눌림)도 가벼움, 중등도에서 확고함, 확고함에서 심부까지, 그리고 심부처럼 잠재적으로 단계화된 힘의 정도와 함께 한계점과 일치한다. (이러한 주제의 설명에 대하여 18장을 참조).

- Pick(2001)는 촉진평가 압력을 설명하면서, 다음의 세 가지 수준 중 한 수준이 선택될 것임을 언급한다: 1) 접촉 – 말 그대로 아무 압박이 없이, 그저 피부와의 접촉; 2) 중간정도, '작용하는' 수준으로, 접촉과 조직들이 그 접촉을 거의 '거부하는' 보다 심부의 압박 사이의 어디; 그리고 3) 촉진의 접촉이 통증을 유발하지 않은 채 최대로 깊게 갈 수 있는, 심부 '거부하는' 층.
- 신경근육의 치료법 용어에서 (15장을 참조) 이상적인 초기 평가압력– 위에서 설명한 '작용하는' 수준과 같은 –은 *'만나고 맞추는 조직 긴장도'*로서 묘사된다. 그 압력이 조직들을 과하거나 가로질러 움직이므로, 보다 치밀한 또는 좀 더 이완한 조직들과 접촉하면서 이러한 압력은 가변적이 된다.
- 압박의 이러한 촉진 수준은 오로지 평가로부터 평가된 그것을 변형시키려는 의도로 생각을 바꿔줌에 의하여 간단하게, 즉시 치료의 방법으로 전환된다.

하중/압력/힘 등은 또한 그 목적을 의미하는 표현법에 의하여 정의될 수 있으며 – 예를 들어, 힘은 늘려줌을, 압박함을, 회전시킴을, 굽힘을, 전단/직선이동을 또는 이러한 것들의 조합을 목적으로 할 것이다.

3장에서 그렇게 명료하며 개략적으로 설명한 신체 자세의 평가를 기반으로, 근막의 평가에서 사용될 수 있는 국소적 촉진 방법의 모든 탐색에 앞서, 더 깊은 고찰로 습득된 그리고 선천적인 근막의 보상적인 패턴을 평가하기 위한 하나의 과정을 살펴본다.

Zink와 Lawson의 공통적인 보상적 패턴

1970년대 중반에, 정골학 의사인 Zink와 Lawson (1979a)은 다수의 건강한 사람들과 함께 1000명이 넘는 입원환자들의 구조와 기능적인 패턴 그리고 특징을 조사했다.

부가적인 변화의 패턴이 확인되었으며 (2장의 적응에서 언급을 참조), 그들은 이것을 공통적인 보상적 패턴(CCP)이라고 명명했다. 이 용어는 근막성 비틀림의 공통적으로 확인된 패턴을 묘사하도록 사용되었으며 – 환추–후두골의 연결부, 경추흉추의 연결부, 흉추요추의 연결부, 그리고 요추천추의 연결부 등과 같이 비교적 가동적인 부위가 비교적 비가동적인 부위로 이어지는, 각별한 척추의 이행부위라는, 어떤 특정 부위에서 표면의 그리고 심부의 근막의 가동성의 편안함의 방향으로 정의된다.

이러한 보상 패턴은 발달상으로 습득된 변화, 선천적인 특성에 덧씌워진 것 등의 조합에서 나오는 것으로 보이며, 임상적으로 관련적인 – 그리고 확인할 수 있는 – 구조적인 그리고 기능적인 비대칭성으로 결과한다 (Pope 2003).

일부 특정한 질병원인의 특징이 포함되는 것으로 추측되었다:

- 마지막 3개월 동안 자궁 안에서 태아의 비대칭적인 자세 (Previc 1991).
- 출산 시 모습 – 좌측 뒤통수뼈 전면과 함께 (Greenman 1996)
- 해부학적인 단족, 작은–반쪽 골반 등과 같은 자세적인 비대칭성 (Pope 2003)
- 대뇌의 좌우 기능분화 – 예를 들어, 우측 손과 발의 우세함으로 이어진다.
- 이미 존재하는 특징을 심화시키는 어린 시기의 외상과 적응 (Zink와 Lawson 1979a)

세 가지 광범위한 보상적 분류가 설명된다:

1. **이상적 보상:** 핵심 연결부에서 회전 선호도의 평가가 비교적 균형 잡히고 제한없는 가동범위를 보여주는 경우. Zink는 이러한 '이상적' 패턴이 임상적인 현장에선 거의 볼 수 없음을 관찰했다 (1979b).
2. **보상됨:** 회전의 선호도가 번갈아 나오는 경우 – 대략 80%의 사람들에서 보인다. 적응성의 탄력성이 충분한 정도 유지됨을 추측한다. 환추–후두의 연결부에서 시작해서, 가장 공통적인

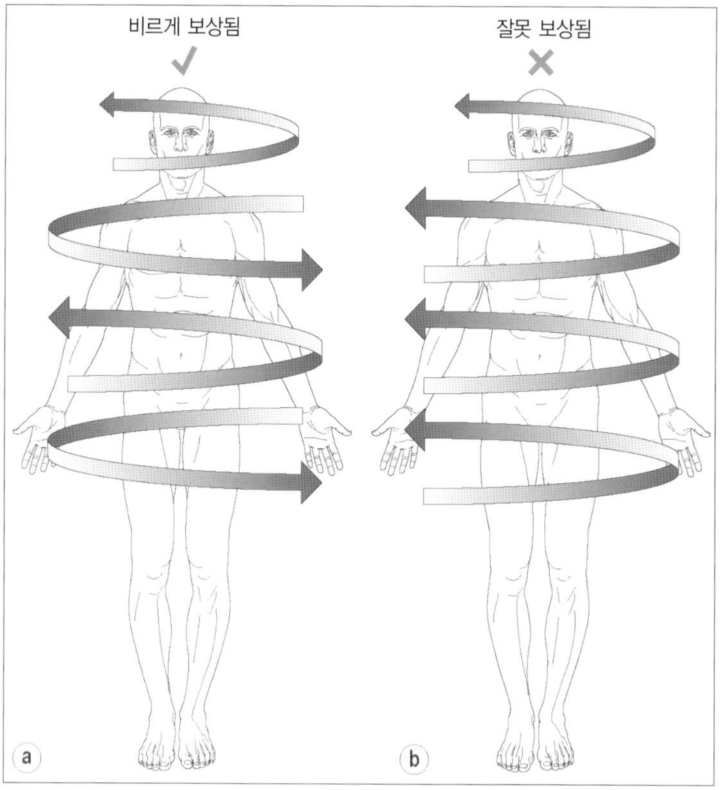

그림 4.1. (a) 적절한/최소의 적응적 보상작용 – 부가적인 스트레스나 변화에 적응하고 흡수할 수 있는 능력 있음. (b) 잘못 보상된 패턴, 부가적인 하중이나 변화를 쉽게 수용하기 어려운 감소된 적응적 능력. 보상된 (a) 그리고 잘못 보상된 (b) 적응의 패턴에 대한 배경을 설명해주는 본문의 설명을 참조하라.

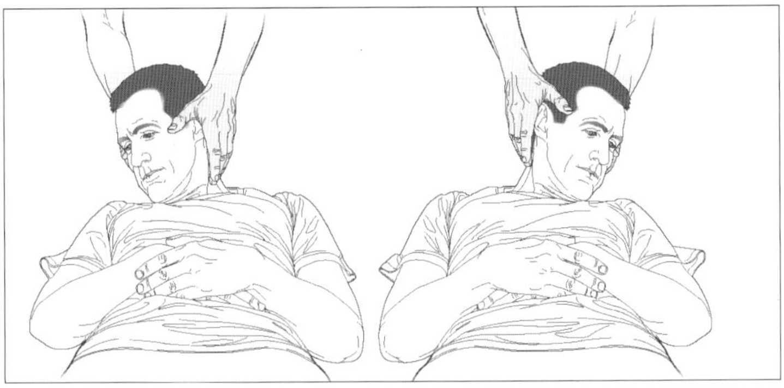

그림 4.2. 환축후두(AO) 연결부의 촉진

패턴은 좌측-우측-좌측-우측의 회전상의 선호도가 된다 (그림 4.1a).

3. **보상되지 않음:** 회전의 선호도가 번갈아 나오지 않는 경우, 대체로 보상작용에 대한 최적한 능력보다 적게, '보상적인 탈진' 을 추측한다. 이러한 패턴은 만성적인 건강 및 통증의 문제를 보유한 환자에게서 가장 나타나기 쉬운 것 중 하나이다 (그림 4.1b).

한 가지 타당한 임상적인 목적은 근골격계가 일상생활의 요구와 스트레스에 보다 쉽게 견뎌내며 적응할 수 있도록 기능상태에서 보상되지 않은 개인을 좀 더 보상된 수준으로 끌어올리는 것이다.

Defeo와 Hick (1993)는 설명한다: *'Zink와 Lawson은 인구의 상당한 비율이 중력과 같은 비-특이적인 역학적인 힘, 전반적인 및 미세한 외상 그리고 기타의 생리학적 스트레스 요인 등에서부터 생기는, 일정하게 예측할 수 있는 자세적 적응을 취한다는 것을 임상적으로 관찰했다. 이러한 힘은 척주의 이행부 내부의 관절성 관절와에 가장 큰 영향력을 보유하는 것으로 보인다.'*

1000명이 넘는 그들의 입원환자들에 대한 연구에서, Zink와 Lawson은 그 보상적인 패턴이 CCP 방식에서 번갈아 나오지 않는 사람들의 대략 20%가 좋지 못한 건강상의 병력, '건강함' 의 저하된 수준 등을 보유했으며, 저하된 스트레스-대처 능력을 보유했다는 것을 관찰했다. 이러한 고찰은 신체라는 물리적인 구조 안에서 존재하는 적응성의 수준을 평가하는 잠재적인 가치를 강조하는, 보다 최근의 임상적인 증거에 의하여 확인되었다.

2장에서 상술한 듯, Davis와 동료 (2007)는 뇌성마비와 재발성 중이염을 보유한 어린이 환자들 가운데 가장 심한 기능장애를 보유한 어린이들에게서 이러한 근육근막성 보상 패턴을 정확하게 확인했다. 그들은 다음처럼 말했다: *'근막 및 척추의 제한이란 지표는 근육성 경련으로서 발현되는 장애의 외부적 측정을 예측해준다.'*

상행하는 또는 하행하는 적응패턴 (그림 4.1a, b)

저명한 독인의 정골의/저술가인 Torsten Liem (2004)은 그 회전 선호도가 바로누운 자세에서 번갈아 나오며(L-R-L-R), 그리고 기립자세에선 번갈아 나오지 않는 더 큰 성향(즉, 그들이 동일한 방향, 예를 들어, L-L-L-R 또는 L-L-R-L 또는 R-R-R-R처럼 또는 번갈아 나오지 않는 패턴에서 일부 상이한 형태)을 보여준다면, '상행하는' 기능장애의 적응패턴이 좀 더 연관성 있을 것이며, 즉, 주된 기능장애의 영향이 하부 체간, 골반 또는 다리에 놓여있을 수 있다.

그렇지만, 그 회전 패턴이 바로누운자세와 기립자세 모두에서 동일하게 유지된다면, 이것은 그 적응패턴이 주로 '하행적' 이라는 것 즉, 주된 기능장애의 영향이 상체, 머리뼈 또는 턱에 놓여있다

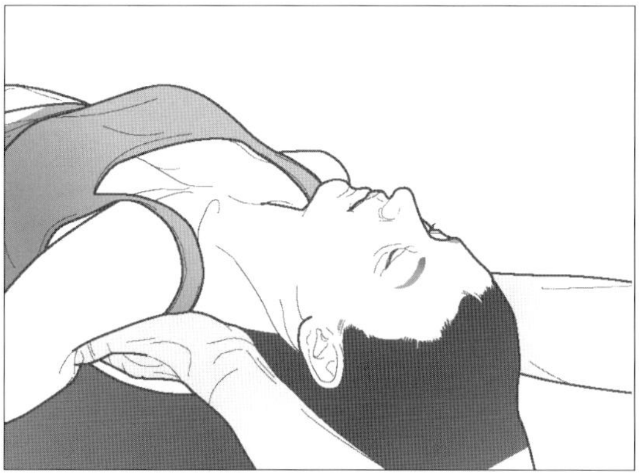

그림 4.3. 경추흉추(CT) 부위의 촉진

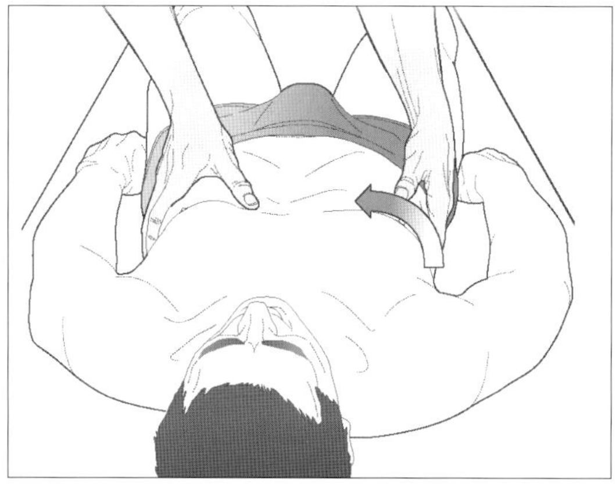

그림 4.4. 흉추요추(TL) 부위의 촉진

는 것이라고 주장했다.

평가

Zink와 Lawson (1979a)은 거기에서 근막의 그리고 기타의 긴장 및 제한이 쉽게 확인될 수 있는 장소인 척추의 이러한 이행부위에서 조직 선호도- 벌림과 옆으로 굽힘 -를 검증하기 위한 방법을 설명했다. 이러한 이행부위는 아래에서 설명된 것처럼 회전과 옆으로 굽힘 선호도에 대하여 검사될 것이다 (그림 4.2-4.5).

환추-후두의 연결부에서 촉진. 앙와위 환자에서, 치료사는 치료대의 머리쪽에 앉거나 선다. 양손은 환자의 목을 최대한 이완된 굽힘 (C2 이하의 분절을 고정하도록)으로 가져가도록 사용되며 한쪽의 편안한 최종범위- 강요되지 않은 -에 대한 회전의 선호도가 평가된다. 회전이 좌측과 우측 어느 쪽에서 더 자유로운가(그림 4.2)?

경추흉추 (CT)의 부위에서 촉진:

환자는 바로누우며 치료사의 양손은 어깨뼈의 아래에서 손바닥을 위로 한 채 놓여지도록 위치시킨다. 치료사의 아래팔과 팔굽관절은 반드시 치료대 표면과 접촉해야 한다. 환자의 어깨뼈를 전방으로 밀어주면서, 치료사의 체중이 한쪽 팔굽관절을 통해서 이어서 상이한 팔에서 바닥쪽으로 유

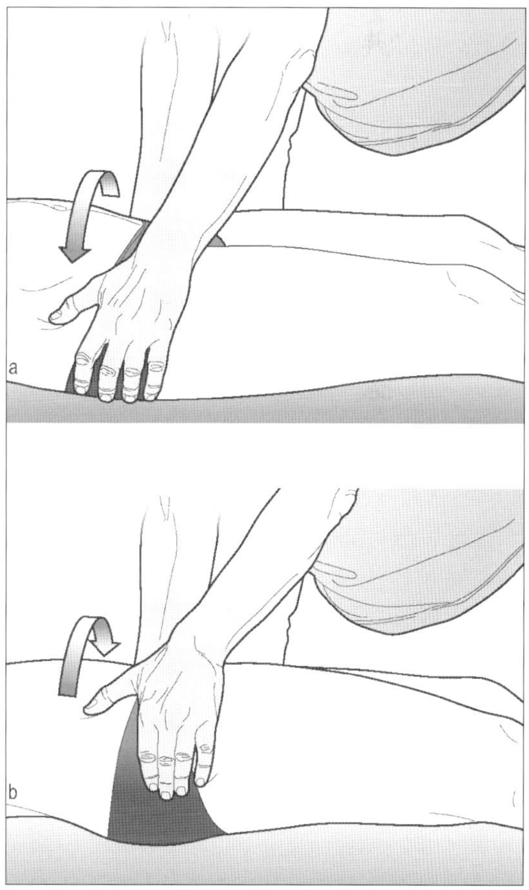

그림 4.5. (a와 b) 요천추 (LS) 부위의 촉진

도되므로 한 번에 한쪽 팔로 지렛대받침을 만들어 본다. 이것은 그 방법으로 경추흉추의 연결부에서

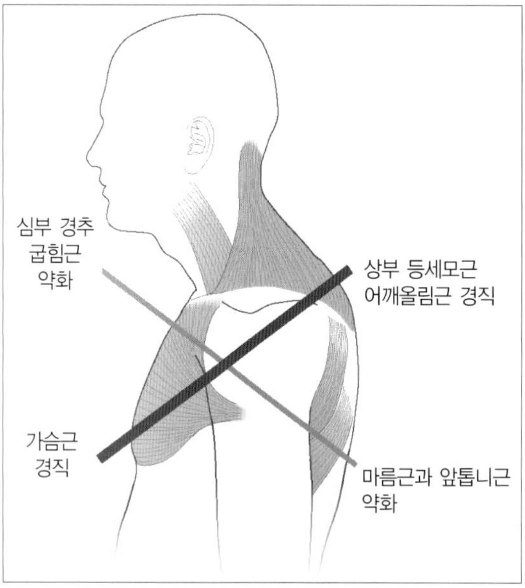

그림 4.6. 상부 교차된 증후군. 상부 교차된 패턴에서, 우리는 심부 경추 굽힘근과 하부 어깨뼈 고정근들(앞톱니근, 하부와 중간 등세모근) 등이 약해지는(그리고 길어지는) 방식을 보게 되며, 반면 상부 등세모근, 어깨올림근 그리고 가슴근 등과 같은 그 길항근들은 짧아지며 단단해질 것이다. 또한 당연히 경추 폄근, 뒤통수밑근 그리고 어깨관절의 돌림근 근육들도 짧아지며 단단해진다.

회전을 만들도록, 한 쪽이 그리고 이어서 다른 쪽이 움직이는 자유도로 이루어진 안전하고 비교적 스트레스 없는 평가를 허용한다. 회전 선호도는 쉽게 확인될 수 있다. 좌측이나 우측 어느 쪽에서 회전이 보다 자유로운가(그림 4.3)?

흉추요추의 (TL) 부위: 환자는 바로눕거나 엎드린 자세를 취한다. 치료사는 환자의 머리쪽을 바라보며 허리춤에 서고 양손을, 손가락이 외측으로 하부 갈비뼈 (7–10) 뼈몸통부위를 따라서 놓이도록 하흉추부 위에 올려놓는다. 그 구조물을 일종의 원통형으로 촉진한다고 생각하며, 양손은 환자의 하부 가슴우리를 자체의 중심 축 주위에서 회전하는 것에서 선호도를 검사하며, 한쪽 방향씩 검사한다. 그 회전이 좌측 또는 우측 어느 쪽에서 더 자유로운가? 선호된 TL 회전 방향은 반드시

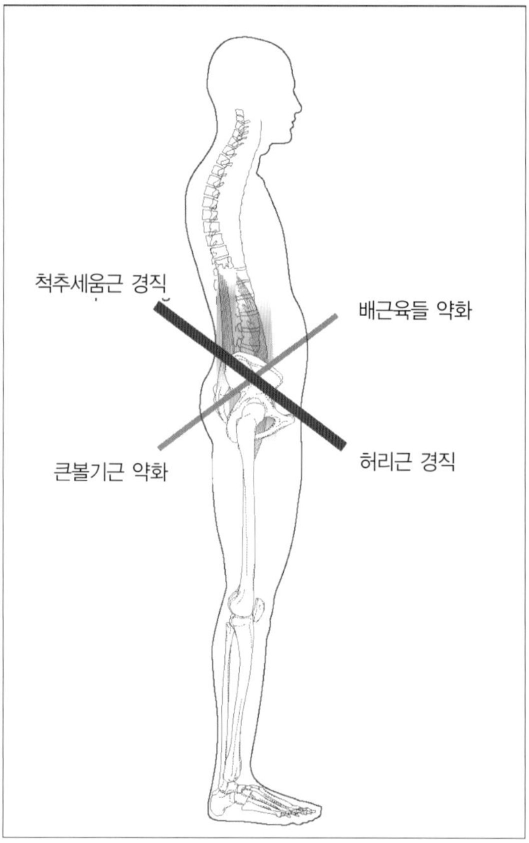

그림 4.7. 하부 교차된 증후군. 하부 교차된 패턴에서, 우리는 볼기근이 그렇듯 배의 근육들이 약해졌으며 동시에 허리근과 척추세움근은 짧아지며 단단해졌을 것이다. 또한 넙다리근막긴장근, 궁둥구멍근, 허리네모근, 뒤넙다리근 그리고 등넓은근 등도– 이러한 기능장애 패턴의 한 부분으로 근막의 제한에 대하여 강한 개연성을 보유한 채 – 짧고 단단할 것이다.

OA와 CT 검사 결과와 비교되어야 할 것이다. 건강한 적응과정을 만들고 있는 보도록 이러한 것들에서 번갈음은 반드시 확인되어야 한다 (그림 4.4).

요천추 (LS) 부위: 환자는 바로눕는다. 치료사는 머리 쪽을 바라보며 허리 아래쪽에 서며 양손은 전방의 골반 구조에 올려놓으며, 골반이 자체의 중심축 주위에서 회전되면서 조직 선호도를 평가하기 위해서 '자동차 핸들' 을 잡는 것과 같은 접촉을 사용하며, 그 구조의 '경직성/느슨함' 선호

도에 대한 정보를 찾아본다. 좌측과 우측 어느 쪽에서 회전이 더 자유로운가? 건강한 적응과정이 발생하고 있다면, 앞서 평가된 선호도와 함께 번갈음이 반드시 관찰되어야 한다 (그림 4.5).

Zink 평가 진행과정

이러한 이행의 연결부에서 회전 선호도에서 연관적 대칭성의 회복은 일종의 당연한 임상적 목적이며, 도수적, 재활치료 그리고 이어지는 장에서 설명되는 것과 같은 운동법 등을 이용한다.

Janda와 Lewit의 자세적 패턴

보상작용이 척추와 골반의 근육들을 과도하게 사용하고, 잘못 사용하고, 사용하지 않음을 만들므로, 일부 근육들은 과도하게 작용하며, 단축되고 제한되며, 상이한 부분들에서 억제되고 약해지는 것과 함께, '교차된 증후군' (Janda1968, Lewit 1999)으로 특징지어진 전신적인 자세적 변화가 결과한다 (그림 4.6과 4.7).

이러한 교차된 패턴은 길항근이 특정한 자세적 근육의 과도한 작용으로 인해서 억제되어지므로 발생하는 불규형을 보여준다. 재활치료에서 주된 치료의 한 가지는 이러한 불균형을 정상화시키는 것이며, 관절과 근육의 특징에 명백하게 관심이 요구되는 한편 – 내재한 근육근막성 제한은 이러한 과정의 한 부분이 될 것이다.

기능장애의 국소적 징후와 특징

전반적인, 전신 패턴을 평가한 후 세밀한 관찰, 촉진 그리고 측정에 의하여 가능한 많은 '미세한' 징후와 기능장애의 특징을 살펴보는 것이 필요하다:

- 무엇이 짧은가?
- 무엇이 단단한가?
- 무엇이 수축되었는가?
- 제한된 것은 무엇인가?
- 약한 것은 어떤 것?
- 무엇이 균형을 벗어났는가?
- 자극발생 과정이 비정상적인가?
- 기능장애를 만들거나 지속시키도록 무엇– 과사용, 잘못된 사용, 외상 (남용), 무사용 –이 발생하는가?
- 환자가 이러한 변화를 악화시키는 어떤 것을 하는가 아니면 하지 않는가?
- 이러한 변화를 정상화시키도록 무엇을 할 수 있는가?

여기서 우리의 역할은 신체의 구조에 요구사항을 만드는 그 적응싱의 부담을 김소시키는 깃이며, 한편 그 구조와 관여된 조직이 통상적으로 그 부위들이 받게 되는 과도한 사용과 잘못된 사용을 더욱 더 잘 다룰 수 있도록 기능적인 완전성을 강화시키도록 동시에 시도한다.

정골학적 STAR 촉진법

치료에서 도수적인 방법을 채용하는 대부분의 치료사들은 그 환자 개인의 연령과 신체적인 상태에 연관해서, 기대되는 것보다 훨씬 더 치밀하게 단단해지고, 덜 유연한 듯 보이는 연부조직을 촉진하게 되는 현상을 경험했을 것이다.

정골의학에서 '체성 기능장애' 로 명명되어졌던 부위를 추측하게되는, 여러 가지 상이한 지표들과 함께 이러한 경험은 집약되었다 (Rumney 1979).

체성 기능장애는 *'체간 (신체의 기본틀) 시스템– 골격의, 관절의 그리고 근육근막성 구조들 그리고 연관된 혈관의, 임파의 그리고 신경의 요소들 –의 연관된 구성요소의 달라진 또는 손상된 기능'* 으로서 정의된다 (Ward와 동료 1997).

그러한 소견을 이해하려는 시도에서 체성 기능장애의 정골학적 모델은 STAR라는 약자로 요약되었다 (Dowling 1998). 이것은 다음을 나타

낸다:

- S = 민감성 (sensitivity: 비정상적 압박과민함)
- T = 달라진 긴장도, 느슨한 등과 같은 조직 질감의 변화 (tissue texture)
- A = 비대칭성 (asymmetry: 이상정렬)
- R = 가동범위(range of motion)와 유연성 감소 (예, 구축)

STAR라는 명칭은 진단을 제공하는 것이 아니며 – 오로지 평가하고 있는 그 조직안에서 모든 좋지 않은 관찰만을 제공할 뿐이고, 국소적이든 전신적이든 또는 멀리 떨어져 있든 그 원인, 악화의 및 지속의 특성에 대한 더 깊은 조사를 요구하는 것이다.

감각적으로 상이한('정상'에서부터) 느낌을 보유한 조직들의 이러한 현상에 대한 문헌들에서 상이한 표현들은 섬유염적(Purslow 2010), 치밀화(Borgini와 동료 2010), 경화된 (Fritz & Grosenbach 1999) 등과 같은 용어를 포함한다.

STAR 촉진 모델과 그것의 구성요소들은 Fryer와 동료(2006)에 의하여 일부 입증되었으며, 이것은 정골학의 도수평가에서 광범위하게 사용된다.

체성 기능장애의 가능한 병인적 그리고 지속성의 특징에 대한 조사는 광범위한 관찰과 기능적 검사의 어떤 것들을 포함할 것이다. 이러한 것들은 조직들이 제한된 한계점으로 향해갈 것이므로, 통증성 특징, 달라진 운동조절 그리고/또는 달라진 '최종느낌'의 특징 등을 포함할 것이다.

보다 최근에, 근육근막의, 내장의 그리고 근육의 조직 층들 사이에서 정상적인 활주 잠재력의 상태가 체성 기능장애의 잠재적으로 중요한 형태인 것으로 인식되었다.

사라진 또는 감소된 근막성 활주 잠재력?

조직들의 활주/미끄러짐 잠재력에서 변화에 대한 평가는 현재 진행중이다. 예를 들어, 경추 부위, 어깨뼈의 모서리, 하부 가슴우리, 골반, 엉치뼈의 및 둔부의 부위들에서 저하된, 뒤로 당겨진 또는 올라간 띠나 부위의 존재와 같은 객관적인 징후와 함께, 증상을 도수적으로 평가된 조직 변화(아래의 피부 측정에서 언급을 참조) 등과 비교해보는

연습하기

연구 증거를 이용한 활성화의 촉진법

근육막의 운동학적 체인이란 자신들의 연구에서, Weisman과 동료 (2014)는 장딴지근의 등척성 수축이(엎드린 사람에게서) 양쪽 모두의 상부 등세모근에서와 함께, 예를 들어, 동측 뒤넙다리근, 위뒤엉덩뼈가시(PSIS) 등에서 그리고 요추흉추의 연결부 (T12/L1)에서 (전기적으로) 강력하게 기록된 것을 확인했다.

그들은 또한 경추의 폄(엎드린 사람에서)이 양쪽 모두의 상부 등세모근에서와 함께, T6와 T12 수준에서 척추주위근에 강력한 활성화가 결과적으로 된다는 것을 발견했다. – 거기에서 저항을 주든 (즉, 등척성 수축) 또는 저항없이 경추 폄만 하든 간에 경추 폄에 저항을 줄 때 PSIS에서 강력한 활성화가 그리고 뒤넙다리근 수준에서는 중등도의 활성화가 존재했다.

한 가지 연습으로: 모델을 이용해서 위에서 언급한 수축 변수들을 다시 만들었을 때, 지적했던 그 부위들을 촉진해본다. 예를 들어, 등척성의 장딴지근 수축 중 동측의 상부 등세모근 수축을 감지할 수 있는가? 요통을 보유한 누군가에서 동일한 정도의 활동성을 느끼는가?

것이 가능한가와 같은 단서들이 이용될 수 있다.

결합조직 마사지의 개발자인 Dicke (1954)는 그러한 올라간 또는 내려간 조직 부위가 마사지의 방법으로 잘 해소되지 않을 때, 그것들이 변화된 혈관 공급 및 임파 배출을 포함하는 만성적인 반사적 내장신체적 작용을 나타낸다는 것을, 그것이 세포들과 조직들 안에서 교원질의 변화로 이어졌다는 것을 제안했다.

가능한 조직 전위 (움추러든, 올라간 등)등과 함께, 달라진 혈관성 피부 반응, 조직 민감도, 긴장도 및 밀도 (아래의 피부 평가와 위의 STAR 촉진법을 참조)는 내재한 근막성 기능장애의 가치 있는 임상적인 증거를 제공할 것이다. 자세와 기능적 동작의 관찰은 근막의 층들 사이에서 존재하는 제한을 확인하기 위한 부가적인 기회를 제공할 것이다 (Myers 2013) (3장을 참조).

피부의 활주 기능과 내재한 근막성 제한

피부는 근막의 층– 그 위에서 피부가 자유롭게 미끄러지는, 일반적으로 느슨한, 표면의, 그물코 층 –바로 위에 놓여있으며 아래 놓인 조직에서부터 쉽게 들려 진다. 그렇지만, 때때로 손의 장측면에서처럼(또는 발바닥처럼), 피부가 치밀한 결합조직으로 단단하게 고정되며 쉽게 미끄러질 수 없으며 아래조직에서 떨어져 쉽게 들릴 수도 없다. Benjamin (2009)은 다음처럼 언급한다, *'손바닥과 발바닥은 체중받침이나 잡기 등과 연관된 압박력으로부터 아래에 놓인 혈관과 신경을 보호하는 치밀한 결합조직의 단단한 껍질을 담고있다. 그 두 가지 모두는 움직임을 제한하도록, 그것들 위에 놓여있는 두꺼운 피부로 단단하게 부착된다.'*

활주 가능한 피부와 뼈 사이에서 단단하게 부착된 종아리 근막이 놓여있는 장소인 자신의 전방 정강이와 비교해서, 자신의 전방 넙다리 부위에서 피부– 예를 들어, –의 그 '활주성'과 들려질 수 있는 잠재력 모두를 비교해보라.

Lewit의 통각과민의 피부 부위

체코의 물리의학 선구자인 Karel Lewit (1999)은 다음을 제안한다:

- 피부가 아래 놓인 조직 위에서 움직일(미끄러질) 때, 저항은 일반적으로 일종의 근육근막성 통증유발점과 같은 '통각과민의 피부부위'라는 반사기원의 작용의 일반적인 국소특성을 나타낸다.
- 예를 들어, 피부가 자체의 탄력한계까지 부드럽게 신장된다면, 피부 탄력성의 국소적 상실 이면에 놓인 기능장애의 국소위치의 확인방법을 개선시킬 수 있다.
- '끌리는' 감각(증가된 발한증)을 찾아보는, 피부의 가벼운 문지르기는 기능장애– 근막의 또는 다른 것의 –의 위치를 콕 집어내는 정확성을 제공할 것이다. *신경근치료법(NMT)* 평가와 같은 또 다른 *촉진*의 방법과 함께 끌림 촉진법은 15장에서 설명된다.

주관적인 소견을 확증하는 객관적인 평가

뒤따르는 장에서 상술하게 될 방법들과 함께, 이 장에서 개략적으로 설명된 전신적인 그리고 국소적인 평가 방법은 반드시 근막의 기능장애의 평가를 위한 기반을 제공해야 한다. 그렇지만, 최근에 좀 더 분명해진 것은 객관적인 평가와 진단적 방법으로 주관적인 것을 뒷받침할 필요성이다.

비교적 저렴한 것 부터 엄청난 비용에 걸쳐 이것을 도와줄 수 있는 다양한 장비가 개발되었다. 예를 들어, 이미 초음파 영상 장비들에서 이루어진 것처럼, 기술이 발전하고 시장 잠재력이 증대하면서, 비용이 극적으로 절감될 것이다.

연습하기

피부 평가와 결합조직 마사지 측정 (7장을 참조; Dicke 1954, Bischof와 Elmiger 1960)

대부분의 신체 부위들에서 아래놓인 표면근막 위에서 미끄러지는 피부의 정상적인 능력은 기능장애를 확인하는 수단으로서 사용될 수 있으며 – 예를 들어, 피부가 덜 탄력적인 장소나, 쉽게 미끄러지지 않는 장소, 그리고 수분의 지나친 양을 담고 있는 (증가된 발한) 장소 등이 있다.

- 모델이나 환자는 앉거나 엎드린다.
- 손을 편 접촉을 사용해서 양 손 (또는 손가락 살부분)이 소폭의 앞–뒤로 밀기와 함께 근막에 대하여 피하조직을 동시에 움직인다 (그림 4.8).

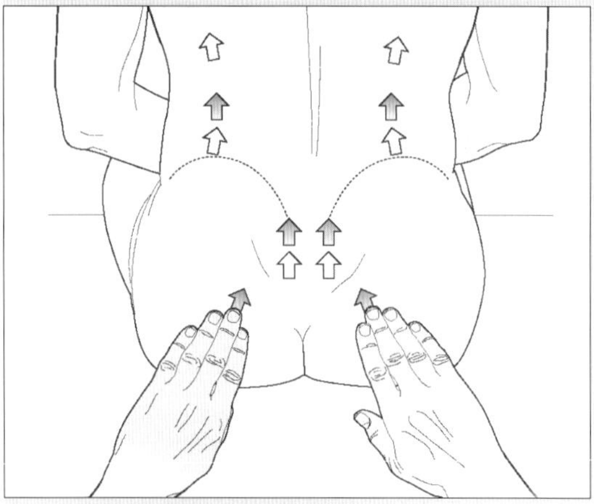

그림 4.8. 피부 밀기. 양손 (또는 손끝)으로 충분한 접촉을 사용해서 작은 앞–뒤로 밀기로 근막에 대하여 동시에 피하조직을 움직인다.

- 가능한 움직임의 정도는 그 조직의 긴장도에 달린다.
- 어떤 비대칭적인 행태를 확인하도록 동시에 대칭적인 부위(즉, 신체의 양측면)를 검사하는 것이 중요하다.
- 당신의 손가락을 가볍게 굽힘시키고 오로지 손끝 살부분과 피부 사이에서 접촉을 만들기에 충분한 정도만의 압력을 사용해서(피부 위에서 손이 미끄러지는 것이 아닌, 아래 놓인 근막 위에서 피부를 미끄러뜨리는), 양손으로 동시에 연속적인 천천히, 짧게, 의도된 , 밀기 동작을 만들어보며, 이 동작은 그 조직 (근막 위의 피부)을 각 측면에서 탄력한계를 향해 늘려준다.
- 검사의 패턴은 척추를 향해 비스듬한 방향에서 그 조직을 상방으로든 또는 양측면으로든 반드시 아래로부터 위쪽으로 시행되어야 한다.
- 당신의 환자/모델이 앉든 엎드렸든, 볼기 조직으로부터 어깨를 향해서 검사될 것이며, 대칭성에 대하여 그 미끄러짐을 비교한다.
- 촉진을 연습하므로, 당신의 결합조직 위에서 피부 '밀기' 가 그 반대쪽과 비교해서 제한을 드러내는 장소인 국소부위를 확인하려고 시도한다.

영상화와 연부조직 변화

촉진과 기능적인 평가에 더해서, 영상화 (다양한 기술을 이용하는)가 객관적인 연부조직 변화를 확인하도록 이용되고 있으며, 실시간 초음파의 사용과 초음파의 색깔–입력의 변형법인 탄성초음파영상법 (sonoel– astographies) 등을 포함한다.

Boon과 동료(2012)들은 다음을 관찰한다, '... *전공 논문 집필자는 초음파촉진 (sonopalpation: 문제의 구조 위에서 도자를 이용한 직접적 압박)*

연습하기

미끄러짐 측정을 위한 하중부하의 상이한 수준

- 당신이 넙다리두갈래근에서부터 궁둥뼈결절을 향해서, 또는 엉덩정강근막띠를 향해서 자신의 접촉을 쉽게 움직일 수 있는 장소를 평가하도록 자신의 모델의 후외측 넙다리를 선택한다.
- 손끝이나 손바닥을 펴서 (촉진하고 있는 부위의 크기에 따라서) 넙다리뼈 위에 올려놓으며 당신은 압력의 가벼운 정도에서부터 중등도까지 적용하면서 피부의 느슨함을 없애간다.
- 이어서 당신의 압력을 증가시키며 상이한 방향에서 보다 깊은 조직위에서 근육을 움직이려고 시도하므로 활주 잠재력을 검사한다. 움직임이 외측으로 또는 내측으로 더 쉬운가; 아니면 상방으로 또는 하방으로 더 쉬운가? 그 연습의 이러한 측면에서 어떤 조직이 관여되는가?
- 이제 당신의 촉진하는 접촉을 엉덩정강근막띠로 바꾸며, 당신이 한 층 위에서 또 다른 층을 움직이므로, 자신의 접촉한 손 아래에서 가능한 활주의 방향을 다시 검사하므로, 양쪽의, 가벼운, 그리고 약간 깊은 압력을 사용한다. 여기에서는 얼마나 깊게 촉진할 수 있는가? 당신의 손이 넙다리두갈래근 위에서 있었을 때와 이것이 얼마나 다른가?
- 당신이 좀 더 근육성인 넙다리두갈래근을 검사할 때처럼, 이러한 치밀한 근막성 구조에서 압력의 동일한 가변적인 수준을 성취하는 것이 가능한가?
- 보다 깊은 촉진 압력을 사용해서, 넙다리두갈래근이 궁둥뼈결절을 만나는 장소로 인접해서 동일한 평가를 시행한다. 이것은 조금 불편할 수 있으므로 매우 천천히 움직이고, 그 근육의 부착 장소 근처에 도달하면서 이러한 조직에서 변화에 대하여 느껴본다. 당신은 힘의 어떤 연결선을 느끼는가? 또한 어떤 구조를 확인할 수 있는가?
- 이러한 연습은 뼈에 접근하면서 그 변화와 함께, 아래 놓인 근막 위에서 피부의, 그리고 아래 놓인 근육 위에서 그러한 조직의 그리고 계속해서 더 깊은 근막구조 위에서 활주 잠재력을 구분함에서 도와주도록 고안되었다.
- 기능장애의 조직과 함께 '정상의' 조직을 촉진함으로, 정상적인 활주와 제한된 활주 사이의 그리고 유연한 조직과 섬유염적 조직 사이에서 감별할 수 있는 능력이 더 좋아질 것이다.

을 조합하는 그 능력을 보유하며 환자로부터 실시간 피드백을 얻게 된다. 동시에 촉진하며 시각화하는 것이 가능해지는 그 능력- 예를 들어, 근육 활성화 중 -은 초음파검사기의 한 가지 독특한 특징이다.'

예를 들어, Matinez Rodríguez와 Galán del Rio (2013)는 영상화에 의하여 입증된 것을 관찰한다: 이와 같은 변화에 대한 그들의 고찰이 치밀화라기 보단 섬유증을 포함할지라도, 조직 손상에 이어지는 근육막의 회복 과정은 가시적인(그리고 촉진 가능한) 결합조직 변화로 발생한다는 것: *'섬유증은 섬유염적 조직의 왜곡된, 비-기능적인, 그리고 지나친 축적에 의하여 그 조직의 정상적인 구조적 요소들은 대체하는 것으로써 정의될 수 있다.'*

연습하기

피부들어올리기 ('이동시키기')

이동시킴의 두 가지 상이한 수준이 가능하다:

- 가장 표면의 이동이 피부와 피하조직 사이에서 발생하며 그 이동이 가볍기 때문에 어린이와 노인들에서 관찰하기 더 쉽다.
- 주된 이동은 피하조직과 근막 사이에서 결과한다.

그 사람의 나이, 체질적 상태 그리고 자세 등이 그 소견을 변화시킬 것이다.

- 적은 지방 조직을 보유한 마른 사람에서 아래 놓인 조직 위에서 피부를 이동시키기 쉽다.
- 비만한 사람은 높은 피하지방과 수분 내용물을 보유하며, 그 이동을 좀 더 어렵게 만든다 (그림 4.9).

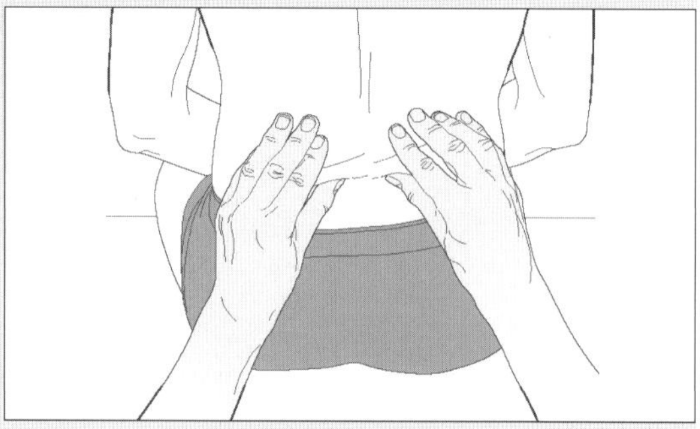

그림 4.9. 피부 들어올리기. 근막으로부터 피부접힘을 들어올리기와 당기기에 의하여, 그 조직 긴장도와 이동의 정도가 결정된다.

이러한 방법을 사용해서 위에서 설명한 '근막 위에서 피부 밀기' 에 의하여 확인된 소견과 비교한다.

연습하기

엉치뼈의 표면 근막의 촉진

Hammer (1999)에 의하여 설명된 조직 평가를 시행하기 위해서, 위에서 설명한 피부 촉진을 또는 15장에서 설명하는 NMT 촉진 방법을 사용하며, 그는 다음을 제안한다: '*표면의 그리고 심부 등허리근막(TLF)이 합쳐지는 장소인 엉치뼈 위에서 근막 촉진은 종종 압박과 민함을 그리고 예를 들어, 좌측 넓은등근 쪽으로 우측 다리로부터 하중의 정상적인 이동을 허용하도록 [적절한] 근막 이완법을 요구하는 어떤 특정한 방향에서 제한을 드러낼 것이다. 그 하중 이동 기전의 어떤 부분이 근막이완법을 필요로 할 것이다. 요추 부위에서, 심부 TLF는 등의 근육들 위에서 좀 더 자유로워야 할 것이다. 촉진은 [또한] 이러한 조직의 딱딱해짐과 두꺼워짐을 드러낼 것이며, 그것들은 [적절한] 근막 이완법이 필요할 것이다. 심부 TLF는 아래뒤톱니근의 섬유들과 융합할 것이며, 이 근육도 종종 이완법이 필요하다.*'

이 부위의 세부 설명은 1장, 그림 1.5를 참조

영상화의 주의점

치료사가 초음파 진동자를 다루는 방식이 결과할 그 영상을 변형시킬 수 있는가?

연부조직 행태와 구조의 비-침범적인 시각화가 당연하게 임상 및 연구의 진보를 가져오는 한편, 정상적인 그리고 병적인 조직 모두의 특징과 많은 역학적인 속성이 생각한다면, 치료사-왜곡의 요소들이 강조되어질 필요가 있으므로, 주의가 요구된다 (Konofagou와 동료 2003).

치료사가 자신의 손으로 도자를 조작하므로, 초음파 도자의 압박 압력, 배열 또는 방향 등에서 변수 모두는 잠재적으로 결과하는 반향-신호 영상을 변형시킬 수 있을 것이다 (Drokonaki와 동료 2009). 그렇지만, 새로운 좀 더 자동화된 영상화 방법이 발전하면서, 현재 사용되는 접근법의 주관적인 성향이 우연한 왜곡의 위험을 감소시켜갈 것이다.

5장은 근막의 양상에 임상적으로 영향을 주는 것으로 보였던 도수의, 장비 보조된 그리고 운동의 방법들에 관한 증거를 요약한다.

참고문헌

Benjamin M 2009 The fascia of the limbs and back – a review. J Anat 214:1–18

Bischof I, Elmiger G 1960 Connective tissue massage. In: Licht S (ed) Massage, manipulation and traction. Licht, New Haven, CT

Boon AJ, Smith J, Harper CM 2012 Ultrasound applications in electrodiagnosis. PMR 4(1):37-49

Borgini E, Antonio S, Julie Ann D, Stecco C 2010 How much time is required to modify a fascial fibrosis? J Bodyw Mov Ther 14: 318-325

Davis M et al 2007 Confirmatory factor analysis in osteopathic medicine: fascial and spinal motion restrictions as correlates of muscle spasticity in children with cerebral palsy. JAOA 107(6):226-232

Defeo G, Hicks L 1993 A description of the common compensatory pattern in relationship to the osteopathic postural examination. Dynamic Chiropractic 24:11

Dicke E 1954 Meine Bindegewebsmassage. Hippokrates, Stuttgart

Dowling D 1998 S.T.A.R.: a more viable alternative descriptor system of somatic dysfunction. American Academy of Applied Osteopathy Journal 8(2):34–37

Drakonaki EE, Allen GM, Wilson DJ 2009 Real-time ultrasound elastography of the normal Achilles tendon: reproducibility and pattern description. Clin Radiol 64:1196-202

Fritz S, Grosenbach J 1999 Mosby's basic science for soft tissue and movement therapies. Mosby, St Louis

Fryer G, Morris T, Gibbons P et al 2006 The electromyographic activity of thoracic paraspinal muscles identified as abnormal with palpation. J Manipulative Physiol Ther 29(6):437–447

Greenman P 1996 Principles of manual medicine. Williams & Wilkins, Baltimore pp 545-546

Hammer W 1999 Thoracolumbar fascia and back pain. Dynamic Chiropractic 17(16):1-3

Janda V 1968 Postural and phasic muscles in the pathogenesis of low back pain. In: Proceedings of the XIth Congress International Society of Rehabilitation and Disability, Dublin, Ireland, 553–554

Konofagou E, Ophir J, Krouskop TA, Garra BS 2003 Elastography: from theory to clinical applications. Presented at Summer Bioengineering conference, Key Biscayne, FL, June 25-29

Lewit K 1999 Manipulative therapy in rehabilitation of the locomotor system, 3rd edn. Butterworths, London

Liem T 2004 Cranial osteopathy: principles and practice. Churchill Livingstone, Edinburgh, pp 340-342

Martínez Rodríguez R, Galán del Río F 2013 Mechanistic basis of manual therapy in myofascial injuries. Sonoelastographic evolution control. J Bodyw Mov Ther 17(2):221-234

Mosby's Medical Dictionary 2012 9th edn, Elsevier, St Louis

Myers T 2013 Anatomy Trains, 3rd edn. Churchill Livingstone Elsevier, Edinburgh

Pick M 2001 (October) Presentation 'Beyond the neuron'. Integrative bodywork – towards unifying principles. Conference, JBMT/University of Westminster, London

Pope R 2003 The common compensatory pattern. American Academy of Applied Osteopathy (AAO) Journal Winter pp 59-83

Previc F 1991 General theory concerning prenatal origins of cerebral lateralization in humans. Psychol Rev 98(3):299-334

Purslow P 2010 Muscle fascia and force transmission. J Bodyw Mov Ther14 (X):411-417

Zink JG, Lawson WB 1979a An osteopathic structural examination and functional interpretation of the soma. Osteopath Ann 7(12):433-440

Zink JG, Lawson WB 1979b Pressure gradients in osteopathic manipulative management of the obstetric patient. Osteopath Ann 7(5):42-49

Rumney IC 1979 The history of the developmental term 'somatic dysfunction'. Osteopath Ann 7(1):26–30

Ward RC 1997 Foundations for osteopathic medicine. Williams & Wilkins, Baltimore

Weisman M et al 2014 Surface electromyographic recordings after passive and active motion along the posterior myofascial kinematic chain in healthy male subjects. J Bodyw Mov Ther; in press

제 5 장

회복의 방해물을 제거하기: 치료의 기전과 근막

REMOVING OBSTACLES TO RECOVERY: THERAPEUTIC MECHANISMS AND FASCIA

Leon Chaitow

임상적 치료법들을 평가할 때 증거가 필수적인 반면, 경험을 바탕으로 한 의견들은 배경을 설명하고, 목적을 설명하며, 몇몇 관점을 제공함에서 빈번하게 유용해진다.

Ida Rolf(1977)는 근막과의 관계에서 치료적인 의도가 어디에 집중되어야 하는가에 관한 자신의 정통한 의견을 제공했다: *'근막의 역학과 중요성에 대한 무지는 실로 심각하다. 그러므로 이론에서 조차도 신체를 둘러싸는 표면 근막의 층에서 더 개선된 배열을 통해, 훨씬 지대한 변화가 단지 구조적 모양만이 아닌 기능적인 발현에서도 만들어질 수 있다는 그 가능성이 무시되기 쉽다. 실험에서 단지 적절한 방식에서 표면 근막을 벌려주고 이완시키는 스트레칭만에 의해서도 이로운 변화가 신체 안에서 만들어질 수 있다는 것을 보여준다.'*

이러한 주장에서 야기되는 그 의문은 – 어떤 치료 방법이 적절한가? 그러한 답변의 일부(많은?)라도 이 장에서 제공되길 바라마지 않으며, 여기서 당신은 근막의 기능장애를 수정할 수 있는 방법과 그 기전에 관하여 현재 알려진 내용들의 요약정리를 보게 될 것이다. 너무도 유명하게 출간된 보고서나 연구서들과 함께 임상적인 경험을 기반으로도, 특정한 상황에서 효과적인 것으로 보인 또는 그렇게 생각되는 하중 적용의 방법– 압박, 스트레칭, 전단력, 진동 등 –의 평가가 있을 것이다.

치료적 개입의 일반적인 목적

이 교재에서 강조된 치료적 모델은 치료적 개입이 가장 적절하고 성공적이기 위하여 다음의 한 가지나 전체를 성취함에 집중할 필요가 있다는 것을 알려준다:

- 기능의 강화, 그래서 그 사람, 시스템 또는 부위 등이 삶의 다양한 생화학적인, 심리사회적인 그리고 생체역학적인 적응적 요구에 대한 반응에 더 잘 적응하고 스스로를 조절할 수 있게 된다.
- 증상 발생의 보상적인 변화로 결과하거나 유지되고 있을 과사용, 잘못된 사용, 사용하지 않음 등 (2장에서 적증상태 설명을 참조) 적응적인 하중부하의 요소들의 수정이나 제거
- 처리할 수 없는 부가적인 적응적 요구의 부담이 없는, 증상적인 완화

특정한 근막–연관된 치료적 목적

위에서 설명한 일반적인 목적의 틀 안에서, 다음

과 같은 여러 가지 좀 더 특별한 목적이 존재한다:

- 통증 조절 - 근막, 근육, 관절, 신경계 그리고 뇌 등을 치료함
- 건강한 염증과정과 함께(대항해서가 아닌) 치료하며; 염증의 지나친 정도를 안전하게 조절함
- 정상적인 근막의 활주/미끄러짐 잠재력 등이 손상된 장소에서 그 기능을 회복시키기
- 운동학적 근육근막의 기능을 강화시키기, 그래서 장딴지근의 활성화가 동측 상부 등세모근에서 기록되는 것 (1장에서 보고된 Weisman과 동료 [2014]의 연구에서)처럼 원격의 연결이 하중-전달을 위해 반응하도록.
- 정상적인 관절 범위와 근육 동작을 회복하는 것
- 복원력, 탄력성, 가동성 그리고 안정성을 강화시키는 것
- 예를 들어, 만성적인 섬유증의 치료에서, 일종의 염증성 반응의 착수와 통제된 미세-외상의 이용을 포함해서 섬유증, 치밀화, 지나친 경직 등을 예방하고 줄여주는 것으로, 그래서 이어지는 재형성은 보다 기능적인 조직 행태로 결과한다 (이 장과 13장에서 원심적 스트레칭을 참조하라)
- 외상-이후와 수술-후 상처 치유와 재형성을 강화시키기
- 수술-후 유착을 예방하기
- 근막성 연결의 연결고리, 사슬, 해부열차 등의 임상적인 적용과 인지력을 통해서 자세와 기능(예, 호흡)을 개선시키기
- 그리고 당연히 더 있을 것이다.....

직접의 또는 간접의: 두 가지 가능한 치료적 개입의 모델

Tozzi (2012)는 근육근막성 제한에 연관된 연부조직 치료적 개입의 두 가지 광범위한 모델의 도움이 될만한 정골학적 정의를 제공했다: 직접 및 간접의 접근법. 글상자 5.1을 참조

글상자 5.1

정의된 직접 및 간접의 접근법

Tozzi (2012)에 따른:

1. *'**근막에 대한 직접적 접근법:** 조직 제한을 직접 다루며 이완될 때까지 지속한다. 때때로, 이환된 조직을 그 기능적인 한계까지 가져가지면서, 긴장감이 사라질 때까지 삼차원적 압박 또는 견인이 적용되며 유지된다 (일반적으로 60-90초) (Pilat 2011). 그 첫 번째 한계점이 해소되면, 이 과정은 이어진 한계점에 대하여 반복되며, 그 이완이 느껴질수 있는 지점까지 각각의 한계점의 벡터에 맞춰서 압박력을 조절한다. 그 부위에서 어떠한 통증의 증가라도 있을 때, 압박력은 감소된다. 이것은 근막 이완법 또는 근육근막 유도법 등으로 다양하게 알려졌다 [14장].*
2. *'**근막에 대한 간접적 접근법은:** 기능장애성 조직의 패턴의 과장을 필요로 하며, 제한된 근막조직을 자체의 '편안함' (균형잡힌 긴장)의 자세로 가져오며, 그 긴장상태가 풀어질 때까지 그 자세를 유지한다 (Ward 2003).'*
3. **간접적 방법론**의 더 많은 정의는 자가-조절의 영향력이 작동하도록 허용하도록 제한된 한계점으로부터 멀어짐을 포함하고, 변화의 감각 또는 '이완'으로 결과한다

이러한 모델은 다양한 임상적 접근법이 이 장과 이 책 전체에 걸쳐서 설명되면서, 이해하게 될 것이다.

잠재력을 간략하게 살펴보기
이력현상 (hysteresis)의 연구

근육의 행태에 영향을 줄 수 있는 도수치료 방법의 잠재력을 평가해 볼 한 가지 방법은 치료적 하중부하(늘리기, 압박 등)의 조절된 정도의 적용 전과 후의 '조직의 뻣뻣함'의 상태를 측정하는 것이다. 1장에서 설명한 듯, 증가든 감소든 치료나 동작 이후에 나오는 조직 내부의 경도에서 어떤 변화든지 이력현상을 포함한다.

Barnes와 동료 (2013)는 상이한 도수적 방법에 대한 반응에서 이력현상(근막의 뻣뻣함 변화)를 측정하는 연구를 시행했다. 그 정골학의 연구자들은 다음의 과정을 채용했다:

1. 경추부 관절의 체성 기능장애 (SD)의 부위가 4장에서 설명된 것과 같은 주의 깊게 통제된 촉진 평가방법– STAR 촉진 방식을 포함한 – 을 사용해서 240명의 대상에서 확인되었다. 조직 경도는 경도계(durometer)라는 뻣뻣한 정도 측정의 목적에 맞게 설계된 장치를 사용해서 치료(또는 거짓치료)에 앞서 측정되었다.
2. 균형잡힌 인대의 긴장법(10장), 근육에너지 치료법(13장), 빠른 속력의 도수정복; 스트레인–카운터 스트레인(16장) 그리고 거짓치료법 등 네 가지 상이한 방법이 확인된 체성 기능장애의 가장 심한 부위로 한 차례의 치료시행에서 무작위하게 적용되었으며, 그 적용 후(10분의 치료–후) '조직 뻣뻣함에서 변화'(즉, 이력현상)가 경도계로 재–측정되었다.
3. 각각의 경추 분절위에 놓인 근육근막성 구조의

글상자 5.2

'증거'란 무엇인가?

- *이로운 증거의 부족이란 이로운 점 부족의 증거를 말하는 것이 아니다*란 표현을 반드시 마음에 새겨야 한다.
- 무엇보다 안전성과 효율성 모두는 특정하게 주어진 상황에서, 모든 특정한 치료방법의 선택을 위한 기준이라는 것 그리고 적절한 선택은 기술과 과학적 사실 모두를 대표한다는 것을 인식함이 중요하다.
- Sackett (1996)은 무엇이 *'의학을 기반으로 한 증거'* – *'최선의 행위'*로서 알려진 것으로 이어진 기본공식을 제공한다.
- 증거의 제안된 수직계층은 아래에서 정리되며, 무작위로 이루어진 임상적 실험의 체계적인 고찰이 어떤 치료과정에 대한 효율성과 안전성 모두를 확보하는 최선의 방법인 것으로 보이는 반면 – 그것은 증거가 개발될 수 있는 유일한 방법은 아니다.
- 거기에서 아무런 실제적인 위험의 증거가 부재하거나 *'무가치함'*의 증거가 없는 한 – 비록 거기에서 아무런 연구적 실험이 없었을지라도, 임상적인 경험만을 바탕으로 한 전문가 의견에서도 역시 가치를 찾을 수 있다.

증거의 수직계층은 다음과 같다:

1. 체계적인 고찰과 메타–분석[1)]
2. 무작위한 통제 실험
3. 집단 연구
4. 사례–통제 연구
5. 단면 연구기법[2)]
6. 사례 보고
7. 전문가 의견
8. 일화적 사례

1) 단일 주제를 조사한 많은 연구들에 걸쳐서 요약하는 비교적 객관적인 기법
2) 일정한 인구 집단을 대상으로 특정 시점이나 기간 내에 질병을 조사하고, 각 질병과 그 인구집단이 가지고 있는 속성과의 관계를 규명하여 상관관계가 있는가에 대하여 조사하는 방법.

- 임상적인 실험은 비싸며, 도수치료에서 사용된 방법의 다수가 단순히 큰 규모의 연구 프로그램에서 연구될 수 없었다. 그러므로 유용성의 연구-기반의 증거들이 존재할 수 없었던 사실은 그 방법이 쓸모없다는 증거가 아닌 것 - 오로지 그 방법의 가치를 보여주는 아무런 연구도 아직 시행되지 않은 것 (또는 연구의 부족일) 뿐이다.
- 일부 평가 및 치료의 방법, 기법 그리고 개념들은 적절한 임상적 설정에서 올바르게 배운 치료사에 의하여 적합하게 적용될 때, 연구에서 자체의 효율성과 안전성을 보여주는, 강력한 증거를 기반으로 한다.
- 기타 평가와 치료 방법, 기법 그리고 개념들은 일반인들이나 전문가들에 의하여 안전한 것으로 그리고 임상적으로 유용한 것으로 확인될 것이다. 그렇지만, 이러한 임상적인 의견들과 경험은 연구에 의하여 증명되지 않을 것이다. 이러한 '임상적으로 유용하지만 증명되지 않은' 범주에 속하는 이 책에서 설명한 방법들의 어떤 것은 또 다른 중요한 특징을 보유할 것이며; 그 방법들은 연구에 따르면 안전하지 않거나 비효율적인 것들은 아닌 것으로 보인다.
- 일부 사례에서 외견상으로 그 사람들에게 또는 그 상태에 이로움을 전해준 것으로 어떤 특정한 방법이 사용되는 곳에서, 동료-고찰의 문헌들에서 사례보고가 실렸다 (사례보고, 사례연구, 사례 시리즈). 추가로 그러한 방법의 사용에서 잠재적인 해로움을 보여주는 아무런 연구가 존재하지 않는다면 - 이러한 방법이 안전하며 잠재적으로 효과적인 접근방법이라고 임상적 경험이 제안하는 것도 안전하다고 할 수 있다.
- 일부 사례에서, 증명되진 않았지만, 어떤 특정한 방법의 잠재적인 가치를 제안하도록 해석상의 증거가 사용되었다. 이것의 한 예는 근육섬유아세포와 같은 세포가 특정한 방식에서 다루어질 때, 그것들의 행태가 달라진다는 그 기초과학적 증거이다. 예를 들어, 모델화된 근육근막 이완법(14장) - 또는 카운터스트레인 (16장)에서 염증을 변화시키기 위한 실험실적인 설정에서 보여졌다(Standley와 Meltzer 2008). 이것은 증명되지 않았지만 이러한 방법들이 치료적인 설정에서 이용될 때 유사한 효과를 보유할 것임 제안하도록 해석될 수 있다.

경도계 측정은 (치료-전과 치료-후) 한 차례의 일정한 압전지적 자극을 사용했다. 이것은 '저항' 과 가동범위를 포함하는 고착, 가동성, 빈도 그리고 운동성 (*'한 분절의 전반적인 변화의 정도'* 로서 묘사된) 네 가지 상이한 특성을 정량적으로 측정 한다.

4. 모든 제한된(기능장애의) 분절에서 치료-전의 및 치료-후의 소견이 비교되었으며, 사용된 상이한 치료방법들과 그리고 거짓치료방법과 비교해서, 그 결과는 스트레인-카운터스트레인 (16장) 치료방법이 전반적인 조직 경도에서 가장 큰 변화를 만들었다는 것을 보여주었다.

이러한 연구의 결과는 스트레인-카운터스트레인 방법에 뒤따라서 나온 가장 큰 효과(그 연구가 자체 연구기간을 넘어서 추적조사를 하지 않은 짧은 기간임에도 불구하고)를 *보유한 것과 함께 검증된 그 네 가지 방법들 중 어느 것을 사용하든, 근육근막성 조직의 행태가 신속하게 달라질 수 있다는 것을('덜 딱딱하게' 되는) 제안한다.*

위에서 보고된 연구에서 그러하듯, 이 책은

가능한 한 최대로 증거-기반으로 한 정보를 제공한다. 그 증거들의 일부는 기본적인 과학적 연구들의 최근의 해석에서부터 나오는 반면, 상이한 증거들은 임상적인 경험을 바탕으로 하며 – 이와 같이 이것은 분명하게 주장된다. '증거란 무엇인가?' 에 대하여 간략하게 살펴보기 위해서 글상자 5.2를 참조하라.

스스로를 재구성하는 근막의 잠재력

Tozz (2012)는 다음을 관찰했다: *'연구에서 근막이 신체 내부에서 표현된 또는 주어진 긴장력의 연결선을 따라서 그리고 전신에 걸쳐 존재하는 근막성 제한의 방향을 유발하는 방식에서 스스로를 재구성한다는 것을 제안한다. 이것은 결과적인 역학적 그리고 생리학적 영향과 함께, 근막 자체에 의하여 둘러싸인 모든 구조들에서 잠재적으로 스트레스를 만들게 될 것이다.'*

그러므로 이 장의 주된 초점은 근막의 기능장애의 치료와 관계해서 평가 시 제안된 그리고 확립된 기전에 놓여진다. 만약 그러한 기전의 세부 내용이나 논의가 이 책 어딘가 상이한 곳에서 실려있다면, 그 적절한 장들과 함께 살펴보길 바란다. 다양한 이론적인 모델들 역시 논의되며, 추론, 가설 그리고 가정 등을 위한 제안도 허용한다. 이어지는 장들에서 상세하게 탐색되지 않을 다수의 방법과 기법들 역시 관심을 받을 것이다.

임상적 효과의 설명

일반적으론 연부조직 기능장애에 대하여 그리고 각별하겐 근막성 기능장애에 대한 임상적 접근법의 폭넓은 범주는 증거를 또는 설득력 있는 이론을 기반으로 그 방법들의 외견상의 효과에 대한 설명을 요구한다.

글상자 5.3은 현재 선택된 증거와 의견을 정리한다.

글상자 5.3

근막에서 도수치료의 가능한 기전과 임상적인 효과: 증거와 이론

신경의 영향

기능장애의 조직이 적절하게 하중부하되거나 하중제거 될 때, 신경의 자극입력에서 변화는 중추성 처리과정과 함께 국소적 수용기(근방추, 힘줄 기관 그리고 기타 – 글상자 1.3을 참조) 등에 영향을 줄 것이며, 잠재적으로 통증과 교감신경의 영향을 변형시킨다(Standley과 Meltzer 2008).

자율신경의 영향

Kuchera (2007)는 도수적 치료방식이 교감신경의 긴장도 ('과도교감신경 긴장도: Hyper-sympathetonia')를 조절하는 잠재력을 강조했으며, 그렇게 하기 위하여 자율신경의 균형을 강화시키며, 잠재적으로 근막의 경직을 줄여주는 과정으로 결과한다.

세포의 변화

*'기하학적 항상성'*으로서 Harris (Beloussov 2006)에 의하여 묘사된 역학전환의 효과(1장을 참조)는 염증성 및 기타의 과정에 잠재적으로 이로운 효과를 보유한, 하중부하에서의 변화(증가된 또는 감소된)에 대한 반응에서 세포 모양의 변화로부터 생겨난다(Kumka와 Bonar 2012).

글상자 5.3 *(계속)*

콜라겐 침착

압박력, 마찰력 그리고 전단력 적용에 의하여 달라지므로 (Pohl 2010) – 표면 근막 밀도와 기능을 변화시킨다 (1장을 참조).

순환의 변화

수술이나 외상에 이어지는 조직 재생은 염증과 조직 치유의 적절한 수준과 함께, 기타 요인들 가운데, 콜라겐의 생산과 근육섬유아세포로의 섬유아세포의 분화에 의존하며; 그러한 과정들 전부는 대부분의 도수치료 형태에서 뒤따라오는 체액 순환(혈액, 영양소 그리고 임파액, 공급과 배출)이 좋아질 때보다 더 적절해진다(Hinz와 동료 2004, Bhattacharya와 동료 2005).

달라진 점도, 경직도 그리고 윤활작용

마찰력의, 진동성의, 접점의 전단력 및 하중부하의 유사한 형태 등은 히알루로닉-산의 생산에 영향을 주며, 결과적으론 촉진할 수 있는 부드러워지는 효과와, 잠재적으론 보다 심부의 치밀한 근막성 층들까지도 겔-비슷한 상태에서부터 좀 더 졸-상태로 세포사이 기질 조직(바탕질)을 변화시킨다(Luomala와 동료 2014).

엔도카나비노이드 상향조절

McPartland (2008)는 운동과 침술에 대한 반응과 함께, 도수치료의 많은 형태에 대한 반응에서 통증-완화의, 희열감-유발의 엔도카나비노이드의 증가된 수준에 대한 증거를 수집했다. 아난다미드와 N-팔미토일레타놀라민 등과 같은 카나비노이드는 섬유아세포 재형성, 염증 그리고 통증 등에서 효과를 보유하며, 많은 도수치료-후 결과보고에서 설명된 일화적인 효과를 설명해줄 것이다.

McPartland는 다음을 지적한다: '엔도카나비노이드 시스템은 섬유아세포의 "중심부 부착"을 변화시킬 것이며, 이것에 의하여 섬유아세포는 세포외부의 콜라겐 기질을 그것들의 세포내부의 세포골격(cytoskeleton)– 근막성 재형성의 기전 –에 이어준다. 카나비노이드는 프테오글리칸 퇴행성과 콜라겐 분해와 같은 연골의 파손을 막아준다.

변화된 산-염기의 균형

호흡 패턴과 다양한 병변 등에서와 같이, 영양과 생리학적 특성은 통상적으로 그 조직의 또는 혈중의 pH로서 표현되는, 산-염기의 균형을 변화시킬 수 있다. 호흡패턴 장애(BPD)는 CO_2의 고갈과 상승된 pH로 인해서 광범위한 생리학적인 영향을 보유하며, 급성 또는 만성의 호흡성 알칼리증으로 결과한다(Kellum 2007). 알칼리증은 혈관의 수축을 유도하며, 감소된 혈액순환과 헤모글로빈에서부터 조직세포를 향해 O_2 이동 억제를 유도한다(Bohr 효과; Jensen 2005). 추가로, 결과적인 허혈은 근육근막성 통증 발생의 전조로 간주될 수 있다. 콜라겐 합성을 심각하게 억제하는, 상처치유를 방해하는 산소결핍으로 이어지기 때문에, 알칼리증/증가된 pH가 초기 상처치유에 영향을 주기 쉬울 것이다.

> **핵심정리**
> 도수 및 재활치료 방법들은 세포로부터 신경의, 순환의 및 생화학에 걸쳐, 근막기능의 다양한 측면에 지대한 영향을 준다. 호흡 패턴에 주목함은 근막성 기능장애를 치료함에서 임상적인 연관성이 있는 것으로 보인다.

치료적 하중부하

하중부하가 신체로 적용되는 상이한 방법은 다음을 포함한다:

1. **압력/압박력.** 약함에서 중등도까지, 표면 근막의 – 느린 및 빠른 또는 파동동작: Bowen 치료법(6장), 신경근치료법 (NMT: 15장), Rolfing® (17장), 반흔조직 이완법 (18장), 마사지 (19장), 통증유발점이완법 (20장).
2. **압력/압박력.** 강함 또는 깊음: 느린 및 빠른 또는 파동동작 – 근막성 도수교정®(9장), 반흔조직 이완법 (18장), 심부조직 마사지(19장), 통증유발점 치료법 (20장)
3. **등척성 수축후 신장법** – 능동적 또는 수동적: 근육에너지치료법에서 사용되는 것과 같음. (MET: 13장)
4. **수축하고 있는 중 신장하기**(등장성으로) – 능동적 또는 수동적: 느린 원심적 등장성 수축법 (SEIS), 근육분해성(isolytic) 신장법 – MET (13장)
5. **등척성 수축** – 지속된 또는 율동적으로 꿈틀거림: MET(13장)에서 사용되는 것처럼
6. **전단력:** 결합조직 도수교정(7장), 근막 이완법 (14장), 반흔조직 이완법(18장), 마사지(19장) 등에서 사용되는 듯.
7. **복합적인 움직임** (예: 굽힘, 비틀림, 압박 또는 파동동작): NMT(15장), 롤핑(17장), 반흔조직 이완법(18장), 마사지(19장)에서 사용하듯
8. **빠른 속력의 도수정복:** 2장에서 설명됨(액돌와의 유착과 연계해서), 그리고 이 장에서도 언급함.
9. **하중제거의(간접적인) 방법:** 근막 풀어주기(10장), 균형잡힌 인대성 긴장(11장), 카운터스트레인을 포함하는 자세적 이완법(16장) 등과 같은
10. **손으로 치기, 파동동작, 마찰의, 진동방법들:** 글라스톤 치료법(12장), NMT(15장), 롤핑/구조적 통합법(17장), 반흔조직 이완법(18장), 마사지(19장) 등에서 사용하듯
11. **역학적인 또는 장비 보조된 방법들:** 글라스톤, 괄사(12장), 침술/드라이 니들링(20장), 이 장의 뒤쪽에서 설명할 폼 롤러 굴리기 등에서 사용하듯
12. **운동에 대한 언급:** 이 주제는 이 장에서 설명하지 않겠지만 8장에서 깊게 살펴볼 것이다.

위에서 정리한 주제는 이 장에서 강조한 질병, 또는 방법 등과 연계해서 그 자체의 잠재적인 치료적 유용성의 증거가 존재할 때 설명될 것이다.

연부조직에 적용된 손의 압박(하중부하)의 효과

하중이 적용될 때 다음을 살펴볼 가치가 있다:

1. 일부 표면 조직들은 자동적으로 늘어날 것인 반면, 근육근막성 중격이나 기타의 부착부들을 경유해서 접점으로 전해지고 있는 부가적인 하중의 과소평가되는 수준과 함께, 인접한 조직의 동시적인 압박/쏠림이 결과한다.
2. 순환이 영향을 받을 것이며, 일시적으로 증가된 국소적 허혈을 만들겠지만, 이것은 압박이 제거될 때 일종의 홍수/펌핑작용으로 다시 역전될 것이다.
3. 세포들은 역학전환 (1장)을 통해서 영향을 받으며, 예를 들어, 잠재적으로 염증성 반응을 감소

시키도록 근육섬유아세포의 행태를 변형시킴 등 (Standley와 동료 2007, Standley 2008).

4. 조직의 국소적인 역학적인 길어짐이 발생하며 – 적용된 하중의 정도와 방향에 의존해서.
5. 30분까지의 기간 동안 그 조직을 좀 더 유연하게 만드는 – 스폰지 유사한 방식의 수분 압박성 배출 (Klingler와 동료 2004).
6. 다양한 신경학적인 영향이 발생함 – 힘 적용의 정도, 크기, 속력, 리듬, 방향 그리고 지속기간에 따라서 – 억제성이든 자극성이든 (Schleip과 동료 2003). 신경 수용기와 그 기능에 대한 목록은 이 장에서 나중에 제공한다.
7. Schleip (2003)은 루피니 소체에 영향을 주는 가벼운 압력에 연계해서 다음처럼 고찰했다: *'피부로 느린, 늘리는 신장을 적용함은 국소적으로 그리고 중심적으로 모두 원하는 변화를 만들 수 있으며, 전반적인 이완의 감각을 만들어 줌과 함께 손이 놓여져 있는 그 부위에서 긴장을 감소시키며.....[이러한] 소체는 외측의 피부 늘림에 반응하며...그 아래 조직의 동일한 평면을 따라서, 또는 접점으로.'*
8. 이전의 관점은 우리에게 치료적 압력이나 문지르기로부터 생기는 감각이 뇌로 자극을 주며 (피질체) 개인의 인식을 변형시킬 것임을 상기시킨다. Moseley와 동료 (2012)는 뇌 내부에서 가상의 지도로서 *피질체 기질(cortical body matrix)*의 개념을 제안했다. 이것은 여러 가지 가운데 항상성 및 운동의 기능과 연계된 감각성 정보를 통합하는 역동적인 신경의 표현으로서 생각된다. 압박이든, 손으로 문지르기든 늘리기이든 치료적 하중부하가 이러한 기질과 연관되는 그 방식은 치료적으로 중요할 것이다. Schleip (개인적 서신 2013)은 도수치료와 연계해서 다음을 언급한다: *'"손짓의"(예, 사지에서 특정한 방향으로 가벼운 문지르기) 효과는 피질체 체계에서 단기적인 변화를 포함할 것이며, 이것은 각각의 환자들의 특수한 필요에 맞춰서 꼭 맞도록 재단될 수 있다.'*
9. Blyum과 Driscoll (2012)은 직관에 어긋나는 것으로 보이는 그 무엇을 설명하며; 즉, 도수적 압력의 적용 (스트레스 전달)에 뒤따라서, 그 하중부하가 '부드럽게' 적용된다면 그 결과가 훨씬 더 심대하다. 신경의 영향에서 조직의 그와 같은 하중부하의 결과는 (아래를 참조) 연부조직 이완 그리고/또는 통증 완화로 이어질 것이다. 1장에서 설명한 듯, 이러한 효과는 관여된 그 조직들의 재형성을 도와주는 생화학적 그리고 신경학적 반응으로 역학적인 에너지의 전환이 되는 역학전환으로 인해서 최소한 부분적으로도 존재한다. Blyum과 Driscoll은 피부, 상피 및 표면의 결합조직 등으로 하중을 적용하도록 어떤 부드러운 것(예를 들어, 약한/부드러운 발포고무)이 사용될 때, 이것은 조직으로 하중을 적용하도록 보다 치밀한 발포고무나 딱딱한 물질이 사용될 때 보다 훨씬 더 '스트레스 전환'에 효과적이라는 것을 보여주었다. 1장에서 콜로이드 행태에 대한 설명이 이것에 대한 부분적인 설명을 제공할 것이다. 아무튼, 이러한 동일한 성향은 보다 심부(근육) 조직들에서는 보이지 않는다. 이러한 발견의 해석은 잘 알려진 임상적인 고찰(아래의 Myers의 인용을 참조)을 뒷받침하며, 잠재적으로 보다 깊은 조직으로 통증없는 접근을 성취하는 것과 함께, 표면의 조직에서 이로운 변화를 성취하기 위한 전략에서 조직 긴장에 대하여 느리고, 부드러운 맞춤과 일치시킴은 더 강한 전략들보다 훨씬 효과적이라는 것을 주장한다.
10. Myers는 (개인적 서신에서) 다음을 관찰한다: *'일반적으로, 보다 느린 속도로 하중이 주어질 때 보다 좀 더 빠르게 하중이 주어지는 결합조직에서 더 적은 변형이 발생하며, 좀 더 느린 신장법이 빠르게 적용된 방법 보다 조직 늘리*

기에서 더 효과적이라는 것을 제안한다.'

11. 전단력 압박과 파동은 히알루로닉 산 (CHA) 생산과 행태에 영향을 주며, 콜라겐 상태를 변형시키는 것과 함께 국소적인 활주 기능에 영향을 준다 (Roman과 동료 2013). Pohl (2010)은 피부말기(7장 참조)와 같은 전단력의 적용은 *'치료의 전과 후 피부 안에서 콜라겐 기질의 구조에서 매우 현저한 차이로 이어진다. 이러한 변화는 긴장력, 부드러움과 규칙성에서 차이를 반영하며, 그것은 섬유아세포의 역학적인 힘에서의 변화와 증가된 미세순환에 의하여 유발되는 것으로 생각되며 치료 전과 후 촉진될 수 있다'*는 것을 보여준다.
12. 연부조직 안에 깊이 놓인, 저항(유착, 섬유증, 반흔형성)의 한계점에 대항해서 긴장력을 제공하는 예를 들어, 압박력, 비틀림, 전단력 등 을 포함하는 압박적인 힘의 지속적인 조합은 탄력영상법에서 연관적인 구조적 및 기능적 정상화로 결과하는 것으로 보였다 (Martinez Rodriguez와 동료 2013, Borgini와 동료 2010).

하중 적용 변수들의 가능한 범위

위에서 언급한 듯, 하중부하의 상이한 형태, 정도 그리고 지속시간은 모두가 상당하게 상이한 영향을 보유할 것이며 – 그러므로 치료 방식, 진행과정 그리고 방법의 보다 정확한 서술이 필요하다:

- 하중부하가 얼마나 강하게 적용되는가?
- 얼마나 넓은 표면에서 적용되는가?
- 어떠한 구조에 영향을 주는가?
- 어떤 방향에서 – 즉, 어떤 벡터를 사용하는가?
- 그 제한점에 맞추는가, 넘어서는가 또는 못미치는가? (글상자 5.1을 참조)
- 어느 정도/간격 (크기)인가?
- 수동적인가 아니면 능동적인가 또는 혼합된 것인가?
- 지속적인가 아니면 가변적인가?
- 정적인가 아니면 움직이는가?
- 얼마나 오래 지속되는가?
- 반복되는가?

... 그리고 상황에 따라서 가능한 기타 변수들, 부가적인 논의는 19장을 참조한다.

질문: 이러한 다중적인 하중부하 변수들이 표면의 그리고 보다 심부의 근막성(그리고 상이한) 조직들에서 역학적수용기와 기타 신경 수용기들에 어떻게 영향을 주는가?

다행스럽게도, 최소한 부분적인 설명은 가능하다:

- Schleip (2003)은 자신의 광범위한 근막 연구에서 폭넓은 범위의 역학수용기들– 세포외 기질(ECM) 안에 들어있는 –이 존재한다는 것,

핵심정리

압박적인 하중 – 흔들기/진동 또는 부가적인 늘리기를 동반하든 하지 않든 –은 가변적인 역학적, 고유수용적 그리고 기타의 신경학적 영향(하중부하의 정도, 방향, 지속시간 등에 따라서)을 보유하며; 강화된 윤활작용 (활주 기능 – 이 장의 뒷부분에서 보다 철저하게 다룰 주제)과 병행해서, 수분역학적 및 순환적인 효과도 함께 보유한다.

그 목적이 표면의 역학수용기들에 영향을 주는 것 그리고 방어적인 조직 반응을 피하고자 하는 것이라면, 많은 사례에서 보다 가벼운 접촉이 강한 자극들보다 훨씬 효과적이라는 제안이 훨씬 더 의미있을 것이다. 느린 움직임, 지속적으로 유지된 압박 등을 통해서 시간의 경과와 함께 손가락 압박 침투깊이를 증가시키는 것이 가능하다.

그것들이 늘리기, 압박력, 파동 그리고 전단력 등에 가변적으로 반응한다는 것을 강조했다.

- 네덜란드 해부학자인 Jaap van der Wal (2009)은 근육과 비교해서 ECM 내부에서 10배나 많은 수의 역학수용기를 확인했다(그 성분의 90%가 콜라겐으로 이루어진 근막의 이러한 중요한 측면의 설명에 대하여 1장을 참조하라). 이러한 수용기들은 아래에서 설명된 스트레칭과 압박 모두에 대한 근육 반응에 밀접하게 연관된다 (Moore와 Hutton 1980).

신경의 영향과 근막의 구조

(1장과 글상자 1.3을 참조)

역학 수용기들로 알려진 신경 수용기들의 종류는 적용된 하중부하에 대하여 상이한 방식에서 반응하며, 신체의 움직임과 자세에 관한 고유수용적인 정보를 두뇌로 제공한다. 이러한 것들은 상이한 위치에서 확인되지만, 일반적으로 근막 내부에 위치한다.

- **파치니안 소체**는 깊은 피부 층들과 심부 치밀한 근막 내부에서 확인되며 일시적인, 변화하는–그렇지만 지속되지는 않는 – 파동과 압박에 대하여 빠르게 반응한다. 그것들은 매끄러운 질감보다 거친 질감에 대하여 더 잘 반응한다. 그것들의 역학수용적 역할은 외부적인 신체 표면에 관한 정보를 두뇌로 제공하는 것이다. 잠깐의 시간 후 주어진 하중부하는 적응되며, 더 이상 자극원이 되지 않으며, 강력한 고유수용적 전달이다.
- 피부 안에서 보다 표면에서 확인되는 상이한 역학수용기인 **메르켈 세포**는 훨씬 더 느리게 적응하며 지속된 하중부하와 모든 조직 변형을 지속적으로 보고한다. 그것들은 접촉의 넓은 범위보다 국소화된 압박에 대하여 더 잘 반응하며, 30분까지 지속적으로 활성화될 것이다. 그것들은 손가락 끝부분에서 치밀하게 존재한다.
- 손끝 부분의(그리고 상이한 모든 곳) 피부에서 표면으로 확인되는 또 다른 수용기는 **메이스너 소체**이다. 이러한 것들은 가벼운 접촉과 파동에 지극히 민감하다.
- **골지 수용기**는 근육 긴장도에서 변화를 감지하며, 근육힘줄 연결부 주변 **(골지 힘줄 기관)**과 함께, 치밀한 근막 안에서, 인대안에서 **(골지 종말 기관)**, 관절주머니 안에서 확인된다. 어느 정도의 도수적 치료가 골지기관 반응에 영향을 줄 수 있는가는 아직 확실하지 않다 (Schleip 2003a, 2003b).
- **루피니 소체**는 피부 아래에서 그리고 치밀한 결합조직, 인대 그리고 말단부 관절안에서 확인된다. 이것들은 관절 내부에서 역학적인 변화의 미미한 정도를 기록하며, 느린 율동적인 움직임과 측면의(접점의) 늘리기나 전단적인 힘과 함께 지속적인 압박의 감각에 천천히 적응하며, 감소된 교감신경의 작용으로 결과한다.
- 통증으로 이어질 온도, 역학적인 자극들(접촉, 압박, 늘리기)에서 변화를 보고하는, 상이한 비율로 적응하는 **자유 신경종말**의 다양한 형태가 존재한다.

핵심정리

이러한 다양한 역학수용기 세포들이 풍부하게 존재하는 근막을 정상화시키는 것은 정상의 근육 협력상태, 운동조절과 균형을 회복함에서 중대한 요소가 될 것이라는 것, 두뇌로 도달하는 정확한 역학수용적 정보에 의존한다는 것 등에 강력한 가능성이 존재하는 듯 보인다 (Stecco와 Stecco 2009). 부가적인 영향은 개선된 교감신경의–부교감신경의 균형을 포함할 것이다.

- **간질성(間質性) 역학수용기** (**내부수용기**로도 알려진)는 근육 (예를 들어, 골막 내부에) 내부에 풍부하게 존재하며, 빠른 압박이나 극도로 가벼운 접촉 또는 스트레칭에 반응한다. Schleip (2003)은 그것들이 자율신경적 영향을 보유한다고 주장한다.

인대의 영향

Solomonow (2009)는 인대가 감각기관이며 근육의 반사적인/협력적인 작용에 대하여 중요한 자극 입력을 보유한다는 것을 강조한다. 예를 들어, 전십자인대로부터의 반사와 연관된 근육의 작용은 관절의 벌어짐을 막아주도록 작용하는 반면, 동시에 인대 내부에서 긴장을 감소시킨다. **인대근육성 반사**가 그 관절을 안정화시키도록 도와주도록 길항근 동시작용을 증대시키거나 그 관절을 불안정하게 만드는 근육을 억제시키는 그 관절과 연관된 근육에서 억제성 영향을 보유한다는 증거도 역시 존재한다. 이러한 인대의 기능에 대한 한 가지 잠재적인 치료적 이용 가능성은 자세적 이완법 치료방식(16장)에서 확인되며, 이것은 '촉진된 자세적 이완법' 으로 알려진 것이며, 그 방법에서 여러 관절들의 다양한 형태의 결집방법(압축화)이 그 치료방식의 한 부분이 되며, 근육긴장도를 줄여주며 통증없는 움직임의 범위를 증가시키는 것을 목적으로 삼는다.

> **핵심정리**
>
> 지속된 (1분이나 그 이상) 압박법에 의한 관절 주변의 지나친 경직성을 변화시키기는 방법은 그 자체에서 유용한 전략이 될 수 있으며; 한편으로 촉진된 자세적 이완 치료방식의 한 부분으로서 이러한 접근법은 최소한 그 치료 방법의 이점에 대하여 설명해줄 것이다.

활주와 미끄러짐

1장에서 논의된 듯, 근막성 평면은 주로 서로 간에 또는 상이한 구조 (근육, 장기 등)에 대하여 미끄러지고 활주하도록 설계되었으며, 마찰력을 감소시키고 움직임을 도와준다. 활주 기능이 감소되거나 상실되었을 때, 제한과 통증의 증상이 결과할 것이다. 활주하는 능력은 윤활물질인 히알루로난(히알루로닉-산으로도 알려진)의 존재를 포함하며, 이 물질은 결합조직과 신경의 조직 전반에 걸쳐 광범위하게 분포된다.

1992년에, Cantu와 Grodin은 근막-연관된 치료적 접근법이 반드시 안정성과 가동성을 결정하는 근골격계의 역학적 구성요소들에 영향을 주는 보다 심부의 조직들과 함께, 고유수용작용과 자율신경적 반응을 포함하는 표면의 조직을 포함하도록 고안되어야 한다는 것을 제안했다. 이제는 연구에서 이러한 제안이 실현되는 것을 허용함을 보여주며 – 아래에서 설명하듯, 통상적으로 치료의 파동적인 또는 흔드는 방식을 포함한다.

근막성 미끄러짐을 도와주기: 접점의 진동과 흔들기

2장에서 설명한 듯, 근막의 기능(활주기능을 포함해서)은 나이, 비활동성, 염증, 외상 등과 함께 달라질 수 있다. 예를 들어, 표면 근막의 ECM의 상이한 부분들이 '두꺼워지거나'(Langevin과 동료 2009), 더욱 '치밀해지거나'(Stecco와 Stecco 2009), 반드시 서로간에 미끄러지며 활주해야하는 층들 사이에서 어떤 연결이 존재할 수 있다(Fourie 2009).

이러한 변화의 일반적인 영향은 *'전신적인 연부조직 고정 패턴'* 으로 결과할 것이다 (Myers 2009).

Roman과 동료 (2013)는 자신들의 근막의 활주

과정의 세밀한 연구와 수학적인 모델화에서 다음을 강조한다:

히알루로닉-산(HA)의 액체 압력은 근막이 도수치료 동안 변형되면서 실제적으로 증가한다. 거기에서 일정한 활주 동안 보다 접점의 파동과 직각의 흔들기 동안 압력의 보다 높은 비율이 존재한다. 이러한 압박력의 흔들기는 도수치료를 받고 있는 근막성 부위의 모서리 근처로 HA가 흘러가도록 만들었으며, 이러한 흐름이 더 큰 윤활 작용으로 결과한다. 도수치료 도중 [...] 그 근막과 근육 사이의 체액 내부에서 발생한 압력은 체액 간격(fluid gap)이 증가하도록 만들었으며 [...] 보다 두꺼운 체액 간격의 존재는 그 활주 시스템을 개선할 수 있으며 그 근육들이 보다 효율적으로 작용하는 것을 허용한다.

결론: *직각의 흔들기와 접점의 진동법의 포함은 세포외 기질 내부에서 치료 작용을 증진시킬 것이며, 현재는 오로지 일정한 활주 동작만을 사용하는 도수치료에서 부가적인 이점을 제공할 것이다.*

이것은 도수치료 방법이 접점의 파동, 또는 수직으로 적용된 흔들기 등과 같은 부가적인 요소를 추가한다면 근막의 활주 기능을 도와줄 수 있다는 것을 주장한다.

몇 가지 사례는 다음과 같다:

- 근육근막의 이완법(14장) – 각별히 흔들기의 요소가 포함될 때
- 율동적, 능동적 파형의 MET 또는 흔들기의 근육분해성(isolytic) MET(Mitchell 1998) – 13장을 참조
- 심부의 섬유-직각의 문지르기 역시 이러한 치료법의 한 가지 변형법(문지르기와 함께 압박)이 그러하듯 흔들기/진동의 방법의 분류에 분명하게 들어맞으며, 그 방법은 근막 도수교정(9장을 참조)에서 사용되며, 팔꿈치, 관절마디 또는 손가락 접촉의 수단으로 전해지는 심부 문지르기를 포함한다(Day와 동료 2012).
- 근막의 활주 기능의 유사한 강화법은 피부 말기를 포함하는 결합조직 도수교정 방법과 함께 연관된 전단력을 통해서 성취될 것이다 (7장).
- 폼롤러를 포함하는 근막의 자가-치료는 가동범위 강화와 동맥의 경직에서 감소에서 일부 이점을 제공하는 것으로 보였으며 – 산화질소 배출을 포함할 것이다(Okamoto와 동료 2013). 폼롤러 사용법에서 더 많은 내용은 8장을 참조
- 흔들기 치료 방법의 많은 유형은 수년에 걸쳐 설명되었다 – 예를 들어, Fulford의 역학적인 '타진적 파동기'(Comeaux 2008) – 또는 손으로 적용된 '조화로운 진동의 치료법(harmonic technique)' (Lederman 1997)
- 진동법과 늘리기를 조합하는 부가적인 방법은 15장에서 볼 수 있다 – 신경근치료법.

> **핵심정리**
> 근막의 활주 잠재력은 문지르기, 흔들기 그리고 전단력 등을 포함하는 방법들에 의하여 강화될 수 있다.

스트레칭과 근막

심부 치밀한 근막의 스트레칭이 손을 이용한 방법을 사용해서 불가능하다는 것에 통상적으로 의견이 일치한다.

Charudhry(2011)는 표면 근막이 도수치료(이 장의 뒤쪽에서 설명)에 직접적으로 순응하는 반면, *'발바닥널힘줄과 넙다리근막 등의 치밀한 조직은 단지 1%의 압박과 1%의 전단력을 만들어내기 위해서 매우 큰 힘- 인간의 생리적인 범위를 벗어난 -을 요구한다.'*

그렇지만 치료사와 연관된 정보에서 촉진 가능한 변화가 압박력과 전단력의 적용으로부터 생겨

나는 것은 무슨 이유인가? Chaudlhry는 *'근막은 그 자체의 변화된 긴장도 조절- 근육섬유아세포-촉진된 능동적 조직 수축성 -과 함께 역학자극에 대하여 반응하는 것이 가능할 것이다.'* 라고 *추측했다.*

중요한 것으로는, Chaudhry와 동료들은(2007) 조직 손상이 없이 점액탄력적인 변형(늘리기와 같은)을 성취하기 위해서, 적용된 힘에서 반드시 느린 증가도 없어야 한다. 대신 그 조직의 가소성적인 스트레스-이완 반응을 허용하기 위해서, 거의 60초에 이르는 상당히 일정한 힘이 반드시 유지되어야 한다.

기타 설명들이 외견상으로 촉진할 수 있는 근막성 변화가 실재로는 무엇을 의미하는가에 답해줄 것이며, 다음과 같다:

- 운동이나 도수치료에 뒤따르는 보다 깊은 근막성 구조의 '경직도' 에서 감지된 변화는 달라진 체액 내용물과 연관될 것이다(Schleip 2012). 이것은 나중에 *"수분과 스트레칭"*이란 주제에서 다룰 것이다.
- 근막 내부에서 촉진된 변화는 심부 근막과 연관된 또는 거기에 부착된 근육의 이완에서 기인하는 감소된 하중부하 때문일 수 있다. Franklyn-Miller와 동료(2009)는 모든 직선적인 (선형의) 늘리기가 섬유성 연결의 복잡성 안에서 주변의 또는 '아래로 향하는' 조직 안에서 굽히기, 전단력 또는 비틀리는 힘으로 전환될 것임을 언급한다.
- 촉진된 변화는 연관된 표면 근막 층들에서 강화된 활주 성질과 연관될 것이며, 이 특성은 이 장의 앞쪽에서 언급한 듯 염증이나 외상에 뒤따라서 감소되거나 소실되었을 것이다.
- 근막성 긴장도에서 변화는 늘리기 (그리고 등척성 수축)에 대하여 반응하는 것이 가능한 근막성 구조에서의 영향에 기인할 것이며, 우리가 근막성 구조에서 등척성 수축의 영향을 살펴보면서 아래에서 논의한 것처럼, 그 근육의 근절 내부에 놓여있는 근육의 직렬의 및 병렬의 탄력성 구성요소인 근막-내부의 구조를 포함할 것이다.
- Purslow의 연구(2010)에서 도수치료 중 근막 내부에서 느껴진 '풀어짐' 의 대부분은 근막성 요소의 실질적인 길어짐보다는 근육성 이완에서 기인한다는 것을 주장한다.

수분과 스트레칭

압박과 스트레칭 모두는 근막의 수분 내용물을 감소시키며 - 일시적으로 - 근막을 보다 유연하게 만든다. Klingler와 Schleip (2004)은 신선한 인간 근막을 조사했으며 스트레칭 동안 수분이 배출되며, 그후에 다시 채워진다는 것을 강조했다. 수분량이 감소되면서, 콜라겐 섬유의 종방향의 배열 안에서 일시적인 이완이 결과한다. 그 신장이 중등도라면 그리고 거기에 미세외상이 없다면, 수분은 그 조직이 부풀 때까지 그 조직안으로 다시 흡수되며 20~30분 후에, 이전보다 더 단단하게 된다 (Schleip 2012).

> **핵심정리**
> 도수치료의 많은 효과는 자체의 수분 결합의 글리코스아미노글리칸과 프로테오글리칸과 함께, 반-유동체인 바탕질에서 스폰지-비슷한 쥐어짬과 다시-채움과 연관된다

자가-스트레칭과 근막

수면 후 스트레칭 과정 (인간, 개, 고양이 등)은 기지개 (pandiculation)라고 알려졌다 (Bertolucci 2011). Schleip과 Muller(2013)는 자신들이 이것이 동시적으로 길어지면서 근육의 이완을 포함

한다는 것을 말할 때 스트레칭의 이러한 형태의 한 가지 독특한 측면을 강조했으며 – 그들은 이것을 '녹이는' 늘리기라고 불렀다. 그들은 이것이 근육외부의 연결과 함께 근육내부의 결합조직을 포함한다고 주장한다. 이러한 주제에 대한 깊은 내용은 8장을 참조.

> **핵심정리**
> 지속적 늘리기는 표면의 근막으로 길이와 변형을 더해줄 것이지만, 보다 깊은 치밀한 근막에는 아니다. 그러한 구조들은 도수치료 이후 덜 치밀하고 더 이완된 듯 보이지만, 그것들이 길어진 것은 아닐 것이다.

스트레칭 동안 변형의 전달

근육의 스트레칭은 널리 퍼지는 하중 분산으로 결과한다; 예를 들어, 뒤넙다리근의 스트레칭은 뒤넙다리근과 비교해서 엉덩정강근막띠 안에서 결과하는 변형의 240%를 – 동측의 허리근막 안에서 145%를 만들게 된다.

스트레칭 중 발생하는 변형의 전달 과정은 표적으로 삼은 그 근육을 넘어서 많은 상이한 조직을 포함하며, 주로 근막성 연결에서 기인할 것이며, '스트레칭'과 함께 '개별화된'이란 단어의 사용을 정당화하기 어렵게 만든다 (Franklyn-Miller와 동료 2009). 예를 들어, 하중부하가 넙다리두갈래근, 궁둥뼈결절간 인대 그리고 큰볼기근 그리고 반대쪽 넓은등근으로 표면의 및 심부 흉허리근막(TLF)을 경유해서 전해지는 긴장의 방식으로 전달되면서, 다리, 골반 그리고 체간들 사이에서 중단없는 역학적인 전달을 생각해보자. 전해진 하중은 척추세움근, 배속빗근 그리고 아래톱니근 등에 영향을 줄 것이다. 이러한 것들의 어떤 것에서든, 모든 기능장애의 상황은 예측할 수 없는 증상과 함께, 언급한 상이한 근육들 모두의 기능을 변화시킬 수 있다 (Barker와 Briggs 1999).

> **핵심정리**
> 이러한 현상은 전신에 걸쳐 적용되며, 그 임상적인 의미는 지대하다. 예를 들어, 뒤넙다리근 늘리기가 그 하중을 TLF에 준다면, 뒤넙다리근이나 넓은등근에서 또는 상이한 이름의 근육들에서 감지된 또는 촉진된 제한은 TLF에서 변화된 기능에서 기인할 것이다.

수축과 근육내부의 근막성 길어짐

MET (13장을 참조)와 함께 고유수용성 신경근 촉진법은 등척성 및 등장성 원심성 수축을 그러한 방법의 한 부분으로서 사용한다. 표면의(그물눈의, 느슨한) 결합조직에서 스트레칭 영향에 대한 증거를 살펴보기 전에, 우리는 수축 (등척성 및 등장성) 중 또는 스트레칭 중 근육 내부에서 무엇이 발생하는가 살펴볼 필요가 있다.

Fryer와 Fossum(2009)은 상행성 및 하행성 경로 모두를 통한 통증에서 역학수용기들의 영향과는 별개로, MET (13장)에서 사용된 등척성 수축이 생체에서 둘 다 간질성 삼투압을 변화시키는 섬유아세포의 역학적인 스트레칭을 유도하며, 그러므로 전(前)-염증성 시토킨의 집중도를 내려주며, 그럼에 의해서 말초의 통증 수용기의 민감화를 줄여준다는 것을 보고했다.

Parmar와 동료 (2011)는 수술 후 설정(대퇴골 골절이나 고관절이나 무릎의 수술에 뒤따라서)에서 등장성 원심적 스트레칭을 수동적인 스트레칭 방법과 비교했다. 그 목적은 다음과 같았다: '*움직임의 스트레스와 방향의 연결선을 따라서 콜라겐 섬유의 배열을 조장하며, 콜라겐 섬유들 사이에서 교차연결의 침투를 제한하며, 지나친 콜라겐 침착*

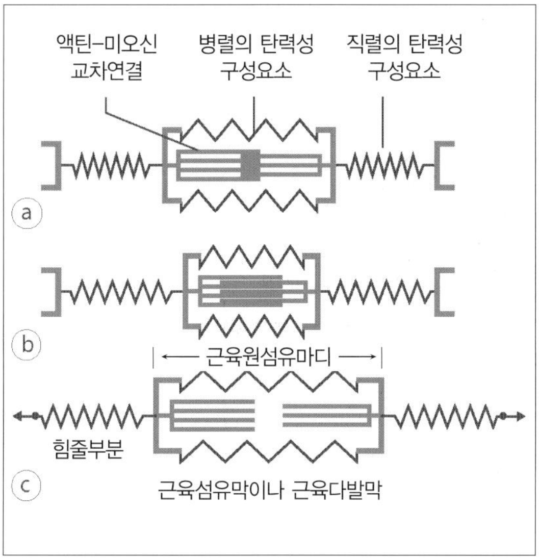

그림 5.1 (a) 세 개의 직렬의 및 병렬의 탄력적 근막성 구성요소 모두와 액틴-미오신 교차연결을 포함하는 주된 요소들과 함께 안정 시 자체의 안정 길이에 놓인 근육원섬유마디. (b) 근육 수축의 한 부분으로서 액틴과 미오신이 서로 가로질러 미끄러짐과 함께 등척성으로 수축하고 있는 근육원섬유마디. 병렬의 탄력적인 수축성 구성요소도 역시 짧아진다. 그렇지만, 이것이 등척성 수축이며 전체적인 길이 변화는 발생하지 않았기 때문에, 직렬의 탄력적인 근막성 구성요소는 상이한 구성요소들의 짧아짐에 맞추도록 반드시 길어져야 한다. (c) 이것은 수동적인 스트레칭이 유도될 때의 변화를 보여준다. 병력의 탄력적인 그리고 액틴과 미오신 구성요소들은 길어지는 한편, 보다 단단한 직렬의 탄력적인 구성요소는 늘어나지 않는다. (주의: 액틴/미오신 구성요소의 벌어짐의 정도가 이 그림에선 과장되었다.) 그 전반적인 의미는 근육의 근막성 구성요소의 길어짐의 정도는 등척성 수축 중에 그리고 늘리기 중에 모두 결과한다는 것이다. Adapted, with permission, from Lederman 1997.

을 *예방하는 것.'* 두 방법 모두는 수술 후 재활치료 중 성공적인 것으로 증명되었지만, 등장성 원심적 스트레칭 방법이 더 많은 정도의 통증 감소 및 더 커진 가동범위를 향한 개선된 성향을 만들었다. 이러한 방법은 13장에서 더 깊게 설명한다.

수축의 생리학

근육섬유는 관모양의 미세섬유이며, 다양한 두께의 단백질 가닥(끈)인 액틴, 미오신 그리고 티틴을 구성한다. 근육의 수축은 액틴(가는)과 미오신(두꺼운) 미세섬유가 서로를 가로질러 미끄러짐을 포함한다. 티틴 (또한 콘넥틴으로도 알려진)은 근육의 수동적인 탄력성을 책임지며, 일종의 분자성 스프링으로서 기능하는 거대 단백질이다(Minajeva와 동료 2001).

근육섬유는 근육원섬유마디(sarcomere)로 알려진 구획으로 근육의 길이를 따라서 반복된다. 이러한 것들은 *직렬의 탄력성 구성요소 (SEC)*와 *병렬의 탄력성 구성요소 (PEC)*라고 불리는 비-수축적인 근막의/연결의 조직 요소을 포함한다(그림 5.1).

- SEC는 늘어나 있을 때 에너지를 저장하며 근육 섬유의 탄력성을 도와준다. 액틴과 미오신-수축이 발생하도록 허용하는 근육원섬유마디의 미끄러짐 요소인 - 사이에서 교차연결이 존재하듯이, **힘줄**은 SEC의 한 예이다.
- PEC는 수동적으로 늘려질 때 저항의 장력을 제공한다. 이것들은 비-수축성이며 근육의 막(근막)을 구성하며, 그림 5.1에서 보인 듯 근육섬유에 대하여 나란하게 놓인다.

등척성 수축 중 액틴과 미오신이 서로간에 짧게 미끄러지면서, SEC는 길어지는 반면, PEC는 짧아진다. 이러한 방식에서 비록 근육 내부에서 요소들 (즉, 근육원섬유마디 내부의 요소)이 그 수축에 맞추도록 길어지든 짧아지든 관계없이, 그 근육은 길이를 변화시키지 않는다.

반복된 등척성 수축은 SEC를 효과적으로 늘려주며 - 각별히 그 수축 후 부가적인 능동의 또는 수동의 스트레칭이 더해진다면 더욱 늘어난다(Lederman 2005). Millken (2003)은 다음처럼 강조한다: *'이러한 방식에서 MET의 능동적인*

그리고 수동적인 단계 모두가 근육 길어짐에 기여하는 것으로 볼 수 있다.'

> **핵심정리**
> MET와 기타 치료방식에서 사용된 수축은 근육 긴장도와 통증 모두에 영향을 주는, 근육 내부의 근막성 구조의 길어짐을 유도한다.

표면의 근막을 늘리기

여러 증거들이 지속적인 스트레칭의 가벼운 정도가 표면의 결합조직에서 가장 유용한 효과를 보유함을 제안한다. Howe와 동료(2004)는 쥐의 피하조직에서 조직 늘리기의 효과를 조사했다. 그들은 10분에서 2시간 사이로 지속된 지속적인 가벼운 늘리기(이러한 조직의 가능한 탄력한계의 25%를 넘지 않는)가 섬유아세포의 크기에서 상당한 증가를 유발했다는 것을 보았다. 세포들은 스트레칭에 뒤따라서 평균 200% 커졌다. 그들은 느슨한 결합조직 (표면의, 그물눈의) 안에서 이러한 역동적인 변화가 세포의 그리고 조직의 생화학에서 중대한 변화를 동반할 것이며, 물리치료, 마사지, 침술에서 포함된 치료기전의 일부를 설명할 것이다.

> **핵심정리**
> 근육근막의 이완법 (14장)에서처럼, 표면 근막의 가볍고, 지속된 늘리기는 시간의 경과로 길어짐을 만든다.

열과 근막

열은 근막성 경직의 조절에서의 치료적인 범위 안에서(최대 40℃까지) 직접적인 영향을 보유하며, 근육근막의 기능장애와 연관된 많은 근막성 구축의 이완으로 이끌린다(Klingler 2011). 열적용의 다양한 방법은 치료적 초음파, 심부투열치료, 온수, 약품의 피부투과의 적용 등을 포함한다(Muraoka와 동료 2006).

역학적인(장비 보조된) 하중부하와 근막

글라스톤 치료법®은 일종의 장비-보조된 연부조직 평가와 가동 증진의 방법의 한 예가 되며, 스테인레스 스틸 장비를 통한 하중부하의 변형을 전달한다(Hammer 2007); 그 방법과 기전에서 세밀한 내용은 12장을 참조한다.

괄사는 전통적인 동아시아 의학에서부터 전해진 고대의 치료 방법이며, 거기에서 부드러운 모서리를 갖는 장비로 한 방향의 압박-문지르기가 점상출혈이 나올때까지 신체로 윤활제가 도포된 부위에서 적용된다 (Nielsen과 동료 2007).

Nielsen과 동료(2007)는 다음을 관찰했다: *'단단한 표면의 근육근막성 치료 장비는 상이한 도수적 치료법과의 조합 그리고 치료 근거의 다양성에 대한 전망이 좋은 유용성을 보여준다. 그것들은 "접근방식"의 상이한 형태를 제공할 것이며 근육, 힘줄, 인대, 근막 그리고 세포외기질 등에서 손 만을 사용하는 것 이상으로 다양한 임상적 효과를 만들어 낸다.'*

Corey와 동료(2011)는 다음을 언급한다: *'힘과 늘리기의 전달은 결합조직 재활치료에 영향을 주는 것으로 생각된다.'*

ECM은 표면의 조직에서 역학적인 변형에 의하여 영향을 받으며, 섬유아세포에 의한 프로테오글리칸과 콜라겐의 합성을 조절하며, 콜라겐 형성을 증가시킨다 (Sarasa와 Chiquet과 동료 2005).

> **핵심정리**
> 장비-보조된 평가와 치료는 근막의 행태에 영향을 주는 것에서 효과를 보여주며 - 치료 전 또는 도중에 조직의 따뜻해짐을 보유한다.

테이핑과 근막

이 방법들의 외견상의 효과를 설명하기 위해서 시도하는 가설적인 모델과 함께, 탄력적 그리고 비탄력적인 부착성 테이핑의 다양한 방법이 개발되었다. 그 설명은 다양하게 고유수용적인, 신경학적인, 역학적인 그리고 특정한 근막성 고려사항 등을 포함한다. 이것은 증상과 기능적인 이로움이 테이핑의 상이한 형태로부터 생기는 반면, 내재하는 작용기전은 여전히 이론적인 것으로 보인다.

- Guselia와 동료(2014)는 키네지오 테이핑이 건강한 대상들에서 아래 놓인 근육의 근육 긴장도에서 증가를 만든다는 것을 보고한다. 이러한 연구는 테이프-유도된 근막의 자극이 멀리 떨어진 부위, 반대쪽까지도 영향을 줄 수 있다는 것을 제안한다.
- Chen과 동료(2012)는 통증을 완화시키는 방향에서 그 통증의 부위로 적용되는 비탄력적(딱딱한) 테이프를 포함하는, 기능인 근막의 테이핑(FFT)을 연구했으며 발전시켰다. FFT가 그 개인에게 정상적인 기능적인 활동으로 회복을 도와주기 위해서 운동의 처방에 대한 일종의 첨가물처럼 사용될 수 있는 손쉽고 신속한 통증 조절의 접근법이라는 것을 연구결과에서 보여준다.

증식요법(Prolotherapy): 불안정한 구조를 안정시키기

증식요법- 또는 사람들에게 경화요법(sclerotherapy)으로 그리고 '재생의 주사요법'으로도 알려진 -은 만성적으로 불안정한 인대의 그리고 기타 근막의 및 힘줄의 조직들을 치료하도록 사용되는 주사-기반의 치료법이다. 그 목적은 손상된 또는 약해진 연부조직의 회복을 조장하도록 섬유-골의 연결부에서 콜라겐 증식을 자극하고자 함이다. 불완전한 관절을 위해서 안정시키는 받침의 회복을 도와주려는 목적에서 상이한 물질(포도당과 같은)의 여러 가지가 주입된다(Yelland와 동료 2004, Rabago와 동료 2005).

빠른 속도의 도수정복과 근막

Cramer와 동료 (2010)는 동물실험에서 *'과소가동성은 액돌와(Z) 관절들의 내부에서 시간-의존적인 유착 발달로 결과하며 [그리고] 그러한 유착 발달은 척추의 도수정복에 대한 연관성을 보유할 것이며, 그 방법은 이론적으로 Z-관절의 관절-내부의 유착을 깨뜨릴 수 있을 것이며'* 관절 표면이 빠르게 벌어지기 때문이다.

Simmonds와 동료 (2012)는 그렇지만 한 관절 주변의 수용기들의 수는 주변 근막들 내부의 수용기들보다 훨씬 더 많으며, 그러므로 빠른-속도의 도수정복에 대한 반응에서 순수한 관절 움직임은 주된 구성요소의 역할을 수행하지 못한다는 것을 관찰했다. 이것은 증가된 가동범위 그리고/또는 통증 감소와 같은 이점이 순수하게 구조적인 측면보다는 반사적인 신경학적인 영향으로부터 결과할 것임을 제안한다.

> **핵심정리**
> 테이핑이든 빠른 속도의 도수정복이든 고려한다면, 한 가지 공통적인 주제가 생긴다 - 임상적인 이점이 명료해져야 하며, 증명되거나 제거될 필요성이 있는 가설적인 모델과 함께, 항상 설명 가능한 것은 아니라는 것.

결론

이 장은 극단적으로 부드러움에서부터 지극히 강한 문지르기 압박까지 펼쳐지는 전체적으로 신체에 적용된 그리고 각별하게는 근막으로 적용된 치료적 하중부하의 상이한 형태의 가능한 영향의 복잡성을 보여준다. 이러한 형태의 하중부하에 대한 반응도 역시 비슷하게 가변적인 듯 보이며, 그것들이 유체역학적, 순환적, 신경학적 그리고 역학적/구조적 점액탄력적 변화를 수행하는 것을 포함한다.

이 책의 다음 단원은 15개의 장으로 나뉘며, 그 각각은 이 장에서 개략적으로 설명한 그 기전을 기반으로 설립된 치료적 모델을 보여주며, 3장에서 관찰되고, 평가되고, 측정되고 촉진되었던 2장에서 설명한 기능장애의 패턴을 다룬다.

1장에서 요약되었듯, 우리의 현재의 지식의 기본적인 측면이 이어지는 정보의 모든 것들의 이면에 놓인다.

이어질 15개 장의 각각은 방법과 착상의 가능성, 모자이크의 엿보기를 제공하며, 그것들 모두는 기능성을 강화시키는 동안, 회복을 막는 방해물을 제거함으로써 인간 신체의 자가-조절의 잠재력으로 접근을 목적으로 한다.

참고문헌

Barker PJ, Briggs CA 1999 Attachments of the posterior layer of lumbar fascia. Spine 24:1757-1764

Barnes P et al 2013 A comparative study of cervical hysteresis characteristics after various osteopathic manipulative treatment (OMT) modalities. J Bodyw Mov Ther 17:89-94

Bertolucci LF 2011 Pandiculation: nature's way of maintaining the functional integrity of the myofascial system? J Bodyw Mov Ther 5: 268-280

Bhattacharya V et al 2005 Live demonstration of microcirculation in the deep fascia and its implication. Plast Reconstr Surg 115(2):458-463

Blyum L, Driscoll M 2012 Mechanical stress transfer – the fundamental physical basis of all manual therapy techniques. J Bodyw Mov Ther 16: 520-527

Beloussov L 2006 An interview with Albert Harris. Direct physical formation of anatomical structures by cell traction forces. Int J Dev Biol 50: 93-101

Borgini E, Stecco A, Day JA, Stecco C 2010 How much time is required to modify a fascial fibrosis? J Bodyw Mov Ther 14(4): 318-325

Cantu R, Grodin A 1992 Myofascial manipulation. Aspen Publications, Gaithersburg, MD

Chaudhry H et al 2007 Viscoelastic behavior of human fasciae under extension in manual therapy. J Bodyw Mov Ther 11:159–167

Chaudhry H 2011 Three-dimensional mathematical model for deformation of human fasciae in manual therapy. JAOA 108(8):379-390

Chen S et al 2012 Effects of functional fascial taping on pain and function in patients with non-specific low back pain: a pilot randomized. Clinical Rehabilitation 26 (10):924-933

Comeaux Z 2008 Harmonic healing – a guide to facilitated oscillatory techniques. North Atlantic Press, Berkeley, CA

Corey SM, et al 2011 Sensory innervation of the nonspecialized connective tissues in the low back of the rat. Cells Tissues and Organs 194: 521-530

Cramer GD et al 2010 Zygapophyseal joint adhesions after induced hypomobility. J Manipulative Physiol Ther 33: 508-518

Day JA, Copetti L, Rucli G 2012 From clinical experience to a model for the human fascial system. J Bodyw Mov Ther 16 (3): 372-380

Fourie W 2009 The fascia lata of the thigh more than a 'stocking'. Fascial Research II: Basic Science and Implications for Conventional and Complementary Health Care. Elsevier GmbH, Munich

Franklyn-Miller A et al 2009 In: Fascial Research II: Basic Science and Implications for Conventional and Complementary Health Care. Elsevier GmbH, Munich

Fryer G, Fossum C 2009 Therapeutic mechanisms underlying muscle energy approaches. In: Fernández-de-las-Peñas C, Arendt-Nielsen L, Gerwin R (eds) Physical therapy for tension type and cervicogenic headache: physical examination, muscle and joint management. Jones & Bartlett Learning, Burlington, MA

Gusella A et al 2014 Kinesiologic taping and muscular activity: a myofascial hypothesis and a randomised, blinded trial on healthy individuals. J Bodyw Mov Ther, in press

Hammer W 2007 Functional soft-tissue examination and treatment by manual methods, 3rd edn. Jones & Bartlett Learning, Burlington, MA, pp 33-161

Hinz B et al 2004 Myofibroblast development is characterized by specific cell-cell adherens junctions. Mol Biol Cell 15(9):4310-4320

Howe A et al 2004 Subcutaneous tissue stretch ex vivo and in vivo. Am J Physiol Cell Physiol 288:C747-C756

Huxley AF, Niedergerke R, 1954 Structural changes in muscle during contraction: interference microscopy of living muscle fibres. Nature 173(4412): 971–973

Jensen et al 2005 Effects of human pregnancy on the ventilatory chemoreflex response to carbon dioxide. Am J Physiol-Regul Integr Comp Physiol 288:R1369–R1375

Jensen D et al 2008 Physiological mechanisms of hyperventilation during human pregnancy. Respir Physiol Neurobiol 161(1):76-78

Kellum J 2007 Disorders of acid-base balance. Crit Care Med. 35(11):2630-2636

Klingler W et al 2004 European Fascia Research Project Report. 5th World Congress Low Back and Pelvic Pain, Melbourne

Klingler W 2011 Stretch response of thoraco-lumbar fascia at different temperatures In: Chaitow L, Lovegrove R (eds) Practical physical medicine approaches to chronic pelvic pain (CPP) and dysfunction. Churchill Livingstone Elsevier, Edinburgh

Kuchera ML 2007 Applying osteopathic principles to formulate treatment for patients with chronic pain. JAOA 107(6): 23-38

Kumka M, Bonar B 2012 Fascia: a morphological description and classification system based on a literature review. Can Chiropr Assoc 56(3):1-13

Langevin HM, Bouffard N, Fox J et al 2009 Fibroblast cytoskeletal remodeling contributes to viscoelastic response of areolar connective tissue under uniaxial tension, as reported in Fascial Research II. Elsevier GmbH, Munich

Lederman E 2005 Harmonic technique. Churchill Livingstone, Edinburgh

Lederman E 1997 Fundamentals of manual therapy. Churchill Livingstone, Edinburgh

Luomala T Pihlman M Heiskanen J et al 2014 Case study: Could ultrasound and elastography visualize densified areas inside the deep fascia? J Bodyw Mov Ther; in press

McPartland J 2008 The endocannabinoid system: an osteopathic perspective. J Am Osteopath Association 108(10):586–600

MacDonald GZ et al 2013 An acute bout of self-myofascial release increases range of motion without a subsequent decrease in muscle activation or force. J Strength Cond Res 27(3):812–821

Martınez Rodrıguez R et al 2013 Mechanistic basis of manual therapy in myofascial injuries. Sonoelastographic evolution control. J Bodyw Mov Ther 17:221-234

Milliken K 2003 The effects of muscle energy technique on psoas major length. Unpublished MOst Thesis, Unitec New Zealand, Auckland, New Zealand

Minajeva A, Kulke M, Fernandez JM, Linke WA 2001 Unfolding of titin domains explains the viscoelastic behavior of skeletal myofibrils. Biophys J 80 (3): 442–51

Mitchell F 1998 The muscle energy manual, vol. 2 MET Press, Lansing MI

Moore MA, Hutton RS 1980 EMG investigation of muscle stretching techniques. Med Sci Sports Exerc12 (5): 322–329

Moseley GL, Gallace A, Spence C. 2012 Bodily illusions in health and disease: physiological and clinical perspectives and the concept of a cortical 'body matrix'. Neurosci Biobehav Rev 36(1):34-46.

Muraoka T et al 2006 Passive mechanical properties of human muscle-tendon complex at different temperatures. J of Biomechanics 39(1):S197

Myers T 2009 Anatomy Trains, 2nd edn. Churchill Livingstone, Edinburgh

Nielsen et al 2007 The effect of Gua Sha treatment on the microcirculation of the surface tissue: a pilot study in healthy subjects. Explore 3: 456-466

Okamoto T, Masuhara M, Ikuta K, 2013. Acute effects of self-myofascial release using a foam roller on arterial function. J Strength Cond Res: Epub ahead of print.

Parmar S et al 2011 The effect of isolytic contraction and passive manual stretching on pain and knee range of motion after hip surgery: A prospective double-blinded randomized study. Hong Kong Physiotherapy Journal 29:25-30

Pick M 2001 Presentation 'Beyond the neuron'. JBMT /University of Westminster Conference: Integrative bodywork – towards unifying principles. University of Westminster, London

Pilat A 2011 Myofascial induction. In: Chaitow et al Practical physical medicine approaches to chronic pelvic pain (CPP) and dysfunction. Elsevier, Edinburgh

Pohl H 2010 Changes in the structure of collagen distribution in the skin caused by a manual technique. J Bodyw Mov Ther 14(1):27-34

Purslow P 2010 Muscle fascia and force transmission. J Bodyw Mov Ther 14:411-417

Rabago D et al 2005 A systematic review of prolotherapy for chronic musculoskeletal pain. Clinical Journal of Sport Medicine 15(5):376-380

Rolf I 1977 Rolfing: reestablishing the natural alignment and structural integration of the human body of vitality and well being. Healing Arts Press, Rochester, VT

Roman M et al 2013 Mathematical analysis of the flow of hyaluronic acid around fascia during manual therapy motions. J Am Osteopath Assoc 113:600-610

Sackett DL, Rosenberg WM, Gray JA, Haynes RB, Richardson WS 1996 Evidence based medicine: what it is and what it isn't. BMJ 312(7023):71–2

Sarasa A, Chiquet M 2005 Mechanical signals regulating extracellular matrix gene expression in fibroblasts. Scand J Med Sci Sports 15: 223-230

Schleip R 2003a Fascial plasticity: a new neurobiological explanation. Part I. J Bodyw Mov Ther 7(1):11–19

Schleip R 2003b Fascial plasticity: a new neurobiological explanation. Part II. J Bodyw Mov Ther 7 (2):104–116

Schleip R 2012 Strain hardening of fascia: static stretching of dense fibrous connective tissues can induce a temporary stiffness increase accompanied by enhanced matrix hydration. J Bodyw Mov Ther 16:94-100

Schleip R, Müller DG 2013 Training principles for fascial connective tissues: scientific foundation and suggested practical applications. J Bodyw Mov Ther 17(1): 103-115

Schwind P 2006. Fascia and membrane technique. Churchill Livingstone, Edinburgh

Simmonds N et al 2012 A theoretical framework for the role of fascia in manual therapy. J Bodyw Mov Ther 16 (1):83-93

Solomonow M 2009 Ligaments: a source of musculoskeletal disorders. J Bodyw Mov Ther 13(2):136-154

Smith J 2005 The techniques of structural bodywork. Structural bodywork. Churchill Livingstone, London

Standley P 2007 Biomechanical strain regulation of human fibroblast cytokine expression: an in vitro model for myofascial release? Presentation at Fascia Research Congress, Boston

Standley P, Meltze, K 2008 In vitro modeling of repetitive motion strain and manual medicine treatments: potential roles for pro- and anti-inflammatory cytokines. J Bodyw Mov Ther 12 (3):201-203

Stecco L, Stecco C 2009 Fascial manipulation. Practical Part. Piccini, Padova, p 396

Tozzi P 2012 Selected fascial aspects of osteopathic practice. J Bodywork Mov Ther 16(4):503-519

van der Wal J 2009 The architecture of the connective tissue in the musculoskeletal system. In: Fascia research ii: basic science and implications for conventional and complementary health care. Elsevier GmbH, Munich

Ward RC 2003 Myofascial release concepts. In: Basmajian JV, Nyberg RE (eds) Rational manual therapies. Williams & Wilkins, Baltimore, MD, pp 223-241

Weisman M et al 2014 Surface electromyographic recordings after passive and active motion along the posterior myofascial kinematic chain in healthy male subjects. J Bodyw Mov Ther: in press

Yelland M J et al 2004 Prolotherapy injections, saline injections, and exercises for chronic low-back pain: a randomized trial. Spine 29(1):9-1

제 2 부

선택된 근막의 치료방식

SELECTED FASCIAL MODALITIES

세계 근막연구 학술대회의 최근 연달은 개최(2007년 보스톤, 2009년 암스테르담 그리고 2012년 벤쿠버)와 그들이 보고하고 만들어낸 다수의 조사연구와 과학적인 논문들은 일부 연구 결과들의 임상적인 연관성에 대한 어느 정도 이해할만한 근막에서 혼란을 분명히 야기했다. 거기에 더해서, 새롭고 종종 타당성이 입증되지 않는 근막-연관된 치료법들이 규칙적으로 나타나며, 거의 항상 수년에 걸쳐 사용했던 그 방법들의 약간의 변형을 포함한다.

우리가 이미 알고 있던 것 그리고 우리가 아직 더 알아내야 하는 것을 명료하게 만들도록, 이러한 2부는 근막 기능을 목표로 하거나 상당하게 영향을 미치는 15가지 잘-확립된 도수치료적 접근법- 각각은 저명한 전문가들이 쓴 -그 방법들과 증거를 살펴본다.

현재의 연구 지식들의 배경 요약을 제공하는 소개의 장들과는 별개로, 이러한 장들에서 그 통찰력은 근막 역학의 잘알려진 인식의 기반, 그것의 잠재적인 문제점 그리고 이러한 것들을 평가하는 방법 등을 제공하며, 이것과 함께 도수치료의 상이한 방식들이 정상의 기능의 회복을 보조하는 것이 가능한 방법도 제공한다.

제 6 장

Bowen 치료법

THE BOWEN TECHNIQUE

Michelle Watson, Julian M Baker

개요

도수치료의 영역에서 요즘은 방법과 장비들에서 광범위하게 확장하고 있으며 - 많은 것들이 근막-연관된 건강문제에 도움이 된다고 주장한다. 다양한 접근방식들의 증명에 대한 필요성이 명백하게 요구되며(Hansen & Taylor-Pliliae 2011) 이 장에선 그러한 방식들 중 하나이며, 호주에서 출발한 Bowen 치료법이란 60년 된 치료법의 이면에 놓인 기원, 접근방식, 연구 그리고 기전을 논의할 것이다.

기원

1950년대에, Thomas Bowen (1916-1982)은 "Bowen', 'Bowtech', 'Bowen therapy' 'Bowenwork', 또는 'the Bowen technique' 등으로 불리는 도수치료의 한 형태를 고안했으며, 이 방법은 그 가벼운 접촉으로 유명하며 일련의 연부조직 도수정복으로 설명된다. 신체치료에 대한 Bowen의 접근방식은 직관적으로 묘사되며, 그 방식에서 관찰과 접촉은 자신의 심각한 난청(거의 농아자인)으로 인해서 그 자신의 일차적인 도구였다. 1975년에, 빅토리안 정부의 보고에서 그가 1년 동안 거의 13,000명의 환자를 치료했으며, 만성 및 급성 모두의 질환에서 80% 이상의 뛰어난 성공을 주장한다는 것을 확인했다(Hansen과 Taylor-Piliae 2011). 신체치료에 대한 Bowen의 접근방식은 훨씬 더 큰 힘과 속력으로 이루어진 그 당시 도수정복들의 여러 방식들과 비교할 때, 섬세하고 부드러우며, 비-침범적이었다. 그는 스스로를 정골의로서 설명했으며 1982년도에 정골의 협회에 등록하려고 시도했지만, 반려되었다. 1982년 3월 31일의 Geelong Advertiser의 헤드라인은 '치료사의 손에 족쇄를 채우다' 라고 적었으며, 그의 신청서 반려에 대한 실망감을 세세하게 보고했다. Bowen 치료법은 오랜 시간동안 다수의 사람들에게서 관찰되었으며, 그들 중 일부는 오늘날 그 방식의 다양한 해석을 여전히 교육하고 있다.

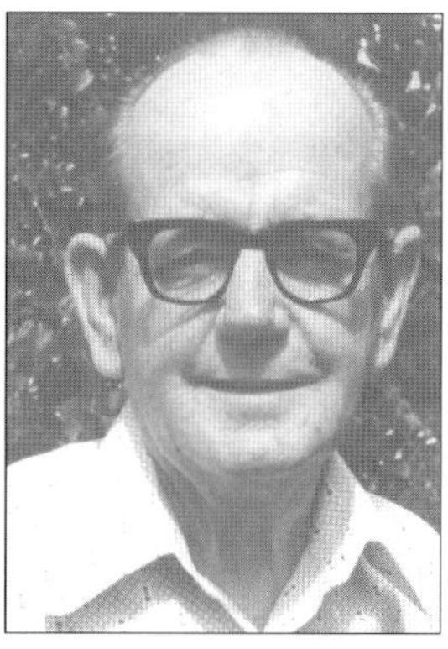

그림 6.1. Thomas Bowen

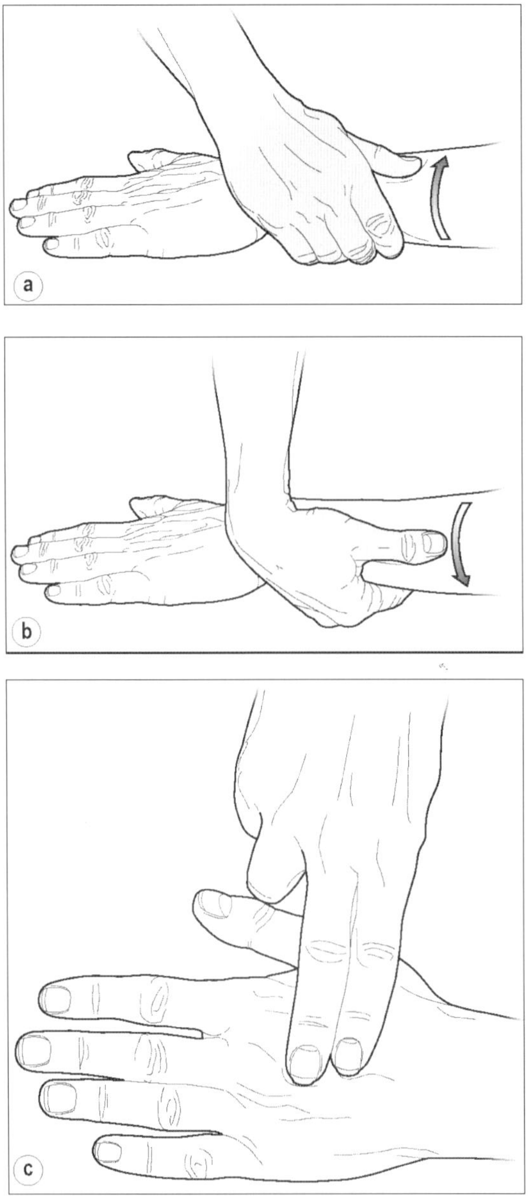

그림 6.2. (a) 돌리기 형태의 움직임에 선행하는 피부느슨함. (b) 돌리기 형태의 움직임의 종료자세. (c) 여기서 피부느슨함은 원하는 움직임에 대한 반대방향으로 끌려진다. 오직 그 움직임의 시작지점에서만 눈동자를 누르는 정도의 압력이 적용된다.

접근법과 치료방식

전 세계적으로 40,000이 넘는 Bowen 공인된 치료사들에게서, 그 방법은 보완적인 또는 대체의학(Complementary or Alternative Medicine: CAM)의 한 형태로 분류되었다. 그 치료적 접근법은 신체의 여러 부위를 포함하며, 적용된 도수치료적 동작이 치유와 재생의 진행과정을 자극하고 도와준다는 그 믿음을 기반으로 한다.

개별적인 Bowen 치료과정은 세 단계로 이루어진다: 피부에서 느슨함이 팽팽해지며, 가변적인 압력이 적용되며, 이어서 돌리는-방식의 치료법이 그 선택된 연부조직 위에서 시행된다 (그림 6.2를 참조). 다양한 동작들 사이에서 잠시의 치료적 휴식이 존재하며, 중추신경계에 의하여 그 부드러운 자극들에 대하여 반응할 수 있는 시간을 허용한다. 이러한 휴식이 Bowen 치료법의 기본적인 특징이 되며, 일반적으로 개별환자에게서 점점 깊어지는 4-8번의 동작 한 세트 사이에서 제공되는 2-5분간 이어진 휴식이다. 이러한 중단의 길이와 그 빈도는 변수의 선택에 의하여 결정되며, 그 변수들 중 일부는 다음을 포함한다: 피부 안에서 조직 긴장, 홍반, 온도변화 등에서 빠른 변화, 그리고 환자로부터 모든 감각 변화에 대한 보고. 이러한 치료 휴식의 패턴에 관하여 임상적인 결정을 내리는 것은 Bowen 치료사이며, 그 치료사가 환자의 자유신경계의 반응을 도와주기 위하여 이러한 치료 휴식 시기에 치료실을 떠나는 것은 잘 알려진 치료방식이다 (Baker 2013).

그 치료과정에 대한 몇 가지 특정한 금기증이 존재할지라도, Bowen 치료법은 모든 연령의 그리고 모든 상태의 사람들에 대하여 적합한 것으로 보인다. Bowen 치료과정의 관점에서 금기가 되는 두 가지에서, 비록 어떠한 위험성의 이면에서 추론이 상세하게 설명되거나 조사된 적이 없을지라도, 미골을 치료하는 그 치료과정이 반드시 임신 중엔 피해야 한다는 오랜 믿음이 있어 왔다. 보다 최근의 해석은 미골부위의 치료가 임신 첫 번째 삼개월 이후에는 비교적 안전하게 사용될 수 있다는 것이 제안됐다. 그 두 번째 금기증은 가슴 이식수술을 받은 모든 여성에서 금기시 된 가슴 치료과정과 연관된다. 이것은 가슴 이식수술에 이어진 외과전문의에 대한 부주의한 주장들의 빈발 이후에 발생한 것으로 보인다. 보험사들은 한때 가슴 치료과정이 이식수술 한 환자에게서 피해야 할 것이라고 권장했다. 그러한 환자들에게 어떤 잠재적인 위험에 관하여 아무런 증거도 존재하지 않는다. 비록 치료에 대하여 아무런 부정적인 반응이 없음을 확인했을지라도, 그 치료법을 받은 사람들이 다음처럼 보고하는 것은 너무도 흔하다: 경직, 쑤심, 감기같은 증상, 기존의 통증과 증상에서 일시적인 증가, 피로감 등. 이러한 반응은 일반적으로 치료 후 24시간 이내에 경험하게 되지만, 빈번하게 잠시만 생기고, 평균 2일을 넘기지 않는다. 그러한 고찰은 사용된 그 부드러운 압력의 그리고 치료사가 치료실에서 존재했던 그 짧은 시간에서 볼 때 놀라울 따름이다 (Baker 2013).

치료 시기의 횟수와 함께 Bowen 치료과정의 적용된 압력의 양, 해부학적인 위치 그리고 치료의 진행순서 등은 다음 세 가지 요소에 의하여 결정된다: 주관적인 검사(병력청취), 신체의 자세와 대칭성의 관찰, 그리고 그 조직의 '느낌' 등. Bowen의 치료과정은 매우 정확한 것으로 설명되며, 특정한 방향에서 연부조직의 가동법을 포함한다. 이것은 중추신경계(CNS)로 중심화하는 집중을 만들어주기 위하여 그 조직을 방해하도록 고안된 톡톡 두드리는 빠른 움직임이 아닌, 돌리는-형태의 치료방법을 포함한다. 그 조직으로 적용된 그 압력은 '눈동자 압박-형태'의 압력으로 묘사되며 종종 눈동자에 편안하게 주어질 수 있는 압력의 양을 의미하는 것으로 오해된다. 그보단, 그 압력은 실제로 침해적이나 통증이 없는 감각인 압력으로 묘사된다. 비록 보다 심부 조직으로 접근이 어려울지라도, Bowen 치료방법이 절대로 통증을 유발하지 말아야 한다는 것은 널리 인정된다.

Bowen 치료과정 트레이닝의 초기단계에서, 초심자가 그 방법의 사례를 제공하기 위하여 다양한 치료가정을 배운다. 상급의 Bowen 치료사는 Bowen 치료법이 단순하게 여러 가지 동작이라기보단 하나의 체계라는 원리를 따르게 될 것이다. 그 치료과정은 인간 해부학, 생리학, 병리학 그리고 기능장애의 심오한 이해를 기반으로 좀 더 직관적으로 적용될 것이다. Bowen 접근방식은 그것이 전신적인 조직을 치료하는 범위에선, 어떤 진단명이나 어떤 질병 또는 질환의 치료를 따라가는 것이 아닌, '전신적인' 것으로 간주되며 관행적인 것이 아니다. Bowen 치료사는 진단하지 않으며, 또한 특정 질병에 대한 특수한 치료를 제공하지 않는다. 그들은 자격을 갖춘 사람이 처방한 약품을 바꾸지 않으며, 또한 거기에 합당한 과학적인 증거의 기반이 없는 한 치료 결과에 관한 주장도 하지 않는다.

이러한 가벼운 압박 방법에 대한 환자의 수용은 단일한 치료적 방법으로서도 그리고 전신적인 도수치료 방식의 한 부분으로서 모두 높은 편이다. 2012/13에 Bowen 치료법의 유럽 대학에서 학생들에게 Bowen 치료를 받은 1030명의 자원자들에게 설문지를 발송했다. 그 설문지는 다음의 질문에 대한 예나 아니오 답을 요구했다: a) Bowen 치료법이 당신에게 도움이 되었는가, b) 당신은 Bowen 치료법을 다시 받겠는가, c) 이 치료법을 상이한 사람들에게 권하겠는가. 답변이 온 93%가 이 세 문항 모두에 긍정적으로 답했다.

2002년에 Bowen 치료법은 영국에서 '물리치료의 소관의 범위에서' 사용될 수 있는 하나의 치료방법으로서 공인된 물리치료사 협회에 의하여 수용되었다. Bowen 치료법은 상이한 확립된 물리치료 평가와 치료의 방법들과 연계해서 적용될 수 있으며 현재 영국에선 개인 클리닉들과 함께 병원에서 사용되고 있다.

출간된 문헌의 요약

다음 내용은 지난 10년 동안 Bowen 치료법이란 주제로 출간된 문헌들의 간략한 요약이다. 특정한 결과의 측정이 이루어지는 연구설계가 존재하므로, 체계적인 고찰이 포함되었다. 출간된 단일 사례연구의 많은 수로 인해서, 연구의 그 모델로부터의 결론을 고려하는 것은 불가능하다.

통증

- Hipmair와 동료(2012)는 인공무릎관절 수술 이후의 단계 중 91명의 환자에게서 Bowen 치료법의 효과를 조사했다. 세 가지 단일-맹검의, 무작위로 할당된 집단이 포함되었다: 집단 A는 2일과 10일 사이에 두 번의 Bowen 치료를 받았다; 집단 B는 손을 사용한 거짓치료 (Bowen의 동작을 흉내내며, Bowen 치료법의 일상적 부위에 인접해서 '부드러운 접촉'으로 이루어진)를 받았으며 통제군인 집단 C는 부가적인 치료를 받지 않았다. 수술-후 통증은 1에서 10 사이의 시각적 통증단위 (VAS)를 사용해서 평가되었다. 그 결과는 비록 Bowen 집단만이 처음 2일에 통증에서 통계학적으로 의미있는 감소 (각각 p=0.001과 0.008)를 보여 주었을지라도, 10일이 지나 세 집단 사이에선 별다른 통계적으로 의미있는 차이를 보이지 않았다.
- Morris와 동료 (출간을 위해 제출된)는 다음 제목의 Bowen 치료법과 요통에 대한 연구를 시행했다: *만성의, 비-특정적 요통 (CNSLBP)를 보유한 사람들에 대한 한 가지 치료법으로서 Bowen 치료법의 효과를 살펴보기 위한 예비연구*. 27명의 단일-맹검의 참가자들이 두 개의 그룹으로 배정되었다: 실험군 (Bowen), 그리고 통제군 (거짓 Bowen). 거짓 치료군은 실제 Bowen 치료방식의 방법과 유사한 위치와 압력으로 체간을 가로질러 손등으로 쓸고-지나감을 포함했다. 각각의 참가자들은 세 번의 주당 1회의 치료를 받았으며, 치료 후 1주와 4주에 설문지를 작성했다. 20가지 설명이 포함되었다: 통증, 기능의 수준, 심리사회적인/신체상의 변화 그리고 전반적인 건강상태. Bowen 그룹은 그 20개의 항목에서 두 번째 추적조사에 긍정적인 변화를 기록했다. 반대로 거짓 그룹은 동일한 시간에 12개 문항에서 호전을 보여주었다. 이 연구에서 약간의 수정과 함께 생체심리사회적 수준에서 CNSLBP의 관리를 위한 치료로서 Bowen 방법의 효과에 대하여 좀 더 큰 범위에서 실험이 시행될 것을 제안하였다.

가동범위

116명의 증상없는 자원자들을 포함한 Marr와 동료 (2011)에 의한 단일 맹검의 무작위화된 통제군 실험에서 1주일에 걸친 뒤넙다리근 유연성 수준에서 단일한 Bowen 치료의 효과를 검사했다. 그 결과는 Bowen의 한 번의 치료가 더 이상의 치료없이 1주일 동안 지속된 호전(p=0.0005, 유연성에서 9.73°의 평균 증가)과 함께 대상-내부의 (p=0.0005) 그리고 대상들-사이에서(p=0.008) 모두 뒤넙다리근의 유연성에서 즉각적인 증가를 만들었다.

종업원 건강과 작업환경

2005년에, Dicker는31개 병원의 및 지역사회 보건 서비스 직원을 하나의 집단 설정으로 스트레스의 수준과 육체적 건강에서 Bowen 치료법을 사용한 6주 프로그램의 효과를 검사했다. 정량적인 그리고 질적인 면의 정보들은 Bowen 치료법이 통증을 경감시킴에서(78%의 보고된 호전), 가동성을 개선시킴에서(79%), 스트레스를 감소시킴(82%),

에너지와 건강함 (64%) 그리고 수면(50%)에서 호전됨으로 성공적이였다는 것을 지적했다.

기능적인 회복

- 2011년에 Buncan과 동료는 뇌출혈 후 치료법으로서 Bowen의 잠재적인 영향을 살펴보도록, 14명의 만성적 뇌출혈 환자에서 예비연구를 시행했다. 모든 참가자들은 다음의 결과 측정에 대하여 평가되었다: Barthel 지수, 운동평가 단위(MAS), 악력, 9 홀 페그[1] 검사 (9-HPT), timed up and go[2] (TUG), key pinch 검사, mini-mental 상태 검사(MMSE) 그리고 SF-36[3]. 14명의 환자들은 3개월에 걸쳐 13차례의 Bowen 치료를 받았다. 전반적인 운동 기능(MAS)의 측정은 통계학적으로 유의한 호전을 보여주었다. 그 호전은 또한 사회적인 기능상태와 함께 육체적인 건강함과 연계해서 확인되었으며, 모두가 통계적으로 의미있었다; 그렇지만 악력은 감소되었다.

체계적인 고찰

- Hansen과 Taylor-Piliae (2011)는 1985년과 2009년 사이의 Bowen과 연관된 문헌들의 체계적인 고찰을 시행했다. 309의 인용문들 가운데, 15개의 글이 포함 기준에 맞았다. 그 고찰은 대부분이 통증감소, 동결견 그리고 미그래인에서 확인할 수 있는 건강을 개선시키기 위해서 Bowen이 비-침범적인, 제공-가능한 접근법을 제공한다고 결론지었다. 그렇지만, 문서화된 그리고 체계적인 과학적 증거의 부족은 광범위한 권장을 어렵게 만든다.

어떻게 그렇게 부드러운 압력이 조직 내부에서 변화에 영향을 줄 수 있는가?

Bowen 치료법의 효과는 충분히 이해되지 못했으며, 증명되지 않았고 과학자와 임상치료사들 사이에서 논란을 유발했다. 최근까지, 그 주장 이면의 기전은 대부분 조직들의 역학적인 특성에서 기여되었으며 신경계와 거의 관계가 없었다(Schleip 2003a). 지난 십년동안 피부, 근막 그리고 도수치료의 영향을 조사하는 과학적 연구의 폭발적 증가는 Bowen으로 인해서 관찰된 변화를 설명하도록 도와주는 다양한 모델을 만들었다. Bowen에서 생기는 치료효과에 대한 가장 공통적인 가설들은 다음처럼 명명된다: *고유수용작용 그리고 내부감각수용작용*.

고유수용작용

1907년에, Sherrington은 처음으로 고유수용작용, 내부감각 수용작용 그리고 외부감각수용작용이란 용어를 소개하는 연구를 발간했다. 그 후로 그의 분류의 선구적인 시스템은 과학자들에게 신체 내부에서 지속적으로 변화하는 환경에 관한 정보를 전달하는 특수화된 신경을 찾아보도록 만들었다. 이 장의 목적을 위해서 고유수용작용은 다음처럼 정의된다: '신체와 그 부분들의 위치와 장소, 배열 그리고 움직임을 감지하는 능력' (van der Wal 2012). 보다 간단하게, 고유수용작용은 넘어지지 않고 완전한 어둠 안에서 걷기와 같이, 시각이 없이 기능할 수 있는 능력이다. 신체의 잠재의식적인 또는 심리학적인 인식을 제안하는 고유수용작용의 정의는 이 장에서 포함되지 않는다. 비슷하게, 신체의 외부 환경의 인식인 외부

1) 작업치료장비로 상지의 미세근육을 이용한 공간지각력 훈련 및 평가도구.
2) 일반적 의자에 앉았다 일어나서 10걸음(3m)정도 걸어간 후 다시 돌아와 앉는 검사로 낙상에 대한 screening(20)초
3) 36가지 항목의 간단한 건강상태 측정 설문지.

감각수용작용 역시 배제된다.

역사적으로, Bowen 치료로 인한 변화는 인대, 힘줄, 근육 그리고 관절들 안에서 고유수용작용적인 역학수용기들을 자극하는 것으로 생각되었으며; 잘 알려진 역학수용기들은 골지수용체, 근방추, 파치니, 파니치형태 및 루피니 수용기들이다. 이러한 압력, 속도 그리고 긴장 등에 민감한 수용기들은 근육과 연관된 조직 내부에서 그리고 관절 정렬에서 길이 및 긴장도 관계에서 변화에 대한 반응의 피드백 고리의 한 부분을 구성한다. 이러한 수용기들의 자극에서부터 결과하는 것으로 생각된 효과는 다음에서 변화를 포함한다: 근육 긴장과 긴장도; 움직임 범위; 통증, 그리고 교감신경계 작용(Schleip 2003a, 2003b). 그렇지만, 1990년대의 연구에서 두 가지 새로운 사실이 추가된다: 골지 힘줄 기관이 수동적인 움직임에 의하여 또는 근육막성 조직, 인대 또는 힘줄의 수동적 신장에 의하여 자극받지 않는 수 있다는 것(Mami 1992). 이것은 Bowen 치료방식이 대부분 신체에서 그 부위의 능동적인 수축이 없이 수동적으로 신체에 적용된다는 것에 주목해서 중요한 내용이 된다. 근육은 이러한 특수한 고유수용기에 영향을 주기위해서 능동적으로 수축해야만 한다(Schleip 2003a). 두 번째로, 1990년의 Burke와 Gandevia에 의해 시행된 연구는 골지 수용기의 거의 10%가 힘줄 주위에서 힘줄과 직렬로 놓여있으며, 그러므로 수동적인 하중부하를 감지하는 능력이 없다는 것을 발견했다. 골지 수용기의 80% 이상이 상이한 위치에서 확인되었다: 근육힘줄 연접부의 근육성 부분에서; 힘줄막의 부착부에서; 그리고 말초부 관절의 관절주머니와 인대 안에서 (Schleip 2003). 그렇게 깊게 위치한 수용기들(골지 수용기)의 포함은 그러한 신경들이 피부 깊숙하게, 근육, 관절, 관절주머니, 힘줄, 인대 그리고 심부 근막들 내부에 위치하므로, Bowen 치료방법의 가벼운 접촉의 효과에 대한 어떠한 신경생리학적 설명의 일부도 가능하지 않은 것으로 보였다.

그러므로 그 의문은 여전히 남는다: 어떻게 하중부하, 스트레칭 또는 신체의 동작이 없는 그렇게 가벼운 Bowen의 접촉이 이렇게 깊게 위치한 수용기들을 자극하는가?

최근의 발견은 이러한 의문을 설명하는데 도움이 될 몇 가지를 보여준다. 피부는 일반적으로 모든 도수치료 중 접촉하는 가장 첫 번째 조직이며 접촉, 압력, 파동, 온도 그리고 통증 등에서 변화를 감지하는 다양한 형태의 수용들로 치밀하게 신경분포 된다. 피부의 많은 역할들은 다음을 포함한다: 신체의 내부 및 외부 환경에 관한 의사소통; 온도조절; 수분과 전해질의 균형; 물리적, 화학적 그리고 열의 요소들에 대한 반응 (Paoletti 2006).

피부가 얼마나 깊이까지 의사소통하는가, 피부의 연결범위가 얼마나 넓게 퍼져있는가에 대한 우리의 지식은 최근 십년동안 놀랄만치 발전했다. 피부는 진피(hypodermis)라고도 언급되는, 피하의 그리고 표면의 근막으로 이어진다 (Abu-Hijleh와 동료 2006). 세포외 기질(ECM, 1장에서 결합조직이 이러한 층에 대한 설명을 참조)에 대한 연구에서 바탕질이 피부표면으로 융기부를 내보내며, 이것은 마치 잠망경처럼 작용하는 원통형의 모습이며, 신경과 혈관으로 들어싸이며 심부근막이 신체의 표면과 연결하는 것을 허용한다(Paoletti 2006). 이러한 원통들은 Heine의 원통이라고 불리며 피부로부터 골까지 이어지는 장기라는 '가시적인' 증거인 것이다(Heine 2006, Paoletti 2006). 이러한 층 안에서 섬유들 역시 콜라겐, 엘라스틴 그리고 레티큘린을 포함하고 있으며, 심부근막을 거쳐 골까지 연결을 허용한다. 지방세포에 더해서, 표면층 안에서 섬유아세포는 역학전환에 대한 반응을 보유하며, 감각과 의사소통의 신호에 폭넓은 다양성을 제공한다(Langivin 2006). 그러한 수용기들은 일반적으로 2분을 넘지 않는 시간에 치료사의 손가락 아래에서 긴장 상태의 촉진할 수 있는 줄어듬으로서 종종 묘사되는, 공통적으로 보고된 '갑작스런 조직이완' 현상을 설명해줄 것이다(Schleip 2003).

그러므로, 치료사의 손이 피부에 접촉할 때, 보다 깊은 구조로 향하는 일종의 직접적인 의사소통의 경로가 존재하는 것이다(Langivin 2006). 더욱이, 신경계의 배열은 운동신경보다 훨씬 더 두드러지게 감각신경을 포함하는 것으로 보인다. Schleip (2003)은 전형적인 근육 신경에선 유형 I과 유형 II 신경으로 알려진, 그 신경의 감각성 구성요소의 오직 20%만이 근방추, 골지 수용체, 파치니안 그리고 루피니 종말로 공급된다는 것을 주장한다. 대략 80%는 유형 III과 유형 IV에 속하며, 이러한 신경들은 이제 사이질 근육 수용기(interstitial muscle receptor)라고 명명되며 근막과 골막 내부에서 존재하는 가장 높은 집중도를 보이며 아주 풍부하다 (Schleip 2003). 이러한 유형 III과 IV 신경의 80% 이상은 무수초화(유형 IV)되었으며 피부와 표면 근막 안의 자유신경종말에서 기원한다. 그림 6.3(사진 6도 참조)은, 피부 바로 아래에서 다양한 기타 수용기들에 대한 그 접근을 보여주는 한편, 피부 바로 아래의 자유신경종말의 그 표면에 위치함을 그리고 이러한 층 바로 아래 연결의 시작점을 보여준다. 그림 6.4는 여성의 우측 중간 넙다리부위에서 심부 근막의 층까지 표면의 느슨한 '그물망' 근막의 존재에 의하여 보여준 듯, 피부부터 골까지 인간 신체의 일치하는 층들을 보여준다.

내부감각수용작용

이제 근막하부 역학수용기라고 불리는, 이러한 자유 신경종말은 내부감각수용작용이라고 알려진 감각을 만든다. 이것은 신체의 건강함의 감각으로 묘사될 수 있으며, 근육작용; 간지러움; 따가움;

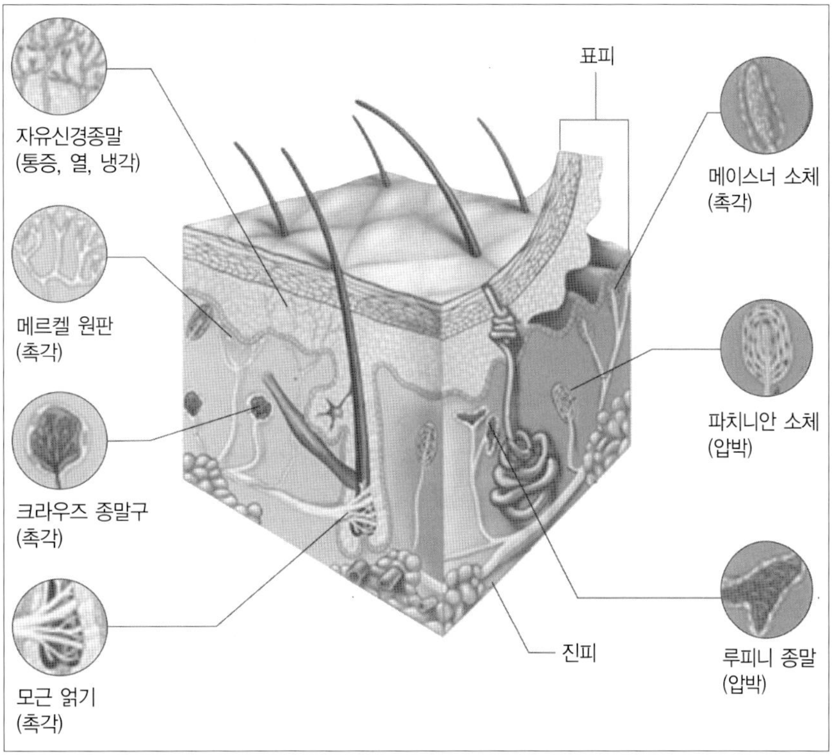

그림 6.3. 피부와 표면 근막 내부에서 수용기들의 그림. 사진 6도 참조하라.
출처: McGraw- Hill Ryerson, p.429, Fig. 12.27.

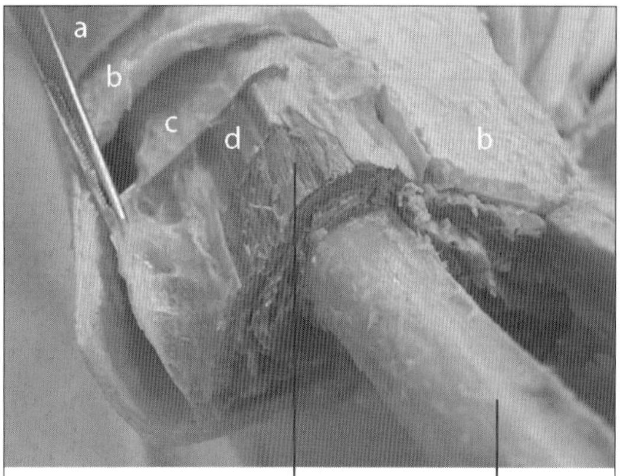

그림 6.4. 우측의 중간 넙다리부위의 단면을 보여주는 절개. © Julian Baker.
절개사진의 영문자: a=피부; b=표면 근막/지방층, c & d= 심부 근막의 반영된 층

통증; 허기; 갈증; 따스함; 차가움; 방광, 내장 그리고 식도 등과 같은 장기의 팽창; 그리고 관능적인 또는 즐거운 접촉 등과 같은 광범위한 범주의 생리학적인 감각을 포함한다(Richards 2012, Schleip & Jäger 2012). 자유 신경종말의 일부가 진정한 역학수용기이며, 역학적인 자극들 (가벼운 접촉, 압력 그리고 신장)에서 변화를 감지하며 털이 있는 피부에서 흔하게 확인된다는 것을 연구에서 확인했다. 이것은 통증, 열 및 냉에 대하여 반응하는 그 신경의 능력에 더해서 그것들의 주된 작용인 것으로 이전에 생각되었다 (Schleip & Jäger 2012).

이것이 치료로써의 Bowen과 어떻게 연관되는가? 피부와 표면 근막 안에서 가벼운 접촉의 수용기로서 다수의 자유 신경종말의 존재는 Bowen 치료법과 기타 부드러운 연부조직 치료법의 효과에 대한 어떤 가능한 기전을 제안한다. 피부의 표면에서부터 들어가 골까지 이어지는 의사소통의 해부학적인 경로의 존재는 치료에 뒤따라서 보이는 보다 심부의 변화를 설명하기 위한 한 가지 기전을 제안한다. 이러한 자유 신경종말의 경로가 대뇌 안에서 섬피질 내부로 종말하며, 섬피질은 의식에 관여되며 일반적으로 감정 및 신체의 항상성의 조절과 연계된다. 섬피질의 기능은 감지력, 운동조절, 자기 인식 그리고 인식상의 기능 등을 포함한다. 반대로, 기능장애도 역시 상행성 정보입력이 감지되는 그 방식을 변화시킬 수 있다. 예를 들어, Song과 동료(2006)는 민감성 대장 증후군이 대장에서부터 섬피질까지 통증의 비정상적인 처리과정을 만든다는 것 그리고 이것이 대뇌 내부에서 통증의 억제 상실- 감각 민감화 -로 발생한다는 것으로 결론지었다. 어린이를 문질러주거나 바짝 안아주는 부모의 영향은 단지 안락함의 감각만을 제공하는 것뿐만 아니라, 육체적인 성장을 도와주는 신경의 자극도 제공하는 것이다. 접촉은 또한 결합조직 변화의 진행과정에서 중대한 역할을 하며, 그러한 변화는 오로지 콜라겐 침착을 통해서만 길어지고 재형성될 수 있다. 비록 아동기에 그 정점이 존재할지라도, 성장 요소는 성인에서 결합조직의 축적에서 중요한 역할을 수행한다(van den Berg 2012). 소마토트로핀(Somatotrophin)이란 뇌하수체 분비선에 의하여 분비된 성장호르몬은 결합조직에 직접적인 영향을 주며, 콜라겐 섬유를 생산하고 근막과 힘줄을 구성하도록 섬유아세포와 비만세포를 자극한다 (Juhan 2003).

이제 성인에서 내부감각수용작용과 연계되서 존재하는 이러한 '건강한' 접촉은 Bowen 치료법에 의하여 제공된 효과와 같은 비-침범적이고, 부드러운 접촉이 치료에 이어져 항상 즉시 발현하는 것은 아닐지라도 그 보고된 반응을 만들낼 수 있는 방법에 대한 통찰력을 제공할 것이다. 내부감각수용성 자극원으로서 고려될 수 있도록, 전통적으로 근막의 도수치료와 연관된 압력보다 훨씬 적은 압력이 요구된다는 것이 드러날 것이다 (Schleip & Jäger 2012).

그러므로 내부감각수용기들 보다 고유감각수용

기를 자극하기 위하여 얼마나 많은 압력이 필요한가는 중요한 질문이며 현재는 알 수 없다. 그 치료법의 속도에 대한 영향도 역시 흥미롭지만, 아직 확정되지 않았다. Lederman (2005)은 도수적 자극의 개별적인 형태가 일종의 주파수의 형태로 입력된다는 것을 제안한다. 역학수용기들은 상이한 주파수를 통해서 입력되는 전기적인 신호로 역학적인 자극의 변환을 거쳐 CNS와 의사소통을 한다. 조금 더 단순하게 비교하면, 눈을 감은 채 우리는 귀를 통해서 소리 파장의 학습된 특징으로 인해서 연주하고 있는 첼로와 바이올린을 구분할 수 있다. 동일한 방식에서, 신체가 주파수와 패턴의 분석을 통해서 접촉과 움직임에서 차이를 감지하는 것이 가능한 것으로 보인다. 과학적으로 상이한 치료방법들의 효과와 신체가 도수치료와 연관되는 한도에서, '나쁜 것' 들에서부터 '좋은 것'을 확인하는 그 방법을 설명할 수 있는 기회가 도래했다.

치료 중에 얼마나 많은 압력이 필요한가?

이것은 한 가지 중요한 임상적 고려사항이다. Bowen 치료를 계획함에서, 추론과정 중 고려해야 할 많은 복잡한 요소들이 존재하며, 일부는 이미 논의되었다. 주관적인 검사와 해부학, 생리학 그리고 병리학적 지식은 우선적으로 치료사에게 표적으로 삼아야 할 조직 형태와 기능장애의 한 가지 계획을 제공한다. 촉진의 과정 중, 각각의 환자는 자신들의 조직의 상태에 관한 독특한 느낌을 치료사에게 제공하며, 다음과 같을 것이다: 섬유증의 존재, 통증유발점; 모든 국소화된 열감이나 부종; 접촉되고 있는 조직의 저항 수준 등. 조직 저항 또는 두꺼워짐에 대한 이유는 다중-요소적이며 현재 및 이전의 병리상태, 그 문제의 만성도, 긴장도와 경직도에 영향을 주는 선천적인 요인, 반흔조직의 존재, 그 개인의 감각적 각성도, 그리고 현재의 통증 상태 등을 포함한다. 이러한 것들은 단순하게 물리적인 요인들만 설명하며, 촉진 및 평가 중 그 소견에 영향을 줄 수 있는 심리적인, 정신적인 그리고 환경적인 요소들 역시 중요하다.

만성적인 조직 손상이나 염증의 초음파 영상법은 결합조직의 구조에 대한 병적인 변화를 공통적으로 보여주었다. 병변이 존재하는 곳에서, 요통이 없는 환자의 허리와 비교해보면, 요추 부위에서 근육을 둘러싸고 있는 결합조직의 두께에서 증가가 빈번하게 보인다(Langevin과 Kawakami 2012). 능숙한 도수치료사들은 두꺼워짐, 연관적인 경도, 깊이, 가동성, 함수화 그리고 대립면을 가로지르는 열에 대한 관계에서 조직 변화를 느끼는 것이 가능할 것이다.

Bowen 치료사들에 의하여 그 조직으로 적용된 실제적인 압력은 조직들의 '정상적인' 대 '비정상적인' 느낌을 인식하는 치료사 자신의 숙련도에 의하여, 그리고 모든 치료적 개입에서 필요한 그 압력을 단계화할 수 있는 그들의 능력에 의하여 유도될 수 있다. 어느 정도는 이러한 것들이 치료사 자신의 경험, 직관, 균형감, 안정성, 그리고 손상의 병력 등에 의존할 것이다. 결과적으로, 압력에서 가변성은 오직 상이한 치료사들 사이에서만이 아닌, 상이한 치료법들과 신체 부위 사이에서도 치료 중 고려되어야 한다. 상이한 압력이 그 조직에 영향을 주는 방식을 검증하는 기준화된 정보의 부재로 인해서, 경험이 풍부한 임상의가 힘의 단계적 구분을 이끌어내도록 직관과 임상적인 경험을 사용한다는 것, 그리고 바라는 효과를 만들어내도록 가능한 최소한의 압력을 사용할 것임이 인정되어야 한다.

치료할 부위도 역시 얼마나 많은 압력을 적용할 것인가에 대하여 정보를 제공할 것이다. 각각의 부위는 자체의 기능(들)에 따라서 자체의 해부학에서 달라질 것이다. 그러므로, 그 부위의 주된 기능이 가동성에 놓여있다면, 그 부위의 근막성 배열은 안정성이 절대적으로 필요한 부위의 근막의 배열과는 상이할 것이다. 어깨관절은 주로 경이로운 삼차원적 가동성의 부위이며, 그 조직들의 '느낌'도 그러한 기능을 반영할 것이다. 뼈의 융기부의 존재 역시 압력에 대한 상당히 큰 민감도를 야기한다. 반대로, 요추는 본질적으로 하중부하와 안정성의 부위이며, 골반, 몸통 그리고 다리로부터 또는 그쪽으로 향하는 힘들을 전달하고 있다. 그러므로 피부아래 조직의 더 큰 깊이, 그리고 섬유성 연결의 다중적인 층들은 편안한 감각 가운데서 더 큰 도수적인 압력과 깊이를 허용할 것이다.

마지막으로, Bowen 치료방법 중, 또는 반복된 방법 중, 조직 내부에서 긴장도와 긴장은 변하기 시작할 것이며, 압력이나 불편함에서 어떠한 증가할 필요가 훨씬 깊은 조직으로 접근을 허용할 것이다.

Bowen 방법이 어떻게 기능을 회복시키는가?

Bowen이 기능을 회복시키는 방식을 이해하려고 노력할 때, 고려해야 하는 많은 신경생리학적 그리고 정신학적 처리과정이 존재한다. 이 장의 목적에서, 여러 신체 부위가 한 차례의 Bowen 치료과정 중 다루어진다는 사실에 초점을 맞춘다.

중력에 대항해서 바로 서기 위하여 인간 신체는 중력 및 바닥의 반응력 등과 같이 신체에 대하여 작용하는 외력에 대항해서 긴장력의 내부적 상태를 맞춰줌에 의하여 개별 자세를 최적화하도록 시도한다(그림 6.5). 염증 또는 손상을 예방하도록, 불필요한 마찰력, 전단력 그리고 좌상을 최소화하도록 그 조직을 통한 최적한 하중부하와 함께, 각각의 움직임 또는 동작이 균형 잡히고, 유연하고, 에너지-효율적이며 성공적이어야 할 필요가 있다. 이것이 성공적이기 위해서, 근육과 그 결합조직들은 인접한 그리고 어느 정도 떨어져 있는 것 모두의 상이한 부분들과 실시간의 의사소통을 필요로 하는, 통합된 그리고 다중차원적인 방식에서 움직일 필요가 있다.

그림 6.5는 최적한 기립 자세(첫 번째 자세)를 보여주며, 거기에서 중력선은 힘의 가장 효율적인 균형을 보여주거나 좀 더 간단하게, 똑바로 서있는데 최소의 노력이 필요할 뿐이다. 이러한 그림은 이어서 임상적으로 빈번하게 보이는 자세적 변화의 다섯 가지 부가적인 사례로 이어지며, 중력선의 이동과 잠재적인 기능장애의 위험을 보여준다.

임상적인 평가 중 우리의 환자들 가운데 그리고 또한 우리들 자신들에서 비대칭성을 찾게 되는 것은 일반적이다. 인간의 신체가 자체의 장기들의 비대칭적인 위치상의 배열이란 관점에서도 대칭적인 것으로 가정되어야 하는가 또는 아닌가라는 주제에서처럼, 우리가 대칭성에 영향을 주도록 시도해야 하는가 또는 하지 말아야 하는가에 대한 논쟁은 이 장의 범주를 넘어선다. 그렇지만, 기능장애의 존재와 증상의 호소에 더해서, 자세적 비대칭성은 그 조직을 통하는 하중부하와 힘의 불균형의 병력에 대한 일종의 지표가 되며, 평가 중 더 깊은 검사를 필요로 한다.

모든 성공적인 치료가 추측과 짐작을 줄여감을 목적으로 하듯이, 타당한 의심을 넘어서, 모든 치료사들이 어떠한 생체역학적인 불균형의 특성이나 정확한 기원을 확인하는 것이 항상 제안 될 것이다. 첫 번째 Bowen 치료는 여러 가지 선택사항을 포함할 것이다. 그 첫 치료는 일반적으로 기준화되었으며 스트레스의 공통적인 부위들에 하중부하를 표적으로 하며, 종종 검사에서 병적인 하중부하가 분명한 부위들이 될 것이다.

2011년에, Marr와 동료는 유연성에서 Bowen 방법의 효과를 살펴본 무작위하게 통제된 실험을 수행했다. 그들은 Bowen 치료법의 단일한 기준화된 치료법이 그 대상들 내부에서(p=0.0005) 그리고 대상들 사이에서(p=0.008) 모두 뒤넙다리근의 유연성에서 즉각적인 증가를 보여주었다고 결론지었으며, 더 이상의 치료가 없이도 1주일 동안 효과(p=0.0005, 9.73°의 평균 증가)가 유지되었다. 그들은 가장 개연성있는 설명이 무릎관절 폄의 동작을 받쳐주는 해부학적으로 연관된 신체 부위의 자극의 결과였다고 가설을 세웠다. Bowen 치료방식은 등허리근막의 후방 층(DeRosa와 Porterfield 2007에 의하여 설명된)들을 따라서 적용되었으며, 등넓은근에서 큰볼기근까지 이어진 근막성 연결부 위에서 연부조직 움직임을 포함했다. 이것은 뒤넙다리근과 모음근들의 지극으로 이어졌으며, 거기에서 큰볼기근까지 그리고 요추골반의 현수인대(slings)들 안으로 해부학적 연결성이 존재한다 (DeRosa와 Part- erfield 2007). 다르게 말해서, 전해진 Bowen 치료는 척추, 몸통 그리고 다리의 폄근들 전반에 걸쳐 도수적 자극의 계획된 방향을 제공했다. 중추신경계에 도달하는 역학수용기들을 경유한 말단부 정보가 주동근과 길항근 모두에 영향을 준다고 보고되었다는 것을 주목함은 관련이 있을 것이며 (Lederman 2005), 하나는 활성화시키며 상이한 하나는 억제하도록 작용할 것이고, 잠재적으로 상반적인 기능적 변화에 대한 설명을 제공할 것이다.

요약과 권장사항

고유수용작용, 내부감각수용작용 그리고 근막의 연결성 등에 관하여 이 장에서 논의된 연구가 Bowen 치료법과 기타 '가벼운 접촉의' 치료법들의 적용의 효과에 대한 잠재적으로 신뢰할 수 있는 설명을 제공하는 방향으로 좀 더 발전할 수 있기를 바라마지 않는다. 피부의 표면으로부터 골까지 의사소통의 분명한 신경의 경로가 확인되었다. 연구들에서도 거기에서 표면의 그리고 부드러운 도수적 자극이 심부조직 안에서 변화를 시작하게 만드는 그 방법을 설명했다. 원하는 치료적 반응을 만들어내기 위해서 얼마나 많은 힘이 최적하게 적용되는가는 현재 연구 중이다. 고유수용작용 그리고 내부감각수용작용의 진행과정이 중첩되는 방식, 그리고 그러한 자극들이 기능적인 회복에서 감각의 그리고 운동의 정보의 처리과정에서 얼마나 통합적으로 존재하는가는 아직 알지 못한다.

만성의 그리고 급성의 양상 모두가 Bowen 치료

그림 6.5. 달라진 중력선과 함께 자세적 변화
Reproduced with permission from Healus © 2014.

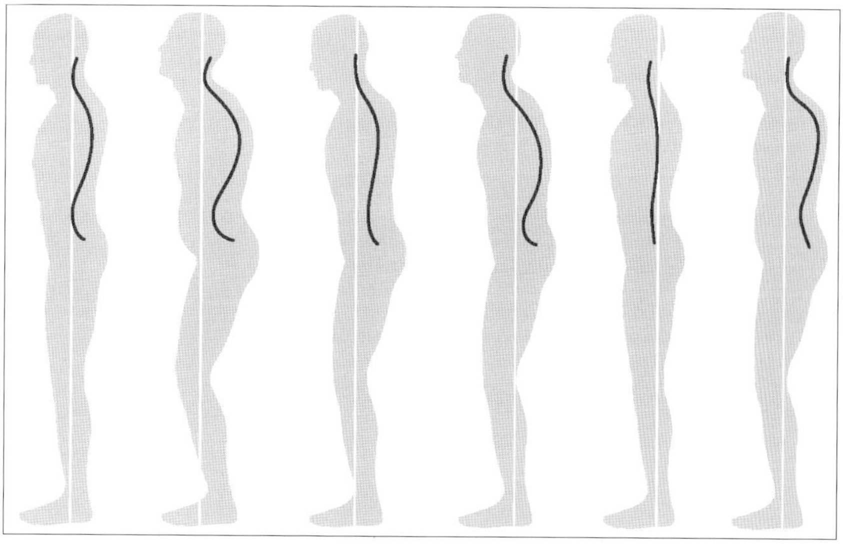

로부터 도움을 받는 것으로 보였다. 그렇지만, 그 치료법 자체는 아직은 기능적인 재-교육이나 재활치료의 요구를 다루지 못한다. 일부 환자들이 자신들의 충분한 회복 잠재력을 알아채기 위하여 좀 더 광범위한 기술적인 설정 또는 다른 분야의 치료사에게로 전원이 필요할 것이다. 그것이 갈망하듯 독립된 하나의 치료로서 Bowen에 관한 전반적인 권고사항이 만들어지기에 앞서 부가적인 연구가 필요하다는 것은 잘 알고 있다. 2014년에, 호주의 Bowen 협회를 통해서 동일한 과정을 시행할 계획에서, ECBS를 통해, 영국에서 Bowen 학문에서 첫 번째 학위가 수여될 예정이다.

참고문헌

Abu-Hijleh MF et al (2006) The membranous layer of superficial fascia: evidence for its widespread distribution in the body. Surg Radiol Anat 28(6): 606–619

Baker J 2013 Bowen unravelled: a journey into the fascial understanding of the Bowen Technique. Lotus Publishing, Chichester

Burke D, Gandevia SC 1990 Peripheral motor system. In: Paxines G (ed) The human nervous system. Academic Press, San Diego, pp 1-133.

DeRosa C, Porterfield JA 2007 Anatomical linkages and muscle slings of the lumbopelvic region. In: Vleeming A, Mooney V, Stoekart R (eds) Movement, stability and lumbopelvic pain, 2nd edn. Churchill Livingstone, Edinburgh, pp 47-62

Dicker A 2005 Using Bowen technique in a health service workplace to improve the physical and mental wellbeing of staff. Aust J Holist Nurs 122, pp 34-42

Duncan B, McHugh P, Houghton F, Wilson C 2011 Improved motor function with Bowen therapy for rehabilitation in chronic stroke: a pilot study. Journal of Primary Health Care 31, pp 53-7. Available online at http://www.rnzcgp.org.nz/assets/documents/Publications/JPHC/March-2011/JPHCCaseSeriesReviewDuncanMarch11.pdf . Accessed 28 July 2013

Hansen C, Taylor-Piliae RE 2011 What is Bowenwork? A systematic review. Journal of Complementary Medicine 17(11):1001-1006. doi: 10.1089/acm.2010.0023

Heine H 2006 Lehrbuch der biologischen Medizin. 3. Aufl.Hippokrates, Stuttgart

Hipmair G et al 2012 Efficacy of Bowen Therapy in postoperative pain management – a single blinded (randomized) controlled trial. Available at http://therapy-training.com/research/bowen-pain-research.html. Accessed 23 February 2014

Jami L1992 Golgi tendon organs in mammalian skeletal muscle: functional properties and central actions. Phys Rev 73(3):623-666

Juhan D 2003 Job's body, handbook for bodywork, 3rd edn. Station Hill Press, Barrytown, NY, p. 84

Langevin HM 2006 Connective tissue: a body-wide signalling network. Med Hypotheses (66):1074-1077

Langevin HM, Kawakami Y 2012 Imaging ultrasound. In: Schleip R, Findley TW, Chaitow L, Huijing PA (eds) Fascia: the tensional network of the human body. Churchill Livingstone Elsevier, Edinburgh, pp 483-487

Lederman E 2005. The science and practice of manual therapy, 2nd edn. Churchill Livingstone, Edinburgh

Marr M, Baker J, Lambon N, Perry J 2011 The effects of the Bowen technique on hamstring flexibility over time: a randomised controlled trial. J Bodyw Mov Ther 15(3): 281-90 doi:10.1016/j.jbmt.2010.07.008

Morris MF, Ellard DR, Patel S 2014 The Bowen Technique and low back pain: a pilot study to investigate the use of The Bowen Technique as a treatment for people who live with chronic, non-specific LBP. J Bodyw Mov Ther: submitted

Paoletti S 2006 The fasciae. Eastland Press, Seattle

Richards S 2012 Pleasant to the touch. The Scientist [Online]. Available online at: http://www.the-scientist.com/?articles.view/articleNo/32487/title/Pleasant-to-the-Touch/. [Accessed July 2013]

Schleip R 2003a Fascial plasticity – a new neurobiological explanation. Part 1. J Bodyw Mov Ther 7(1):11-19

Schleip R 2003b Fascial plasticity – a new neurobiological explanation. Part 2. J Bodyw Mov Ther 7(2): 104-116

Schleip R, Jäger H 2012 Interoception. A new correlate for intricate connections between fascial receptors, emotion and self recognition. In: Schleip R, Findley TW, Chaitow L, Huijing PA (eds) Fascia: the tensional network of the human body. Churchill Livingstone Elsevier, Edinburgh, p 93

Schleip R, Findley TW, Chaitow L, Huijing PA (eds) 2012 Fascia: the tensional network of the human body. Elsevier Churchill Livingstone, Edinburgh

Sherrington CS 1907 On the proprioceptive system, especially in its reflex aspect. Brain 29(4): 467–485

Song GH et al 2006 Cortical effects of anticipation and endogenous modulation of visceral pain assessed by functional brain MRI in irritable bowel syndrome patients and healthy controls. Pain 126 (1-3):79–90 doi:10.1016/j.pain.2006.06.017

van den Berg F 2012 The physiology of fascia. An introduction. In: Schleip R, Findley TW, Chaitow L, Huijing PA (eds) Fascia: the tensional network of the human body. Elsevier Churchill Livingstone, Edinburgh, pp149-155

van der Wal JC 2012 Proprioception, mechanoreception and anatomy of fascia. In: Schleip R, Findley TW, Chaitow L, Huijing PA (eds) Fascia: the tensional network of the human body. Elsevier Churchill Livingstone, Edinburgh, pp 81-87

제 7 장

결합조직 도수교정과 피부 말기

CONNECTIVE TISSUE MANIPULATION AND SKIN ROLLING

Elizabeth A. Holey, John Dixon

개요

결합조직 도수교정/마사지(CTM) 또는 bindegewebsmassage는 환자의 피부와 접촉한 치료사의 손으로 적용된 도수치료이다. 좀 더 정확하게는 그 효과가 자율신경의 반사 작용을 유도하는 피부-내장의 반사의 자극을 통해서 발생하는 것으로 생각되므로 일종의 도수적 반사치료로서 묘사될 것이다. 임상적인 결과를 성취하기 위해서 이러한 반응을 이용할 수 있는 능력은 기능장애를 치료하기 위해서 이 치료법을 사용할 때 임상적인 결론-도출의 방향을 결정한다. 그 치료방법은 치료사의 손에서 가장 긴 손가락 (세 번째 손가락) 또는 엄지로 들어올려 문지르기를 통해서 적용되며, 이것이 전단력을 만들어내도록 그 피부 내부의 각각의 대립면을 표적으로 한다. 얕은 층들은 깊은 근막의 층에 앞서 치료되어야 하며, 깊은 층은 잠재적인 자율신경의 영향이 그곳을 통해서 발생하는 장소인 것이다. 문지르기의 패턴은 예를 들어, 골과 근육섬유들 사이로 부착하는 비교적 얕은 장소의 근막으로 접근을 가능하게 만들도록 반드시 배워야 한다. 사용된 반사성 결합조직(CT) 부위들은 이미 100년 전에 Henry Head에 의하여 처음으로 확인된 장소들을 바탕으로 한다 (Head 1898). 그 부위들이 볼 수 있으며 촉진되고 해부학적으로 이해될 수 있으므로, 그것들은 반사 부위로서 각별하게 관심을 받는다(Schun 1992, Holey 1995).

피부 말기

피부 말기(Skin rolling) 치료법은 CTM에서 얕은 근막의 층에 대해 빈번히 사용된다. 동일한 전단력이 근막/피부의 대립면에서 만들어지지만, 옆으로 누운 자세를 취한 환자에게서, 피부 층은 척추에서부터 먼쪽으로 중력에 대항해서 들려진다. 치료사가 그 말기의 끝부분에서 긴장력을 느끼면서 그 피부를 계속해서 말아간다면, 그때 자율신경계(ANS)는 자극받게 될 것이다. 이것은 또한 고전적인(스웨덴식) 마사지의 한 부분으로든, 근육막 이완 치료법에서든, 그리고 통증유발점 치료법에서든 그 자체의 능력에서 하나의 치료법으로서 통상적으로 사용된다. 일부 옹호자들은 아래놓인 긴장에 대항해서 조직을 말도록 자신들의 손바닥 안으로 피부를 잡는다.

배경

CTM은 1930년대에 독일에서 시작됐다. 1930년대 Elizabeth Dicke에 의한 그 방법의 발견에 관한 이야기는 CTM으로 도움을 줄 수 있는 그 문제들의 범주를 이해하는데 도움을 줄 것이다. 물리

그림 7.1. Head의 반사 부위들

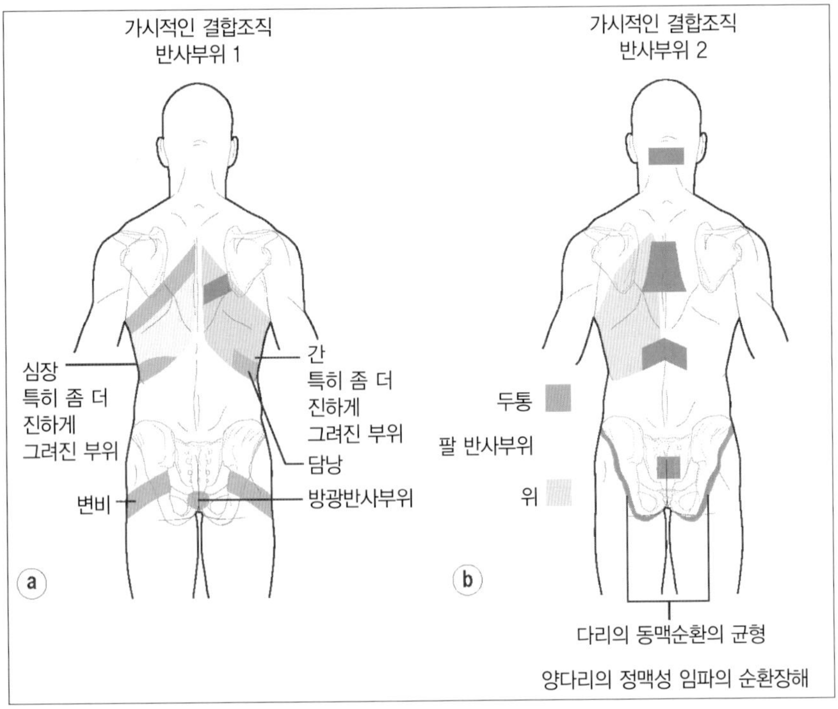

치료사인 Dicke는 자신의 등의 연부조직을 잡아당김과 늘리기 기법을 사용해서 자신의 허리 통증을 완화시켰다. 이러한 마사지 중, 그녀는 자신의 엉덩이 위의 조직들이 경직되었고 두꺼워져있다는 것 그리고 그것들이 풀어지자, 자신의 발로 향한 순환이 개선된 것을 보았다. 이것은 심각한 동맥질환으로 인해서 그녀가 받으려고 기다리고 있던 절단 수술에서 극적인 결과를 가져왔으며, 그 수술이 필요없게 되었다. 엉덩이의 그 부위는 Head의 동맥(다리의) 부위와 일치했던 것이다. Dicke는 동료의 도움으로 치료를 이어갔다. 그들이 그 조직이 비슷하게 긴장된 것으로 느껴졌던 다른 부위들로 이런 방법을 지속해가면서, 위장장애도 호전되었다. Head의 위장 부위는 갈비공간의 좌측면 위에 존재한다. Dicke는 그 반사의 연결과 하나의 치료방법으로서 이어진 발전된 CTM을 알아챘다 (그림 7.1).

이러한 역사는 오늘날도 연관되는 임상적인 결정-내리기를 요약한다. 외견상으로 근육골격계 질환(Dicke의 허리 통증과 같은)도 통상적인 방식에서 평가되었을 것이다. CT반사 지역의 존재와 순환의 및 내장의 문제등과 잠재적으로 연관된 증상들은 일종의 자율신경적인 CTM 접근방식이 효과적일 것임을 보여준다. 이러한 문제들의 상호 연관성은 CTM의 생리학을 설명하도록 도와줄 것이다. Dicke의 주된 문제는 동맥의 문제였다. 동맥은 교감신경(*혈관신경: nervi vascularis*)의 연결을 보유한다. Dicke의 동맥 기능장애는 동일한 척추 분절을 공유한 얕은 조직들로부터 영향을 받았으며 통증이 생겼다. 결합조직의 영양학적인 상태도 영향을 받았으며, 달라진 체액 균형상태 등이 그녀 자신이 스스로의 허리/엉덩이 부위에서 느낄 수 있었던 두꺼워짐과 경결감으로 결과했으며, 그녀는 나중에 이 부위가 동맥의 부위인 것을 알게되었다. 위장도 자체의 교감신경 공급을 통해서 비슷하게 영향을 받는다. Dicke는 다음처럼 자가-영속적인 기능장애의 연결고리를 설명한다:

동맥계 → 자율신경계
↑ ↓
피부와 근막 ← ANS ← 내장

이것이 통증으로 발생한다. 그 순환고리 안에서 모든 기능장애는 근막성 도수교정과 함께 개선된다. 그 순환고리는 교감신경의 작용 수준을 내려줌으로 깨지며, 균형의 회복과 개선된 기능을 가능하게 만든다 (Holey 2006).

CTM을 뒷받침하는 제안된 이론적인 기전을 지지하는 일부 연구 증거들도 존재하지만, 그 증거기반은 완벽하지도 강력하지도 못하다. CTM은 자율신경적 기능의 생리학적인 측정에서 효과를 보유한 것으로 관찰되었다. 통제된 임상적인 연구는 매우 제한적이지만 일부 증거들에서 CTM이 혈압을 개선시키고, 혈액 흐름도 개선하며 통증도 호전시킬 수 있음을 보여준다 (Goats와 Kier 1991, Kaada와 Torsteinbo 1989, Brattberg 1999).

피부 말기는 다양한 방법으로 사용될 수 있다. 그 가변적인 효과는 사용된 힘의 양과 다른 치료적 방법과 조합하게 되는 그 방식에 따라서 달라진다. 이 방법이 조직긴장의 느낌(최종느낌: endfeel)과 작용하는 장소에서, 이것의 효과는 일종의 이완시키는 방법에서부터 자율신경의 반사효과로 나아갈 것이다. 피부 말기가 최종느낌 이상으로 치료사에 의하여 느껴진 그 긴장도를 점진적으로 증가시키며, 신장시키는 장소에서, 이 방법은 일종의 역학적인 신장의 효과를 보유할 것이다. 본 저자는 피부 말기의 이러한 세 가지 다른 적용법을 다음처럼 부른다: 교재 안에서 분명하게 하도록 각각을 단계 1, 2, 그리고 3. 다른 신체치료 방법들에 비교해서 일종의 분리된 방법으로서 피부 말기의 효과에 대하여 거의 과학적인 연구를 찾아볼 수 없다. 예를 들어, Fitzgerald와 동료(2009)는 일종의 실현 가능한 연구를 시행했으며, 그 연구는 만성적인 골반의 통증(간질성 낭종, 통증성 방광증후군 등을 포함한 증상을 포함할)에서부터 고통받는 남성과 여성 환자들에서 '전신적인 치료적 마사지' 에 대하여 근육막성 치료법(CTM의 파생 방법을 포함한)을 비교했으며 더 깊은 연구를 담보하는 결과를 보고했다. 실현 가능한 결과에 더해서, 그 집단들 모두에서 일부 긍정적인 임상적 결과가 존재했으며, 근육근막성 치료법 집단에서 약간 더 좋았지만, 피부 말기와 CTM의 효과에 연관된 추론은 너무도 제한적이다.

목적

긍정적으로 반응하기 쉬운 문제들은 다음의 네 가지의 범주에 속할 것이다:

1. 만성적인 수술 후 통증과 같은 내장의 문제: CTM은 교감신경의 과작용을 줄여주며 그러므로 통증을 감소시키도록 사용될 수 있다.
2. 생리-전 증후군이나 폐경기의 증상 등과 같은 호르몬상의 문제. CTM은 자율신경적 균형을 상승시키고 증상을 줄여주도록 분절-을 넘어서 사용된다.
3. 근골격계 통증으로서 통증 발현. 이것은 만성의 요통이나 난치의 신경근 통증 등과 같이 국소적이며 역학적이지만, 수술과 같은 내장의 '사건' 에 대하여 이차적일 수 있으며 척추 분절이나 부위의 변화를 통한 교감신경성 자극의 결과가 된다. 긴장된 근막과 달라진 순환을 보여주는 정강이 통증(Shin splints)/전방 구획 증후군은 CTM에 잘 반응한다. 두꺼워진, 유착된(켈로이드화 된 것은 아닌) 또는 통증성의 반흔은 피부 말기에 대하여 너무도 잘 반응한다(Fourie 2012). 비록 그 근막성 연결선을 따라서 팽팽해짐에서 기인할지라도, 자세적 불균형이나 움직임 기능장애로부터 유발된 통증은 단계 3 피부 말기에 의하여 도움을 받을 수 있다.

글상자 7.1

CTM에 잘 반응하는 전형적인 환자들

- 피판을 벗어나는 패턴의 통증과 이상감각
- 통증의 부위에서 분명한 자율신경적 피부 변화
- 생리나 변비일 때 증상이 심해짐
- 수술이나 감염 바로 직후 시작된 증상
- 전신적인 자율신경의 불균형 – 체액 균형, 에너지 수준, 삶에 대한 시각
- CT 지역이 분명함; 방광, 골반, 중추성 지역
- 일반적인 치료방법에 변화없는 증상들

4. 피로(부교감신경의) 또는 자극성, 수면부족 (교감신경의) 등에 의하여 보인 자율신경의 불균형은 다른 의료적 문제에 의하여 유발되지 않는다. 근육막성 치료 치료사는 이러한 사례에서 단계 2의 피부 말기를 사용할 것이다 (Andrade 2013).

CTM은 자율신경의 불균형이 증상을 유발하고 있는 장소에서 가장 효과적이며 이것은 그 증상이 위의 범주의 네 개나 세 개에 들어맞을 때 더 확실하다. 치료의 목적은 다음과 같다:

- 감소된 통증 : 통증 자극의 연접-후 억제를 통해서.
- 증가된 순환 : 혈관에 대한 강화된 교감 신경의 자극에 의하여
- 긴장도와 부종을 감소시키며 그 대립면에서 조직을 늘려줌에 의하여 연관된 피판 안에서 그리고 구획별 부위 안에서 그 조직들의 정상화시킨다.
- 자율신경의 교감신경적 및 부교감신경적 요소를 균형 잡아준다.

치료사는 의학적인 주의가 요구되는 질환에서부터 결과하는 어떤 다른 패턴의 동일한 증상과 이러한 증상을 구분할 수 있는 능력을 반드시 보유해야 한다. 이것은 질병생리학, 환자의 검진과 임상적 추론과정의 깊은 이해를 통해서 가능할 것이다.

피부 말기는 다양한 치료적 접근방법 안에 포함될 수 있는 다재다능한 치료법이다. 마사지에서는, 이 방법은 진정작용의 그리고 이완작용의 단계 1 문지르기가 된다. 이 방법은 팽팽해진 근막을 느슨하고 늘려줌으로써 근막성 그물망의 전체에 잠재적으로 영향을 줄 수 있는 것을 목표로 하는 문지르기 치료법의 다양한 범주의 한 부분으로서 근육막 치료사, 신체치료사 그리고 통증유발점 치료사들에 의하여 단계 2의 수준에서 사용될 수 있다. 이것이 단계 3까지 진행될 때, 이것은 자율신경계를 자극한다.

평가

평가는 그 개별적인 치료사에 의하여 통상적으로 선택된 치료방법에 뒤따른다. 예를 들어, 물리치료, 정골요법 또는 카이로프랙틱 등을 받고 있는 환자에게서, 존재하는 통증과 기능장애는 종종 근골격계의 구성요소를 보유하는 것으로 나타날 것이다. CTM의 '단서'는 반드시 **주관적인** 평가 중 주의깊게 청취되어야 하며, 주관적 평가는 자율신경적 불균형의 범위를 이끌어내는 질문도 포함해야 한다. 화끈거림, 찌릿찌릿함 또는 기어가는 듯한 또는 피부 아래에서 물이 흐르는 듯한 느낌 등과 같은 이상감각이 그러하듯, 피부의 신경분포 (피판)를 따르지 않는 또는 생리나 변비의 발생 중 심해지는 통증은 일종의 지표가 되며, 이것은 천골 주위의 두꺼워진 조직을 촉진할 때 재현될 것이다. 자율신경계 불균형의 또 다른 징후는 잠못듬이나 이완하지 못함을 포함한다. 환자가 방대한 양의 커피를 마시면서도 하루 종일

두 번 정도만 소변을 보며 '푸석하게 부은' 발목 관절을 보일 때, 체액의 유입과 배출 사이의 균형은 적절하지 않을 것이다. 그 증상은 콩팥의 감염이나 수술과 같은 '내장의 사건' 에 뒤따라서 시작했을 것이다.

객관적인 평가 중, 일상적인 검사에 더해서, CT 반사부위에서 피부와 피하조직 변화의 파악(Holey와 Watson 1995)은 자율신경의 기능장애를 알려주며 자율신경의 불균형이 그 환자의 증상에 상당하게 기여하고 있다는 주관적인 인상을 확인하도록 사용된다. 그것들은 등에서 가장 쉽게 관찰된다. 환자는 충분하게 받쳐진 채 90°로 굽혀진 엉덩관절, 무릎관절 그리고 발목관절과 함께 꼬리뼈까지 노출된 등을 보이고 앉아야 한다. 요추는 반드시 약간 펴져야 하겠지만 과도한 폄은 피하며, 그 결합조직들이 편안한 긴장에 놓여야 한다. 조직 변화는 그 조직들을 중력에 맞춰 조절한 뒤 30초 후가 될 때 드러난다. 만성의 근막성 긴장은 조직 체액에 의하여 둘러싸인 일종의 잠겨진(in-drawn) 부위로서 보인다. 보다 급성의 변화는 얕은 부종안에서 보이는 경향이 있다.

환자에 의하여 묘사된 증상은 반드시 병력과 통증, 경직도, 자율신경의 장애등이 어떠한가의 이해를 위하여 연관된 활동성의 반사부위들에서 잠재적인 원인적 요소와 연계되어야 하며 CT 변화는 서로를 만들었으며 영속화시킨다. 이것은 타당한 치료계획을 알려줄 것이다.

기전

CTM을 뒷받침하는 생리학적인 기전의 이론적인 모델

CTM은 생체역학적인 그리고 반사적인 효과 모두를 만들지만, 전통적인 마사지 방법과 구분되는 그 기전에 의하여 작용하는 것으로 이해되었다. CTM이 부종의 즉각적인 국소반응을 만드는 반면, 그 작용의 주된 기전은 자율신경계를 통한 신경생리학적인 것으로 여겨지며, 이것은 근막성 대립면에서 자극된다.

CT 반사지역에서 문제나 불균형이 발생할 때, 그것들은 신경원의 탈분극 빈도를 변화시킨다고 믿어진다. 척수 안에서 다른 세포들은 화학적으로 달라지며 그 연접부는 '자극받게' 되며, 이것의 전달 역치는 낮아진다. 자율신경계(ANS)는 그 척추분절 전반에 걸쳐 넘쳐 흐르는 작용의 높아진 상태로 반응한다. 이것은 정골학에서 '촉진된 분절(facilitated segment)' 의 개념과 상응한다. CTM은 통상적으로 부교감신경을 증가시키며 교감신경의 배출을 감소시키는 것으로 교감신경과 부교감신경에서의 모든 긴장성 불균형을 정상화시키려고 노력한다 (그것에 대하여 일부 증거가 존재하며, 아래에서 설명한다).

CTM은 피부와 근막 사이의 결합조직 대립면에서 전단력을 이끌어내는 것으로 이해된다. 작용의 정확한 기전은 확실하지 않으며; 그 부위에서 잘-통제된 연구가 그 수에서 드물고, 세부적인 이론의 대부분은 더 많은 증거를 필요로 한다는 것은 반드시 주목되어야 한다. 다른 연부조직 치료방법들로부터 구분되는 CTM의 정확한 효과를 성취하기 위하여 피부/근막 대립면으로 정확하게 향해져야 하는 것은 중요하다. 이것은 이러한 대립면이 자율신경계의 신경종말에 의하여 신경분포되어 있는 혈관의 혈관성얼기를 담고있기 때문이다(Holey 2000). 근막 자체도 비슷하게 풍부하게 신경분포 된다(Simmonds와 동료 2012). 자극의 장소에 대한 정확한 세부내용은 부족하며, 그 이론적인 모델은 시간의 경과와 함께 약간 달라졌다. 그렇지만 CTM의 전단력이 수평의 순환성(혈관의)얽기를 둘러싸는 신경 종말을 경유해서 피부내장의 반사를 자극하며, 이것이 이어서 ANS에서 강력한 효과를 유발하는 것으로 믿어진다(그림 7.2). 대부분의 혈관이 오로지 교감신경의 신경분포만을 보유하므로, 그 일차적인 기전이 혈관성 얽기에서 교감신경의 신경계를 경유한다는 것이 제안되었다. 그렇지만, 근막에 대한 지식이 넓어지면서, 그리고 ANS가 다양한 체성감각의 상행 섬유로부터 자극입력을 수용한다는 그 인식과 함께, 자극받고 있는 그 수용기들의 훨씬 더 넓은 단위가 존재할 것이며, 예를 들어, 근막의 또는 피부의 역학수용기를 포함하게 될 것이다.

정확한 자극이 발생할 때마다, CTM은 전신적인 그리고 국소적인 효과 모두를 만드는 것으로 보인다. 전신적인(또는 분절을 넘어선) 효과는 이완, 개선된 에너지와 수면 패턴의 느낌과 함께 보다 균등하게 균형을 잡힌 자율신경계를 만들어 준다. 이것은 전통적인 마사지와 일부 유사성을 갖지만, CTM의 더 큰 잠재적 효과는 또한 엔돌핀의 분비에서 기인할 것이다. 분절적인 효과는 임상적인 치료에서 핵심 요소인 것으로 믿어진다. 이것은 치료를 받는 그 반사 지역의 동일한 척수 분절에 의하여 연계된 조직의 개선된 작용을 제공한다. 이것은 피부의 향상된 수분함유와 질감, 증가된 순환, 더 좋아진 근육 긴장도 및 내장의 기능으로 볼 수 있다. 이것과 함께, 통증이 개선되며 조직 경도에서 감소도 존재하며, Pohl(2010)가 피부를 도수교정한 후 초음파 스캔의 모습을 기반으로 추측한 듯, 이것은 부분적으로 피부 섬유아세포의 이완과 함께 진피 안에서 조직 체액의 보다 넓어진 분포에서 각별하게 기인할 것이다.

제안된 기전과 CTM 효과에 대한 증거

CTM의 **제안된 기전**에 대하여 상당히 많은 질 높은 과학적인 증거의 존재하지 않는다. 일부 연구는 CTM으로부터 자율신경의 기능에서 측정할 수 있는 생리학적인 반응을 보여주었다.

- Holey와 동료(2011)는 한 차례의 CTM 치료 후 뚱뚱한 여성에서 확장기(그렇지만 수축기는 아닌) 혈압에서 즉각적인 중등도의 증가를 관찰

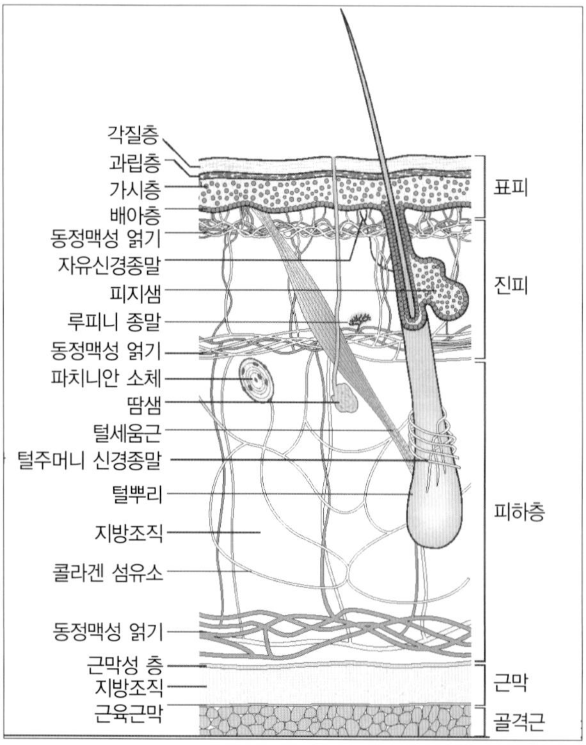

그림 7.2. 피부 층들과 순환성 얼기
Adapted from Holey & Cook 1995, originally published in Schuh 1992.

했다. 심박동이나 발의 온도에서 어떤 변화도 보이지 않았다.

- Kisner와 Taslitz(1968)도 CTM이 확장기 혈압에서 보여진 효과와 같이 교감신경의 작용을 증가시켰다는 것을 보여주었다.
- 반대로, Reed와 Held(1988)는 건강한 사람들에서 아무런 효과도 보지 못했다.
- Horstkotte와 동료 (1967)는 폐쇄성 동맥 질환을 보유한 남성에서 CTM의 효과를 조사했다. CTM을 받은 집단 (n=18)은 말초혈액 순환에서 즉각적인 감소를 보였으며, 2주 후에 증가를 보여주었다.
- 다양한 통증을 보유한 사람들에서 30분간의 CTM 치료는 혈장 베타-엔돌핀의 수치에서 중등도의 증가를 유발했지만, 혈관확장 요소인 혈관작동의 내장 폴리펩티드에서는 증가는 아니었다(Kaada와 Torsteinbo 1989).

CTM 문지르기의 다른 형태에 관하여, 근막의 그리고 준비의 flashige 방식의 효과에서 생리학적인 차이의 증거가 존재한다(아래의 *치료과정*을 참조). Holey와 동료(2011)는 근막의 치료법은 치료 후 15분에서부터 최소 한 시간정도 지속하는, 피부에서 관찰할 수 있는 붉어짐과 체온에서 증가를 만든다는 것을 보고했다(자료수집의 마지막). 이것은 flashige 치료법에서는 보이지 않는다(아래를 참조).

ANS에서 CTM의 연구 중 일부가 건강한 참여자에게서 시행되었으며, CTM이 ANS에서 재-균형을 잡아주는 것으로 제안되었다면, 건강한 사람들에게선 별다른 효과를 기대할 수 없으며 좀 더 큰 반응은 환자 집단에서 발생할 것이다. CTM의 세밀한 기전을 알아보기 위하여 더 많은 연구가 요구된다.

환자 집단에서, CTM의 **임상적인 효과**에 대하여, 좋은 과학적인 증거는 드물다. 이것은 출간된 CTM 임상 연구서들의 대부분이 CTM을 또 다른 치료와 함께 적용했거나, 통제되지 않은 연구 또는 사례연구에 적용함으로써 한정되기 때문이다. 복합연구는 CTM에 대하여 증거가 될 기반을 거의 제공하지 못한다; 실제적인 CTM 효과에 관한 추정이 거의 이루어질 수 없다. 통제되지 않은 연구는 위약효과와 같이 다양한 잠재적인 문제를 보유한다. 현재, 본 저자는 CTM에 대한 오로지 세 개의 통제된 연구만을 알고 있을 뿐이며 그것에서부터 환자 집단에서 임상적으로 연관된 결과 측정에 관하여 추론을 도출할 수 있다.

- 유형 2 당뇨병과 말초혈관 질환을 보유한 98명의 사람들이 CTM을 또는 15주 동안 위약 통제를 받도록 무작위로 선정된, 한 가지 아주 양질의 연구가 Castro -Sanchez와 동료(2011)에 의하여 시행되었다. 그들은 CTM 집단에서 다른 분절의 혈압, 혈액 흐름, 체온 그리고 발에서의 산소 포화도, 그리고 보행 거리 점수와 같은 다양한 결과에서 현저한 호전을 보여준 것을 확인했다. 대부분의 측정에서 그 호전은 1년이 지난 후에도 여전히 관찰되었다.
- Ülger와 동료(2002)에 의한 Buerger의 질환으로 다리를 절단한 34명의 실험에서 그 참가자들을 세 개의 집단으로 무작위로 선별했다: CTM; 간섭파 치료; 또는 통제군 (모든 집단은 운동과 보장구 훈련의 통제적 개입을 받았다). 비록 집단간 통계적 비교가 시행되진 않았지만, 통증에서 감소는 그 세 집단 모두에서 상당했지만, 통제군에서 가장 적었다.
- 섬유근육통(Fibromyalgia)을 보유한 48명의 환자에게서 10주 간의 CTM치료의 효과에 대한 무작위한 실험에서(Brattberg 1999), 기존의 통증이 CTM 집단에서 현저하게 호전되었으며(그렇지만 평균 통증은 집단 사이에서 달라지지 않았다) 섬유염성 충격의 설문지(Fibrositis Impact Questionnaire)로 측정된 삶의 질에서

도 그러했다는 것이 보고되었다. 병원 불안증 (Hospital Anziety)과 우울증 등급 점수 역시 집단들 사이에서 차이에 대한 어떤 성향을 보여 주었다.

전반적으로, CTM의 제안된 기전과 효과에 대한 증거 기반은 미미하며 더 많은 연구가 필요할 것이다.

치료과정

CTM에 대한 금기증은 다음과 같다: 급성 염증; 활동성의 감염; 악성 종양; 불안정한 혈압/심장 질환; 출혈; 임신의 초기 또는 말기 (일부는 임신한 여성을 절대로 치료하지 말 것을 주장한다); 그 환자에게 결과적인 심한 생리의 출혈이 수용될 수 없는 경우; 그리고 항불안제의 복용.

그 환자가 앉자 있다면, 위에서 설명한 근막성 문지르기는 가장 쉽다. 옆으로 누운 환자에게서는 예비의 문지르기가 적용될 수 있다. 치료사는 환자의 뒤에 앉는다.

치료사는 다음 세 가지 예비적 문지르기에서 선택해야 한다 (125쪽도 함께 참조):

- **피부**(haut) **치료법 (그림** 7.3b) – 피부 압박과 민함을 줄이기 위한 손끝으로 빠르고, 부드럽게 문지르기
- **편평한/얕은**(flashige) **치료법 (그림** 7.3c) – 최종느낌까지는 도달하지만 그 이상 넘어가지 않는, 근막의 대립면에서 근막성 문지르기와 비슷함. 이것은 근막성 문지르기에 앞서 시행되겠지만, 일반적으로 동일한 치료에서는 아니라는 것이 권고된다.
- **피하의** (unterhaut) **치료법 (그림** 7.3d) – 근막 위의 피부 층을 가볍게 밀어줌이지만, 최종느낌을 넘어가진 않는다. 이것은 피부 안에서 긴장을 줄여주며 근막성 층으로 접근하려는 뒤따를 시도가 성취될 수 있도록 그리고 환자에게 편안함을 주는 것을 보장한다.

이러한 예비적 문지르기는 필요하다면 최초의, 둘 또는 그 이상의 치료시기에서 시행될 수 있다.

근막 문지르기 (그림 7.3a)

가운데손가락(또는 환자가 옆으로 누워있을 땐 엄지)의 살부분으로 환자의 피부와 접촉하며 그 접촉한 손의 말단 손가락 관절은 손톱이 닿지 않고 손끝 살부분이 피부에 닿을 때까지 굽혀 피부 층들 안에서 긴장을 만들도록 모아간다. 긴장은 피부–근막의 대립면에서 느껴진다. 이어서 치료사는 천천히 그리고 부드럽게 중력에 대항해서 최종느낌까지 그렇지만 통증을 만들 정도는 아닐 정도로 그 조직을 들어본다. 잠깐의 정지 후, 그 조직을 풀어준다. 매번의 문지르기는 6회까지 반복된다. 그 문지르기는 얕은 장소에서 근막에 접근하는 것으로 알려진 처방된 패턴을 따른다(그림 7.4). '기본적인 부위'는 교감신경계를 과자극하지 않도록 항상 첫 번째로 치료된다. 이러한 부위는 꼬리뼈 꼭지로부터 아래쪽 늑골모서리까지의 부위이다. 많은 환자들에게서, 그 증상은 이 부위를 벗남이 없이도 해소되며, 그렇지 않다면 치료 진행은 다음의 이환된 지역 안에 또는 사지의 증상(만성의 신경근 통증과 같은)의 사례 즉, 피판 안에 놓인다.

치료의 원칙은 다음과 같다:

1. **피부는 반드시 아래 놓인 층과의 관계에서 이동되어야 한다.** 이것은 역학수용기를 자극하는 조직 대립면에서 전단력을 만들다. 이것은 또한 히스타민, 산화질소, 혈관작동의 간질성 폴리펩타이드 (혈관 확장제) 그리고 헤파린 등을 포함하는 비만세포 분비를 활성화시킨다. 이러한 세포들이 혈관 주위로 많은 수가 존재하므로, CTM 근막성 문지르기는 반드시 한 줄로(자국에서) 부종과 발적의 삼중 반응 반사를 만들어야 한다(Theoharides와 동료 2010).

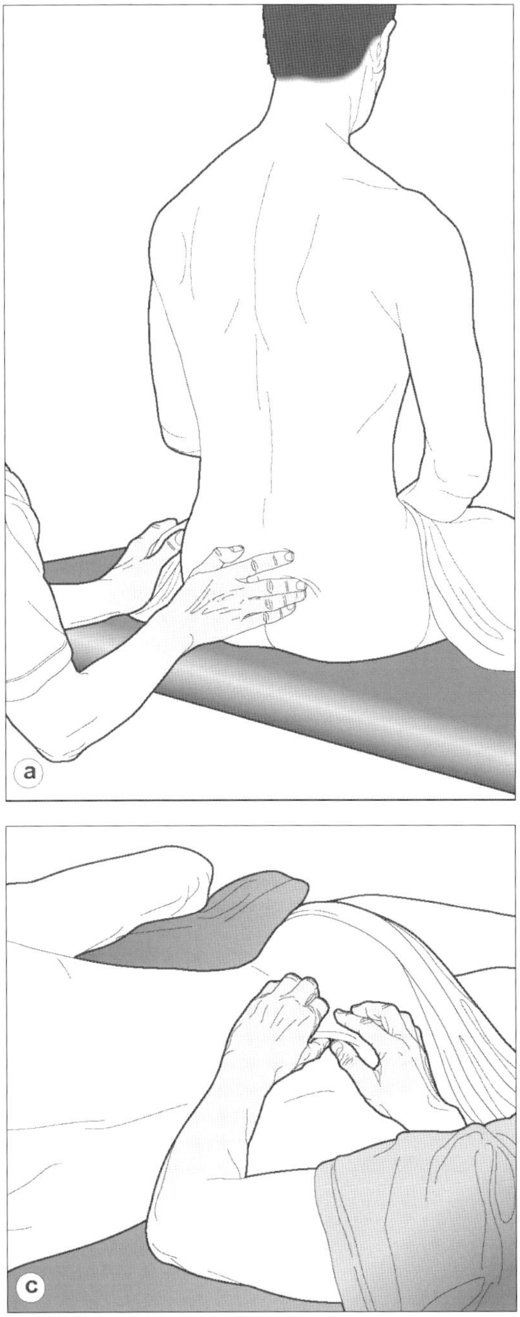

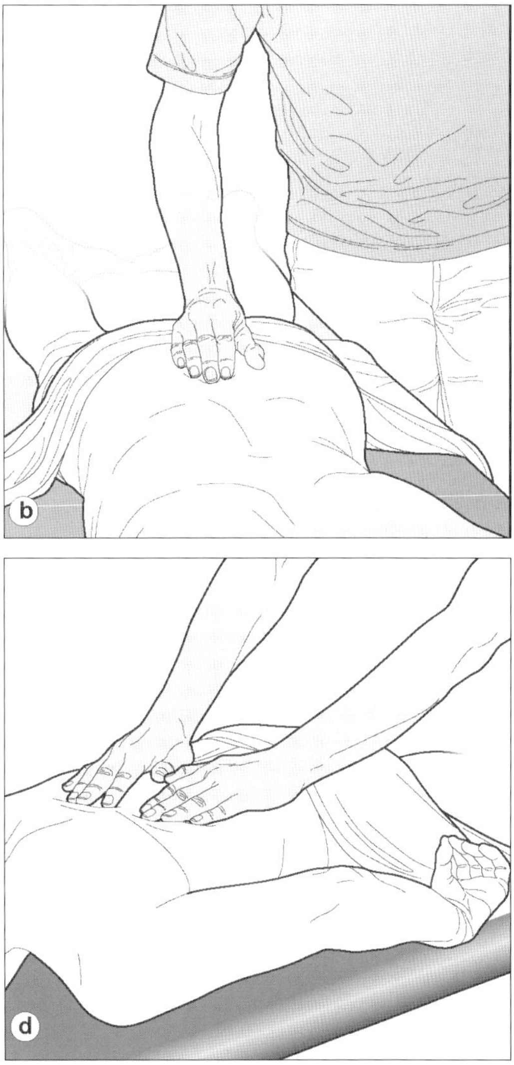

그림 7.3 CTM의 네 가지 문지르기

부정확한 또는 지나친 문지르기는 피부 자극과 불편함을 만들 것이다.

2. **아래에서 위쪽으로 치료한다.** 이 원칙이 준수되지 않는다면, 어지럼증과 발한, 창백함, 극단적인 피로감 또는 자극 그리고 초조함 등을 포함하게 될 잠재적으로 불필요한 반응을 줄여주기 위하여, 치료는 천골의 꼭지에서 시작해야 한다. 이러한 효과는 종종 지연되서 나오며 통제하기 어려울 것이므로, 반드시 피해야 한다. 그 부위가 치밀하게 교감신경에서-공급된 영역 위의 피부라면 (어깨뼈 사이에서처럼), 이것들은 가장 발생하기 쉬울 것이다. 피부 영역을 둔감화시키기 위하여, 반사적으로 부교감신경계와 연결되어 있는 '방광 지역'(방광이 부교감신경의 공급을 받으므로)이 반드시 먼저

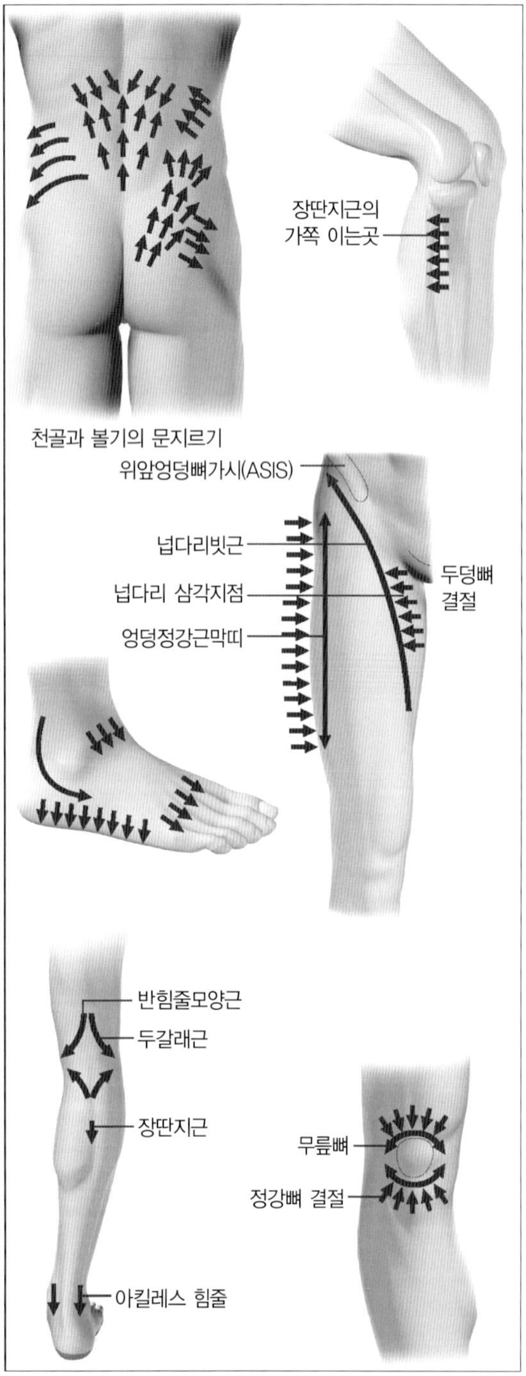

그림 7.4. E. Dicke와 H. Tierich-Leube의 치료법을 기반으로 한 CTM의 문지르기

치료받아야 한다. 이것은 교감신경의 작용을 줄여준다.

3. **얕게 시작해서 깊이 들어간다.** 잠재적인 자율신경의 효과를 만들어내도록 전단력이 깊은 근막, 표적 조직 그리고 피부 사이의 대립면으로 적용된다. 치료는 부종이 얕은 근막과 피부 사이에 놓여있는 또는 지나친 피부 긴장이 존재하는 장소에서 아프게 느낄 것이다. 통증은 교감신경의 작용을 증가시키며 그러므로 의도된 결과의 성취를 약화시킬 것이다. 부정적인 반응은 조직 체액과 긴장을 제거하는 예비적 문지르기의 사용으로 피해질 수 있다.
4. **근막을 자극하기 위해서 적절한 조직 대립면을 표적으로 삼는다.** 깊은 근막이 피부 아래에서 얕게 놓여있는 장소들과 연관해서 권장된 문지르기 패턴을 사용하는 것과 함께, 가능한 한 그 치료를 효과적으로 만들고 불필요한 반응의 가능성을 최소화할 수 있도록 반드시 올바른 조직 대립면을 목표로 삼는다. 깊은 근막의 자극은 환자가 비-통증성의 날카로운 또는 '베는 듯한' 느낌을 느낄 때 확인된다.

그 효과가 지체되서 나오므로, 예후는 통상적으로 치료 직후에 나오지 않으며, 그러므로 다음 번 치료에서 철저한 평가가 절대적이다. 이러한 이유에서, 환자가 그 반응의 민감성을 이해할 수 있을 때까지 치료는 3일 간격으로 이루어지는 것이 가장 좋다. 그 이후에, 비록 일주일에 한 차례의 치료로 좋은 결과를 얻을 수 있는 것으로 본 저자에게서 보였을지라도, 주당 2회의 치료가 수용될 것이다. 긍정적인 효과는 세 번째 치료에서 반드시 드러나야 하며 그렇지 않다면 그 치료는 당연히 중단되어야 한다. 치료시기는 그 호전이 정점에 도달했을 때 중단해야 하며 이것은 개인들 사이에서 달라질 것이다.

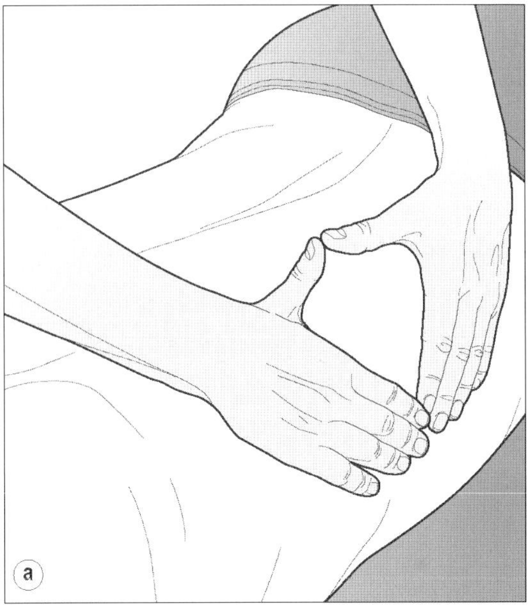

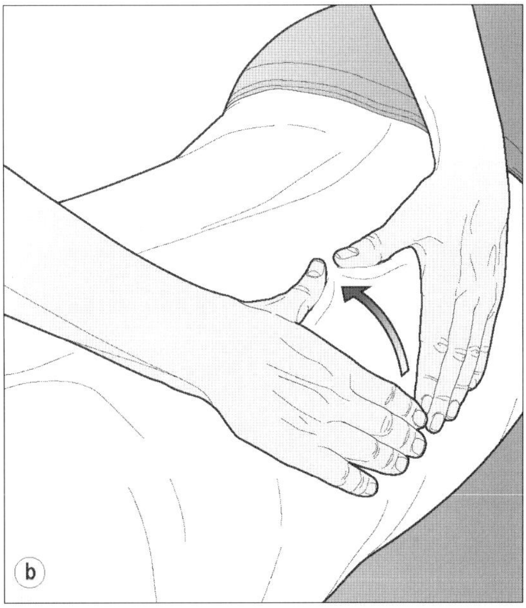

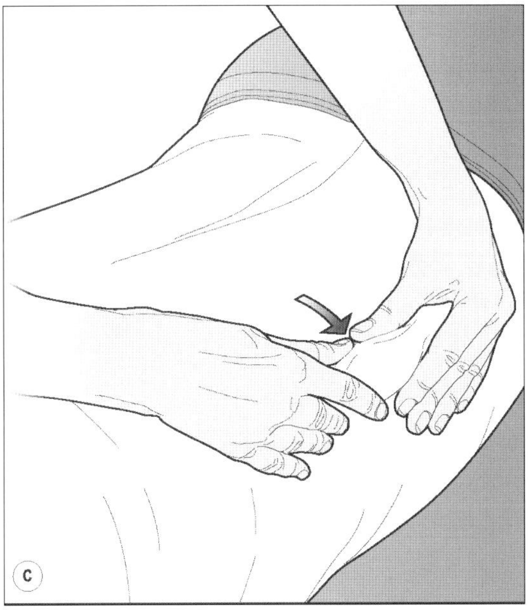

그림 7.5. 피부 말기

피부 말기 (그림 7.5)

치료사는 자신의 양손을 엄지는 벌리고 손가락은 모은 채 피부 위에 올려놓으며, 엄지와 집게손가락 사이에서 연-모양의 공간을 만든다. 피부와 접촉을 만들고 손가락을 엄지 쪽으로 당겨주며, 그 손가락으로 조직을 말아준다. 이러한 조직은 피부나 근육을 포함한다. 손가락에서 그 압력을 풀어주며, 엄지가 부드럽게 그 피부 말림을 전방으로 밀어가며, 그 조직을 꼬집지 않도록 조심한다. 엄지의 끝부분이 시지와 만날 때, 그 말림은 실제로 사라진다 (Holey와 Cook 2011). 엄지와 피부의 접촉을 유지한 채, 손가락은 들리며 치료할 부위를 따라서 이동하며, 그래서 양 손은 '말아가고 이어서 걷고, 말아가고 이어서 걷는다.'

말기의 방향은 아래 놓인 해부학에 따라서 그 긴장력의 방향에 대항해, 피부의 가동성을 최대화할 수 있도록 변화한다. 근육과 힘줄도 이러한 방식에서 말려질 수 있다. 단계 1 피부말기는 부드러운 방식에서 피부의 층들을 서로에 대하여 말아갈 것이다. 단계 2 피부말기는 그 조직 안으로 보다 깊게 들어가며, 그 근막성 층들 위에서 피부를 느슨하게 말아간다. 단계 3 피부말기는 피부와 근막 사이의 대립면에서 최종느낌으로 말아갈 것이며 통증이 나오게 말지 않도록 조심해야 한다. 치료사는 반드시 잠재적인 자율신경의 영향을 인식해야 한다. 근육을 말기 위해서, 그 근막의 깊이를

연습하기

CT 지역 알아내기

당신의 모델/환자에게 밝은 곳에서 CT 평가를 위해서 앉도록 요청한다 (그림 7.3a를 참조).

양발을 받쳐주며 그래서 엉덩관절과 무릎관절이 90°를 유지한다.

관찰하기: 신체 표면의 모양을 살펴보며, 그 아래 놓인 근육을 생각해본다. 당신이 조직의 어떤 함몰부위, 미세한 부종 (푸석함), 피부 접힘 등을 보게 될 때 그것들을 설명해본다.

촉진하기: 피부 위로 당신의 손끝을 펴서 올려놓으며 아래 놓인 근막 위에서 피부를 움직여보며, 당신이 근막의 긴장감을 느낄 때까지 중력에 대항해서 위쪽으로 밀어본다. 좌측과 우측에서 차이를 확인한다. 당신의 손가락 위에서 피부 접힘을 살펴보라 – 이것이 양쪽에서 똑같이 접히는가? 당신의 손가락 아래에서 모인 피부의 긴장을 살펴보라 – 당신이 뼈에 의한 제한이 존재하는 것으로 기대한 장소에서 이것이 정지하는가 아니면 제한이 피부 자체의 내부에 놓여있는가?

이제 당신의 손끝과 엄지 사이에서 말린 피부를 모아가며 척추의 어느 쪽에서든 부드럽게 위로 말아간다. 그 말림이 아래에 놓인 긴장으로 인해서 사라지기 시작하는 그 부위가 당신의 이전 소견과 일치하는가? 당신은 피부의 어느 부분에서 '오렌지 껍질까기'의 모습을 볼 수 있는가?

당신의 소견을 Head의 CT 지도 (그림 7.1)와 비교해보고 당신이 어떤 지역을 확인할 수 있는가 살펴보라.

넘어서 힘살부위를 잡아야 한다. 이것은 깊은 치료법이며 통상 더 적은 가동성이 예측된다.

치료의 진행은 증상에 의하여 조절되지만, 그 문지르기는 유착의 반흔을 가로질러 적용될 수 있으며, 경직감의 부위나 회복중인 손상부위 근처에서 또는 일종의 이완성 마사지로서 피부 전반의 위에서 움직여질 것이다.

근막에서의 효과

이러한 치료법은 조직 층들 사이에서의 대립면을 정확하게 표적으로 삼는 것에 의존하며 CTM의 근막성 문지르기 그리고 단계 3의 피부 말기는 주로 ANS에 영향을 주게 될 것이다. 환자들은 풀어짐의 느낌을 표현할 것이며 – 예를 들어, 다음 날보다 쉽게 앞으로 숙이는 것이 가능해짐이 될 것이며, 이것은 그 대립면에서 증가한 순환의 결과가 될 것이다. 이러한 치료방법에 의한 근막 자체에서의 그 효과는 증명되지 않았지만, 그 이론은 다음을 포함한다:

- 근막성 그물망의 한 부분을 신장시키는 것은 힘의 전달을 위한 경로를 묘사하는 근막성 '열차(연결선)'와 함께, 그 근막의 다른 부분에 영향을 줄 것이다(Myers 2009).
- 근막의 그물망의 한 부분에서 그 긴장력을 변화시킴에 의하여 생체장력통합성 모델은 힘 전달을 개선시키며 움직임을 개선시킬 것이다(Levin과 Martin2012).
- 근막의 근육섬유아세포에서 역학자극성 효과는 조직 경직성에 긍정적인 영향을 줄 것이다. 근막–피부의 대립면에서 수평의 순환성(혈관성) 얼기를 자극함에 의하여 유발된 강화된 순환은

근육섬유아세포에서 항-염증의 효과를 보유할 것이며, 근막의 긴장도를 줄여 줄 것이 (Schleip과 동료 2012).

- 혈관 벽에서의 전단력은 산화질소(NO)를 분비하는 것으로 알려졌으며 산화질소가 또한 근육섬유아세포를 이완시킬 것임이 제안되었다 (Schleip과 동료 2012).
- 근육섬유아세포에 대한 자극요소인 시토킨 TGF-β1은 교감신경의 자극에 의하여 증가된다. CTM은 교감신경의 방향에서 ANS를 균형 잡아주며, 그러므로 이것이 교감신경의 작용을 줄여주므로, 이것은 TGF-β1의 수치를 줄여주며 (1장을 참조), 이것이 이어서 근막의 수축성을 감소시키며 근막 안에서 풀어짐의 느낌을 만드는 것이 가능할 것이다 (Bhowmick와 동료 2009).

참고문헌

Andrade C-K 2013 Outcome-based massage. Lippincott Williams and Wilkins, Philadelphia

Brattberg G 1999 Connective tissue massage in the treatment of fibromyalgia. Eur J Pain-London 3: 235–244

Bhowmick S, Singh A, Flavell RA et al 2009 The sympathetic nervous system modulates CD4(+)FoxP3(+) regulatory T cells via a TGF-beta-dependant mechanism. J Leukocyte Biol 86:1275–1283

Castro-Sanchez AM, et al 2011 Connective tissue reflex massage for type 2 diabetic patients with peripheral arterial disease: randomized controlled trial. Evid Based Complement Altern at Med (eCAM) 8: 1–12

FitzGerald MP, Anderson RU, Potts J et al 2009 Randomized multicenter feasibility trial of myofascial physical therapy for the treatment of urological chronic pelvic pain syndromes. J Urol 182: 570–580

Fourie W 2012 Surgery and scarring. In: Schleip et al (eds) Fascia: the tensional network of the human body. Churchill Livingstone Elsevier, Edinburgh

Goats GC, Kier KA 1991 Connective tissue massage. Br J Sports Med 25:131–133

Head H 1898 'Die Sensibilitaetsstoerungen der Haut bei Viszeral Erkrankungen.' Berlin. Cited in: Bischoff I, Elminger G 1963 'Connective tissue massage' in Licht S (ed) Massage, manipulation and traction. Waverley Press, Baltimore, pp 57–83

Holey LA 1995 Connective tissue manipulation: towards a scientific rationale. Physiotherapy 81: 730–9

Holey EA 2000 Connective tissue massage: a bridge between complementary and orthodox approaches. J Bodyw Mov Ther 4: 72–80

Holey EA 2006 Connective-tissue manipulations. In: Carriere B, Feldt CM (eds) The pelvic floor. Georg Thieme Verlag, Stuttgart

Holey LA, Watson M 1995 Inter-rater reliability of connective tissue zone recognition Physiotherapy 81: 369–72

Holey E, Cook E 2011 Evidence-based therapeutic massage. A practical guide for therapists, 3rd edn. Churchill Livingstone Elsevier, Edinburgh

Holey LA, Dixon J, Selfe J 2011 An exploratory thermographic investigation of the effects of connective tissue massage on autonomic function. J Manipulative Physiol Ther 34: 457–462

Horstkotte W, Klempien EJ, Scheppokat KD 1967 Skin temperature and blood flow changes in occlusive arterial disease under physiological and pharmacological therapy. Angiology 18: 1–5

Kaada B, Torsteinbo O 1989 Increase of plasma beta-endorphins in connective tissue massage. General Pharmacology 20: 487–489

Kisner CD, Taslitz N 1968 Connective tissue massage: influence of the introductory treatment on autonomic functions. Phys Ther 48:107–119

Levin SM, Martin D-C 2012 Biotensegrity the mechanics of fascia. In: Schleip et al (eds) Fascia: the tensional network of the human body. Churchill Livingstone Elsevier, Edinburgh

Myers T 2009 Anatomy Trains, 2nd edn. Churchill Livingstone Elsevier, Edinburgh

Pohl H 2010 Changes in the structure of collagen distribution in the skin caused by a manual technique. J Bodyw Mov Ther 14: 27–34

Reed BV, Held JM 1988 Effects of sequential connective tissue massage on autonomic nervous system of middle-aged and elderly adults. Phys Ther 68:1231–1234

Schuh I 1992 Bindegewebsmassage. Fischer-Verlag, Stuttgart

Schleip R, Jager H, Klinger W 2012 Fascia is alive. Schleip et al (eds) Fascia: the tensional network of the human body. Churchill Livingstone Elsevier, Edinburgh

Simmonds N, Miller P, Gemmell H 2012 A theoretical framework for the role of fascia in manual therapy J Bodyw Mov Ther 16:(1) 83–93

Theoharides TC et al 2010 Mast cells and inflammation. Biochim Biophys Acta 1822, 2010:21–33

Ülger OG, Yigiter K, Sener G 2002 The effect of physiotherapy approaches on the pain patterns of amputees for Buerger's disease. Pain Clinic 14: 217

제 8 장

근막을 사용하거나 잃어버리기: 스포츠와 움직임 치료에서 근막-지향의 트레이닝 적용을 위한 권장사항

USE IT OR LOSE IT: RECOMMENDATIONS FOR FASCIA-ORIENTED TRAINING APPLICATIONS IN SPORTS AND MOVEMENT THERAPY

Robert Schleip, Divo Gitta Müller

들어가는 글

최근의 스포츠 교육과 함께 스포츠 과학에서도, 근육 트레이닝, 심혈관계 조절운동 그리고 신경근육의 협조성 등의 고전적인 장황한 설명을 주로 강조했다(Jenkins 2005). 거기에 포함된 결합조직을 특정적으로 표적화한 트레이닝에 비교적 미미한 관심만이 부여되었다. 이러한 공통적인 관습은 근육성 결합조직이 스포츠 연관된 과사용 손상에서 수행하는 그 역할에 대립된다. 달리기, 축구, 농구, 수영 또는 무용 등에서, 연관된 반복적인 긴장성 손상의 거의 대부분은 힘줄, 인대 또는 관절주머니 등과 같은 콜라겐성의 결합조직에서 발생하며, 이러한 조직들은 자체의 근육성 또는 골격성 대응물들 보다 자체의 하중부하란 도전에 대하여 부적절하게 준비를 갖추고 훨씬 어렵게 적응하는 것으로 보인다(Renström과 Johnson 1985, Hyman과 Roedo 2000, Counselrhk Breidahl 2010).

이 장에서는 스포츠와 움직임 동작에 포함된 근육성 결합조직(즉, 근막)의 트레이닝을 위한 잠재력과 그 역할에 대한 증거와 의견을 제공한다.

스포츠 과학에서 근막을 발견하다

빈번하게 광범위하고 혼란스런 용어이며 단어들이 다른 의미에서 결합조직을 묘사하도록 사용되었다(Schleip과 동료 2013). 다중 관절의 힘-전달과 근막성 조직의 고유수용적인 특성에 대한 분석에서 가장 적합하기 때문에, 이 장에선 Findley (2012)에 의하여 제안된 용어학을 따른다. 여기서 신체-전반의 상호연결된 긴장성 그물망의 한 부분이 되는 모든 섬유성의 콜라겐성 결합조직이 근막성 조직으로서 알려졌다. 관절주머니, 근육 내부의 결합조직, 인대 그리고 힘줄 등은 이러한 긴장력-저항의 섬유성 그물망의 단순한 국소적인 특수화로서 간주된다. 종종 '고유한 근막(proper fascia)' 이라고 불리는 여러 방향의 섬유 배열을 보유한 치밀한 평면성 결합조직은 개별화된 기능적인 실체로서 간주되지는 않지만 지지띠, 사이막 또는 널힘줄 등과 같이 인접해서 위치한 특수화된 조직의 연속적인 이어짐으로써 간주된다 (Schleip과 동료 2012).

전기 근전도가 근육의 작용에 대한 정확한 측정을 허용한 반면, 최근까지 근막성 특성의 평가는 대부분이 주관적인 평가로 한정되었다. 그렇지만, 조직학에서와 마찬가지로 초음파 측정에서의 발전은 스포츠 의학의 영역안에서 근막-연관된 연구의 맹렬한 증가로 결과했다. 2013년에 독일의 울름대학교에서 주최한 '스포츠 의학에서의 결합조직' 에 대한 첫 번째 학술대회에서 이러한 급격하게 발전하는 분야의 역동적인 발전성을 정의했다. 호주 캥커루에 대한 이전의 연구가 거의 13

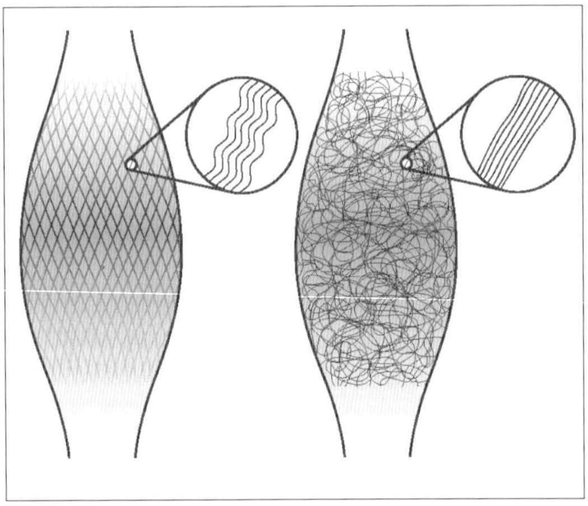

그림 8.1. 콜라겐 섬유의 배열상태는 역학적인 하중부하에 반응을 보여준다. 건강한 근막(좌측 그림)은 그 자체의 콜라겐 섬유 그물망의 분명한 두-방향(격자무늬)의 배열을 표현하며 콜라겐 섬유들은 강력한 구불거림 모양을 보여준다. 다른 한편으로 운동의 부족은 다중-방향의 섬유 구성배열과 구불거림 형성에서 감소를 유도하는 경향이 있으며, 반동력과 탄력적 되튐(우측 그림)의 감소로 이어진다. *Illustration with friendly permission of FASCIAL-FITNESS.COM.*

미터에 이르는 캥거루의 인상적인 점프가 주로 그들의 힘줄의 높은 저장력에서부터 주로 기인하는 것임을 보여주는 한편(Kram과 Dawson 1998), 달리며 점프하는 사람에서 보다 최근의 초음파 검사는 후자에서도 아킬레스 힘줄 그리고 연관된 널힘줄에서 유사한 인상적인 탄력적 '투석기 능력(catapult capacity)'을 표현한다 (Sawicki와 동료 2009). 최소한 우리의 현재 서양식 움직임 문화에서 평가될 때, 달리기와 뛰어오르기에서 그 탄력적인 저장력의 특성은 13세에서 16세 사이에 가장 정점에 놓이며 이어서 나이와 함께 감소하는 경향이 있다 (Legramandi와 동료 2013).

젊은 사람들에게서 콜라겐성 조직의 높은 저장능력은 그들의 콜라겐 섬유 내부에서 보다 강한 곱슬곱슬한 파형의 표현과 연관된다(Torp와 동료 1975). 보다 나이든 실험쥐에서 알맞게 재단된 운동은 보다 젊은 실험쥐에서 존재하는 것과 같이 유사한 구불거리는 파형의 형성을 재-유도하는 것으로 보여졌다 (Wood와 동료 1988). 비슷하게, 인간의 힘줄에서도 탄력적 저장 능력은 이러한 조직들의 규칙적으로 반복된 강력한 역학적인 하중부하에 의하여 상당하게 개선될 수 있는 것으로 보였다(Reeves와 동료 2006) (그림 8.1).

습관적인 맨발 달리기는 신발 신은 달리기와 비교할 때 종아리 내부의 보다 높은 저장 능력을 포함하는 것으로 보인다(Tam과 동료 2013). 흥미롭게도, 최소한의 신발을 신고 달릴 때 저장력 감소가 가장 적어지며(Bonacci와 동료 2013), 바닥과 맨발의 접촉에 의하여 고유수용적인 자극의 관여란 역할에서 기인할 것이다. 그렇지만, 보다 자연적인 신발로 전환은 그 교체 시기 동안 골수 부종과 같은 과사용 손상의 높은 유병율로 인해서 보존적인 방법설명에 의하여 권장된 것 이상으로 훨씬 더 점진적으로 시행되어야 한다 (Ridge와 동료 2013). 근막성 조직의 재생은 비교적 느린 재생과정이며, 수개월이나 그 이상이 소요된다 (Neuberger와 Slack 1953, Babraj와 동료 2005). '점프 트레이닝'으로도 알려진 플라이오메트릭 트레이닝은 스포츠 교육의 분야에서 전혀 새로운 것은 아니다. 그 우세한 이론은 이러한 움직임에서 포함된 늘림-단축의 주기가 근육 신장의 신장 반사를 경유해서 증가된 운동단위 활성화로 이끌린다는 것이었다 (Wilk와 동료 1993). 이러한 근육-지향의 설명의 초점과는 반대로, 보다 최근의 설명은 14주 동안의 플라이오메트릭 트레이닝이 병렬의 탄력성 구성요소(주로 힘줄의 구조를 포함하는)에서 현저한 증가와 근육성 수축의 능동적인 부분에서 연관된 감소로 이끌린 것을 보여주었다 (Fouré와 동료 2011). 동일하게, 힘줄 횡단면 직경에서 증가가 플라이오메트릭 트레이닝에 대한 반응에서 관찰될 것이며(Houghton과 동료 2013), 그 적응의 반응이 힘줄 내부에서 형태학적인 조직 적응을 포함한 것을 의미한다.

방법상의 어려움으로 인해서, 인간의 내부에서 근막성 조직의 탄력적인 되튐 특성의 높은 표현은 최근까지 오로지 종아리의 구조에 대해서만 증명되었다. Roach와 동료 (2013)에 의한 인상적인 연구가 이제 인간의 팔이음뼈까지 표현의 영역을 확대시켰으며; 그의 연구팀은 다른 유인원들과 비교해서 훨씬 더 빠른 속도로 물체를 던지는 인간의 능력이 인간의 팔이음뼈 구조에서 증대된 탄력적인 에너지 저장을 포함한다는 것 그리고 이러한 능력이 *호모 에렉투스*란 인간 종의 진화 중 200만 년 이전에 진화한 해부학적 변화와 연관된다는 것, 그리고 이것이 우리의 선조들의 사냥과 채집 조건에 상당한 생존의 이점을 제공했을 것임을 설명했다.

탄력적 되튐 특성의 트레이닝

공통적으로 인정된 Wolff의 법칙은 치밀한 결합

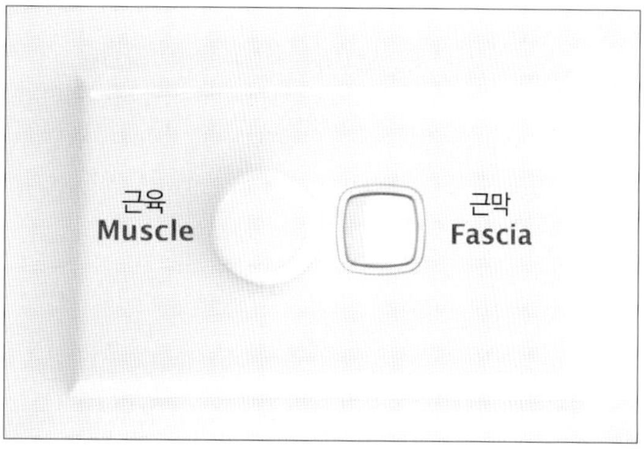

그림 8.2. 근육섬유와 콜라겐의 재형성의 다른 반응성에 대한 간단한 비교. 근육섬유는 하중부하의 양에 대하여 일종의 용량-의존적인 방식에서 반응한다. 트레이닝 중 이러한 섬유들이 더 강하게 하중을 받을수록, 그 트레이닝 효과는 증가된 근육 크기와 근력의 의미에서 보다 효과적으로 나오게 될 것이다 (돌릴수록 밝아지는 스위치 참조). 반대로 콜라겐 재생 운동의 트레이닝 반응은 켜기-끄기 방식에서 등을 켜주는 켜기 스위치와 유사할 것이다. 그렇지만, 이러한 켜기 스위치의 역치는 비교적 높을 것이며 일반적으로 일상생활의 상황에서 통상적으로 적용되는 것 이상의 강한 자극을 요구할 것이다. *Illustration with friendly permission of FASCIAL-FITNESS.COM (modified from istock photo.com /0263938).*

조직이 자체의 형태를 역학적인 하중부하에 적응할 수 있는 능력이 있다는 것을 주장한다. 이러한 일반적인 법칙은 본래 가로무늬근에 주된 초점을 맞춘 채 발달했던 것이며, Davis의 법칙은 이러한 일반적인 원칙을 부드러운 결합조직으로 특수하게 적용한다. 이러한 요구가 충분히 강하며, 규칙적으로 발생한다면, 그러한 조직들은 자체의 배열구조를 그것에 주어진 특정한 역학적인 요구에 맞추는 경향이 있다는 것이 제안되었다(Nutt 1913). 그렇지만 힘줄에서 적응적인 효과를 시작시킬 역학적 하중부하의 그 역치값은 근육에 대한 것보다 힘줄에서 현저하게 높다. 최대의 수의적 수축력의 단지 50%에서 시행된 운동이 근육 섬유 내부에서 적응성의 반응을 착수시키기에 충분한 반면, 거기에 포함된 힘줄의 결합조직은 그러한

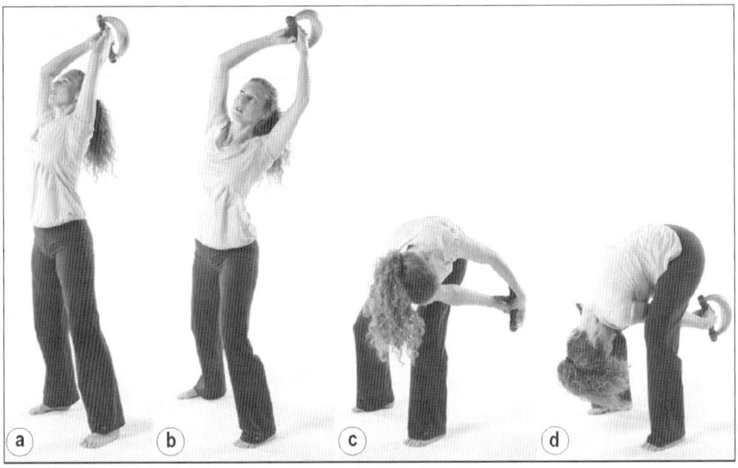

그림 8.3. (a–d) 탄력적 되튐 운동의 한 예: Flying Sword. 이 움직임은 예비적인 반대 움직임(그 동작의 반대 방향에서 사전-신장법)으로 시작된다. 반복적으로 휘두르기 적용 중 다양한 각도의 변화가 분석된다.
Illustration with friendly permission of FASCIAL-FITNESS.COM.

자극 수준에선 미미한 적응성의 반응만을 보여준다; 그것들은 반응하기 위해서 훨씬 더 강력한 하중을 요구한다. Arampatzis와 동료(2007)는 적응성의 반응을 유발하기 위해서 아킬레스 힘줄과 널힘줄에 대해선 4–5%의 긴장이 필요한 반면, 확실히 2–3%의 긴장은 충분하지 않다는 것을 보여주었다. 적응성의 반응을 위하여 필요한 높은 자극의 하중 부하가 힘줄 손상이 반드시 발생하는 그 수준의 긴장의 정도보다 단지 35%만이 낮아야 한다는 것을 주목하라 (Wren과 동료 2001).

일단 필요한(대략 4–5%의 긴장도인) 역치에 도달했다면, 섬유아세포의 적응성의 반응은 그 운동 시기에 포함된 긴장력 적용의 질적인 면에 상당하게 의존하는 것으로 보인다. 적응적인 반응을 위하여 오로지 5 또는 10회의 탄력적인 반동이 필요할 것인 반면, 추가적인 100 또는 그 이상의 반복은 아주 미미한 부가적인 효과만을 보유하는 것이 가능할 것이다(Magnusson과 동료 2010) (그림 8.2)

이러한 고려사항을 기반으로 근막–지향의 움직임 트레이닝을 위한 제안이 최근에 설명되었다 (Schleip과 Müller 2013). 이러한 권장사항은 네 가지 기본적인 적용형태로 이루어지며, 그것들은 이 장의 나머지 부분에서 설명될 것이다:

- 탄력적인 되튐
- 근막성 늘리기
- 근막성 이완하기
- 고유수용적인 개선

이러한 것들 중, 탄력적인 되튐 운동이 주된 관심을 받는다.

그러한 운동의 한 예는 그림 8.3에서 제공된다. 탄력적인 되튐 특성의 최적한 이용을 위하여 그 주된 움직임이 반드시 반대의 방향에서 예비적인 반대 움직임(반대방향 늘리기)으로 시작되어야 한다는 것에 주목하라.

- 그림 8.3은 앞으로 휘두르기 동작에 앞서 양팔과 도구(그림 8.3a)의 후방 늘리기 및 휘두르기를 보여준다.
- 이어서 연속적인 전방 움직임이 시작되며 (그림 8.3b), 골반이나 복장뼈와 같은 근위부 신체 부위를 포함한다.
- 마지막으로, 이러한 신체 근위부의 시작이 잘 휘어지는 회초리의 조화로움과 유사하게, 연속적인 지체된 방식에서 보다 원위부로 이어지게 된다 (그림 8.3b–d).
- 보다 앞선 시행자는 시작함에 앞서 두 가지 부가적인 단계로 실험해보도록 설명된다:
  ○ 예비의 반대 움직임에 앞서 신체 지각력의

유연화와 개선이 시작된다. 한 번의 또는 그 이상 이완된 호흡 동안 시행자는 개방된 주의력의 상태로 나아갈 것이며, 어떤 불필요한 근육성 유지 패턴에 대하여 자신의 몸을 살펴보며, 이어지는 시기 중 자신의 감지력에서 미세한 세부사항도 감지할 수 있도록 호기심 집중으로 감각을 조장한다.

ㅇ 이것은 섬세한 다중-방향의 공간상의 확장으로 이어지며, 그것은 전신을 덮고 있는 치밀한 근막의 가장 얇은 층으로 만들어진 전신 '잠수복' 의 연장을 포함하도록 연상된다. 가슴에서 이것은 폭, 깊이 그리고 길이에서 (오로지 그 각각이 수 밀리미터에 지나지 않는) 미세한 증가를 포함하는 반면, 이것은 또한 사지의 가장 비-가시적인 연장을 동반할 것이다.

이러한 두 번째 단계는 무술 수련에서 '철갑 상의' 로 언급되며, 이것은 또한 신체 전반의 근막성 그물망 안에서 장력통합성-유사한 모든 방향에서의 사전-긴장에서의 증가로서 간주될 수 있다.

흥미롭게, 그러한 확장의 움직임은 잠재적으로 중요한 심리학적, 행동학적 그리고 내분비-연관된 변화를 촉발시키는 경향이 있으며; Carney와 동료(2010)에 의한 연구에서 설명된 것과 같은 수의적인 자세의 변화 후 1분도 안될만큼 빠르게, 코티졸에서 감소와 함께 테스토스테론 수치에서 증가를 보여주었다. 이러한 변화는 파워와 위험에 대한 지구력의 증가된 느낌으로 결과하는 것을 보여주었다.

표 8.1 근막의 우아함의 이상적인 조화의 단계

단계	강조점
사전 1	열린 집중력
사전 2	장력통합성 확장
1	예비의 반대 움직임
2	근위부 착수
3	원위부 따라옴

많은 탄력적 되튐 움직임 중 청각적인 피드백을 행자에 의해서 더 적은 소리가 만들어질수록 - 예, 바닥에서 맨발로 점프하는 것 - 더욱 더 좋다. 어떤 소리도 만들지 않고 움직이는 전설적인 닌자에 비유해서, 이러한 특성은 근막성 트레이닝에서 '닌자 특성' 으로 언급된다.

타이밍과 리듬은 탄력적인 되튐 움직임에서 절대적이다. 이것은 보행 중 자신들의 시계 추 같은 운동 에너지의 저장과 배출로 인해서 아무런 추가적인 에너지 소모가 없이 자신들의 머리 위에 커다란 하중을 나를 수 있는 서 아프리카에서 온 여성들을 연구한 Heglund와 동료(1995)의 조사에서 아주 인상적으로 설명한다. 이러한 여성을 실험실 환경에서 검증할 때 그들의 인상적인 에너지 소모가 자신들이 선호하는 속력으로 보행하는 것에 달려있음을 밝혀주었다. 그들이 본능적으로 선택한 것 이외의 다른 속력으로 걷도록 요청할 때, 그 여성은 훈련받지 않은 서양의 통제군에서 보였던 것과 같은 에너지 소비에서 동일한 하중-의존적인 증가를 표현했다.

탄력적으로 휘두르는 되튐 동작에서 그 이상적인 속력과 리듬이 선천적인 공명주기에 달리며, 그 공명주기 자체는 진자 길이와 함께 물질의 경도의 산물인 것이다. 이것은 특정한 뮤지컬 댄스 리듬이 그 댄서들이 최소한 에너지 소모와 함께 팔을 휘두르도록, 깡총 뛰도록 그리고 반동하는 것을 허용할 것인 반면, 또 다른 리듬은 다른 댄서들에게 보다 적합하다는 것을 제안한다. 추가로, 시계 추 길이의 그리고 근막성 뻣뻣함(근육의 수축을 통해서)의 수의적인 조절도 역시 제공된 외부의 리듬을 향해서 그 댄서의 공명주기의 부분적인 조절을 허용할 것이다.

이것은 탄력적인 되튐 움직임이 근막의 조직에서 안전하게 주어지고 있는 보다 높은 하중으로 발생할 수 있다는 것을 제안한다. 그렇지만, 이것은 고양된 신체적 주의집중과 함께 적절한 준비운동(아래에서 설명된 다른 트레이닝 요소들과 함께)이 없다면 절대로 시행하지 말아야 한다. Magnusson과 동료(2010)의 발견에 뒤따라서, 그러한 하중부하는 최적한 콜라겐 재생을 향해서 이어지도록 오로지 주당 한 차례나 두 차례만이 권장된다.

근막의 건강을 위한 스트레칭 권장사항

그림 8.4a는 근막-지향의 스트레치 적용의 한 예를 보여준다. Bertolucci(2011)에 의한 동물에서 기지개 켜는 움직임에 대한 훌륭한 고찰에 뒤따라서, 치료사들은 여러 관절을 포함하며 커다란 막성의 근막 부위에서 느껴지는 팽창성 신장의 변형법을 탐구하도록 요구받았다. 정확하게 반복된 근육의 늘리기라기 보단, 각 형성 변형이 반드시 탐색되었다. 거기에서 늘어난 근육들이 의도적으로 이완되는 '녹이기' 스트레칭이 다른 힘살부위들 사이의 근육 이외의 연결과 함께 근육내부의 결합조직(역자주: 병렬의 탄력 요소)들에 도달하도록 이용되는 반면, 동적인 (보다 능동적인) 스트레칭은 보다 직렬로 배열된 힘줄의 구조에 도달할 수 있도록 길어진 근육 섬유가 동시에 활성화되는 것으로 더해질 수 있다(Schleip과 Müller 2013).

그러한 스트레칭의 이점은 적용 상황에 달린다. 정적인 스트레치가 그 직후에 수직의 점프 높이를 즉시 감소시키는 성향이 있는 반면에, 동적인 스트레칭은 이러한 수행력에 긍정적인 영향을 보유할 수 있다(Hough와 동료 2009). 여기서 살펴본 것처럼, 동적인 스트레칭은 오래-늘려진 즉, 표적화된 근육근막성 조직이 최대한으로 늘려진 끝범위의 자세에서 최소-반동을 포함할 수 있다. 이러한 최소-반동은 반드시 부드럽고 집중된 방식에서 시행되어야 하며, 어떠한 갑작스런 그리고 덜컹거리는 가속이나 감속보다는 사인파형의 속도 변화를 이용해야 한다. 그러한 반동의 감속 시기 중 근육 섬유가 늘어나는 방식에서 감깐 활성화될 것이며, 반면에 거의 모든 근육의 활성화가 각각의 최소-반동의 잇따른 가속의 시기 동안 거의 필요하지 않을 것임을 주목하라. 최선의 결과를 위해서 그렇게 부드러운 최소-반동은 최소한 수차례의 호흡과 가능하면 길게 시행된 녹여주는 스트레칭의 시기와 반드시 번갈아 시행되어야 한다.

일년 동안에 걸쳐 실행된 녹이기 스트레칭은 가동범위 증가와 연관된 건강을 제공할 수 있다(Behm과 Chaouachi 2011). Corey와 동료(2012)에 의한 실험쥐에 대한 최근의 연구는 정적인 스트레칭 역시 이전에 염증화되었던 결합조직으로

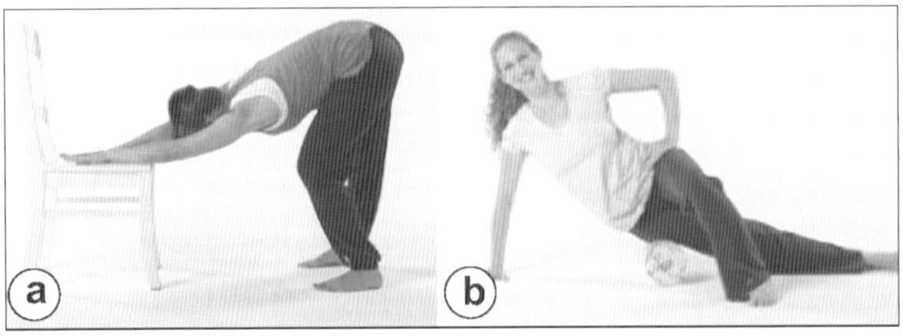

그림 8.4. 근막성 스트레치와 근막성 이완하기의 예. 소위 '고양이 스트레칭'은 고양이들이나 기타 고양이과 육식동물에서 관찰되는 하품을 동반한 늘리기(기지개)를 자극한다(a). 다른 쪽을 폼 롤러를 사용하는 것은 근막성 이완의 적용을 확대시키며, 거기에서 근막성 조직-여기서는 엉덩정강근막띠-는 '천천히 동작하기' 방식으로 스폰지-비슷한 쥐어짜기 영향을 받게 된다(b). *Illustrations with friendly permission of FASCIAL-FITNESS.COM.*

천천히 적용될 때 항 염증의 효과를 보유할 것임을 보여주었다.

근막 이완법: 폼 롤러의 사용

그림 8.4b는 폼 롤러를 사용하는 전형적인 근막성 자가-치료를 보여준다. 그러한 치료는 가동범위를 증진시키는 것으로 보여졌다(McDonald와 동료 2013). 추가로, 그렇게 치료된 근막에서 감소된 동맥의 경도와 개선된 내피의 기능이 관찰되었으며; 그것 두 가지 모두는 가스형태의 전달물질인 산화질소의 앞서 설명된 증가된 표현에 의하여 가장 강화될 것이다(Okamoto와 동료 2013).

지나치게 축 늘어진 근막성 조직의 치료를 위하여, 반복된 빠른 동작을 사용하는 보다 강한 적용법이 국소적인 콜라겐 생산을 증가시키기 위하여 연구될 수 있을 것이다(Pohl 2010, 7장 결합조직 도수교정을 참조). 그렇지만, 만성적인 반흔조직, 과긴장된 근막성 피부조직과 병적인 유착을 치료할 때, 지극히-느린 말기 움직임의 실행이 권장되며, 이 방법은 치료받는 조직의 섬유아세포에서 낮은 액체성 전단력-긴장력 동작을 유도한다(18장 반흔형성의 치료를 참조). 그러한 부드러운 섬유아세포의 자극은 잇따라서 콜라겐 섬유를 분해하기 위한 잠재적인 요소인 효소 MMP-1의 분비를 착수시킨다 (Zheng과 동료 2012).

중대하고 빠질 수 없는 요인: 고유수용적인 개선

전신의 근막성 그물은 감각성 기관으로서도 묘사되었다(Schleip과 동료 2012). 여러 저자들도 근막성 조직 안에서 유해수용적인 신경종말과 함께 고유수용적인 신경종말의 존재를 확인했다(van der Wal 2009, Stecco와 동료 2008, Tesarz와 동료 2011). 역학적인 자극을 제공함은 소위 광범위

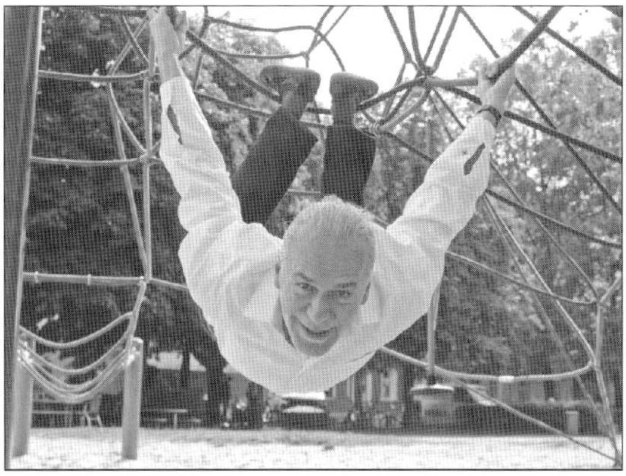

그림 8.5 해부학적으로 가능한 관절 가동범위의 유인원-유사한 하중부하를 자극하기. 이 장의 저술과 연관된 오랜 시간의 글쓰기 완결에 즈음해서, 저자 중 한 사람이 일부 원숭이 유사한 흔들기 동작과 함께 조합된 근막성 스트레칭을 자극하기 위하여 인근의 어린이 놀이터를 찾아갔다. © FASCIALNET.COM

한-동작의-범위의 신경원에 속하게 될 다중방식의 수용기들을 자극할 것이며, 이러한 자극이 척수의 수준에서 진통 효과를 제공하는 경향이 있을 것이다 (Wang과 동료 2012). 국소적인 조직 자극으로 향한 집중된 관심은 이러한 기전의 치료적인 이용에서 핵심적인 요소가 될 수 있다(Moseley와 동료 2008).

각별하게 외부로 향해진 높은 수행력 태도로 행동할 때 반동의 움직임은 손상의 증가된 개연성으로 이어진다. 임상적인 경험은 세련된 신체적 인식력이 부족함을 보유한 높은 성취욕 지향성을 보유한 중년의 남성에게 이러한 움직임을 보여줄 때 이어지는 긴장성 손상의 가능성이 가장 높다는 것을 보여주었다. 고유수용적인 개선은 반드시 그러한 사람들에게서 그리고 모든 근막-지향의 움직임에서 증진되어야 한다.

망상체- 그 신호가 '예견된 것으로' 간주되는 감각성 신호의 지체를 억제하는 중추신경계의 한 부분 -의 둔화시키는 기능을 피하도록, 탈-습관적인 근막성 자극이 반드시 연구되어야 하며, 통

상적인 좌식의 행동양식 중 드물게 이용되는 관절 각도형성과 신체 자세를 이용한다. Alexander (2004)의 비교연구에서 관절 사용과 퇴행성 관절 질환 사이의 흥미로운 연관성이 관찰되었다: 가능한 가동범위에서 그 관절이 자동적으로 더 적게 사용될수록, 이러한 관절이 관절염을 더 만들기 쉬우며, 관절 동작의 가능한 범위의 사용이 부족하기 때문일 것이다. 우리의 가능한 관절 가동범위의 침팬지-비슷한 창조적인 사용은 우리의 나무위에서 사는 친척들에게서 표현된 것처럼 유사한 건강한 조직 생리학을 이끌어낼 것이다 (그림 8.5)

근막성 건강함 트레이닝: 일반적인 건강관리에 중대한 추가사항

콜라겐 조직의 개선은 근육 섬유의 개선보다 훨씬 느리게 발생한다(Babraj와 동료 2005). 위에서 묘사된 적용방법의 적용은 그러므로 몇 주 만에 가시적이 될 수 없는 것이며; 이것은 촉진에서 그 변화를 '느끼는 것'과 함께 외면에서부터 그 조직 재형성의 효과를 볼 수 있도록 3-9개월이 소요된다. 그렇지만, 근육성 트레이닝과는 반대로 그 습득된 효과는 그렇게 쉽사리 사라지지 않을 것이며(예, 건강상의 또는 작업-연관된 이유로 인한 트레이닝을 중단할 때) 그러므로 보다 오래-이어지는 지속적인 특성을 갖는다. 근막성 트레이닝은 신경근육성 또는 심혈관성 트레이닝으로 절대 완결되지 않으며, 그 두 가지 모두는 오로지 근막성 트레이닝만으로 가능하지 않은 매우 중대한 건강 효과를 보유할 것이다. 반대로, 근막성 트레이닝은 포괄적인 움직임 트레이닝에 대하여 산발적인 또는 규칙적인 추가 사항으로서 제안된다. 이것은 그것이 고유수용작용을 위한 감각성 기관과 함께 자체의 운동학적 저장 능력의 의미에서 증대된 효율성과 개선으로 작용하는 그러한 방식에서 전신에 걸친 근막성 그물망의 재형성을 향해서 이끈다. 이것이 참으로 근육성 결합조직 안에서 반복적인 긴장성 손상에 대항해서 일종의 증가된 보호라는 자체의 기본적인 약속을 충실하게 실현할 수 있는가 증명하도록 더 깊은 연구가 필수적이다.

참고문헌

Alexander CJ 2004 Idiopathic osteoarthritis: time to change paradigms? Skeletal Radiol 33(6):321-324

Arampatzis A, Karamanidis K, Albracht K 2007 Adaptational responses of the human Achilles tendon by modulation of the applied cyclic strain magnitude. J Exp Biol 210(Pt 15): 2743-2753

Babraj JA et al 2005 Collagen synthesis in human musculoskeletal tissues and skin. J Physiol Endocrinol Metab 289(5): E864-869

Behm DG, Chaouachi A 2011 A review of the acute effects of static and dynamic stretching on performance. Eur J Appl Physiol 111(11):2633-2351

Bertolucci LF 2011 Pandiculation: nature's way of maintaining the functional integrity of the myofascial system? J Bodyw Mov Ther 15: 268-280

Bonacci J et al 2013 Running in a minimalist and lightweight shoe is not the same as running barefoot: a biomechanical study. Br J Sports Med 47(6): 387-392

Carney DR, Cuddy AJ, Yap A 2010 Power posing: brief nonverbal displays affect neuroendocrine levels and risk tolerance. J Psychol Sci 21(10):1363-8

Corey SM, Vizzard MA, Bouffard NA, Badger GJ, Langevin HM 2012 Stretching of the back improves gait, mechanical sensitivity and connective tissue inflammation in a rodent model. PLoS One 7, e29831

Counsel P, Breidahl W 2010 Muscle injuries of the lower leg. Seminars in Musculoskeletal Radiology 14, 162-175

Findley TW 2012 Fascia science and clinical applications: a clinician/researcher's perspectives. J Bodyw Mov Ther 16 (1): 64-66

Fouré A, Nordez A, McNair P, Cornu C 2011 Effects of plyometric training on both active and passive parts of the plantar flexors series elastic component stiffness of muscle-tendon complex. Eur J Appl Physiol 111(3):539-548

Frost MF 1972 The physiology of cartilaginous, fibrous, and bony tissue. C C Thomas, Springfield, IL

Heglund NC, Willems PA, Penta M, Cavagna GA 1995 Energy-saving gait mechanics with head-supported loads. Nature 375(6526):52-54

Hough PA, Ross EZ, Howatson G 2009 Effects of dynamic and static stretching on vertical jump performance and electromyographic activity. J Strength Cond Res 23(2):507-512

Houghton LA, Dawson BT, Rubenson J 2013 Effects of plyometric training on achilles tendon properties and shuttle running during a simulated cricket batting innings. J Strength Cond Res 27(4):1036-1046

Hyman J, Rodeo SA 2000 Injury and repair of tendons and ligaments. Physical Medicine and Rehabilitation Clinics of North America 11, 267e288

Jenkins S 2005 Sports science handbook. In: The essential guide to kinesiology. Sport & Exercise Science, vol. 1. Multi-science Publishing, Brentwood

Kram R, Dawson TJ 1998 Energetics and bio mechanics of locomotion by red kangaroos (Macropus rufus). Comparat Biochem Physiol B120, 41-49

Legramandi MA, Schepens B, Cavagna GA 2013 Running humans attain optimal elastic bounce in their teens. Sci Rep 3:1310

Levin P, Martin DC 2012 Biotensegrity: the mechanics of fascia. In: Schleip R, Findley T, Chaitow L, Huijing P (eds) Fascia: the tensional network of the human body. The science and clinical applications in manual and movement therapies. Churchill Livingstone Elsevier, Edinburgh, pp 137-146

Magnusson SP, Langberg H, Kjaer M 2010 The pathogenesis of tendinopathy: balancing the response to loading. Nature Reviews Rheumatology 6:262-268

MacDonald GZ et al 2013 An acute bout of self-myofascial release increases range of motion without a subsequent decrease in muscle activation or force. J Strength Cond Res 27(3):812-821

Moseley GL, Zalucki NM, Wiech K 2008 Tactile discrimination, but not tactile stimulation alone, reduces chronic limb pain. Pain 137:600-608

Neuberger A, Slack H 1953 The metabolism of collagen from liver, bones, skin and tendon in normal rats. Biochem J 53:47-52

Nutt JT 1913 Diseases and deformities of the foot. EB Treat, New York

Okamoto T, Masuhara M, Ikuta K 2013 Acute effects of self-myofascial release using a foam roller on arterial function. J Strength Cond Res: Epub ahead of print

Pohl H 2010 Changes in the structure of collagen distribution in the skin caused by a manual technique. J Bodyw Mov Ther 14(1):27-34

Reeves ND, Narici MV, Maganaris CN 2006 Myotendinous plasticity to aging and resistance exercise in humans. Exp Physiol 91:483-498

Renström P, Johnson RJ 1985 Overuse injuries in sports. A review. Sports Med 2: 316-333

Ridge ST et al 2013 Foot bone marrow edema after a 10-wk transition to minimalist running shoes. Med Sci Sports Exerc 45(7):1363-1368

Roach NT, Venkadesan M, Rainbow MJ, Lieberman DE 2013 Elastic energy storage in the shoulder and the evolution of high-speed throwing in Homo. Nature 498(7455): 483-486

Sawicki GS, Lewis CL, Ferris DP 2009 It pays to have a spring in your step. Exercise and Sport Sciences Reviews 37:130-138

Schleip R, Jäger H, Klingler W 2012 What is 'fascia'? A review of different nomenclatures. J Bodyw Mov Ther 16(4):496-502

Schleip R, Müller DG 2013 Training principles for fascial connective tissues: scientific foundation and suggested practical applications. J Bodyw Mov Ther 17(1):103-115

Stecco C et al 2008 Histological study of the deep fasciae of the limbs. J Bodyw Mov Ther 12(3): 225-230

Tam N, Astephen Wilson JL, Noakes TD, Tucker R 2013 Barefoot running: an evaluation of current hypothesis, future research and clinical applications. Br J Sports Med (Epub ahead of print) doi: 10.1136/bjsports-2013-092404.

Tesarz J, Hoheise, U, Wiedenhofer B, Mense S 2011 Sensory innervation of the thoracolumbar fascia in rats and humans. Neuroscience 194:302-308

Torp S, Arridge RGC, Armeniades CD et al 1975 Structure-property relationships in tendon as a function of age. Colston Papers No. 26. Butterworth, London, pp 197-221

van der Wal J 2009 The architecture of the connective tissue in the musculoskeletal system -an often overlooked functional parameter as to proprioception in the locomotor apparatus. Int J Ther Massage Bodywork 2(4):9-23

Wang W et al. 2012 Acute pressure on the sciatic nerve results in rapid inhibition of the wide dynamic range neuronal response. BMC Neurosci 13:147

Wilk KE, et al 1993 Stretch-shortening drills for the upper extremities: theory and clinical application. J Orthop Sports Phys Ther 17(5):225-239

Wood TO, Cooke PH, Goodship AE 1988 The effect of exercise and anabolic steroids on the mechanical properties and crimp morphology of the rat tendon. Am J Sports Med 16: 153-158

Wren TA, Yerby SA, Beaupré GS, Carter DR 2001 Mechanical properties of the human achilles tendon. Clin Biomech 16(3):245-251

Zheng L et al 2012 Fluid shear stress regulates metalloproteinase-1 and 2 in human periodontal ligament cells: involvement of extracellular signal-regulated kinase (ERK) and P38 signaling pathways. J Biomech 45(14): 2368-2375\

제 9 장

허리통증 근막의 도수교정®
허리 통증에 적용된 방법

THE FASCIAL MANIPULATION® METHOD APPLIED TO LOW BACK PAIN

Antonio Stecco, Stefano Casadei, Alessandro Pedrelli, Julie Ann Day, Carla Stecco

들어가는 글

근육근막성 조직은 의학과 도수치료의 분야에서 점점 더 관심을 받고 있다. 해부학, 생리학 그리고 생체역학적 행태는 근골격계의 기능장애에 대한 치료법의 발달에 영향을 미치는 다수의 연구 논문의 목적이 되어왔다.

근육근막과 연관된 연구는 복부의 근막, 아킬레스 힘줄 뼈부착의 기관, 발바닥널힘줄 또는 엉덩정강근막띠 등과 같은 특정한 부위의 해부학과 병리학에 주로 초점을 맞춰왔다. 이러한 연구들이 중요한 반면, 그것들은 일종의 상호연결된, 결합조직의 긴장력의 그물망이라는 인간 근막 시스템의 시각을 제공하지 못했다.

근막은 근골격계의 모든 부분을 통합하는 연결의 요소이다. 그것은 인대, 관절주머니 그리고 골막의 바깥 층 등과 연속된다. 이러한 구조들이 콜라겐이나 엘라스틴 섬유의 비율의 의미에서 자체의 종류와 구성에서 달라지는 한편, 그것들이 합쳐져서 소위 연부조직을 구성한다.

점점 더 많은 저자들이 많은 병리적인 질환의 원인을 삼차원적인 근막성 체계 내부에서 균형의 부족과 연관짓는 한편, 치료를 위한 특수한 적응증은 항상 제공된 것은 아니었다.

허리 통증은 임상의가 일상적으로 보게되는 문제의 한 가지이다. 요통에 대한 근막성 도수교정의 방법이 이 장에서 설명될 것이다.

근막의 도수교정 방법

물리치료사이며 근막의 도수교정 방법(Stecco 2004)의 저자인 Luigi Stecco는 움직임 제한, 약화 그리고 통증의 분포를 설명할 수 있는 근골격계의 기능장애에 대한 새로운 접근방법을 개발하기 위하여 근육, 심부 근막 그리고 그것의 구성요소 (근육섬유막, 근육다발막 그리고 근육껍질막 – 1장을 참조)들 사이에서 연관성에 집중했다. 다양한 신체 분절들 사이에서 통합하는 요소로의 근막이란 착상을 기반으로, 이러한 방법도 근막을 한 방향의 근육성 사슬의 운동 단위를 위한 조화를 만드는 구성요소로서의 잠재적인 역할을 보유한 것으로서 간주한다.

등허리근막 부위는 세밀하게 조사되고 허리 통증에서 자체의 의미가 고려되었던 근막 중 하나이다(Langivin과 동료 2009). 등허리근막은 깊은 근막의 한 부분을 형성하는 커다란 다이아몬드 모양의 껍질이다. 이 근막이 천골로 부착하기 위하여 이러한 근육들을 통과해서 빠져나오기 전에 아래 가슴과 허리 부위 안에서 등의 근육들을 덮고 있는(그림 1.5) 그물모양의 콜라겐 섬유들의 세 개의 층으로 이루어진다 (Benetazzo와 동료 2011). 이러한 층들은 요추의 가시돌기와 가로돌기 위로 부착된다. 그것들은 또한 스스로를 천골 보조개 근처에서 엉덩뼈능선과 부착시키며 천골의 후면과 융합된다. 더욱이, 등허리근막은 신체의 대부분과 연결된다. 그 연결은 다음과 같다:

- 척추의 근육들, 척추의 인대들, 척주 그리고 척추공간 아래까지 확장되므로 척추의 깊은 구조물들과 연결된다.
- 등세모근과 등넓은근과의 연결의 덕분으로 상지, 머리 그리고 목과 연결된다.
- 큰볼기근과 합쳐짐을 통해 다리에 연결된다.
- 배가로근과 배속빗근을 이어주는 결합조직의 연결부위인 가쪽 솔기를 형성하도록 가쪽으로 융합되는 그 근막의 후방과 중간 층의 방식으로 복부의 중앙과 연결된다. 이러한 근육들은 신체의 전면을 둘러싸며, 배곧은근을 감싸고 백색선에서 합쳐진다.

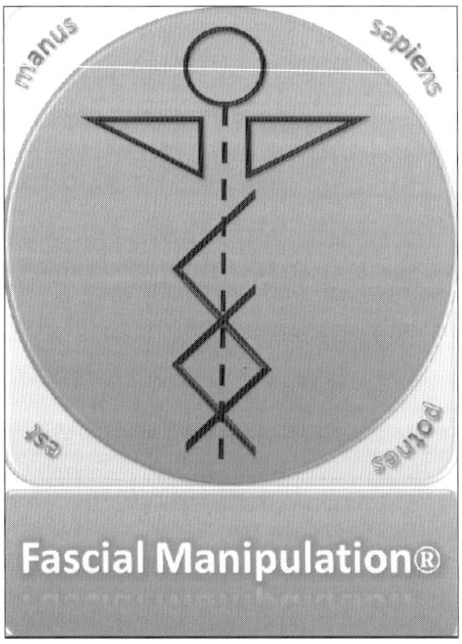

그림 9.1 근막의 도수교정. 로고

등허리근막은 분명하게 하나의 전체로서 고려할 가치가 있는 상호연결된 구조의 넓은 근육막의 한 부분이다. 이러한 연결된 구조의 어느 것에서든 균형이 깨진 긴장력은 허리통증의 발달로 이어질 것이다.

근막의 도수교정은 하나의 분절로부터 다른 분절까지의 보상작용의 경로와 초기의, 분절적인 분포로부터 보다 전신화된 기능장애까지의 발전을 해석하는 것을 목적으로 삼는다. *'Manus sapiens potens est'*(그림 9.1)라고 이러한 방법을 위하여 고안된 그 의장문자는 '지혜를 갖춘 손만이 강력하다'를 의미하며, 오로지 문제의 기원을 이해함으로써만 도수치료가 그 문제를 신속하고 효율적으로 치료할 수 있다는 것을 주장한다. 다수의 조직학적, 생체역학적, 그리고 기능적인 연구들이 Stecco에 의하여 제안된 그 가설의 일부를 증명하도록 시행되어 왔으며, 얕은 근막(Lancerotto와 동료 2011) 그리고 깊은 근막(Stecco와 동료 2009)의 해부학, 신경분포(Stecco와 동료 2007) 그리고 도수치료 자체의 동작의 가능한 기전 등에 초점을 맞춰왔다.

Stecco의 생체역학적인 모델

Stecco와 Stecco (2009)는 인체를 14개의 기능적인 분절로 나눴다: 머리(세 개로 세분됨: 눈, 귀, 턱), 목; 등; 허리; 골반; 어깨뼈; 위팔뼈; 팔꿈치; 손목; 손가락; 엉덩관절; 무릎관절; 발목관절 그리고 발.

각각의 기능적인 분절은 자체의 근막(깊은 그리고 근육섬유막의)을 그리고 연관된 관절 구성요소(힘줄, 인대, 관절주머니) 등을 긴장시키거나 움직

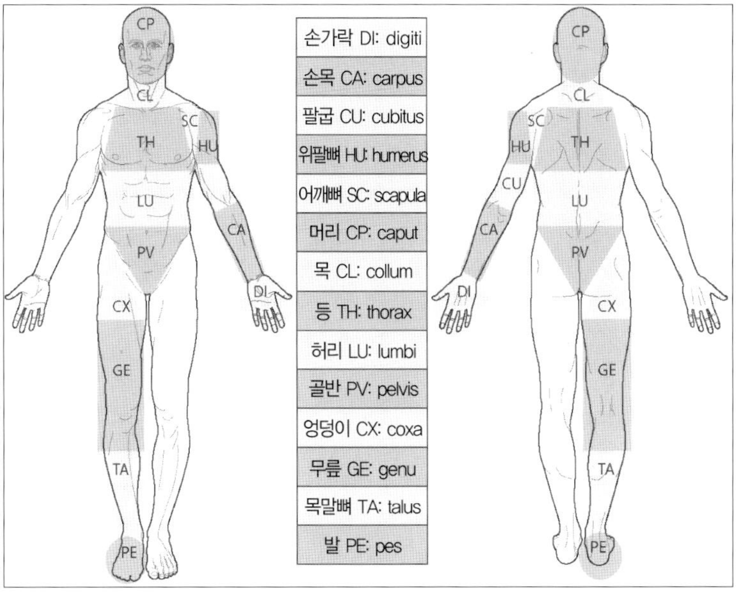

그림 9.2. 연관된 라틴어 명칭과 약자와 함께 열 네 개의 신체 분절

이는 근육(단일 및 이중 관절의 섬유)들의 부분으로 구성된다. 그러므로, 여러 구성요소들이 각각의 분절을 구성한다:

- 능동적인 구성요소 (근육섬유)
- 수동적인 구성요소 (관절과 그 구성요소)
- 그리고 힘 전달의 요소 (근막)

라틴어 어간이 단순한 관절로부터 이러한 14개의 분절을 구분짓도록 사용된다.

근육근막의 단위

여섯 개의 근육근막성 단위 (MFUs)가 각각의 기능적인 분절을 지배하며, 세 개의 공간상의 평면 (시상면- 정중선으로도 알려짐, 전액면- 관상면으로도 알려진; 그리고 수평면)에서 자체의 움직임을 통제한다 (Day와 동료 2012).

하나의 MFU는 다음으로 이루어진 기능적 단위이다:

- 단일- 및 이중-관절의 근육섬유에 신경분포된 운동단위
- 이러한 섬유들이 수축할 때 오로지 한 방향으로만 움직이는 관절
- 이러한 섬유들을 관절 및 관절 주변의 구성요소 (반달형 연골, 인대, 힘줄, 관절주머니)로 연결시키는 근막
- 이러한 수축에 관여된 신경의 구성요소

그러므로, 각각의 분절에서 상이한 벡터가 작용한다. 모든 MFU (단일관절의 섬유와 이중관절의 섬유)의 두 가지 주요 벡터들 사이에서, 약간 떨어져서 위치한 단일 근육섬유에 의하여 형성된 많은 유사한 벡터가 존재한다. 이러한 섬유들 모두를 분석한다면, 단일관절의 섬유들이 이중관절의 섬유들 보다 깊게 그리고 다량으로 존재하는 그 방식을 볼 수 있다. 자체의 근막성 껍질들 안에서 부분적으로 자유롭게 활주하므로, 그 깊은 단일관절성 근육 섬유는 자체의 긴장력을 근육섬유막, 근육다발막 그리고 근육껍질막의 연속성을 경유해서 얕은 근막의 층까지 전달한다. 단일관절성 섬유는 움직임 중 근력과 안정성을 발휘할 수 있는 반면, 이중관절성 섬유는 이어지는 분절들 사이에서 긴장력을 전달한다. 근막성 구조에서 부위별 특수화가 반드시 존재하는 한편 a (Stecco와 동료 2009), 동일한 '구성' 도 모든 MFU 안에서 찾아볼 수 있다.

벡터의 이러한 다양성으로 인해서, 각각의 MFU는 어떤 특정한 움직임에 섬세한 조절력을 보유한다. 근육다발막과 근육껍질막으로 근육섬유막의 연속성은 모든 이러한 긴장력의 조화로운 동시발생을 허용한다.

각각의 MFU는 두 개의 기능적으로 상이한 영역을 보유한다. 그 첫 번째는 근육 힘살을 덮고있는 깊은 근막에서 존재하며 그 MFU의 능동적 구성요소인 것으로 간주될 수 있다. 근막 도수교정 모델에 따르면 협동중심(Center of Coordination: CC)으로 알려진 것처럼, 근육섬유 수축에서 포함된 그 힘 모두는 이러한 작은 부위로 수렴한다. 그 두 번째 영역은 수동적인 구성요소이다. 이것은 MFU 근육섬유 수축에 의하여 움직여지는 관절 주변에 위치한다. 감지중심(Center of Perception: CP)이라고 불리는, 이것은 그 환자가 MFU 작용에서 결과하는 그 움직임을(생리학적인 상황) 그리고 통증을(병적인 상황) 느끼는 장소이다.

협동중심 (Center of Coordination: CC)

협동중심(CC)이란 용어는 근막이 근육방추, 골지 힘줄 기관 그리고 기타의 역학수용기들로의 자체적인 연결로 인해서 신체 분절의 움직임에 관계된 피드백에 잠재적으로 포함되었다는 것을 의미한다. CC는 단일 및 다중관절의 섬유의 수축에 의하여 발생된 하나의 MFU의 근육 힘이 수렴하는 장소인 깊은 근막의 작은 부위에 존재한다.

이러한 근육근막성 긴장력 또는 힘은 다음 이유에서 CC에 수렴된다:

- 근육껍질막의 일부가 아래놓인 근육섬유들 위에서 자유롭게 활주한다.
- 근막의 일부가 뼈로 고정되며, 그러므로 늘어남이 한 지점에서 수렴할 수 있다.
- 근막의 일부가 뼈 위로 부착되며, 그 연속된 MFU로부터 하나의 MFU의 긴장 상태를 부분적으로 분리시킨다.

CC는 일반적으로 근육 힘살 위에서 깊은 근막 내부에 위치하지, 관절에 인접해 놓이진 않는다. 이러한 부위 안에 들어있는 유해수용기들은 움직임에 의하여 통상적으로 늘어나지 않거나 자극받지 않으며, 그러므로 이러한 부위들은 거의 자발적인 증상이 존재하지 않는다.

감지중심 (Center of Perception: CP)

감지중심(CP)은 MFU 근육섬유 작용에 의하여 만들어진 견인력(당기는 힘)이 감지되는 장소이다. 각각의 MFU의 CP는 관절주머니, 힘줄 그리고 인대 등의 주변 부위에 위치한다. 이것은 환자에 의하여 증상이 있는 것으로 통상 지적되는 부위가 된다.

Stecco와 동료(2013)에 따르면, 잘못 작용하는 MFU의 근막 내부에서 콜라겐 섬유 층들 간에 방해받은 활주기능은 MFU의 근막성 구성요소 내부에서 들어있는 역학수용기들로부터 비정상적인 상행성 정보를 만들 수 있다. 운동단위 동원 내부에서 결과적인 이상은 관계없는 관절 움직임으로 발생할 수 있다. 시간의 경과로, 관절 부조화, 마찰, 관절 주변의 연부조직의 염증, 통증 또는 관절 불안정성이, 상응하는 CP 안에서 생기는 증상과 함께, 발달할 수 있다.

움직임에 대한 새로운 용어학

근육근막성 기능장애의 해석을 단순화시키도록, Stecco는 움직임을 세 개의 공간상의 평면 위에서 방향의 의미에서 움직임을 설명한다. 고전적인 용어학에서, 넙다리뼈가 전방으로 움직일 때 엉덩관절은 굽혀지지만, 무릎관절에서, 동일한 방향의 움직임을 펴짐이라고 불린다. 근막의 도수교정의 용어학에서, 시상면(정중면) 상에서 모든 전방의 움직임은 앞으로 동작(antemotion)이라고 하며 모든 후방의 움직임은 뒤로동작(retromotion)이라고 불린다. 모음과 벌림동작은 가로동작(lateromotion: 중심부로부터 주변부로 향하는)과 안으로동작(medidomotion: 주변부에서부터 중심으로)으로, 그리고 안으로돌림(intrarotation)과 밖으로돌림(extrarotation)이 수평면 상의 움직임에 대하여 사용된다. 그러므로, 시상면 상에서 움직임은 앞으로- 및 뒤로동작의 MFUs에 의하여 지배되며, 전액면 (관상면)에서 동작은 가로- 및 안으로동작의 MFUs에 의하여 그리고 수평면 상에서 움직임은 안으로- 및 밖으로돌림의 MFUs에 의하여 지배된다(표 9.1).

자체의 풍부한 신경분포로 인해서, 각각의 MFU의 근막성 부위로부터 기원하는 상행성 방향은 고유수용적인 정보를 전달할 것이다(Stecco와 동료 2010). 결과적으로, 깊은 근막 구성요소는 움직임 협동과 말초의 운동조절에서 잠재적으로 능동적인 것으로 간주된다.

주동근-길항근 상호작용의 근막성 중계

주동근은 어떤 특정한 움직임을 만들어내도록 필요한 힘을 제공하도록 수축하는 근육 그룹이다. Stecco의 모델에서, 주동근과 길항근 MFU 상호작용은 다른 연구 (Huijing과 Baan 2003)에 의하여 설명된 것과 마찬가지로 근육근막성 힘 전달과 움직임의 협동을 위해서 중요하다. 주동근 MFU가 움직임 중 활성화되면서(앞으로, 뒤로 또는 옆으로 관계없이), 길항근 MFU가 신체 부위의 기울어짐의 각도에 맞춰서 적응한다(상반적 억제).

거의 모든 MFU에서, 많은 단일관절의 섬유는 두 개의 길항근 MFUs를 분리해주는 근육간 중격 안으로 삽입된다. 근육섬유막의 껍질과 함께, 근육간 중격은 그 두 개의 MFUs의 근육 섬유들의 조절에서 직접적인 역할을 수행한다.

예를 들어, 팔꿈치 펴기를 위한 MFU는 팔꿈치 굽힘을 도와주는 자체의 길항근 근육막 단위를 보유한다 (그림 9.3). 팔꿈치를 펼 때, 단일관절성 섬유는 수축하며 근육간 중격(그 섬유들이 삽입되는 장소인)은 늘어난다. 길항근 MFU(팔꿈치 굽힘)의 단일관절성 섬유들은 이러한 동일한 중격의 다른 측면에서 부착되며, 펴기 중 그것의 단일관절성 구성요소가 약간 더 늘어나는 것을 의미하며, 내재한 신장수용기들의 활성화를 유발한다. 그러므로, 근막은 주동근-길항근 작용에서 일종의 능동적인 구성요소로 간주될 수 있다.

근육근막의 작동 순서 (The myofascial sequences)

이중관절성 근육 섬유에 의한 인접한 분절들 사이에서 단일관절성 벡터와 동시발생에 의한 안정화는 움직임 중 각각의 분절의 안정성과 정확성을 도와준다. 각각의 MFU를 구성하고 있는 이중관절성 근육 섬유는 근육근막성 순서 (MFS)를 형성하기 위하여 오로지 한 방향에서 움직임을 책임지는 단일방향의 MFUs를 이어준다. 각각의 MFU로부터 이중관절성 근육들의 일부도 인접한 분절들의 깊은 근막으로 부착되며 하나의 분절을 그 다음 분절로 이어주는 근육힘줄성 확장부를 형성하고(Stecco와 동료 2008, 2009b) MFS의 해부학적인 토대를 제공한다.

예를 들어, 다리 안의 시상면 상에서 근육근막의 작동순서(MFS)의 해부학적 연속성이 앞으로 동

표 9.1 세 개의 공간상 평면에서 움직임을 묘사하도록 근막성 도수교정에서 사용된 용어학

시상면	전액면	수평면
앞으로 동작 (AN)	안으로 동작 (ME)	안으로 회전 (IR)
뒤로 동작 (RE)	가로 동작 (LA)	밖으로 회전 (ER)

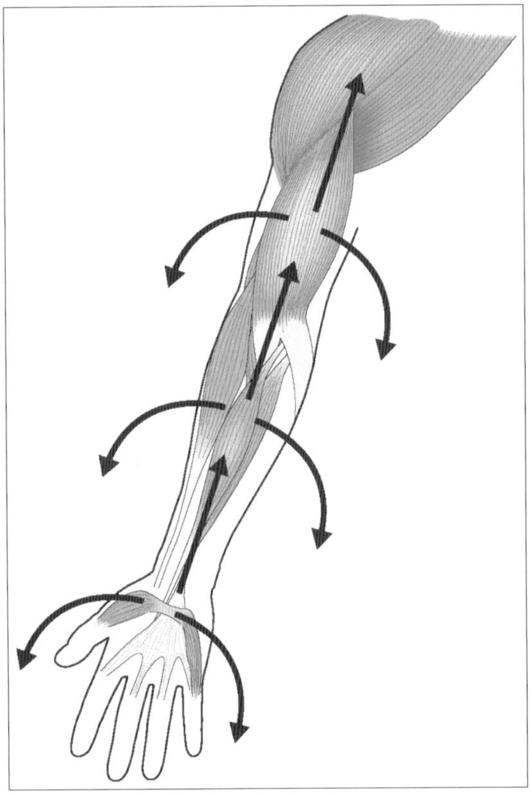

그림 9.3 팔의 전방 부위에서 협력근육들 사이의 근막성 연결

작의 거골(발의 발등굽힘)로부터 추적할 수 있다면, 이것은 앞정강근, 긴발가락 폄근 그리고 긴엄지발가락 폄근 등에 의하여 시행된다. 이러한 근육들은 정강뼈와 종아리뼈의 관절융기로부터, 근육간 중격과 그 위에 놓여있는 근막으로부터 기원한다. 네갈래근의 힘줄성 확장부는 다리의 전방 근막을 근위부에서 긴장시키는 반면, 앞에서 언급한 근육들은 그것을 아래로 당겨준다. 넙다리근막은 다리의 전방 근막과 이어지며, 안쪽 및 가쪽 넓은근의 근육간 중격안으로 자체의 삽입부에 의하여 아래쪽에서 긴장된다. 더욱이, 이것은 엉덩허리근 근막과 연결되며, 그 근막은 안쪽 넓은근과 함께 부착되며 넙다리빗근과 함께, 아래쪽으로 그 근육을 긴장시킨다. 엉덩허리근 근막은 위에서 엉덩근과 작은 허리근의 근막 위로 이어진다. 엉덩근 근막은 아래쪽 배곧은근과 함께 골반의 앞으로 동작(골반의 앞으로 기울어짐)에 관여되며, 배곧은근은 가쪽 솔기에 의하여 둘러싸인다. 결합조직의 이러한 연결은 배의 근육들과 등허리근막의 중간 및 후방 층들을 이어준다.

길항근 작동순서에서, 발의 뒤로동작은 보행 주기의 밀어내기(push-off) 또는 발가락밀기(toe-off) 단계 바로 직전에 활성화된다. 이러한 시기에, 발은 약간 뒤집어지며, 외측의 구성요소를 닿게 하며, 바닥면과의 접촉에서 새끼발가락 벌림근을 포함시킨다. 새끼모음근은 발바닥널힘줄에서부터 시작하며, 이것은 종아리 세갈래근의 아킬레스 힘줄의 연장선이다(그림 9.4와 사진 7).

종아리 세갈래근의 수축은 오금근막과 그것으로 부착하는 장딴지근의 섬유들을 늘려준다. 반힘줄모양근 그리고 반막모양근의 일부 섬유들과 함께, 넙다리두갈래근의 일부 섬유들은 오금근막과 무릎쪽 종아리 근막을 긴장시킨다. 이러한 후자의 근육들은 무릎의 뒤로동작 (무릎 굽힘)과 엉덩관절의 뒤로동작 (엉덩관절 폄) 모두에 참여한다; 그러므로 그것들은 오금근막을 긴장시킬뿐만 아니라, 엉치결절 인대도 긴장시킨다. 이러한 근육근막성 연결은 매 발걸음의 밀어내기 중 긴장된다. 엉치결절의 인대는 몸쪽으로 등허리근막과 이어

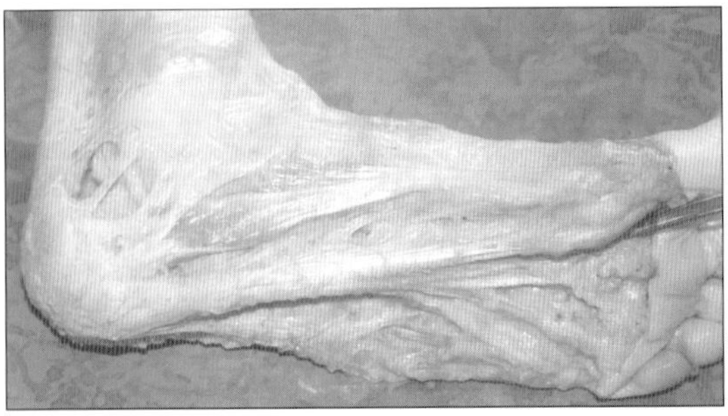

그림 9.4 발바닥널힘줄의 절개. 발의 중심축을 따라서 종방향의 연속성이 확실히 보이며, 발바닥널힘줄 역시 발의 안쪽 및 가쪽 근막 (각각 엄지벌림근과 새끼 벌림근의 근막)과 이어진다.

진다. 척추세움근은 등허리근막에서부터 시작하며 척추의 뒤로동작(척추의 폄) 동안 이 근육들은 다리의 뒤로동작 작동순서의 긴장원(tensor)이 된다.

비슷한 해부학적 연속성은 각각의 근육근막의 작동순서(MFS)에서 보인다. 동일한 공간적 평면 상에서(시상의, 전액의 또는 수평의) 그 순서는 상반적인 길항근들이 되며; 그러므로, 하나의 근육근막의 작동순서(MFS)의 근막을 따라서 달라진 영역들은 잠재적으로 그 근육근막의 작동순서(MFS)와 연관된 전체 공간상의 평면을 손상시킬 수 있다.

> **핵심정리**
> 영어에서, **치밀화**(densification)란 근막사이의 그리고 근막내의 층들 사이에서 미끄러짐의 부족함의 촉진가능한 감각을 묘사하기 위하여 Stecco에 의해 고안된 신조어이다.

임상적인 추론과정

허리통증의 경우, 임상의는 하나의 분절에서부터 다른 분절로 긴장력의 보상작용의 확산을 해석하기 위한 Stecco의 생체역학적 모델을 적용한다. 어떤 주어진 MFU에서 탄성력 변화는 그 근막의 기본적인 긴장을 보존하기 위한 방법으로서, 동일한 순서를 따라서 또 다른 MFU에서의 대립 긴장을 유발한다. 그러한 탄성력 조절은 근막의 이러한 분절 안에서 자유신경종말이 지나친, 비정상적인 당김을 받기 때문에 종종 급성 통증을 유발하는 일종의 치료방법이 된다. 그때 신체는 평형을 재-확립해주는 한 가지 수단으로서 이러한 긴장력을 보상하게 된다. 보상성 긴장력은 대칭적 (길항근 순서 안에서)일 수 있겠지만, 그 보상작용이 시작한 장소의 MFU를 참조해서, 이것은 몸쪽부분의 또는 먼쪽부분의 분절 안에서 국소화될 수 있다. 몸통안에서, 앞으로 동작과 뒤로 동작에 대한 각각의 MFU는 신체의 반대쪽과 함께 작용할 수 있다. 예를 들어, 허리 부위 안에서 앞으로 동작 MFU의 과긴장된 좌측면 구성요소가 뒤로 동작의 우측면에 위치한 구성요소에 의하여 보상될 수 있다는 것을 볼 수 있다.

즉, 근막의 기본적인 긴장력이 **'치밀화'**의 형성에 따라서 달라진다면, 대칭적으로 길항근 MFU나 동측의 순서를 따라서 또는 반대측의 순서안에서든 보상작용이 발달할 수 있다.

위로 올라가는 그리고 아래로 내려가는 보상작용 모두가 흔한 반면, 발 안에서 시작하며 그 세 개의 평면 상에서 위쪽으로 퍼지는 올라가는 보상작용의 일부 사례가 다음처럼 설명된다:

- 시상면 상에서, 발가락 폄근 힘줄 안에서 제한(예, 망치 엄지)은 발목관절의 각도에서 증가에 대한 보상작용에서 과도하게 펴진 무릎관절을 만드는 종아리 세갈래근의 수축을 유발한다. 지나치게-펴진 무릎관절(*후반슬: genu recurvatum*)은 엉덩허리근의 결과적인 짧아짐과 함께 골반의 앞쪽 기울어짐을 유발한다. 심해진 허리 앞굽이가 결과하며, 등의 뒷굽이 증가로 이어지며, 다른 굽이들을 중화시키려는 시도에서, 심해진 목 앞굽이가 형성될 것이다.
- 전액면 안에서, 내려간 아치 (평발)는 빈번하게 무릎관절의 *안쪽 치우침(genu valgus)*을 만든다. 넙다리근막긴장근의 제한에서 기인하는 내려간 엉덩뼈 능선과 함께, 엉덩관절 벌림 (전액면)이 잇따라 발생한다. 골반 배열에서 이러한 변형은 처음에 척주를 동측으로 기울어지게 만들며, 시간의 경과로 그 반대쪽에서 보상작용을 만든다.

  수평면 상에서, 오정렬은 한쪽의 엄지발가락 벌림과 함께 시작할 수 있다. 이러한 변화는 양측성일 수 있으나 그 분석을 단순하게 만들기 위해서 여기선 오로지 한쪽 다리만이 고려될 것이다. 앞쪽 발의 *안쪽회전(hallux valgus)*은 종아리 근육들의 수축으로 인해서 목말뼈의 가쪽번짐에 의하여 보상된다. 무릎관절과 엉덩관절은 안쪽회전하며, 골반을 동측에서 앞쪽으로 가져가며 체간안에서 반대쪽의 보상작용을 유발한다.

그러므로, 허리뼈의 생체역학이 이러한 세 개의 해부학적인 분절들 사이에서 근막성 연속성으로 인해서 발목관절과 무릎관절의 올바른 기능과 확실하게 연결되는다는 것을 볼 수 있다.

예를 들어, 수년 전에 좌상이나 힘줄 염증으로 고통받았던 지금은 그저 '고요한' 무릎관절이나 발목관절에서 허리통증의 그 기원을 찾아내는 것이 흔한 일이다 (사례연구를 참조). 그것은 근막체계가 우리 몸의 전체 길이로 이어지며 신체 모든 부분들을 하나로 이어주는 복잡한 그물망이기 때문이다. 이것은 상이한 부위에서 근육의 작용에 의하여 유도된 역학적인 당김에 반응하며 모든 공간상의 평면들 안에서 근육껍질막의 힘 전달과 움직임의 궤적에서 연관된 역할을 수행한다.

분석은 다음을 밝혀줄 것이다:

- 다양한 통증의 장소가 하나의 순서를 따라서 분포된다; 예를 들어, 통증이 넓적다리의 안쪽 부분, 무릎 그리고 발목으로 국소화된다면 우리는 다리의 안쪽동작 순서의 기능장애를 가정할 수 있을 것이다.
- 다양한 통증의 장소가 하나의 평면상에서 분포된다: 통증이 가쪽 오른쪽 넓적다리와 종아리의 안쪽에 더해서 허리부분의 우측 면에서 국소화된다면, 그때 우리는 관상면 상에서 기능장애를 가정할 수 있다.

임상의는 대립균형을 이룬 것 또는 보다 근막성 치밀화에 대하여 신체에 의하여 선택된 보상작용의 경로를 설명해주는 타당한 가설을 정밀하게 구성하는 것을 목적으로 삼는다. 이러한 가설은 올바른 치료계획을 수립함에서 그리고 계속 이어질 평가 중 타당성을 위한 기반인 것이다.

> **핵심정리**
>
> **고요한 CCs**는 환자의 증상에서부터 추정될 수 있는 그리고 이 세 개의 평면 상에서 그 순서적 연속성의 지식을 사용해서 위치확인할 수 있는 깊은 근막의 증상없는 부위인 것이다.
>
> 근막의 도수교정 방법의 적용은 CCs를 치료하도록 선택하는 것을 도와주는 그리고 치료 시기의 간략한 설명을 제공하는 한 가지 특정한 평가차트의 편집을 포함한다. 환자의 개인적인 정보와 병력, 통증 위치, 특징 그리고 만성도 등을 포함하는 현재 증상의 요약, 그리고 확인할 수 있는 통증의 움직임 등 모두가 기록된다.
>
> 아무리 미미한 통증 부위도 분포된 순서나 평면을 살펴봄에서 아주 유용하기 때문에 환자는 모든 부수적인 통증도 보고하도록 권해진다.
>
> 다음의 질문이 고려될 것이다:
>
> - 어떤 평면에서 여러 보상작용이 발달했는가?
> - 이러한 보상작용을 결정한 처음의 외상은 무엇인가?
> - 보상작용은 올라가는 또는 내려가는 보상작용인가?
> - 거기에서 어떤 숨겨진 보상작용의 전략이 존재하는가 (**고요한 CCs**)?

평가

다중분절의 문제는 각각의 개별적인 사례에서 포함된 시간순서상의 사건의 분석을 통해서 접근된다. 근막이 빈번하게 지나친 섬유와 치밀화로 외상을 치유하기 때문에, 동일한 순서를 따라서 긴장력을 연장시킴에 의하여 만들어진 치밀화에서 기인한 탄력성의 부족을 중화시키려는, 증상이 없었던 이전의 문제들은 빈번하게 현재 통증의

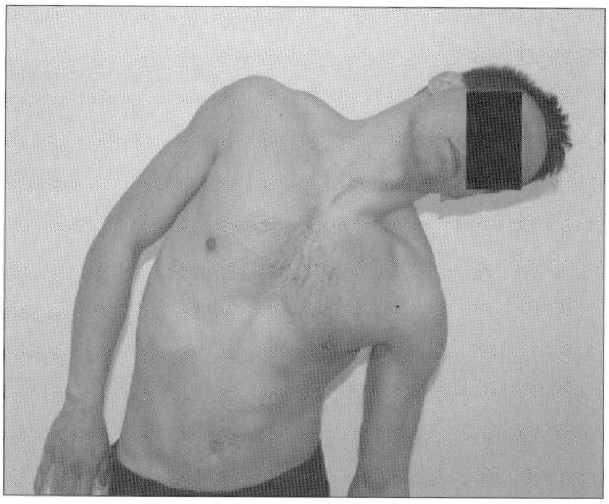

그림 9.5 LA-LU 근육막성 단위 (MFU)의 움직임 평가의 예: 우측 면이 원심성 수축 도중 늘어나며; 치료사는 그 크기와 옆으로 굽힘이 조화로운지 또는 다른 보상작용이 나타나는지 주목한다. 환자는 통증이나 긴장감을 보고한다.

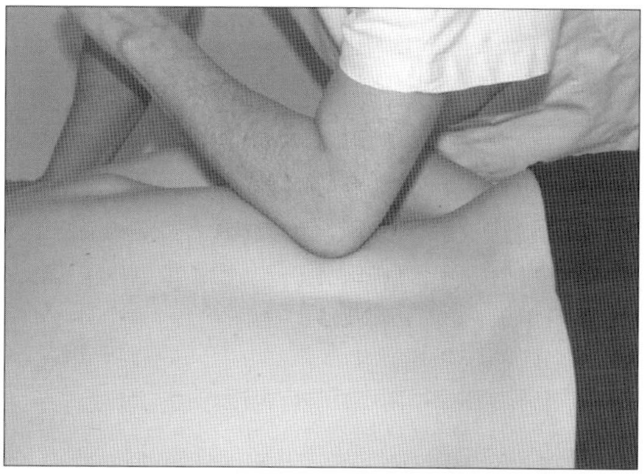

그림 9.6 L2의 옆에서 척추세움근의 깊은 근막 안에 위치한 RE-LU 협동중심(CC)에 대한 촉진의(민감성) 검사의 한 예.

원인이 된다. 그것들이 정상적인 콜라겐 섬유들이며 불필요한 것으로 인식되지 않기 때문에, 몸도 약물치료도 이러한 지나친 섬유들을 절대로 제거할 수 없다.

일단 그 임상의가 하나의 가설을 설정했다면, 움직임과 촉진 평가가 이어서 시행된다.

움직임 평가

임상의는 움직임의 좀 더 손상된 평면을 확인하기 위해서 문서화된 움직임 검사법을 사용해서 세 평면 모두에서 둘 또는 그 이상의 관절 분절들의 가동성을 평가한다(그림 9.5). 주요 분절들 안에서 가장 통증이 있는 또는 제한된 움직임은 어떠한 근육근막의 작동순서(MFS) 또는 평면이 기능장애와 관련될 것인가 제안한다.

위에서 언급한 듯, 골반이나 허리 부위 안에서 통증이란 그저 단순하게 가장 최근의 대립적 보상작용일 수 있으며, 그 원인이 이전의 발목 문제이거나 지금은 고요한 무릎 분절에 있을 수 있다.

촉진 평가

일단 달라진 움직임이 확인된 후, 촉진의 검사를 통해 치료할 치밀화된 CCs의 조합을 선별하도록 치료사를 도와준다(그림 9.6). 문제가 있는 분절의 모든 여섯 개의 CCs가 촉진되며 비교된다. 통증이 있는, 치밀해진 그리고 거기에서 CP를 향해서 전이통이 확산되는 CCs가 치료를 위한 가장 적합한 부위가 된다.

치료

치료는 그 CCs 위에서 깊은 문지르기로 이루어진다. 치료사는 치밀화된 CCs 위에서 자신의 팔굽의 팔꿈치, 자신들의 관절마디 또는 손 끝을 사용하며, 문지르기를 통해서 국소화된 충혈을 만든다.

근막의 특수한 특징들로 인해서 치료는 근막으로 향한다:

- 탄력성: 근막은 정해진 한계를 보유한 탄력적 조직이며, 이것은 운동 협동성과 동작의 감지에 대하여 관여한다. 다른 연구에서 근막이 풍부하게 신경분포함을 강하게 제안했다. 깊은 근막을

통해서 지나가는 신경은 느슨한 결합조직에 의하여 둘러싸인다. 그러므로, 근막이 길어질 때 그것들은 견인력을 받게 된다. 그렇지만, 이러한 신경이 신경수용기들(예, 자유신경종말) 안에서 종말할 때, 그것들은 직접적으로 콜라겐 섬유들 안으로 삽입된다. 자유로운 및 막으로-싸인 신경종말들의 풍부함은 고유수용기들의 특정한 패턴을 활성화시킬 것이며, 잠재적으로 방향상의 그리고 공간상의 상행하는 정보를 제공할 것이다.

- 가소성: 반복된 역학적인 자극들, 열의 스트레스 그리고 화학적 또는 신진대사적인 기능장애 등과 같은 외부적 스트레스는 근막을 변화시킬 수 있다. 외부의 역학적인 자극들은 근막 내부에서 교체와 섬유아세포 작용을 자극하며, 근막의 세포외 기질에서 그 역학적인 특성을 변화시킨다. 근막에서 이러한 특성과 그 보고된 풍부한 신경분포는 그것이 역학 민감한 신호들을 감지하는 능력을 보유할 수 있음을 지적한다.
- 유연성: '치밀화'는 영구적인 그리고 돌이킬 수 없는 병적인 상태가 아니다. 근막 조직은 쉽게 접근가능하며 그것은 스스로를 치유하고 재생시키기 위한 강력한 능력을 보유한다. 단지 스트레스가 심한 자극들이 근막의 밀도를 변화시킬 수 있을 것이며, 특정한 부위의 도수교정은 근막의 생리학적인 상태를 회복시킬 수 있다.

일반적으로, 한 차례의 외상성 자극이 국소적인 염증을 유발한다면, 안정과 생리학적인 움직임은 당김의 연결선을 따라서 콜라겐 섬유들의 재정렬을 유도하며 손상된 부위의 정상적인 치유의 과정이 확립된다. 반복된 염증(과사용, 반복된 좌상 등)은 콜라겐 섬유의 수를 증가시키며 협동중심(CCs)에서 이러한 섬유들의 혼란스런 재분포로 발생한다 (표 9.2를 참조). 외상, 결과적인 감소된 순환과 함께 사용안함, 반복적인 동작 그리고 좋지 않은 자세 등은 결합조직의 바탕질이 탈수분화되고, 수축되며 단단해지는 원인이 될 수 있으며, 콜라겐 다발의 층들 사이에서 활주의 부족으로 발생한다.

한 협동중심(CC)에서 치밀화는 하나의 MFU 안에서 비후를 유발할 것이며, 이것은 잘못된 관절 움직임의 원인이 될 것이다. 한 관절(CP)을 둘러싸는 연부조직이 생리학적인 연결선을 따라서 늘어나지 못한다면, 그때 이러한 조직들 안에 들어있는 수용기들은 그 기능장애를 통증으로 알려준다.

생리학적인 상태에서, 협동중심(CCs)은 과민해지지도 않으며 자극받을 때 전이통도 만들지 않는다. 정상적으로, 근막의 탄력성은 들어있는 신경종말을 긴장시키지 않은 채 근막이 압박에 대하여 적응하도록 허용한다. 치밀해진 협동중심(CCs)은 전체적인 긴장력을 증가시키며, 자유신경종말의 통증역치를 내려주므로, 작은 압박도 전이통과 함께 그 종말을 흥분시키기에 충분할 것이다. 이러한 과정은 또한 그 관련된 근막의 단위(MFU)의 감지중심(CP), 길항근 근막의 단위(MFU)의 감지중심(CP), 또는 전체 근막의 작동순서(MFS)를 포함하며, 이것이 이러한 구조를 따라서 통증의 방사를 설명할 수 있다. 이러한 스트레스는 외견상으로 보상작용을 통해서 자발적으로 해소될 수 있

표 9.2 스트레스에 대한 근막의 생리학적인 그리고 병리학적인 반응

반복된 역학적 자극들	만성적인 기능장애
염증	반복된 염증
회복	콜라겐 섬유의 증식
콜라겐 섬유의 재정렬	콜라겐 섬유의 이상형성
치유	바탕질의 치밀화

으며 치밀해진 협동중심(CC)은 종종 고요해지고 (잠재적 통증유발점과 유사하게) 통증은 감지중심(CP)에서 더 이상 느껴지지 않는다. 이러한 외견상으로 균형잡힌 상태는 불안정하며, 언제든 신체가 더 이상 이러한 보상작용을 유지할 수 없게 될 때마다, 만성적인 근막성 치밀화가 활성화되며 통증이 다시 생긴다.

한 협동중심(CC)의 변화는 관절 제한과 함께 관절 통증 (감지중심[CP]안에서)을 유발할 수 있다. 관절 제한의 경우, 그것이 최근의 병변이라면 그때 관절 가동증진법으로 직접적으로 치료하는 것이 가능한 그 관절작용을 자유롭게 만들어 주는 것은 통증성 상행자극을 줄여주며 근육근막의 단위(MFU)의 비후를 줄여준다. 그렇지만, 그 문제의 만성화가 그 협동중심(CC)의 진정한 '치밀화'를 만들었다면, 그 협동중심(CC)으로 직접적으로 적용된 도수교정이 필요하다(Pedrelli와 동료 2009).

깊은 근막과 근육의 표면 사이에서 느슨한 결합조직 층의 바탕질 안에서 상당한 양이 존재하는 (Stecco와 동료 2011) 히알루로닉산은 정상적으론 윤활제로 작용하지만, 병적인 상황하에서, 이것은 집결되며, 바탕질의 점액탄력성을 증가시키며, 치밀화로 발생한다(Stecco와 동료 2013). 열을 만들어내도록 근막에 대한 문지르기를 위하여 충분한 시간동안 그 치밀해진 협동중심(CC)에서 도수교정이 요구된다(Borgini와 동료 2010). 이러한 열은 그 바탕질의 밀도를 변화시키도록 그리고 치유를 위한 염증과정을 착수시키도록 반드시 필요하다.

근막 내부에서 어떤 긴장의 균형이 회복된다면, 생리학적인 움직임은 힘의 정상적인 연결선을 따라서 새로운 콜라겐 섬유를 배열시킬 수 있다. 그러므로 통증부위로 치료를 집중하지 않는 것이 중요하며, 그 통증부위는 종종 그 기능장애의 결과에 지나지 않을 것이다.

치료는 일단 평가가 치료할 협동중심(CCs)을 확인 한 후 시작된다. 근막순서의 치료는 선택된 CCs가 반드시 전신적인 자세적 평형을 회복하기 위한 계획의 한 부분이라는 사실에 의하여 특징지어진다.

다음이 시급한 것이다:

- 근막의 긴장을 풀어주기 위하여 몸 가운데 쪽의 협동중심(CC)과 가쪽의 협동중심(CC)을 선택한다.
- 그 길항근 작동순서의 하나 또는 그 이상의 협동중심(CCs)을 선택한다.

두 지점 정도를 도수교정한 후 그 움직임을 재평가하는 것이 매우 도움이 된다. 증상이 개선되었다면, 이것은 그 작동순서 또는 평면에서 치료를 지속할 하나의 지표로서 취하며, 그렇지 않다면 치료계획을 다시 세우는 것이 최선이다. 치료는 다음의 이유에서 자체의 강도나 깊이에서 달라질 수 있을 것이다:

- 얕은 문지르기는 언제든 깊은 근막의 문제가 그 자체를 피부 아래의 느슨한 결합조직까지 확대시켰을 때마다 사용된다.
- 정적인 압박이나 늘리기는 국소화된 부종이 존재할 때 사용된다.
- 깊은 문지르기는 알갱이 조직(육아조직) 또는 근막성 조직의 치밀화가 존재할 때 사용된다. 여기서 그 의도는 심부근막에 도달하도록 느슨한 피하의 결합조직을 통해서 침투하고자 함이다.

치료가 일반적으로 통증이나 염증의 장소와 떨어져서 위치하므로, 이러한 치료법은 기능장애의 급성기 중에도 적용될 수 있다.

결론

근막 도수교정법은 통증의 다른 장소들 사이에서 가능한 연결성을 이해하는 새로운 방법이며, 허리통증과 같은 근골격계 기능장애의 도수치료에 관여된 치료사에게 흥미로운 관점을 소개한다.

사례 연구

허리통증에 적용된 근막의 도수교정

LR은 1년 동안 허리통증으로 고생한 50세의 남성이다. 모든 형태의 치료에도 증상이 계속되었다.

그는 이번 발병 이전에 허리통증을 전혀 경험하지 않았으며 CAT 스캔은 디스크 탈출층이 없음을 보여주었다. 골반과 **허리 부위**의 오른쪽 뒤쪽을 따라서 국소화된 통증은 1년 전 테니스 경기 후 시작했으며 그 이후로 이것은 단 한 번도 완전히 사라진 적이 없었지만 강도는 달라졌다. 증상은 달리기와 앞으로 숙이기로 심해진다.

두 개의 분절(LU, PV)이 두 분절 모두의 후방부분(RE)에서 분포된 통증부위로서 지적되었다. 이것은 뒤로 동작의 순서를 나타낼 수 있지만, 이것은 오로지 잠재적인 원인을 고려하지 않은 채 현재의 상황만을 고려한 것을 의미한다. 확실하게, RE-LU와 RE-PV의 CC를 치료함에 의하여, 그 환자가 어느 정도의 완화를 얻는 것이 가능하지만 달리려는 첫 시도에서 증상이 다시 나왔다. *'전에 어디 다른 곳에서 통증을 느낀 적이 있지 않았나요? 골절이나 발목관절 염좌를 받은 적은 없나요? 과거에 무릎을 다친 적은 없었나요?'* 와 같이 물었을 때, 그 환자는 자신이 40살 때 (10년 전) 오른쪽 첫 번째 발허리뼈 골절을 기억했으며 그는 1년 후 (9년 전) 자신의 오른쪽 아킬레스 힘줄의 파열을 상기했다.

이러한 정보에서부터 그 뒤로 동작 순서 안에서(RE-TA, RE-LU, RE-PV) 경련이 지난 10년 동안 아무런 문제도 유발한 적이 없는 길항근의 앞으로 동작 작동순서(AN- PE)에 의하여 만들어진 어떤 보상작용을 만들었다고 가정하는 것이 가능했다. 탄력적인 평형의 보상작용을 깨지도록 만든 것은 오랜 테니스 경기와 같은 강한 육체적인 스트레스를 필요로 했다.

움직임 평가는 발목뼈(발목관절)와 발(발) 앞으로 동작에 대한 검사 중 후방 다리를 따라서 통증을 보였다. 촉진 평가는 다섯 개의 협동중심(CCs)(RE-LU, AN-PV, RE-TA, AN-TA 그리고 AN-PE)의 치밀화를 보여주었다.

AN-PE와 RE-TA 협동중심(CCs)이 먼저 치료되었다. 치료후 움직임 평가는 허리 부위에서 통증이 VAS 척도 8에서부터 3으로 감소했다. 다른 세 개의 CCs는 탄력적인 균형을 완전하게 만들도록 치료되었다.

그 환자는 첫 치료 후 통증이 없어졌으며, 다음의 주의점이 권고되었다: '치료한 지점들이 더 이상 아프지 않을 때 당신은 다시 달리기를 시작해도 됩니다. 첫 달리기는 반드시 짧게 하고 통증이 보인다면, 바로 중단해야 합니다. 2일 후 다시 시도해보고 통증이 다시 느껴진다면, 그때 두 번째 치료를 합시다.'

그 선수는 10일 후 다시 방문했으며 첫 달리기에선 약간의 통증이 있었지만, 그 다음 번 달리기에선, 아무런 불편함이 느껴지지 않았음을 알려주었다.

감사의 글

본 저자는 Luigi Stecco에게 그의 끊임없는 지원에 대한 감사함을 금할 수 없다.

참고문헌

Benetazzo L et al 2011 3D reconstruction of the crural and thoracolumbar fasciae. Surg Radiol Anat 33(10):855–62

Borgini E, Antonio S, Julie Ann D, Stecco C 2010 How much time is required to modify a fascial fibrosis? J Bodyw Mov Ther 14:318–25

Day JA, Copetti L, Rucli G 2012 From clinical experience to a model for the human fascial system. J Bodyw Mov Ther 16 (3):372–80

Huijing PA, Baan GC 2003 Myofascial force transmission: muscle relative position and length determine agonist and synergist muscle force. J Appl Physiol. 94:1092–107.

Lancerotto L et al 2011 Layers of the abdominal wall: anatomical investigation of subcutaneous tissue and superficial fascia. Surg Radiol Anat 33(10):835–42

Langevin HM et al 2009 Ultrasound evidence of altered lumbar connective tissue structure in human subjects with chronic low back pain. BMC Musculoskelet Disord 10:151

Pedrelli A, Stecco C, Day JA 2009 Treating patellar tendinopathy with Fascial Manipulation. J Bodyw Mov Ther 13: 73–80

Stecco A et al 2009a Pectoral and femoral fasciae: common aspects and regional specializations. Surg Radiol Anat 31: 35–42

Stecco A et al 2009b Anatomical study of myofascial continuity in the anterior region of the upper limb. J Bodyw Mov Ther 13:53–62

Stecco A, Gesi M, Stecco C, Stern R 2013 Fascial component of the myofascial pain syndrome. Curr Pain Headache Rep 17(8):352

Stecco A et al 2014 Ultrasonography in myofascial neck pain: randomized clinical trial for diagnosis and follow-up. Surg Radiol Anat Apr; 36(3):243-53

Stecco C et al 2007 Anatomy of the deep fascia of the upper limb. Second part: study of innervation. Morphologie 91:38–43

Stecco C et al 2008 The expansions of the pectoral girdle muscles onto the brachial fascia: morphological aspects and spatial disposition. Cells Tissues Organs 188:320–9

Stecco C et al 2009 Mechanics of crural fascia: from anatomy to constitutive modelling. Surg Radiol Anat 31:523–9

Stecco C et al 2010 The ankle retinacula: morphological evidence of the proprioceptive role of the fascial system. Cells Tissues Organs 192:200–10

Stecco C et al 2011 Hyaluronan within fascia in the etiology of myofascial pain. Surg Radiol Anat. 33(10):891–6

Stecco L 2004 Fascial manipulation for musculoskeletal pain. Piccin, Padova

Stecco L, Stecco C 2009 Fascial Manipulation, practical part. Piccin, Padova

제 10장

근막 풀어주기
FASCIAL UNWINDING

Paolo Tozzi

들어가는 글

근막 풀어주기(FU)는 주로 근막의 제한을 풀어주며 조직 가동성과 기능의 회복을 목표로 삼은, 통상적으로 근육막-관절의 복합체로 적용된 역동적인 기능적 간접 치료법을 구성한다. 치료사는 처음에 주로 반사적인 자세성 긴장도를 극복하도록 그리고 중력의 영향을 감소시키기 위해서, 치료하는 부위를 들어줌 및 잡고 있음에 의하여 신체 안에서 동작을 유도한다(Minasny 2009). 치료사는 그 선천적인 근막의 동작과 연관된 기능장애성 벡터의 패턴을 시행함에 의하여 그 제한된 조직/관절에 맞춘다. 효과적인 움직임은 기능장애의 조직 긴장에서부터 자발적인 표현으로 느껴질 것이다: 이완이 감지될 때까지, 받쳐지고, 증폭되며 풀어질 필요가 있는 일종의 복잡한 삼차원적 패턴 내부에서, 전단의, 비틀림의 또는 회전의 요인들이 만들어질 것이다.

배경

정골학의 설립 이래로 비록 근막의 그 중요한 역할- *'그것의 작용을 통해서 우리가 살아가고 그것의 망가짐으로 우리는 죽는다'*(Still 1902) -이 직관적으로 알려졌을지라도, 근막의 치료에 적용된 풀어주기라는 용어는 V.M. Frymann DO (1998)에 의하여 좀 더 최근에 소개된 것으로 보인다. 근막 풀어주기(FU)는 정골학의 영역에서부터 기원했으며 근막의 제한과 연관된 물리적 특성의 이완과 또는 소위 두개천골의 기전의 풀어주기와 연관해서, 가장 넓게 설명되었다(Frymann 1998). 최근에, 체성감성적인 구성요소가 포함되었으며 거기에서 근육근막의 시스템 안에 저장된, 외상-유도된 에너지를 풀어주도록 근막 풀어주기(FU)가 이용될 수 있을 것임을 제안되었다(Uppedger 1987). 이것은 다음처럼 설명되었다: *'움직임의 감각에 대한 반응에서 환자의 신체 한 부분을 수동적으로 움직이고 있는 정골학 치료사에게 전해지는 지속적인 피드백을 포함하는 도수적 치료법'*(ECOP 2006). 이러한 의미에서, 근막 풀어주기(FU)는 간접적인 근막 이완법의 한 형태로서 간주되었다: *'자유로운 움직임이 성취될 때까지, 기능장애의 조직은 최소의 저항의 경로를 따라서 유도된다'*(Minasny 2009). 그 풀어지는 과정은 물론 다른 치료법의 적용 중에도 자연적으로 발생할 것이다. 근육과 인대, 근막 등은 그러한 동작을 위한 바로 그 대리인으로서 묘사되었다(Frymann 1998).

근막 풀어주기(FU)는 다음에 대한 효과적인 통합적인 치료법인 것으로 설명되었다:

- 목의 통증(Tozzi와 동료 2011)
- 허리 통증(Tozzi와 동료 2012)
- 성인의 측만증(Blum 2002)

• 긴장성-형태의 두통(Anderson과 Senis- cal 2006)

목적

그 방법이 자체의 적용에서 안전하며 부드럽기에, 근막 풀어주기(FU)는 정골의, 두개천골의 치료사에 의하여 그리고 일반적으론 근육근막성 신체-치료사등에 의하여 신체의 기능장애를 바로잡도록, 각별하게 손상(Frymann 1998)이나 수술에 이어지는 통증, 근골격계의 긴장 그리고 근막성 제한을 풀어주도록(Ward 2003) 사용되었다.

근막 풀어주기(FU)는 전신 (이러한 사례에서는 두 명의 치료사의 동시적인 협동이 필요할)이나 목, 팔이나 다리 등의 부위가 좌상이나 외상이 흔하게 드러나는 가동적인 부위이므로, 그 부위들을 포함하는 단일한 어떤 관절이나 관절의 집단을 포함하는 방식에서 시행될 수 있다.

근막 풀어주기(FU)는 일반적으로 모든 근육근막성 질환에 대하여 적용되며, 테니스엘보, 널힘줄염증, 정강이 근육통 등과 같은 스포츠 손상, 근육성 또는 힘줄성 손상의 재활치료 (Weintraub 2003), 또는 모든 반복적인 좌상의 또는 과사용의 관절 및 연관된 근육근막성 구조에 연관된 병변을 포함한다.

평가

근막성 제한을 평가함에서, 신체를 자체의 운동적 사슬을 통해서 근막의 연속성과 연결성을 고려하며, 하나의 전체로서 살펴보는 것이 중요하다 (Myers 2009) (그림 10.1; 그림 1.5도 참조). 이러

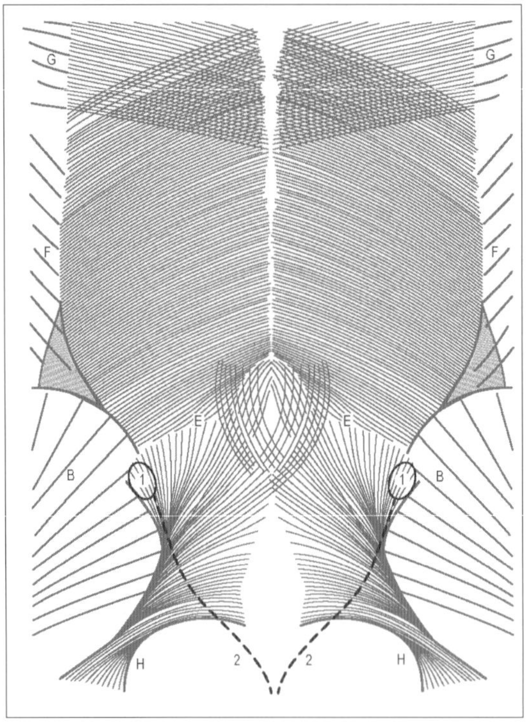

그림 10.1 등허리근막(TLF)과 그 부착지점들의 깊은 층. 등허리근막의 깊은 층은 근육막 체계의 긴장력의 연속성에서 좋은 예가 된다. 이러한 근막은 다음으로 부착된다: (B) 중간볼기근; (E) 척추세움근; (F) 배속빗근; (G) 아래뒤톱니근; (H) 엉치결절간 인대; (1) 위뒤엉덩뼈 가시(PSIS) (2) 엉치뼈

Adapted from Vleeming et al. (1995).

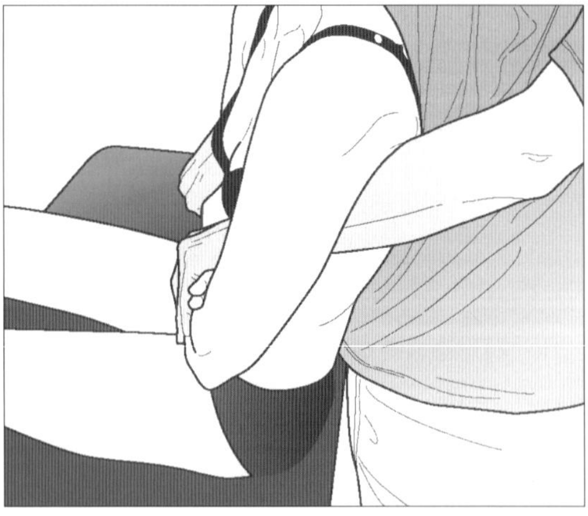

그림 10.2 등허리근막에 대한 근막 풀어주기(FU) 유지법. 환자는 자신의 팔짱을 낀 채 치료대 위에 앉으며, 그 동안 치료사는 환자의 뒤에 선다. 치료사는 자신의 양손을 아래로 내리며 환자의 양 팔을 통해서, 그 환자의 엉덩관절부분의 외측면과 함께 허리골반의 부위와 접촉한다. 환자의 체간은 지렛대팔로 그리고 허리골반의 부위는 지렛대받침으로 사용해서, 허리 조직들 긴장은 이완이 느껴지는 시점까지 풀어지도록 한다.

한 사슬의 어떤 것의, 어느 지점에서 단절도 어딘가에서 어떤 영향을 보유할 수 있다. 최근의 또는 오래 전의 손상, 수술 또는 모든 형태의 반복적인 좌상 등에 이어지는, 이러한 시스템 내부에서 비정상적인 긴장 지점은 최소의 저항이란 경로를 따라서 적응성의 보상적인 패턴을 만든다. 이것은 달라진 구조적인 정렬, 손상된 움직임 패턴, 관절의 제한, 통증, 저하된 에너지 수준 그리고 감소된 생명력 등으로 이어질 수 있다. 전신적인 자세의 평가는 근육근막성 조직의 긴장도와 질감에 대한 손을 이용한 평가, 관절의 가동범위, 근육 검사 및 통증 그리고/또는 기능의 상실에 대한 주관적인 호소 등과 연계해서 반드시 정확하게 시행되어야 한다.

치료과정

근막 풀어주기(FU)는 치료사에게서는 고도의 민감성과 섬세한 촉진 기술을, 환자로부터 이완의 상태를 요구하는 동적인 치료법이다. 치료사는 환자를 받쳐주며 근막성 긴장에 대하여 촉진하며 모든 자발적인 움직임이 드러나도록 허용한다 (그림 10.2).

환자는 치료사가 그 구조를 받쳐주고 있으므로 그 검사에 대한 지속적인 피드백을 제공하며, 자발적인 이완이 감지될 때까지 선천적인 근막성 긴장력에 의하여 유도된 움직임의 강도와 범위를 증폭시킨다. 풀어짐의 과정은 전신에서, 또는 각별하게 목과 사지등의 신체의 한 부분에서 시행될 수 있다. 목이나 사지는 부위별로 또는 체간을 조작하기 위한 지렛대팔로서 이용되며 치료될 수 있다. 그렇지만, 모든 사람이 근막 풀어주기(FU)에 반응하는 것은 아니다; 그 환자가 이완하지 못한다면, 다른 전략이 사용되어야 한다. 일부 사례에선 근막 풀어주기(FU)는 치료사가 다른 치료법을 적용하고 있는 중에도 발생하며, 목의 풀어짐

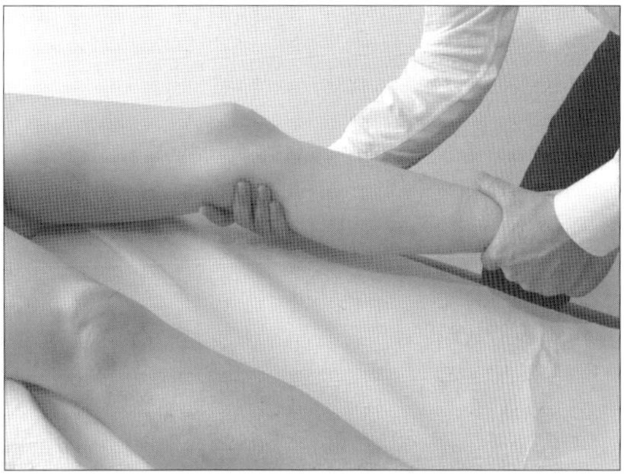

그림 10.3. 종아리에 대한 근막 풀어주기(FU) 유지법. 환자는 바로 눕는다. 치료사는 무릎과 발목관절 아래에서 종아리를 받쳐준다. 풀어주기 과정을 도와주도록, 치료사는 엉덩관절을 향해서 가벼운 압박을 적용한다.

은 근막 이완 치료법(Weintraub 2003)이나 후두하근 압박 이완법 등의 시행 중 자동적으로 발생하기도 한다.

근막 풀어주기(FU) 적용법:

1. **평가:** 근육막 시스템의 철저한 평가 후, 치료사는 치료할 기능장애를 보이는 신체 부위를 확인하며, 그 기능장애의 벡터 등을 포함하며 – 이것은 '편안함' 쪽으로 향한 움직임으로써 치료사에 의하여 감지된 조직 동작의 선호된 방향인 것이다. 이러한 것들은 일반적으로 포함된 조직에 의하여 고통받고 있는 손상 또는 외상의 방향을 반영한다. 전단력의, 긴장력의 또는 회전력의 구성요소는 일반적으로 일종의 복잡한 삼차원적 패턴에서 생긴다. 치료사는 부드러운 접촉으로 그 이환된 부위에 접근한다.
2. **유도법:** 치료사는 중력의 영향을 줄여주고 반사적인 고유수용적인 자세성 긴장도를 극복할 수 있도록, 주로 특정한 이완된 자세에서 그 부위를 들어주고 유지함에 의하여, 먼저 신체 내부에서 동작을 유도한다(Minasny 2009). 또 다르게, 그 과정을 도와주기 위해서 연관된 관절에서 벌려줌 또는 압박력이 추가될 수 있다.

예를 들어, 바로 누운 환자의 종아리 풀어주기에서, 치료사는 무릎과 발목 아래에서 종아리를 들어 올리며 받쳐주고, 그 동안 그 풀어주기 과정을 도와주기 위해서 엉덩 관절로 향한 가벼운 압박이 더해질 수 있다 (그림 10.3).

3. **풀어주기:** 치료사는 기능장애성 조직의 선천적인 동작에서부터 생기는 움직임을 감지해야 하며, 그 과정은 절대로 강요되거나 지시되는 것이 아닌 그저 받쳐지고 따라가지는 것이다. 동작의 그러한 패턴은 대체로 예측하기 어렵다; 일반적으로 나선형의 경로를 따르며, 때로는 매우 미세하며, 때로는 극단적으로 격렬하며, 율동적일수도 또는 무작위할 수도 있지만, 항상 그 자체의 개인적인 비율을 따른다. 그 의도는 선천적인 긴장 패턴을 자발적으로 표현하는 근막성 신호에 예민한 상태를 유지하면서, 조직을 균형잡힌 그리고 이완된 상태로 들고있고자 함이다. **주의점:** 풀어짐 과정이 절대로 일종의 '지렛대없는' 원형의 반복적인 동작처럼 발생하는 것을 허용하지 않으며, 이것이 어떤 치료적인 효과를 만들기 어렵기 때문이다. 그대신, 조직들이 자체의 기능장애적 패턴을 표현하는 그 주위로 정확한 지렛대받침이 반드시 확인된다: 이것은 당연히 그 핵심적인 제한이 다뤄지게 될 한 지점이 되어야 한다.
4. **고요한 지점 (항상 존재하진 않음):** 풀어주기 과정은 가끔씩 중단될 것이며, 더 이상의 동작이 생기지 않고 조직이 '고요하게' 유지되는 지점인 고요한 지점을 만든다. 이러한 단계에서 환자의 협조가 필요할 것이다: 예를 들어, 조직 변화와 이완을 도와줄 수 있는 깊은 호흡 등을 포함한다.
5. **이완현상:** 치료하고 있는 바로 그 조직 안에서 따뜻함과 '녹는 것 같은' 감각과 함께 근육근막성 긴장력의 풀어짐이 느껴질 것이다. 이완현상은 최근의 그리고 가벼운 제한에선 치료할 때 성취되기까지 몇 초정도 걸리는 반면, 오래된 또는 심한 손상은 한 차례 이상의 치료가 필요하다. *'이러한 심오한 치료법의 원리는 환자를 그들이 손상의 그 시점에서 취했던 자세로 데려가며, 근막이 그 충격에 의하여 받았던 모든 힘을 제거하기 위해서 필요한 동작이 무엇이든 근막이 이겨내도록 허용한다'* (Frymann 1998). 일부 사례에서, 풀어주기 과정 동안, 감정적인 이완이 발생할 수 있거나 유도되기도 한다.
6. **재평가:** 이완이 성취된 후 그 조직은 반드시 재-검사되어야 하며, 근육막성 조직 내부의 그리고 주변의 균형잡힌 긴장의 느낌은 반드시 확인되어야 한다. 어떤 조합된 치료적 운동 및 전통적인 도수치료법도 그때 강화된 기능을 성취함에서 좀 더 효과적인 것으로 보인다.

근막 풀어주기(FU)는 다음의 손상이나 수술과 같은 근육막성 질환에 대하여 적합하다.

이것은 다음에 이로운 통합적인 치료법인 것으로 보였다:

- 비-특이적인 목의 통증을 보유한 환장에게서 통증을 완화시키고 활주하는 근막의 가동성을 증진시키는 것(Tozzi와 동료 2011).
- 허리 통증을 보유한 사람에게 통증을 줄여주고 내장의 가동성을 증가시키는 것 (Tozzi와 동료 2012).
- 성인 측만증의 치료(Blum 2002), 척추전위증(Ward 2003) 그리고 긴장성 두통(Anderson과 Seniscal 2006) 등의 치료

간접적인 또는 근막성 치료법에 관한 문헌에서 어떤 손상도 보고되지 않았다(Vick와 동료 1996). 그렇지만, 치료 후 처음 12시간 이내에 근육통이 발생할 수 있으며 몇 시간 정도 지속되며, 격한 운동 후의 근육 통증과 유사할 것이다(Ward 2003).

스스로-풀어주기

유도된 명상 시기 중 근육근막의 시스템과 접속하며 자체의 긴장적 패턴에 이어줌에 의하여, 근막을 부드럽게 스스로-풀어주는 방법을 배우는 것도 가능하다. 이러한 경험은 신체가 종종 자발적으로 풀어주는 방식을 보여줄 것이며 신체가 긴장을 풀어주길 원하며 자체의 중립의 상태로 되돌리길 원하는 방식을 제안한다. 근막을 풀어주는 것이 또한 육체적인 이완이 경험될 것과 함께, 과거의 감정적인 트라우마인 일종의 감정의 기억도 풀어줄 것이다.

작용 기전

비록 근막이 평활근-비슷한 방식에서 수축하는 것을 보여주었을지라도(Schleip과 동료 2005). 풀어줄 수 있는 근막의 능력은 아직 조사되지 않았다. 문헌 상에서, 근막 풀어주기(FU)는 기능적인 혼란으로부터 자가-교정할 수 있는 신체의 능력의 표현으로서 설명된다(Frymann 1998). 그렇지만, 비록 Minasny의 이론(2009)이 흥미로운 관점을 제공할지라도, 그 이면에 놓인 기전을 아직은 알지 못한다:

- 근막 풀어주기(FU)를 적용할 때, 치료사는 부드러운 접촉과 편안함의 방향을 따른 유도법을 통해서 풀어주기 과정을 시작한다. 이것은 부교감신경의 반응으로 이어지는, 근막 조직 내부에서 즐거움-감각의 역학수용기들의 자극을 유발할 것이다 (Schleip 2003).
- 부교감신경의 반응은 환자에게서 이완의 상태를 유도할 것이며, 빠른 눈동자 움직임(REM) 또는 깊은 호흡과 연관될 것이다(Bertolucc 2008). 근막 내부의 평활근 세포들의 감소된 긴장도와 함께 나오는 국소 혈관확장과 조직 점도에서 변화가 부교감신경의 영향 하에서 발생할 것이다(Schleip 2003).
- 유도법 치료과정에서부터 고유수용적 자극입력에 대한 반응에서, 중추신경계(CNS)는 근육 긴장도를 변화시키며 최소한의 저항 경로를 따라서 근육작용과 움직임을 허용한다.
- 이완된 중추성 작용의 이러한 시점에서, 관념운동의 반사가 발생한다(Dorko 2003): 이전의 기대와 제안에 의하여 유발된 그리고 주로 외부의 힘에서 기인하는 불수의적인 근육의 움직임을 의미하는 무의식적인 반사. 관념운동의 동작은 수의적인 운동 조절을 통해서 만들어지지만, 일종의 불수의적인 반응으로서 전환되며 경험된다. 이것은 비록 그 동작이 인식되었을 때 의식적으로 그것을 중단할 수 있을지라도, 환자들이 근막 풀어주기(FU) 도중에 치료사가 그 움직임을 유도하고 있다고 생각하게 되는 이유인 것이다. 이것은 수의적인 동작과 의식적인 경험 사이에서 분열을 나타낸다.
- 이러한 무의식적인 움직임 또는 스트레칭 감각은 조직 내부에서 일련의 반응을 자극하며, CNS로 피드백을 제공하고, 관념운동의 동작의 이론에서 설명된 것처럼, 이것이 이어서 그 움직임을 다시 발생시킬 것이다 (Elsner와 Hommel 2001).
- 이 과정은 이완이 성취될 때까지 반복될 것이다.

조직 이완이 근막의 점액탄력적인 변형에 연관이 없는 듯 보이므로(Chaudhry와 동료 2008), 사실 이것은 훨씬 더 큰 힘이나 더 오랜 기간이 요구될 것이므로, 이러한 조직 긴장도 안에서 신경학적인 반사의 변화는 근막의 치료효과를 설명하는 것으로 제안되었다(Schlerip 2003). Minasy(2009)는 물리치료사에 의한 신체적 유도법이 환자에 의하여 불수의적인 것으로 경험되는 관념운동의 동작을 촉발시킬 때, 근막 풀어주기(FU)가 발생한다고 결론지었다. 그렇지만, 다른 기전도 작용할 것이다: 예를 들어, 세포-기반의 기전도 도수적 근막성 치료에서 중요한 역할을 보여준다. 이러한 것들의 일부가 표 10.1에서 요약되었다. 역학전환의 세부 내용에 대해선 1장을 참조하라.

더욱이, 근막성 치료에 이어진 변화의 거의 대부분은 바탕질의 치밀해진 상태(겔)로부터 보다 액체적인 상태(졸)로 향한 바탕질의 전환의 결과라는 것이 주장되었다(Greenman 2003). 그러한 요변성 (Thixotropy: 콜로이드 용액의 겔이 기계적 충돌로 졸로 변하였다가 이것을 가만히 두면 다시 겔로 되돌아가는 현상 [역자주])의 변화는 근막성 조직 내부에서 그 흐름과 함께, 히알루로닉산의 생산을 증가시키는 것으로 보이며, 칼슘 이온의 집중과 속박되지 않은 수분의 파동작용의 상호작용에 감사한다(Lee 2008). 그러한 근막간의 흐름은 염증성 중계물질과 신진대사의 산물의 배출을 증가시킴에서 한 역할을 할 것이다; 자율신경계 종말의 화학적 자극원 그리고 신체의 신경종말에 대한 유해적인 자극들을 감소시킴에서 (Lund와 동료 2003); 잘못된 신체내장의 또는 내장신체의 반사를 재설정함에서.

다른 이들은 근막의 가소성에서 변화의 또 다른 설명으로서 압전기적 특성을 고려했다. 근막은 자체의 분자적 구조 내부에서 극성을 나타내는 결정화된 콜라겐 가닥들을 갖고 있으며, 이어서 압전기를 발생시킬 수 있다: 전기적 자극을 적용함은 역학적인 동작(파동)을 유발하며 물리적인 힘(긴장력, 압박력 또는 전단력)을 적용함은 압전기를 발생시킨다(Lee 2008). 그러므로, 근막은 졸-액체성 전도체의 그리고 결정의 발전기 시스템의 특성을 조합할 것이며, 이것이 정보와 같은 에너지 전달을 사용함에 의하여(Pischinger 1991) 기억과 외상을 저장하는 능력을 포함하는 직접적인 흐름을 발생시킬 수 있으며 전도시킬 것이다 (Oschman 2009).

추가로, 근막 풀어주기(FU)에 이어지는 일부 치료적인 변화들은 엔도카나비노이드 (endocannabinoid) 시스템 상에서 아난다마이드(anandamide) 효과와 연관될 것이다: 세포막 수용기, 내인성의 리간드 그리고 리간드-대사성 효소 등으로 구성된 한 가지 엔돌핀-비슷한 시스템. 이러한 시스템은 섬유아세포 재형성에 영향을 주며, 근막성 재구성에서, 유해수용을 감소시킴에서 그리고 근육막성 조직에서 염증을 감소시킴에서 한 역할을 수행할 것이다 (McPartland와 동료 2005). 카나비노이드 역시 심혈관성 변화, 평활근의 이완 그리고 중추신경계(CNS) 상에서 자체의 역할을 통한 분위기 변화 등과 연관될 것이다.

표 10.1 근막성 치료에 연관된 가능한 세포성 기전

섬유아세포 반응	좌상의 방향, 치료적 하중부하의 빈도 그리고 지속기간은 통증, 염증 그리고 가동범위 등을 중계하는 것으로 알려진 섬유아세포의 기능에 영향을 줄 것이다.
작동세포의 반응	역학적 하중부하는 세포의 수준에서 단백질 합성을 자극하며, 조직 회복과 재형성을 도와준다 (Khan과 Scott 2009)
역학적-짝형성	물리적 하중부하 (종종 전단력이나 압박력)는 다양한 화학적 신호로의 전환을 만들며 - 세포들 내부 및 사이에서 - 세포의 신진대사와 반응의 조절로 이어지고, 세포내부의 생화학과 유전자 표현에서 변화를 발생시킨다 (Wipff와 Hinz 2008).
세포-세포간 의사소통	이러한 것들이 어떤 직접적인 역학적 자극을 받진 않았을지라도, 한 장소에서 자극은 멀리 떨어진 세포의 동요로 이어진다.
콜라겐 반응	콜라겐 구조는 역학적인 하중부하에 대하여 반응하며 치료적 하중부하란 결합조직 치유와 재형성을 자극할 것이다 (Kjaer와 동료 2009)

일부 연구는 정골학적인 근막성 치료에 뒤따르는 혈류역학적 기능(Rivers와 동료 2008), 심박동수 가변성(Henley와 동료 2008) 그리고 불안증 수준(Fernandez- Perez와 동료 2008) 등에서 나타난 것처럼 다양한 내장의 및 심리신체적 특징에서 일부 호전과 함께 과도-교감신경긴장성의 조절을 보여주었다.

도수치료에 뒤따라서 부교감신경의 상향-조절이 혈액 전단율 비율과 혈액 흐름 동요에 영향을 준다고 보고되므로, 부교감신경의 긴장도 역시 어떤 영향을 받게 될 것이다 (Qurer와 동료 2009).

참고문헌

Anderson RE, Seniscal C 2006 A comparison of selected osteopathic treatment and relaxation for tension-type headaches. Headache 46(8):1273–80

Bertolucci LF 2008 Muscle repositioning: a new verifiable approach to neuro-myofascial release? J Bodyw Mov Ther 12:213–224

Blum CL 2002 Chiropractic and pilates therapy for the treatment of adult scoliosis. J Manipulative Physiol Ther 25(4):E

Chaudhry H et al 2008 Three-dimensional mathematical model for deformation of human fasciae in manual therapy. J Am Osteopath Assoc 108 (8):379e390

Dorko BL 2003 The analgesia of movement: ideomotor activity and manual care. J Osteopath Med 6:93–95

Educational Council on Osteopathic Principles (ECOP) 2006 Glossary of Osteopathic Terminology Usage Guide. Chevy Chase, Maryland: AACOM

Elsner B, Hommel B 2001 Effect anticipation and action control. J Exp Psychol Hum Percept Perform 27:229–240

Fernandez-Perez AM et al 2008 Effects of myofascial induction techniques on physiologic and psychologic parameters: a randomized controlled trial. J Altern Complement Med 14:807–811

Frymann V 1998 The collected papers of Viola M Frymann, DO. Legacy of osteopathy to children. American Academy of Osteopathy, Indianapolis

Greenman PE 2003 Principles of manual medicine, 2nd edn. Williams and Wilkins, Baltimore, Ch 1 & 2

Henley CE et al 2008 Osteopathic manipulative treatment and its relationship to autonomic nervous system activity as demonstrated by heart rate variability: a repeated measures study. Osteopathic Med Prim Care 2, 7

Khan KM, Scott A 2009 Mechanotherapy. Br J Sports Medicine 43:247–251

Kjaer M et al 2009 From mechanical loading to collagen synthesis. Scand J Med Sci Sports 19(4):500–510

Lee RP 2008 The living matrix: a model for the primary respiratory mechanism. Explore (NY) 4(6):374–8

Lund I et al 2002 Repeated massage-like stimulation induces long-term effects on nociception: contribution of oxytocinergic mechanisms. Eur JNeurosci 16, 330e338

McPartland JM et al 2005 Cannabimimetic effects of osteopathic manipulative treatment. J Am Osteopath Assoc 105(6):283e291

Minasny B 2009 Understanding the process of fascial unwinding. Int J Ther Massage Bodywork 2(3):10–7

Myers T 2009 Anatomy Trains, 2nd edn. Churchill Livingstone, Edinburgh

Oschman JL 2009 Charge transfer in the living matrix. J Bodyw Mov Ther(3):215–28

Pischinger AA 1991 Matrix and matrix regulation: basis for a holistic theory of medicine. In: Heine H (ed) English edn. Haug International, Brussels p 53

Quere´, N et al 2009 Fasciatherapy combined with pulsology touch induces changes in blood turbulence potentially beneficial for vascular endothelium. J Bodyw Mov Ther 13(3):239e245

Ralevic V et al 2002 Cannabinoid modulation of sensory neurotransmission via cannabinoid and vanilloid receptors: roles in regulation of cardiovascular function. Life Sciences 71:2577e2594

Rivers WE et al 2008 Short-term hematologic and hemodynamic effects of osteopathic lymphatic techniques: a pilot crossover trial. JAOA 108, 646e651

Schleip R 2003 Fascial plasticity: a new neurobiological explanation. Part 2. J Bodyw Mov Ther 7:104–116

Schleip R et al 2005 Active fascial contractility: fascia may be able to contract in a smooth muscle-like manner and thereby influence musculoskeletal dynamics. Med Hypotheses 65:273–277

Standley P, Meltzer K 2008 Effects of repetitive motion strain (RMS) and counter-strain (CS), on fibroblast morphology and actin stress fiber architecture. J Bodyw Mov Ther 12(3):201–203

Still AT 1902 The philosophy and mechanical principles of osteopathy. Hudson-Eimberlt, Kansas City, pp 60–65

Tozzi P et al 2011 Fascial release effects on patients with non-specific cervical or lumbar pain. J Bodyw Mov Ther15(4):405–16

Tozzi P et al 2012 Low back pain and kidney mobility: local osteopathic fascial manipulation decreases pain perception and improves renal mobility. J Bodyw Mov Ther16(3):381–91

Upledger JE 1987 Craniosacral therapy II: beyond the dura. Eastland Press, Seattle

Vick DA et al 1996 The safety of manipulative treatment: review of the literature from 1925 to 1993. J Am Osteopath Assoc 96:113–115

Vleeming A et al 1995 The posterior layer of the thoracolumbar fascia: its function in load transfer from spine to legs. Spine 20:753–758

Ward RC 2003 Foundations for osteopathic medicine, 2nd edn. Philadelphia, Lippincott Williams & Wilkins, pp 931–65

Weintraub W 2003 Tendon and ligament healing: a new approach to sports and overuse injury. Paradigm Publications, Herndon, VA, pp 66–67

Wipff PJ, Hinz B 2008 Integrins and the activation of latent transforming growth factor beta1 – an intimate relationship. Eur J Cell Biol 87(8–9):601–15

제 11 장

균형잡힌 인대성 긴장력 치료법
BALANCED LIGAMENTOUS TENSION TECHNIQUE

Paolo Tozzi

들어가는 글

인대성 관절의 좌상(LAS)라고도 알려진, 균형잡힌 인대성 긴장력(이하 BLT로 약칭)은 안전하고 꽤 공통적인 정골학 치료법이다 (Sleszynsky와 Glonek 2005). BLT 원칙에 따르면, 신체 내부에서 모든 관절들은 손상, 감염 또는 역학적인 스트레스 이후에 달라지게 될 균형잡힌 인대성 관절의 기전에 놓인다. 그럼으로, BLT는 본래 관절의 좌상을 다루기 위한 일종의 간접적인 치료법으로 인정되었다. 이것은 먼저 자체의 보호적인 자세로부터 조직의 풀어줌을 필요로 하며, 이어서 편안함의 방향으로 일종의 인대성 긴장의 손상에 도달할 때인 시점까지 그 기능장애의 패턴에서 과장이 필요하다. 그리고 이 시점에서 긴장력의 인대성 균형이 성취되며 이완이 느껴진다. 비록 관절의 문제에 대하여 특수하게 제안되었을지라도, 동일한 원리가 막성, 체액 흐름의, 근막의 그리고 내장의 기능장애에 대하여 적용되었다. 이 방법은 임파의 그리고 혈액의 흐름과 함께, 근막의, 근육의 그리고 신경의 구조들에 영향을 줌에 의하여 다양한 임상적인 질환에서 효과적인 것을 보여주었다.

배경

알려진 바에 따르면, 정골학의 설립자인 AT Still에 의하여 개발된 BLT는 R. 그리고 H. Lipppincott DO, R. Becker DO, 그리고 A. Wales DO 등에 의하여 굉장하게 확장되었다(Crow 2010). 그렇지만 그 발전과정의 가장 큰 *기여*는 '두개골 정골학의 아버지'인 W.G. Sutherland DO로부터 나왔다. 사고(思考)의 공헌이란 책에서, Sutherland (1998)는 BLT 치료법이란 체간과 사지의 나머지 부분들에 대한 두개골 치료법의 원리의 적용인 것으로 묘사한다. 그 핵심개념은 정상적인 상태에서 모든 관절들은 관절의 동작과 자세잡기 중 근육의 반응에 대한 것과 마찬가지로 고유수용기능에 대하여 책임지는 자체 관절주머니의 그리고 인대성의 요인들의 긴장에서 균형잡힌 상태로 반드시 유지되어야 한다는 것이다. *'정상의 움직임에서, 관절이 위치를 변화시키면서 인대들 사이에서 연관성에도 역시 변화가 발생하지만, 그 관절작용 기전 내부에서 전체 긴장력은 변화하지 않는다'* (Carreiro 2009). 그렇지만 손상이나 어떤 관절의 혼란이 발생할 때, 그러한 생리적인 그리고 긴장상의 균형이 손상받게 되며, 몸 가운데로 그리고 가쪽으로 영향을 주게된다. 결과적으로, 자체의 생리학적인 제한을 넘어서 움직여질 때 관절이나 조직은 기능장애에 놓이게 되며, 자체의 정상적인 자세로 복귀하지 못하게 되고, 그러므로 자체의 정상적인 균형지점을 변화시키는 것을 보여준다.

BLT는 그 선천적인 신체 잠재력이 거기로부터 교정을 위한 자체의 방식을 찾아내도록, 이환된 조직 내부에서 어떤 균형잡힌 긴장의 지점을 찾아내고 유지함에 의하여 긴장력의 그리고 기능적인 균형을 회복시킴을 목적으로 한다.

목적

주로 정골의에 의하여 사용되면서, BLT는 환자에 의하여 즐겁고 이완시키는 치료법인 것으로 인식된다. 이것은 다음에 적용된다:

- 관절 손상, 관절의 그리고 근육근막의 기능장애 (Speece와 Crow 2001)
- 여성에서 만성의 골반 통증 (Tattambel 2005)
- 꼬리뼈 통증 (Fraix와 Seffinger 2010)
- 발목 떨어짐 증후군 (Kuchera 2010a)
- 임파액의 정체 그리고 국소 부종(Kuch-era 2010b, Nicholas 와 Nicholas 2011)
- 두통, 골다공증 그리고 급성 천식 (DiGiovanna와 동료 2005)
- 영아와 어린이 (Carreiro 2009)
- 만성의 허리 통증 - 이것은 이러한 병변에 대하여 14가지 가장 일반적으로 사용되는 치료방법 중 하나이다 (Licciardone과 동료 2008).

임상적인 목적은 다음과 같다:

- 관절의 좌상을 바로잡는 것
- 관절주머니의 및 인대의 긴장을 풀어주는 것
- 급성의 관절 기능장애를 포함하는, 관절 기능장애를 정상화시키는 것
- 자율신경의 작용을 균형잡는 것
- 활액 순환을 개선시키는 것
- 혈관의 충혈을 완화시키는 것
- 신경 걸림의 이완

평가

임상적인 평가에서 관절의 좌상; 기능의 상실; 통증; 관절 가동성의 및 근육막성 조직가동성의 제한; 체액(동맥의, 정맥의 임파의 그리고 활액의) 동역학의 손상; 섬세한 그리고 커다란 근육 조절에서 결함; 변화된 감각; 관절 느슨함; 근육 경직이나 경련 등의 어떠한 징후라도 확인될 때 BLT를 적용하기 위한 선택이 결정될 것이다. 그러한 변화들은 보상적인 패턴, 염증, 감염, 작업, 스포츠 또는 습관적인 자세 및 동작에 뒤따른 미세외상 또는 반복적인 미세외상 발생 등에 의하여 유발될 것이다. 관절의 좌상은 손상된 반사적인 근육작용으로 이어지는 관절주머니-인대성 복합체의 정상적인 고유수용적인 역할도 변화시킬 것이다 (Solomonow 2009). 이것은 관절 위치와 신체 자세를 국소적인 그리고 전반적인 수준 모두에서 결과적으로 변화시킬 것이며, 만성적인 기능장애 패턴의 확립으로 그리고 손상의 재발로 악화시킬 것이다.

치료과정

BLT는 일차적으로 간접적인 치료법이며, 그 적용에서 안전하고 비-침범적이며, 가벼운 접촉과 환자의 협조와 연관된다. 치료사는 그 조직이 허용한 동작과 탄력적인 한계 안에 머물러있음으로 불편감이나 보호적 수축을 유발하지 않도록 만들어야 한다. 이 방법 전반에 걸쳐, 치료사는 반드시 지속적인 감지의 상태로 유지되어야 하며, 환자가 치료에 대하여 반응하면서 진단적인 단서를 지속적으로 찾아야 한다. 신체의 한 부위를 치료할 때, 해부학적인 특성을 연상하는 것은 그 치료과정과 치료 효과를 강화시킬 것이다: *'그 고통을 치료하는 동안 항시 자신의 마음에서 정상적인 몸의 완전한 그림을 그린다'* (Still 1899). 비록 세 가지

표 11.1 발목관절에 대한 BLT 적용법의 예

1. 기능적인 진단	발목관절을 평가한 후, 치료사는 발바닥쪽 굽힘, 모음 그리고 안쪽번짐 등의 기능장애성 벡터들을 확인할 것이다.
2. 풀어주기	바로 누운 환자에게서, 치료사는 그림11.1에서 보인 것처럼 발목관절을 잡으며 이어서 압박력이나 견인력을 적용하며, 그 주변 조직들로부터 표현되는 움직임을 감지하는 동안, 치료하고 있는 그 부위의 해부학을 지속적으로 연상한다.
3. 과도함	치료사는 어떤 중립지점이 모든 방향에서 확인되는 그 지점까지, 조직의 허용된 동작 안에서 발바닥 굽힘, 모음 그리고 안쪽 번짐 등의 동작을 이환된 발목관절의 기능장애의 패턴을 과도하게 적용한다.
4. 균형잡기	치료사는 발목관절의 발바닥쪽 굽힘, 모음 그리고 안쪽번짐의 가동범위 안에서 어떤 균형잡힌 지점을 위치확인하며, 거기에서 긴장력의 힘들은 모든 방향에서 균등하게 균형을 잡는다.
5. 유지하기	치료사는 그 균형잡힌 지점을 유지하며, 속으로 발목관절의 해부학적 모습을 연상한다. 이완을 도와주도록 환자에게 심호흡을 요청한다. 치료사는 지나치게 강한 유지하기가 발생해야 하는 그 변화를 막게될 것임을 반드시 마음에 새겨야한다.
6. 이완하기	치료사는 치료받고 있는 발목관절 내부 및 주변에서 이완의 기타 증상들과 함께, 긴장력의 패턴의 붕괴를 느낄 것이다. 조직의 선천적인 힘은 그 발목관절을 다시 중립의 자세로 되돌려 줄 것이며 이것이 반드시 치료사에 의하여 허용되어야 한다. 만약 이완이 성취되지 않는다면, 그 정확하게 균형잡힌 지점은 올바르게 확인되지 못했을 것이다. 이렇게 된다면, 그 치료과정은 4단계부터 다시 반복되어야 한다.
7. 재평가	치료사는 그 발목관절을 중립자세로 되돌리며 그 관절을 모든 방향에서 재평가한다. 그 발목관절의 내부 및 주변에서 균형잡힌 조직 긴장의 느낌이 반드시 확인되어야 한다.

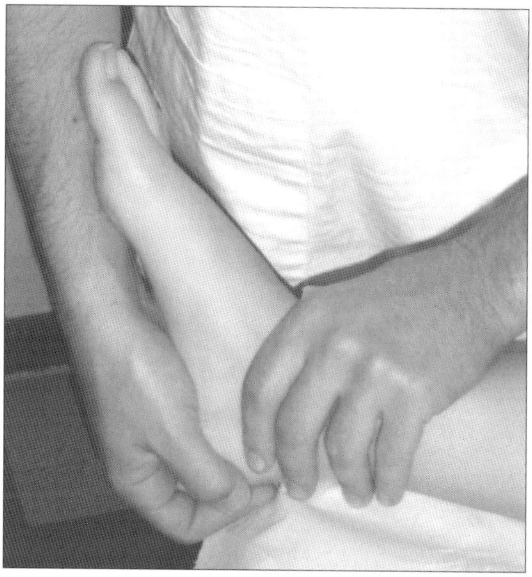

그림 11.1 발목관절에 대한 균형잡힌 인대성 긴장력(BLT) 유지법. 환자는 바로 눕는다. 치료사는 아래쪽 손으로 뒤꿈치를 잡으며 머리쪽 손으로는 양쪽 관절융기를 잡고, 그동안 발바닥 표면은 치료사의 아래팔에 편하게 놓인다.

핵심 단계 (풀어주기-과도함-균형잡기)로 전반적으로 단순화되었을지라도, 발목관절에 적용할 때 BLT 치료과정은 표 11.1에서 정리한 듯 7개의 시기로 확장될 것이다.

1. **기능적인 진단:** 반드시 이환된 구조의 정확한 평가를 바탕으로 해야 하며, 동작의 제한, 자세적 비대칭, 조직 질감의 변화 그리고 압박 과민함을 위치확인 하는 것을 목적으로 한다 (Greenman 2003). 어떤 주어진 관절에서 균형이 깨진 인대성 긴장은 그 관절을 반대쪽 방향에서 검사할 때 감소된 가동범위와 함께 그 '짧아진' 인대성 제한을 향해서 좀 더 편안한 움직임이 발생하는 양상으로 발생한다. *'인대가 그 균형이 왜곡되어지기 위해서 반드시 파열될 필요는 없다'*는 것이 언급되었다 (Crow 2010). 평가의 마지막에, 치료사는 반드시 치료 중 어떠한 기능장애

의 관절 벡터들을 치료할 것인가 확인해야 한다.

2. **풀어주기:** 이환된 그 관절을 처음 풀어주고 최소한의 저항에서 동작이 발생하도록 허용하기 위해서 이 단계에선 견인력이든 압박력이든 (비록 압박력이 좀더 흔하게 사용될지라도) 사용될 것이다. *'이것은 자동차에서 기어를 바꾸도록 클러치를 밀어주는 것과 유사하다'* (Speece와 Crow 2001). 이러한 힘은 치료사가 어떤 중립의 지점을 찾아보는 동안 선천적인 조직 동작을 느끼도록 도와줄 것이다.
3. **과도함:** 그 관절은 손상의 방향으로 이동되며, 비교적 자세의 자유도를 과도하게 하여 새로운 중립의 지점으로 모든 힘 (비틀림, 전단력 등과 같은)이 서로 간에 균형을 벗어나는 지점까지 좌상받은 조직의 이동을 허용한다. 즉, 치료사는 인대, 막 그리고 근막 등을 편안함과 최소한의 저항의 자세를 향해서 끌고가거나, 단순하게 조직 긴장도에 맞추지만, 항상 그 허용된 동작의 범위 내에서 유지해야 한다. 치료사는 절대로 그 좌상을 균형잡힌 지점을 넘어서 과도하게 시행하지 않는다 (Moeckel과 Mitha 2008).
4. **균형잡기:** 일단 모든 결합조직 긴장력이 균등하게 균형잡혔으며 그 관절 동작의 모든 벡터들도 균형잡힌 상태에 놓인 후, 중립의 범위 안에서 평형을 이룬 느낌이 반드시 존재해야 한다. *'그 관절은 인대구조의 약해진 요소의 긴장을 만들어 내기 위해서 손상받지 않은 인대보다 더 긴장하거나 이와 같은 정도로 필요한 만큼 병변의 방향으로 이동된다'* (Lippingcott 1949). 이것은 거기에서 그 조직의 자가-교정의 성향에 대한 최소한의 저항이 존재하는 상태이다. 균형이 단지 인대성 구조에서만이 아닌, 막 (균형잡힌 막성 긴장력), 근막 (균형잡힌 근막의 긴장력) 그리고 체액 (균형잡힌 체액의 긴장력) 등에서도 확인될 수 있다는 것이 제안되었다.
5. **유지하기:** 그 균형잡힌 지점은 *'생리학적인 기능 안에서 자체의 정확한 잠재력을 드러낼 수 있게'* 허용하도록 유지된다 (Becker 1990). 이러한 시기 중, 긴장력의 그리고 신경학적인 정보는 교정적인 변화에 앞서 일종의 고요한 지점 (Still point)이 결과할 때까지 정성껏 유지된다(수정의 단계). 인대가 수의적인 조절을 받지 않기 때문에, Sutherland(1998)는 조직 이완을 도와 주도록 신체의 선천적인 힘을 이용할 것을 권장했다: 환자의 협조(예, 호흡, 자세, 능동적인 움직임, 근육 수축, 눈동자 - 혀의 움직임, 환자의 자세잡기 등)는 그때 그 방법에 대한 일종의 '강화시키는 방법'으로서 필요할 것이다. 그러한 환자의 보조는 불수의적인 근육의 움직임 또는 심호흡처럼 자발적이겠지만, 일부 방식에서 *'그 병변의 해소를 위한 신체 방어기전의 저항'*을 극복하는 것이 유용하다(Lippincott 1949).
6. **이완하기:** 이완이 느껴지며 그 관절은 자체의 균형잡힌 인대성 긴장력에 의해서 정상의 위치로 되돌려진다. 그 조직 내부에서 녹는 듯한, 부드러워지는 그리고 체액의 재배열 등의 느낌이 따스함, 확장감 그리고 그 관절 중심선의 회복과 함께 감지될 것이다.
7. **재평가:** 그 관절을 어떤 중립의 자세로 가져오며 재평가한다.

A.T. Still에서 기인한 다음의 비유에서 제안한 것처럼, 치료 중 BLT 긴장력의 그 지점은 이환된 관절에 대한 빠른 속력의 교정밀기의 적용을 받쳐 주도록 위치할 것이다: *'말을 기둥에 묶어둔 후 말을 풀어주려고 한다면, 당신은 매듭을 푸는 동안 그 말이 묶여진 기둥쪽으로 당겨질 수 있도록 먼저 말이 겁먹지 않도록 만들어야 할 것이다. 그렇지 않은가?'* (Fryette 1954).

BLT는 다음에 대한 정골학적 치료에 대하여 한 가지 통합적인 치료법인 것으로 설명되었다:

- 감염-후 중이성 삼출물(Steele와 동료 2010), 대장성 무력증(Cohen-Lewe 2013), 일반적인 치료 실패의 병력을 보유한 만성의 목 및 허리 통증(Gronemeyer와 동료 2006).
- 모유수유 기능장애를 보유한 입원한 미숙아의 관리에서와 함께(Lund와 동료 2011), 집중치료실에서의 입원 기간의 감소에 기여하도록 미숙아에서 위소장장애(Pizzolorusso와 동료 2011)
- 만성적인 심혈관 질환으로 입원한 환자(Kaufman 2010) 그리고 심혈관성 발작의 높은 위험성을 보유한 개인의 관리에서(Cerritelli와 동료 2011); 관상동맥우회술을 받은 환자의 회복에서 이로운 혈액운동학적 효과를 노와주노록(O-Yurvati와 동료 2005).
- 일반적으로 입원한 환자들, 불안증과 통증의 감소를 만들도록 (Pomykala와 동료 2008).

BLT는 또한 동종요법의 치료에서 제공된 것보다 훨씬 저렴한 비용으로, 미그래인성 두통에 대한 정골학적 치료와 함께 유용한 통합적인 치료법인 것으로 보인다(Schabert와 Crow 2009). 최종적으로, BLT는 동물 치료에서 효과적인 방법이며, 다발성관절염을 보유한 개에게서 적용될 때 즉각적인 항-염증성 효과(Accorsi와 동료 2012b)와 함께 후반슬을 보유한 개에게서 현저한 변화를 만드는 것으로 보였다(Accorsi와 동료 2012a).

BLT는 종아리뼈머리와 골 사이의 막에 적용될 때, 발목 떨어짐(foot drop) 증상을 감소시키는데 적합했으며(Kuchera 2010a); 힘줄윤활껍질의 염증과 발바닥널힘줄 염증(Modi와 Shah 2006)에 대하여; 여성에서 만성의 골반 통증(Tettambel 2005)에 대하여 그리고 꼬리뼈 통증(Fraix와 Seffinger 2010)에 대하여; 두통, 골다공증 그리고 급성 천식(DiGiovanna와 동료 2005), 그리고 팔신경얼기 손상과 Erb의 마비와 같은 감각성 통합장애(Moeckel과 Mitha 2008), 젖빨기 기능장애, 미그래인과 공동염증(Carreiro 2009) 등을 포함하는 영아와 유아에 영향을 주는 다양한 병변에 대하여 적합했다.

BLT는 골의 골절, 관절 탈구 그리고 전신적인 불안정성, 감염, 종양, 심한 골다공증 그리고 개방성 상처 등의 사례에서 연관적으로 금기시 된다(Nicholas와 Nicholas 2011).

치료기전

최근의 연구에서 근육, 관절주머니, 인대 그리고 연관된 근막 조직은 관절의 기능과 안정성을 유지함에서 하나의 단위처럼 함께 작용한다는 것을 주장한다. 해부학적인 특성에서, 인대는 근육 섬유에서 병렬적인 것보다는 조금 더 직렬로 배열된 것을 보여준다(Van de Wal 2009). 그것들은 또한 근막성 구조와 관절주머니 등과 함께 해부학적인 그리고 기능적인 연속성도 보여주었다(Willard 1997). 그러므로, 근육 수축이 발생할 때, 인대와 근막이 자동적으로 관여되며, 일종의 결합조직 복합체로서 작용하고, 근육 수축의 시기나 관절의 위치에 관계없이 관절 안정성을 도와준다는 것이 좀 더 설득력이 있다(Lbbery 2012). 더욱이, 생리학적인 관점에서부터, 인대 안에 존재하는 상행성 역학수용기들은 그 관절에 연관된 근육에서 억제성 영향력을 발휘하게 될 인대성 반사를 이끌어낼 수 있는 것으로 보인다(Solomonow 2009). 이것은 이어서 인대 자체의 하중부하를 변화시킬 것이다. 이러한 반사가 BLT의 적용 중 한 역할을 할 것이며, 전체 근막-근육-인대-관절주머니-관절의 복합체의 긴장 상태에 영향력을 보유한다. 이러한 의미에서, 다음의 Sutherland의 언급 (1998)은 적합한 것이다: *'근육이 아닌 인대라는 것이 관절의 위치와 관계를 바로 잡아주려는 이러한 목적을 위한 자연의 대행기관이다.'*

처음에, BLT이 적용될 때, 그 긴장의 관절은

풀어주는 힘을 받게 되며: 이것은 그 관절 주위에서 콜라겐 섬유들(탄성력의 하중부하를 받지 않을 때 구불구불함이 존재하는)의 '구김살'을 줄여주거나 제거할 것이며, 콜라겐 구조의 일시적인 늘어남을 만들어 준다 (Threlkeld 1992). 이것에 뒤따라서, 기능장애 패턴의 과장하기가 계속되며, 조직의 하중부하를 덜어주며, 역학적인 스트레스와 함께, 신경의 자극입력을 감소시킬 것이다. Van Buskiki (1990)에 따르면, 어떤 관절을 편안함의 자세로 위치시킴은 골지힘줄기관의 하중부하를 덜어주는 동안 근방추의 하중제거를 만들어줄 것이다. 이것은 근육 긴장도의 그리고 연관된 근막성 긴장의 조절로 결과할 것이다. 추가로, 인대에서 역학수용기들의 활성화는 국소의 혈액 공급과 조직 점액성 모두에 영향을 줄 것이며, 국소적인 그리고 전신적인 효과를 유발할 것이다(Schleip 2012). 더욱이, 편안함의 자세는 기능장애에서부터 잠재적으로 촉진된 척수 수준으로 향한 유해수용적 자극입력을 고요하게 만든다. 유해수용작용과 연관된 것으로 알려진 말초의 생체화학적 물질(시토킨 등)의 감소는 그 이환된 관절과 조직 안에서 국소적인 혈관수축과 감소된 임파액의 흐름을 강화시킬 것이다.

이어서, BLT의 적용 도중에, 균형잡힌 긴장의 자세가 성취된다. 이 단계에서, 이환된 조직으로부터 신경학적인 고유수용적 피드백은 자체의 불수의적인 동작이 조용해지며 일반적으로 어떤 고요한 지점을 지나가는 동안, 낮은 수준을 유지할 것이다. 다른 신체 리듬과 체액 운동성 사이에서 복잡한 상호작용이 이러한 시점에서 발생하며, 이완이 느껴질 때까지 이어진다. Shutherland는 간질성 흐름을 만드는 체액을 포함해서, 전신에 걸쳐 퍼져나가는 일종의 밀물로 언급했다. 이러한 개념은 연구를 통해서 최근에 지지 되었다(Chikly와 Quaghebeur 2013). 기능장애의 경우에 그 간질성 체액의 출렁임이 손상될 것이며, 조직 저산소증과 프로스타글라딘과 질소성 대사산물과 같은 통증-유발성 대사산물의 증가로 결과할 것이다. 균형잡힌 긴장의 회복 (예를 들어, BLT를 통해서)은 성취될 것이며, 체액 동작과 보다 정상적인 기능을 재-확립할 것이다.

BLT의 '균형잡기와 유지하기' 도중에, 치료사는 호흡성 협조를 요구할 것이다. 그러한 도움은, 호흡이 비록 비호흡성 근육들(Kisselkova와 Georgiev 1979)조차도 근육근막성 긴장상태에서 영향을 보유하기(Cummings와 Howell 1990) 때문에, 근육막성 이완에서 한 역할을 수행할 것이며, 그것들이 호흡중추로부터 자극입력을 받는다는 것을 추측케 한다.

세포의 그리고 체액의 교환은 기질 내부에서 그리고 기질을 통해서 발생한다. 장력통합성 모델에 따르면, 전신은 역동적인 평형에서 압박력과 긴장력의 힘들의 통합된 시스템에 의하여 균형잡힌, 삼차원적인 점액탄력적인 기질인 것이다. 이러한 관점에서, 골은 몸 안의 근육근막-인대성 연속체가 되는 일종의 연속체 연결의 시스템(긴장의 시스템) 안에 박혀있는, 압박의 버팀목의 역할을 수행하는 닿지않는 막대기인 것이다.

그러한 시스템은 그 시스템 안의 어디에서도 유도될 수 있는 어떠한 힘에 대하여도 적용할 수 있는 역동적인 능력과 함께 병행해서 균형잡힌 긴장력을 보여준다. 이것의 수직계층적 배열에 감사하며, 어떠한 적용된 하중도 힘의 그 비-선형적인 분포라는 수단에 의하여 세포로부터 전신까지 그리고 그 역으로도, 전신의 모든 부분에 영향을 줄 수 있다.

조직 구조에서 변화가 세포골격의 배열에 변화를 줄 수 있으며, 이것이 차례로 유전자 표현과 세포의 신진대사에 영향을 줄 수 있다는 것을 연구에서 보여주었다(Chen과 Ingber 1999). 예를 들어, 섬유아세포 긴장은 전-염증성의 물질을 약하게 만드는 사건의 연쇄작용 동작을 설정하는 한편,

동시에 항-염증성의 신호발생 경로를 자극하며 (Tsuzaki와 동료 2003), 그러므로 통증 감지에 영향을 주는 것이다. 간략하게, 결합조직의 늘리기를 포함하는 중간정도의 크기(20-30%의 긴장력)는 TGF-β1과 콜라겐 합성 모두를 감소시키며, 연부조직 유착을 막아준다 (Bouffard와 동료 2008). 그러므로, BLT 치료과정 중 적용되는 것과 같이, 도움이 되는 약한 그리고 균형잡힌 좌상은 세포의 수준에서 감지될 것이며 조직 구조와 기능을 정상화시킬 것이다. 이러한 의미에서 BLT는 장력통합성의 개념이 치료에서 어떻게 적용되는가에 대한 최고의 사례 중 하나인 것이다. 추가로, 조직 반응에서 한 역할을 하는 것으로 보이는 것은 오로지 긴장의 크기만이 아닌, 긴장의 지속기간과 방향도 포함되며, 그것들 모두가 세포 성장, 이온 전도 그리고 유전자 표현 등을 상이하게 조절하기 때문이며, 다른 늘리기-활성화된 칼슘 체널 신호발생에 따라서 반응한다 (Kamkin과 동료 2003).

참고문헌

Accorsi A et al 2012a Osteopathic manipulative treatment for knock knee: a case finding. Conference Proceedings. First International Congress of Osteopathy in Animal Practice, 28–29 September. Rome, Italy, p 11

Accorsi A et al 2012b Case-report: impact of OMT on biochemical mediators of inflammation. Conference Proceedings. First International Congress of Osteopathy in Animal Practice, 28–29 September. Rome, Italy, p 10

Becker RE 1990 Foreword. In: Sutherland WG (ed) Teachings in the science of osteopathy. Sutherland Cranial Teaching Foundation, Fort Worth, TX

Bouffard NA et al 2008 Tissue stretch decreases soluble TGF ß1 and Type-1 pro-collagen in mouse subcutaneous connective tissue: evidence from ex vivo and in vivo models. J Cell Physiol 214: 389–395

Carreiro JE 2009 Pediatric manual medicine: an osteopathic approach. Churchill Livingstone Elsevier, Edinburgh

Cerritelli F et al 2011 Osteopathic manipulation as a complementary treatment for the prevention of cardiac complications: 12-months follow-up of intima media and blood pressure on a cohort affected by hypertension. J Bodyw Mov Ther 15(1):68–74

Chen CS, Ingber DE 1999 Tensegrity and mechanoregulation: from skeleton to cytoskeleton. J Osteoarthritis Res Soc Int 7:81e94

Chikly B, Quaghebeur J 2013 Reassessing cerebrospinal fluid (CSF) hydrodynamics: a literature review presenting a novel hypothesis for CSF physiology. J Bodyw Mov Ther 17(3):344–54; epub: 12 Apr

Cohen-Lewe A 2013 Osteopathic manipulative treatment for colonic inertia. J Am Osteopath Assoc 113(3):216–20

Crow WMT 2010 Balanced ligamentous tension and ligamentous articular strain. In: Chila AG (ed) Foundations of osteopathic medicine. Philadelphia, Lippincott Williams & Wilkins, Ch 52

Cummings J, Howell J 1990 The role of respiration in the tension production of myofascial tissues. JAOA 90 (9):842

DiGiovanna DL et al 2005 An osteopathic approach to diagnosis and treatment, 3rd edn., Lippincott Williams & Wilkins, Philadelphia

Fraix MP, Seffinger MA 2010 Acute low back pain. In: Chila AG (ed) Foundations of osteopathic medicine. Lippincott Williams & Wilkins, Philadelphia, Ch 69

Fryette HH 1954 Principles of osteopathic technique. Academy of Applied Osteopathy Carmel, CA, p 62

Greenman PE 2003 Principles of manual medicine, 2nd edn. Williams and Wilkins, Baltimore, Chs 1 & 2

Gronemeyer J et al 2006 Retrospective outcome analysis of osteopathic manipulation in a treatment failure setting. In: 50th Annual AOA Research Conference-Abstracts. J Am Osteopath Assoc 106:471–510

Kamkin A et al 2003 Activation and inactivation of a non-selective cation conductance by local mechanical deformation of acutely isolated cardiac fibroblasts. Cardiovasc Res 57 (3): 793e803

Kaufman B 2010 Adult with chronic cardiovascular disease. In: Chila AG (ed) Foundations of osteopathic medicine. Lippincott Williams & Wilkins, Philadelphia, Ch 55

Kisselkova G, Georgiev V 1979 Effects of training on post-exercise limb muscle EMG synchronous to respiration.J Appl Physiol Respir Environ Exerc Physiol 46:1093–1095

Kuchera ML 2010a Lower extremities. In: Chila, AG (ed) Foundations of osteopathic medicine. Philadelphia, Lippincott Williams & Wilkins, Ch 42

Kuchera ML 2010b Lymphatics approach. In: Chila AG (ed) Foundations of osteopathic medicine. Philadelphia, Lippincott Williams & Wilkins, Ch 51

Libbey R 2012 Ligamentous articular strain technique – a manual treatment approach for ligamentous articular injuries and the whole body. Journal of Prolotherapy 4:e886–e890

Licciardone JC et al 2008 Osteopathic health outcomes in chronic low back pain: the osteopathic trial. Osteopath Med Prim Care Apr 25;2:5

Lippincott, HA 1949 The osteopathic technique of Wm G. Sutherland DO. Yearbook of the Academy of Applied Osteopathy. AAO, Indianapolis, p 1–41

Lund GC et al 2011 Osteopathic manipulative treatment for the treatment of hospitalized premature infants with nipple feeding dysfunction. J Am Osteopath Assoc 111(1):44–8

Magoun HI 1976 Osteopathy in the cranial field, 3rd edn. Journal Printing Company, Kirksville, MO, Ch 5

Modi RG, Shah NA 2006 Comlex review: clinical anatomy and osteopathic manipulative medicine. Blackwell, Malden, MA, Ch 9, 10

Moeckel E, Mitha N 2008 Textbook of pediatric osteopathy. Churchill Livingstone, Edinburgh, Ch 8

Nicholas A, Nicholas E 2011 Atlas of osteopathic techniques, 2nd edn. Lippincott Williams & Wilkins, Philadelphia, Chs 14 & 16
O-Yurvati AH et al 2005 Hemodynamic effects of osteopathic manipulative treatment immediately after coronary artery bypass graft surgery. J Am Osteopath Assoc Oct 105(10):475–81
Pizzolorusso G et al 2011 Effect of osteopathic manipulative treatment on gastrointestinal function and length of stay of preterm infants: an exploratory study. Chiropr Man Therap 19(1):15
Pomykala M et al 2008 Patient perception of osteopathic manipulative treatment in a hospitalized setting: a survey-based study. J Am Osteopath Assoc 108(11):665–8
Schabert E, Crow WT 2009 Impact of osteopathic manipulative treatment on cost of care for patients with migraine headache: a retrospective review of patient records. J Am Osteopath Assoc 109(8):403–7
Schleip R 2012 Fascia as a sensory organ. A target of myofascial manipulation. In: Dalton E. Dynamic body – exploring form, expanding function. Freedom from Pain Institute, Oklahoma City
Sleszynski SL, Glonek T 2005 Outpatient osteopathic SOAP note form: preliminary results in osteopathic outcomes-based research. J Am Osteopath Assoc 105(4):181–205
Solomonow M 2009 Ligaments: a source of musculoskeletal disorders. J Bodyw Mov Ther 13(2):136–54
Speece C, Crow T 2001 Ligamentous articular strain: osteopathic techniques for the body. Eastland Press, Seattle
Steele KM et al 2010 Brief report of a clinical trial on the duration of middle ear effusion in young children using a standardized osteopathic manipulative medicine protocol. J Am Osteopath Assoc 110(5):278–284
Still AT 1899 Philosophy of osteopathy. Journal Printing Company, Kirksville, MO, Ch 1
Sutherland WG 1998 Contributions of thought. In: Sutherland AS, Wales AL (eds) The Sutherland cranial teaching foundation. Ruda Press, Portland
Tettambel MA 2005 An osteopathic approach to treating women with chronic pelvic pain. J Am Osteopath Assoc 105(9 Suppl 4):S20–2
Threlkeld J 1992 The effects of manual therapy on connective tissue. Phys Ther 72:893–902
Tsuzaki M et al 2003 ATP modulates load-inducible IL-1beta, COX 2, and MMP-3 gene expression in human tendon cells. J Cell Biochem 89 (3):556e562
Van Buskirk RL 1990 Nociceptive reflexes and the somatic dysfunction: a model. JAOA 90(9): 792–805
van der Wal J 2009 The architecture of the connective tissue in the musculoskeletal system –an often overlooked functional parameter as to proprioception in the locomotor apparatus. Int J Ther Massage Bodywork 2(4):9–23
Willard FH 1997 The muscular, ligamentous and neural structure of the low back and its relation to back pain. In: Vleeming, A et al (eds) Movement, stability and low back pain: the essential role of the pelvis. Churchill Livingstone, Edinburgh

제 12장

장비-사용의 연부조직 가동증진법

INSTRUMENT-ASSISTED SOFT TISSUE MOBILIZATION

Warren I. Hammer

들어가는 글

이 책에서 논의된 근막성 치료의 모든 방법들의 내재한 특징은 조직 변형의 발생을 포함한다. 신체 내부에서 모든 세포는 정상적으로 기능하기 위해서 움직임, 긴장력 그리고 압박력과 같은 변형을 필요로 한다.

앞의 장에서 논의한 듯(1장에서의 역학전환을 참조), 적용된 조직 변형으로부터 무수한 효과가 발생한다. 조직의 변형은 조직 발생과 치유의 과정 모두를 위해서, 생명을 위하여 필수적인 것이다. 우리의 일상적인 움직임과 운동은 그러한 변형의 필수적인 근원이다. 도수적 방법들은 적용된, 국소화된, 수동적인 운동의 정밀한 형태로서 간주될 수 있을 것이다.

역학적인 하중부하의 주된 효과는 세포의 수준에서 변화를 다룰 것이며, 그러한 변화란 세포 형태학, 세포골격(cytoskeletal)의 구성, 세포의 생존, 세포의 분화 그리고 RNA나 필수 단백질 등을 생산하기 위한 유전자 표현 등에서의 변화를 포함한다(Pirola와 동료 1994, Sarasa와 Chiquet 2005). 역학적 하중부하의 형태가 섬유아세포의 증식(각별하게 콜라겐 유형I에서; Rosario와 DeSimone 2010)에서, 세포외 기질(ECM)의 발생에서, 성장요소(시토킨)들의 분비에서 그리고 역학전환에 의한 무수한 화학적 반응에서 그 원인이 된다는 깨달음은 아직 그 초입에 놓여있다. 조직 변형은 역학수용기의 작동과 고유수용작용을 위한 핵심 자극원이다(van der Wal 2012). 추가로, 조직 변형은 근막이 일종의 힘의 전달자로서 근육과 함께 작용하기 때문에 근육의 힘 전달의 가능한 회복에서도 관여된다(Turrina와 동료 2012).

여기서 의문이 생긴다: 근막성 조직 내부에서 우리가 변화시키려고 시도하는 것은 정확히 무엇인가? 많은 임상가들은 섬유증 반흔조직을 자유롭게 풀어줌을 말하지만, 반흔조직은 그것이 기능적인 상태를 회복할 수 없다면 늘어나게 될 것이다. 섬유증은 손상 이후 염증의 진행과정의 최종 단계에서 발생하는 정상적인 과정이다. 그렇지만 섬유의 심한 손상과 급성의 열상은 근육 섬유들 사이에서 반흔조직의 비정상적인 섬유성 띠형성으로 발생할 수 있다. Stecco와 동료(2013)는 자신들이 근막성 치밀화라고 불렀던 것에서 섬유증을 구분했다. 그들은 섬유증이란 것이 MRI, CAT 스캔 그리고 초음파에서 쉽게 보이는 치밀한 결합조직 내부의 근막성 조직의 구성형태와 조성의 거시적인 재배열이라고 주장한다. 도수치료에 의하여 성취된 대부분의 임상적인 결과는 지방세포, 글리코사미노글리칸(GAGs) 그리고 히알루로닉 산

(HA) 등을 포함하고 있는, 느슨한 결합조직의 기능을 회복시키는 결과가 될 것이다. 섬유증보다는 느슨한 결합조직 안에서 치밀화가 조직의 증가된 점도로 인해서 발생한다. 이러한 증가된 점도는 보다 큰 HA의 파열과 HA 분자의 얽힘에 의하여 유발된다. 깊은 압박, 문지르기, 열자극 그리고 증가된 알칼리화 등에 의한 HA 분자의 정상화는 그 '겔' 들을 보다 액체성 물질로 변화시키는 것으로 보이는 요소들이며, 그러므로 근막의 정상적인 활주 기능의 회복을 허용한다(1장을 참조). Stecco와 동료들은(2013) 자체의 딱딱함과 통증을 보유한 근막성통증증후군이 느슨한 결합조직의 치밀화에 의해 일차적으로 유발된다는 것을 가정했다.

손 이외의 다른 도구를 사용함은 수 천년 전부터 이어졌을 것이며; 예를 들어, 괄사 등에선 치료사들이 숟갈, 동전, 또는 물소뿔의 조각 등과 같은 도구를 사용한다. 피부를 '긁어줌'(표피를 손상시키지 않은 채)에 의하여, 그 전통적인 믿음은 병발생의 혈액 정체가 수정되는 한편, 보다 정상적인 순환과 신진대사의 과정이 고무된다는 것이다. 긁어주는 도구의 사용을 통한 근막 내부에서 미세-유착을 변화시킴에 의하여, 임파계는 그 정체된 체액을 수송하고 제거하도록 격려된다. 그리스와 로마식 목욕에서, 비슷한 목적에서 신체로부터 때와 땀을 긁어내도록 때미는 도구 (strigils)라고 불리는 휘어짐 금속 도구가 사용되었다(Kotera-Feyer 1993).

최근에, 장비-사용의 연부조직 가동증진법(이하: IASTM)은 손의 확장으로 보는 손에-들린 도구의 사용을 포함하며, 그리고 많은 사례에서는 손으로 성취된 임상적 결과를 복제하거나 개선시킨다. 도구는 돌, 스테인레스 스틸, 나무, 플라스틱 그리고 세라믹 등과 같은 물질로 만들어질 수 있다. 직관에 반대해서, IASTM은 실제로 큰 또는 미미한 섬유염적 그리고/또는 치밀화된 조직을 확인하기 위한 촉진의 기술을 증대시킬 것이다. 도구들은 또한 필요할 때 조직들에서 보다 깊게 유지된 침범을 허용할 것이다. Loghmani와 Warden(2009)은 IASTM을 사용하는 것이 재활치료/회복을 도와준다는 것을 보여준다. 치료사들에게, IASTM을 사용함에서부터 전해지는 매우 중요한 이점은 자신의 손과 관절들에서 도수치료 시 스트레스를 줄여준다는 것이다. 도수치료사의 손과 상지를 오랜 시간 반복적으로 사용하는 것이 직업 상실(직업병으로 인한)의 주된 이유인 것으로 보고되었다(Snodgrass와 동료 2003). 이 장은 IASTM의 안전한 사용을 설명한다.

장치-보조된 연부조직 가동증진법 (IASTM)

가장 널리 사용된 IASTM 방법은 글라스톤(GT) 치료법일 것이며, 이 방법은 1994년에 소개되었다. 글라스톤은 신체의 다양한 조직/모양/휘어짐에 맞도록 고안된 곡선의 테두리의 비스듬한 모서리를 보유한, 6가지 특성의 스테인레스 스틸 도구를 사용한다(그림 12.1). 스테인레스 스틸은 어떤 다른 물질보다 더 높은 공명성의 특성을 보유하며, 이것이 조직 제한의 더 좋은 감지기가 될 수 있도록 허용한다. 글라스톤의 사용에서 능숙해지기 위해서 전문적인 트레이닝이 필요하다.

대부분은 감각성 진단 도구로서 그 어떤 것도 손을 대신할 수 없음에 동의하지만, IASTM은 손을 사용한 치료에 의존하는 치료사를 위한 중요한 방법일 수 있다. 도구의 사용은 수년 동안 증가해왔다. 글라스톤의 협회장(Arnolt, 개인적 서신 2013)과 최근의 대화에서 다음을 말한다:

글라스톤은 최근까지 주로 미국에서 16,000명의 치료사에게 교육되었다. 그 도구는 대략 1600여 곳의 외래환자 치료실 이상에서 사용되었다. 그들은 70곳 이상의 산업체, 군대 그리고 연예계 등에서 치료했으며 250여 곳의 아마추어 및 프로

스포츠 집단에서 운동선수들을 치료하도록 사용되었다. 그리고 너무도 중요하게, GT는 57곳의 학술 연구소에서 지원받는다. 이것은 물리치료사, 운동 트레이너 그리고 카이로프랙터 등에게 오늘날 더 개선된 프로그램을 위하여 배우는 으뜸가는 도구-보조된 치료체계인 것이다.

IASTM 도구는 치료사들이 근육근막성 제한을 보다 쉽게 느끼고 확인하도록 도와한다. 사용된 근막성 치료법에 따라서, 그 도구는 어떤 두꺼워진 제한 부위에 대하여 국소적인 압력이나 문지르기를 제공하도록 사용할 수 있다. 넓은 부위 문지르기는 넙다리네갈래근, 허벅지뒷근 등과 같은 보다 큰 부위에 사용된다. IASTM은 근막의 얕은 및 깊은 층으로 적용될 수 있다. IASTM과 함께 참아낼 수 있는 압력과 문지르기의 집중으로 인해서, 치료 시간이 감소될 것이다. 이상적으로, 도구나 손의 사용 이전에, 통증의 가능한 기원을 확인하기 위한 수동적, 수축성의 그리고 능동의 동작 검사 등을 포함하는 기능적인 평가가 반드시 시행되어야 한다. 치료-후 검사는 그 치료과정이 성공적 이었는가 알아보기 위하여 각별히 중요하다. 나중에 설명하듯이, 환자들이 통증을 느끼는 부위를 보여주도록 통증의 동작을 시행하는 환자의 동작과 함께 환자를 치료하는 것은 그 비정상적인 조직을 밝혀주고 치료하는 유용한 방식이다.

연구

IASTM의 가치를 확증하는 다수의 사례연구와 일부의 조직학적 연구가 존재한다.

- 초기 연구는 IASTM에 이어지는 섬유아세포의 증식을 강조했다. 역학적인 하중부하가 여러 치료적 효과에 영향을 준다는 것이 알려진 한편, 섬유아세포도 중대한 역할을 시행한다: *'결합조직의 치유와 유지는 섬유아세포라고 알려진 중 배엽성 세포에 의하여 주도적으로 시행된다'* (Eastwood와 동료 1998).(섬유아세포에 대한 더 깊은 내용은 1장을 참조 하라).
- 섬유아세포는 ECM 단백질의 합성에 영향을 준다(Thie와 동료 1989).
- 역학적인 긴장은 섬유아세포 내부에서 달라진 유전자 표현을 도와주며 예를 들어, 외상에 뒤따른 콜라겐 합성을 도와준다 (Cui와 동료 2004).
- Gehlsen과 동료(1999)는 증가된 압력이 섬유아세포의 더 많은 증식을 유발하는 방법을 설명한다. 그들은 가벼운 또는 중등도의 압력보다 무거운 압력이 치유 과정을 촉진시킨다고 결론지었다.
- Davidson과 동료(1997) IASTM의 사용이 섬유아세포의 동원과 거친 내형질세망의 자체적인 발생을 통해서 실험쥐의 힘줄에서 치유를 도와주는 방법을 설명했다.
- Loghmahi와 Warden(2009)은 20마리의 실험쥐의 양 무릎의 안쪽곁인대(MCL)를 양측에서 수술적으로 절개했다. 글라스톤 장비가 한쪽 무릎에서 사용된 반면, 다른쪽 무릎은 통제군으로 유지되었다. 수술 후 7일째부터, 글라스톤은 3주 동안 3회/주 단위로 좌측 MCL에 1분 동안 사용되었다. 치료한 쪽 인대는 치료하지 않은 쪽 보다 31%(P〈0.01) 더 단단한 것을 보여주었다. 그 치료 시간도 가속되었으며, IASTM의 사용이 역시 이른 재활치료의 원인이 된다는 것을 보여준다. IASTM의 일반적인 관점은 그것이 염증성 과정을 재-시작시키며 그 조직으로 미세-외상의 조절된 양을 유도함에 의하여 치유과정을 자극한다는 것이다. 이것은 혈액성 영양소와 섬유아세포의 증가된 침투로 결과하며, 그 조직의 콜라겐 침착과 궁극적인 성숙을 만들어준다.
- Perle와 동료 (2003)는 글라스톤으로 치료받은 1004명의 환자들의 예비적인 다-중심의 사례

연구를 시행했으며 치료받은 질병에 대하여 (아래의 적용부위 참조), 통증(P<0.001) 그리고 감각둔화(P<0.002)의 현저한 감소 그리고 기능(P<0.001)에서 증가가 존재한다는 것을 보여주었다. 대부분의 환자들은 자신들의 치료 목표의 상당히 높은 비율을 성취했다.

적용부위

IASTM은 도수적 하중부하를 적용하도록 손이 사용되는 거의 모든 장소에 사용될 수 있다. 이것은 거기에서 얕은 및 깊은 근막과 지지띠가 존재하는 신체의 모든 장소에서 거의 어디든 사용될 수 있다. 그 예는 다음을 포함한다:

- 힘줄병변: 골화증/염증(가쪽위관절융기병변; Sevier와 동료 1995), 발바닥 섬유증
- 신경의 걸림 부위, 즉, 손목굴 등(Anandkumar 2012)
- 관절염이 있는 관절주머니와 인대(Loghmani와 Warden 2009)
- 외상성의 또는 수술의 반흔, 임파부종
- 재발성 및 만성의 허리통증과 연관된 것으로 보이는 두꺼워진 근막(Langevin과 동료 2009)
- 경추의 통증, de Quervain의 증후군, 상과염, 섬유근육통(fibromyalgia), 엉덩정강근막띠 증후군, 관절위관절융기염좌, 허리 통증, 근육좌상, 통증성 반흔조직, 발바닥 섬유염, 골절후 통증, 힘줄 염증(Perle와 동료 2003)

치료과정

일부 치료사들은 얕은 및 깊은 근막을 촉진하는 자신들의 능력이 도구를 사용할 때 상당하게 증진된다는 것을 그리고 적용의 시간도 현저하게 줄어든다는 것을 알았다. 얕은 또는 깊은 적용법이 사용될 수 있으며, 사용된 특정한 도구의 힘과 무게에 달린다. 그 도구의 깊이와 힘은 다른 결과를 만들게 된다는 것은 주목할 가치가 있다. Yang과 동료(2005)는 반복적인, 작은 크기의 스트레칭은 항-염증성인 반면, 큰 크기의 스트레칭은 친-염증성이라는 것을 가정했다. Standley(2007)는 도수의 가벼운 근육근막성 치료가 항-염증성이라는 것을 보여주었다(이것은 생체의 연구였다). 가벼운 문지르기로 표면 근막의 치료는 순환과 임파의 배출을 개선시킴에서 중요할 것이다.

IASTM(글라스톤) 치료과정은 (표 12.1) 비록 그 도구의 문지르기가 자체로 충분한 열을 만들어 낼지라도, 일반적으로 온습포나 초음파 등으로 초기의 조직 데우기에 의존한다. 근막의 층들 사이에서 활주의 부족은 증가된 점도로 결과하는 HA 분자들의 분자성 얽힘 때문이라는 것 그리고 증가된 체온이 정상적인 근막성 활주를 회복시키기 위한 압박과 문지르기와 함께 정상적인 HA 유동성을 회복함에서 필수적이라는 것이 확인되었다(Piehl-Aulin 1991). 임상적인 경험은 글라스톤 도구가 기울어진 모서리를 아래로 향한 채 사용되어야 한다는 것을 제안한다. 스트로크의 여러 형태가 사용될 것이다: 가볍게 퉁기듯 치기, J-자 문지르기, 쓸어내리기, 파내기(framing), 선회방식의 쓸어내리기, 가볍게 어루만지기 또는 퍼내기. 오늘날, 치료사들은 다양한 도구를 사용하고 있지만, 대부분의 치료과정에서처럼, 시간과 경험을 통해서 그것은 보다 효율적인 도구 사용의 방식이 확인되면서, 하나의 기법화 되어간다. 멍들기가 발생할 수 있지만, 최근의 경험은 대부분의 사례에서 만족스런 결과가 오로지 발적 반응을 확보함에 의해서만 얻어질 수 있다는 것이 설명된다. 만약 국소적인 염증이 발생한다면, 그것은 종종 치유 반응을 그리고 새로운 결합조직의 깔아주도록 자극하기 위하여 필요하며, 동일한 부위를 최소한 4-7일 동안 치료하지 않는 것도 중요하다.

표 12.1 IASTM(글라스톤) 치료법

치료과정	근거
조직 데우기 각각에서 최소한 3~5분 • 국소조직 운동 • 온습포 • 초음파 또는 • 심혈관 운동의 10~15분	증가된 혈액순환과 조직 따뜻해짐
글라스톤의 사용 동일한 부위의 주당 2회 치료 국소화된 병변성 기능장애에 대하여 30초~1분 국소부위에 대하여 3-5분/모든 조합된 부위의 치료에 대해 8~10분	연부조직 제한의 깨뜨림; 새로운 세포외 기질의 발생
스트레칭 IASTM 후 즉시 1-3회의 30초간 스트레칭 Mattes 동작의 개별화된 스트레칭* (12가지의 2세트)	짧아진 구조를 늘려준다; 섬유를 재배열 한다
근력강화 15가지의 높은-반복, 낮은-하중의 1-2세트; 등장성 고무 튜브운동, 원심성 수축 냉치료 (Cryotherapy: 필요하다면)	약한 또는 길어진 구조를 강화시킨다 치료 후 염증, 쑤심, 그리고 멍들을 최소화 한다

*Mattes 2000

도구와 함께 사용될 수 있는 다양한 적용법이 존재한다 (그림 12.1). 예를 들어, 테니스 엘보(가쪽위관절융기 염증)에서 넓은 도구인 'GT-4'와 'GT-5'가 가장 분명한 근막성 제한이 있는 장소를 느끼도록 팔굽에 대하여 근위부로 그리고 원위로 모든 부위를 탐색할 수 있도록 사용될 수 있다.

'GT-3'와 'GT-6'와 같이 보다 작은 도구는 가쪽위관절융기 자체의 주위로 근막성 골부착부를 치료하도록 사용될 수 있다 (그림 12.2-12.4). 가쪽 위관절융기를 치료하기 위한 IASTM 치료과정의 한 가지 예는 통증과 고통호소의 장소를 확인하기 위해서 저항 준 손목 폄과 수동의 손목 굽힘과 같은 기능적인 검사를 먼저 시행하는 것이다. 이어서, 근막성 제한이 존재하는 장소를 나타내는 기능장애 통증부위를 확인하기 위해서 등쪽과 배쪽 표면 모두에서 위팔과 아래팔을 살펴본다.

대부분의 부위의 치료에서처럼, 팔굽의 이러한 사례에서, 그 도구는 몇몇 제한이 확인되어진 부위에서 어떤 방향을 향해서 사용되어야 한다.

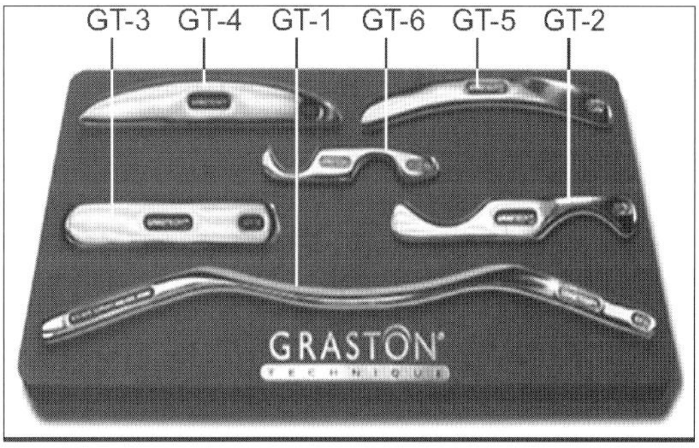

그림 12.1 글라스톤 치료법 도구

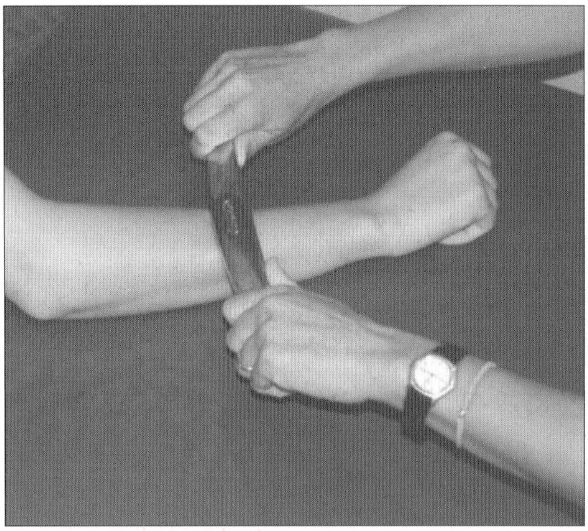

그림 12.2 GT-4를 사용한 등쪽의 아래팔 폄근 부위를 따라서 치밀해진 부위에서 검사

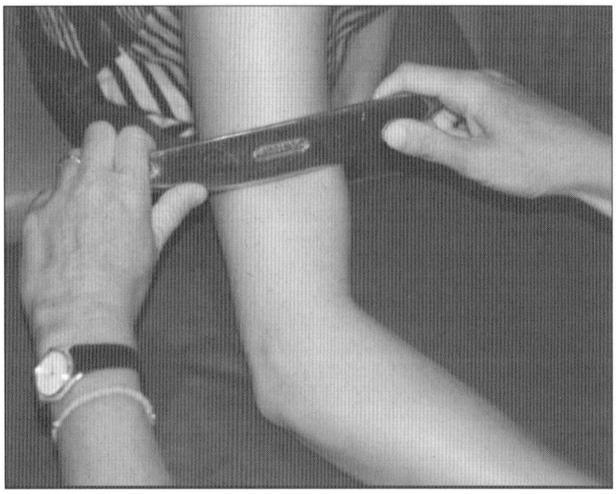

그림 12.3 GT-4를 사용해서 위팔을 따라 치밀해짐을 찾아봄

이것들은 또한 길항근 장소를 포함하는 위팔과 아래팔 위에서 모두 사용될 수 있다. 이것은 그 주변 부위의 모두를 촉진하도록 손가락을 사용하는 것보다 더 쉬울 것이다.

그림 12.4는 가쪽위관절융기 주변의 뼈부착부 위치에서 GT-3(GT-6역시 가능하다)의 사용을 보여준다. 치료-전 및 후에 전해진 정보는 기능적인 검사를 기반으로 반드시 비교되어야 하며; 예를 들어, 기능적 검사에서 치료 후 호전이(감소된

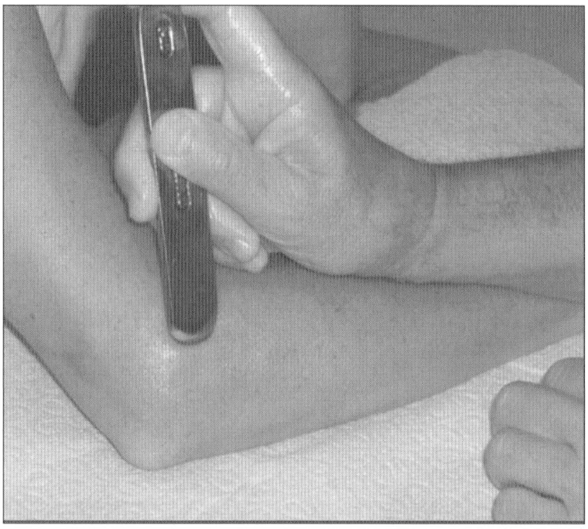

그림 12.4 GT-3를 사용하는 가쪽위관절융기의 뼈부착부 주위에서 치료하기

통증이) 존재하는가? 어떤 부위가 치료-후 검사에도 여전히 심한가?

원래 통증이 있던 장소는 위치를 바꿀 것이며 새로운 부위가 치료되어야 할 것이며 이어서 그 호전에 대하여 다시 검사되어야 한다. 첫 번째 치료 후 검사에서, 그 환자가가 감소된 통증이나 전혀 통증을 느끼지 못하는 것을 보게된다. 두 번째 치료에선, 재-검사는 기능적인 검사에서 감소된 통증을 보여줄 것이며 치료사는 그때 비슷한 부위를 또는 촉진상에서 제한을 보여주는 새로운 부위를 치료할 것이다. 두 번째 치료에서, 그 환자가 나빠졌거나 어떤 변화도 보이지 않는다면, 목, 어깨 그리고 손을 검사함에 의하여 몸쪽의 그리고 가쪽의 운동학적 사슬을 살펴볼 것을 권장한다. 환자는 전형적으로 얼마나 많은 치료가 필요할 것인가 질문한다. 비록 이것을 예측하는 것이 불가능할지라도, 치료는 10회의 연속적인 양성의 기능적 검사가 치료가 시행되기에 앞서 아무런 증상을 보이지 않을 때 종결되어야 한다. 적합하다면, 그 환자에게 집에서 하도록 스트레칭 운동을 가르쳐준다. 가쪽위관절융기의 경우에, 원심성 운동은 콜라겐 합성과 치유의 촉진에서 매우 이로운 것으

글상자 12.1

적색등: 절대적인 금기증 (Carey-Loghma와 동료 2010)

개방성 상처-치유되지 않은 봉합장소	과민성
혈전성 정맥염	혈종
조절 불가능한 고혈압	골수염
신장의 기능장애	골화성 근육염
환자의 참을성 부족/비-협조성	

황색등: 연관적인 금기증

항-응고제 복용	급성의 염증성 상태, 즉 활액염
종양	감염에 이차적인 염증의 상태
정맥류	급성의 류마치스 관절염
화상의 반흔조직	

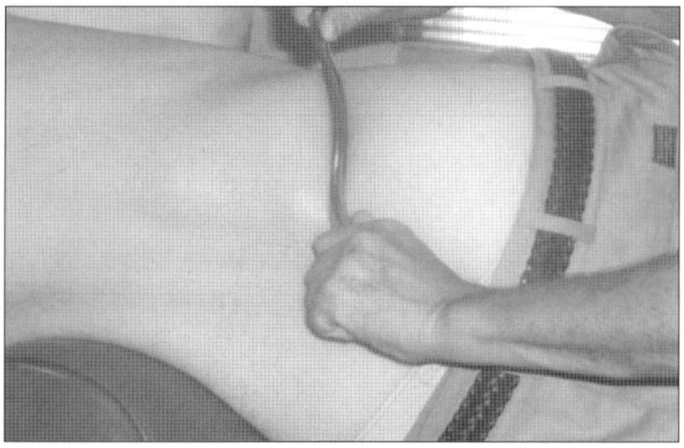

그림 12.5 허리네모근 부위에서 GT-1의 사용

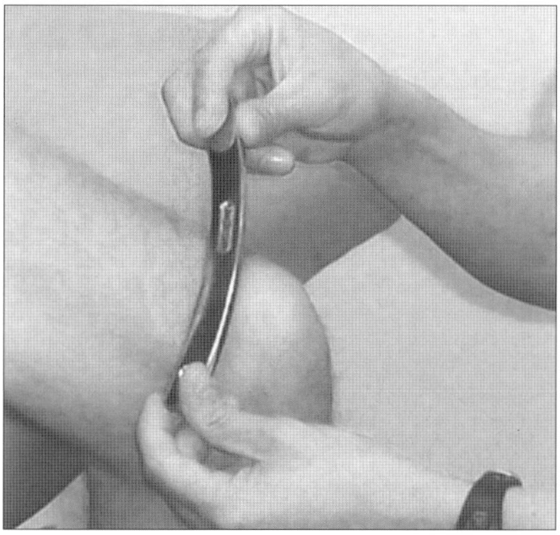

그림 12.6 네갈래근/지지띠 부위에 대한 GT-5

로 보였다(Croisier와 동료 2007).

연관적 그리고 절대적 금기증(각각 황색등과 적색등)은 (글상자 12.1)에서 정리된다:

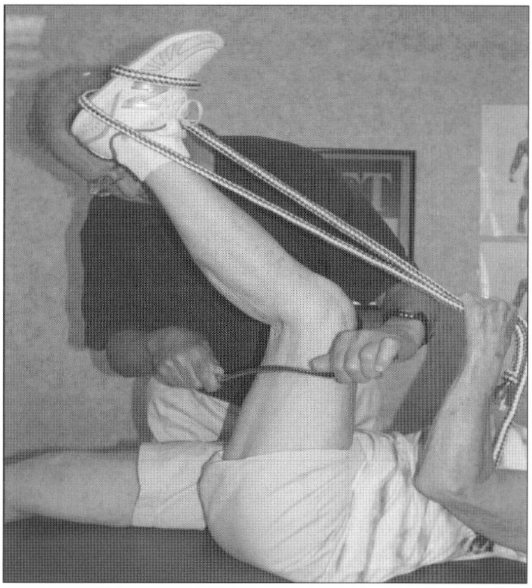

그림 12.7 능동적인 개별적 스트레치 중 아래쪽 허벅지뒤근육의 치료. 아래쪽 허벅지뒤근육에 대하여, 엉덩관절 90° 굽힌 채 종아리가 최대한 들려지며 이어서 잠시동안 신장된다.

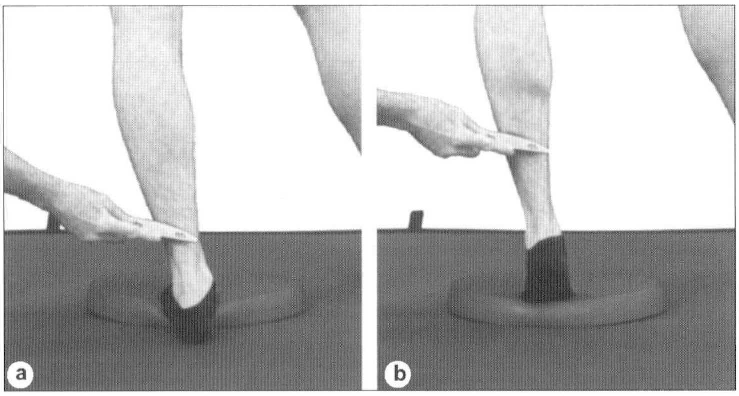

그림 12.8 발목 동작과 함께 균형판 위에서 치료하는 동안 고유수용 작용을 증대시키기

- 오로지 얇은 특히, 항응고제를 복용하는 환자에게서, 처음에 가벼운 스트로크만을 적용할 것이 제안된다.
- 통증 완화의 치료가 그 종양의 형태와 위치에 따라서 필요하므로 암은 절대적인 금기증은 아니다. 주의: 종양의 시기와 유형에 따라서, 혈액 흐름을 증가시킴은 전이를 조장할 수 있다. 이것은 그 무엇이든 어떠한 의심이라도 있다면, 치료의 진행에 앞서 의학적인 진찰을 의뢰한다.

IASTM의 사용의 몇 가지 예는 그림 12.5와 12.6에서 보여진다:

- 그림 12.5는 가쪽 허리부위에서 사용되고 있는 보다 큰 도구 (GT-1)을 보여준다.
- 그림 12.6은 네갈래근/지지띠 부위에 대한 GT5를 보여주며, 이것은 수술 -후 감소된 무릎관절 굽힘의 치료에서 좋은 효과를 갖는다.

움직임을 동반한 IASTM의 사용은 보다 넓어지고 있다. 대략 9년 전쯤, Greg Doer DC와 Tom Hyde DC는 가동범위의 상실 그리고 경직된 느낌을 갖는 통증을 유발하는 움직임 도중에 시행되는 치료와 도구의 사용을 통한 연부조직/근막의 장해를 치료하는 실험을 시작했다. 통증을 유발하도록 증가된 하중(덤벨 등)이나 쎄라밴드가 사용된 곳에서 치료는 빈번하게 제한의 부위를 국소화하도록 도와주었다. 환자가 균형판 위에서 서 있는 동안 치료는 고유수용기능을 자극하도록 도와준다. 동작을 동반한 치료의 가치를 보여주는 몇 가지 연구가 존재하며, 예를 들어, 움직임이 좀 더 역동적이고 능동적이 되면서 고유수용적 정확성이 개선되며 증가된 두뇌피질 활동성에서 기인한 능동적 움직임과 함께 고유수용적인 동원에서 증가도 존재한다(Chapman과 동료 1987, Paalasmaa와 동료 1991).

- 그림 12.7은 능동적인 개별화된 신장 중 아래쪽 허벅지뒤 근육의 치료를 보여준다 (Mattes 2000)
- 그림 12.8은 발목관절 발바닥쪽 굽힘 동안 균형판을 사용하며 장딴지근/가자미근 부위의 치료를 보여준다.

결론적으로, IASTM은 연부조직 기능장애의 치료를 위한 한 가지 효과적인 방법을 제공한다. 이 방법은 미국에서 그리고 세계적으로 점점 더 널리 사용되며 점점 더 도수치료사들의 그 방법의 임상적인 유용성을 발견한다.

참고문헌

Anandkumar S 2012 Physical therapy management of entrapment of the superficial peroneal nerve in the lower leg: A case report. Physiotherapy Theory Pract

Carey-Loghmani MT, Schrader JW, Hammer WI 2010 Graston Technique: M1 Instruction Manual, 3rd edn. TherapyCare Resources, Indianapolis

Chapman CE et al 1987 Sensory perception during movement in man. Exp Brain Res 68(3):516–24

Croisier JL et al 2007 An isokinetic eccentric programme for the management of chronic lateral epicondylar tendinopathy. Br J Sports Med 41(4):269–75, Epub 2007 Jan 15

Cui W, Bryant MR, Sweet PM, McDonnell PJ 2004 Changes in gene expression in response to mechanical strain in human scleral fibroblasts. Exp Eye Res 78: 275–284

Davidson CJ et al 1997 Rat tendon morphologic and functional changes resulting from soft tissue mobilization. Medicine and Science in Sports and Exercise 29:313–319

Eastwood M, McGrouther DA, Brown RA 1998 Fibroblast responses to mechanical forces. Proc Inst Mech Eng Vol 212 Part H

Gehlsen GM, Ganion LR, Helfst R 1999 Fibroblast response to variation in soft tissue mobilization pressure. Medicine and Science in Sports and Exercise 31 (4), 531–535

Kotera-Feyer E 1993 Die Strigilis. Lang, Frankfurt am Main, pp 63–148

Langevin HM, Churchill DL, Cipolla MJ 2001 Mechanical signaling through connective tissue: a mechanism for the therapeutic effect of acupuncture. FASEB J 15:2275–2282

Langevin HM et al 2009 Ultrasound evidence of altered lumbar connective tissue structure in human subjects with chronic low back pain. BMC Musculoskeletal Disorders 10:151

Loghmani MT, Warden SJ 2009 Instrument-assisted cross fiber massage accelerates knee ligament healing. J Orthop Sports Phys Ther 39:506–514

Mattes AL 2000 Active isolated stretching: The Mattes Method. Aaron L Mattes, PO Box 17217 Sarasota, FL 34276–0217, USA

Paalasmaa P, Kemppainen P, Pertovaara A 1991 Modulation of skin sensitivity by dynamic and isometric exercise in man. Applied Physiology 62: 279–283

Perle SM, Perry DG, Carey MT 2003 Effects of Graston Technique on soft tissue conditions: a prospective case series. In: WFC's seventh Biennial Congress, Orlando, FL, World Federation of Chiropractic, pp 344–345

Piehl-Aulin K 1991 Hyaluronan in human skeletal muscle of lower extremity: concentration, distribution, and effect of exercise. J Appl Physiol 71(6):2493–8

Pirola CJ et al 1994 Mechanical stimuli induce vascular parathyroid hormone-related protein gene expression in vivo and in vitro. Endocrinol 134 2230–2236

Rozario T, DeSimone DW 2010 The extracellular matrix in development and morphogenesis: a dynamic view. Dev Biol 341(1):126–40

Sarasa A, Chiquet M 2005 Mechanical signals regulating extracellular matrix gene expression in fibroblasts. Scand J Med Sci Sports 15, 223–230.

Sevier TL et al 1995 Traditional physical therapy vs Graston Augmented Soft Tissue Mobilization in treatment of lateral epicondylitis. Journal of the American College of Sports Medicine 27:(5)

Snodgrass SJ et al 2003 Factors related to thumb pain in physiotherapists. Aust J Physiother 49:243–250

Standley P 2007 Biomechanical strain regulation of human fibroblast cytokine expression: an in vitro model for myofascial release. Presentation at Fascia Research Congress, Boston. DVD from <www.fasciaresearch.com>

Stecco A, Gesi M, Stecco C, Stern R 2013 Fascial components fo the myofascial pain syndrome. Curr Pain Headache Rep 17:352

Thie M, Schlumberger W, Rautenberg J, Robenek H 1989 Mechanical confinement inhibits collagen synthesis in gel-cultured fibroblasts. Eur J Cell Biol 48,294–301

Turrina A, Martinez-Gonzalez, Stecco C 2012 The muscular force transmission system: role of the intramuscular connective tissue. J Bodyw Mov Ther 17:95–102

van der Wal JC 2012 Proprioception. In: Schleip R, Findley T, Chaitow L, Huijing P et al (eds) Fascia: the tensional network of the human body. Elsevier, Edinburgh

Yang G, Im HJ, Wang JH 2005 Repetitive mechanical stretching modulates IL-1beta induced COX-2, MMP-1 expression, and PGE2 production in human patellar tendon fibroblasts. Gene 363:166–172

제 13장

근육에너지치료법

MUSCLE ENERGY TECHNIQUES

Leon Chaitow

들어가는 글

근육에너지치료법(MET)은 1950년대에 정골의학에서 시작했으며 근골격계의 기능장애의 치료와 재활치료에서 등척성 수축이든, 등장성 원심적 수축이든 포함된다.

MET의 가장 기본적이며 널리 사용된 형태는 하나의 제한 경계의 직전으로 신체 분절을 조심스럽게 자세를 잡아주며(경계는 5장을 참조), 치료사에 의하여 처방된 수축력의 방향과 지속시간 등과 함께 환자에 의해 이용된 중간정도의 힘으로 잠깐의 등척성 수축의 사용으로 이어지는 방식이다.

등척성 수축의 중단 후(또는 때때로 수축 도중에), 연부조직이나 관절처럼 치료받고 있는 그 조직은 새로운 위치로 서서히 이동한다. 수축 시도는 아래에서 설명된듯 그 조직이 등척성 수축 이전 보다 훨씬 더 편안하게 늘어나거나 이동될 수 있도록 허용하는 변화를 만든다.

수축 후 위치이동은 통상적으로 특히 만성적인 상황에서 어느 정도의 스트레칭을 포함하거나, 단순하게 스트레칭이 없이도 새로운 끝범위 한계로 통증없는 위치이동을 허용하는, 움직임에 대한 저항에서 감소의 이점을 주게 될 것이다.

그러한 '스트레칭-배제한' 선택은 급성의 임상적인 상황에서 또는 관절의 치료에서 하게 선택된다.

정의

근육에너지치료법은 *'환자의 근육이 정확하게 조절된 자세에서, 어떤 특정한 방향으로, 그리고 확실하게 주어진 대립근력에 대항해서, 요구에 맞춰 능동적으로 사용되는 정골의학의 도수교정적 진단과 치료의 한 형태'*로 정의된다 (ECOP 2009).

등척성 수축은 거기에서 어떠한 가시적인 움직임도 발생하지 않지만, 액틴과 미오신이란 근육의 내부적 요소(5장에서 *수축의 생리학*을 참조)들은 근육원섬유마디의 단축을 만들도록 상호작용하여 그 근절의 *직렬의 탄력적인(역자주: 근육근막의 힘줄부위) 근막성 구성요소*를 늘려주는 수축이다. 5장에서 그림 5.1을 참조하라.

등장성 원심적 수축: 지속적인 수축에도 불구하고 근육-길이의 길어짐을 보유한 채 어느 정도의 늘어남이 발생하는 수축. MET 방법론에서 원심성 스트레칭은 아래에서 설명한 것처럼 지극히 다른 결과를 얻도록, 천천히 또는 빠르게 시행될 수 있다.

원심적 늘리기에서 포함된 그 진행과정은 *직렬*

*의 탄력적인 근막성 구성요소*의 늘어남, 그리고 또한 *병렬의 탄력적인 근막성(역자주: 근육힘살 부위의 근육근막) 구성요소*의 늘어남 모두를 포함한다.

근육원섬유마디의 ***직렬의 탄력적인 구성요소***는 늘어난 때 에너지를 저장하며, 탄력성에 기여한다. 이것들은 근육 섬유와 직렬로 놓여있는 근육들의 비-수축성 구성요소(근막/결합조직)를 구성한다. 짧아짐이 발생하도록 허용하는 근육의 활주요소인 *액틴과 미오신* 사이의 교차연결이 그런 것처럼, 힘줄은 *직렬의 탄력적인 구성요소*의 한 예가 된다(5장 그림 5.1을 참조; Huxley와 Biedergerke 1954).

근육원섬유마디의 **병렬의 탄력적인 요소**는 근육이 수동적으로 늘려질 때 저항적인 긴장력을 제공한다. 이러한 것들도 역시 비-수축성이며 근육의 막(근막)을 구성하고, 그 막들은 근육 섬유에 대하여 나란하게 놓인다(그림 5.1을 참조).

MET의 기원 - 그 창시자로부터의 인용

MET는 여러 명의 중요한 인물들로부터의 강력한 영향력과 함께, 1940년대 후반에 미국에서 정골의학계 안에서 발달했다:

- Fred Mitchell Jr DO: *'마치 그 원인이 경직된 근육(들)에 있다는 듯 관절제한을 치료하는 것은 정상적인 관절 동작의 가능한 회복을 만들어 주는 한 가지 접근법이다... 제한의 원인과 관계없이, "짧아진 근육"이란 생각의 틀을 기반으로 한 MET 치료는 일반적으로 그 제한을 제거함에 그리고 정상의 가동범위를 회복함에 충분하게 효과적이며, 그 제한이 비-근육성 요소에서 기인할 때에도 효과가 있다'* (Mitchell과 Mitchell 1999).
- Fred Mitchell Sr DO: *'그 많은 분파들과 함께, 근육에너지치료법은 관절의 교정이 시도되기에 앞서, 연부조직의 준비를 위한 가장 유용한 도구이다'* (Mitchell 1958).
- Edward Stiles DO: *'그 (Fred Mitchell Sr)는 제한된 관절의 기능을 [치료하기] 위해서 근육을 사용함에 초점을 맞췄다. 그의 주된 주안점은 근육을 이완시키는 것이 아닌, 관절의 기전을 재-확립하는 것이다'* (Stiles 2012, 개인적인 서신)
- R.E. Kappler DO: *'제한이란 단어는 그 것이 밀어붙쳐 극복되어야 하는 어떤 장벽이나 단단한 물체로서 해석된다면 오해된 것이다. 관절이 그 제한에 도달하면서, 단단한 근육과 근막의 형태에서의 제한은 더 많은 동작을 억제하도록 작용하는 것이다.* ***우리는 일부 해부학적인 구조물에 대항해서 밀어붙치기 보다*** *그 제한에 대항해서 당기고 있는 것이다.'* (Kappler 2003)
- Fred Mitchell Jr DO: *'치료사의 힘은 항상 대립한 힘이 된다. 공통적인 실수는 환자에게 "내 힘을 버티세요"라고 요청하는 것이다. 이것은 코어 근육들이 재-교육되며 재활치료 되어야 한다는 것을 보장하는 의도성이란 요소를 무시하는 것이다. 최선의 치료는 환자에게 작용할 그 정확한 방향, 힘의 정도 그리고 중단할 그 시점을 말해주는 것이다'* (Fred Mitchell Jr 인터뷰, 2009년 Franke에서)
- Thomas Jefferson Ruddy DO: Ruddy는 맥박보다 약간 더 빠른 비율로, [주로] 그 제한지점을 향한 여러 차례의 작은-등척성 수축의 사용을 제안한다. 환자에게 [치료사의] 저항에 대항해서 이러한 작은-수축의 여러 차례를 만들어보도록 요청한다. 예를 들어... *'수축하고- 이완하세요', '수축하고-이완하세요', 수축하고-이완하세요'* - 10번 하세요. 이렇게 한 후, 환자가 이완하면서, 그 관절은 자체의 새로운 제한점으로 쉽게 이동 한다. 그 과정은 한 차례 더

반복된다. 이러한 수축은 '흔들림'이나 '반동' 없이 시행되어야 한다 (Ruddy 1962).

- Karel Lewit MD: *'MET에서 처음에 사용된 것과 같은 강한 또는 중간정도의 힘의 수축은 지나치게 많은 "잘못된" 운동 단위를 동원했으며 결과도 원했던 것보다 미미했다. 근육 수축에 의하여 발생된 힘을 혁신적으로 줄였던 것은 바로 Karal Lewit이었다'* (Mitchell Jr 2009).
- John Goodridge DO: *'근육에너지치료법은 힘겨루기 경기가 아니다... 처음에 아주 소량의 힘만이 사용되어야 하며, 필요하다면 증가시킨다. 이것은 지나치게 큰 힘으로 시작하는 것보다 훨씬 더 생산적이다... 힘의 국소화가 힘의 강도보다 훨씬 더 중요하다'* (Goodridge 1981).
- Fred Mitchell Jr: *'파동적인 대립힘과 함께 분해성 [원심성 등장성] 수축은 약한 힘부터 중간정도의 힘까지를 포함하며, 15초 이상을 유지하진 않는다'* (Fred Mitchell Jr, 2009 Franke에서 인터뷰).
- Gary Fryer PhD, DO: *'MET의 성공적인 사용을 보장하기 위해 필요한 특성은 다음을 포함한다: 그 제한점에서 정확하게 자세잡기; 정확한 방향에서 치료사의 한정된 저항에 대항해서 환자에 의한 능동적이며 적절하게 공식화된 (근력, 수축시기) 근육 수축; 반복의 횟수 그리고 마지막으로 치료의 결과에 대한 정확한 평가'* (Chaitow 2013)

이러한 인용은 비교적 미숙한 기원(환자의 수축의 강한 정도를 요구했던 시기인)에서부터 다른 형태의 특수하게 방향을 정한 수축, 섬세하고, 적은 힘의 사용까지, MET에서 발전의 느낌을 제공한다.

그렇지만, 그 궁극적인 초점은 동일하게 유지되며 – 즉, 신체의 연부조직이 기능장애에 놓일 때 정상화시키며 재활시키겨 주는 것이며, 그러므로 각별하게 앞서 제한된 관절들 대부분에서 보다 정상의, 이상적인 통증없는 기능을 허용하는 것이다. MET 적용법의 세부 내용의 요약에 대하여 다음을 보라: 이장의 뒤쪽의 MET 치료과정 정리.

기본적인 MET 변형법

기준적인 등척성 MET (앞에서의 정의를 참조)를 구성하는 그 요소들은 항상 다음을 포함한다:

- 저항성 제한의 확인, 이것이 한 근육이나 한 관절의 최종 범위에 놓이는가. MET 장벽은 *어떤 특정한 방향에서 움직임에 대한 저항의 바로 첫 징후를 나타낸다* (5장을 참조).
- 한 번의 등척성 – 또는 가끔 등장성 원심적 – 수축의 사용, 그 저항의 장벽의 바로 이전에 위치한 조직과 그 제한을 향해서 또는 멀어지는 방향의 또는 모두 함께 또 다른 방향에서 수축으로 시작한다.
- 일부 사례에서 등척성 수축은 지속된 5–7초의 수축보다는 여러 차례의 매우 짧은, 율동적인 '파동 동작의' 노력으로서 성취된다.
- 지속된 한 차례의 수축이나 여러 차례의 파동의 수축이든, 등척성 수축에 뒤따라서, 이제 덜 제한된 조직을 새로운 제한으로 가져가거나 – 또는 그 새로운 제한을 넘어선 늘리기로 가져간다. 등척성 수축의 주된 노력은 *'늘리기에 대한 감소된 저항'* – 또는 *'늘리기에 대한 증대된 인내도'*를 만드는 것으로 설명되었다. 나중에 *MET의 근막성(그리고 기타의) 기전* 단락에서 설명된다 (Magnusson과 동료 1996).
- *MET 등척성 수축*은 항상 치료사의 저항에 대항해서 환자의 노력을 포함한다. 환자에게 치료사의 힘에 저항하도록 요청된다면 그 같은 이점은 성취되지 않을 것이다.
- MET 안에서 *원심성* 스트레칭이 사용되는 상황에서, 그 수축하고 있는 근육 (들)의 천천히길어짐이 발생하도록, 그 환자는 그 근육을 늘리

려는 치료사의 힘에 부분적으로 저항하거나, 또는 관절을 움직여야 한다.

방법설명의 몇 가지 예

1. 어깨올림근의 치료(그림 13.1)에서 등척성 수축을 사용할 때 한 가지 전형적인 방법설명의 한 예는 다음과 같을 것이다:

내 손에 대고 당신의 머리를 뒤로 부드럽고 천천히 밀면서, 어깨뼈로도 제 손을 위로 밀면서 힘을 주세요 – 제가 더 밀지 말고 그대로 유지하도록 요청할 때까지 자신의 힘의 30%를 넘지 않도록 사용하세요.

2. 환자가 바로 누워서 허벅지뒤근육을 그 근육의 처음 저항 한계의 바로 전에 유지한 채, 허벅지뒤근육의 등장성 원심성 수축을 사용할 때 전형적인 방법설명의 한 가지 예(그림 13.2)는 다음 같을 것이다:

제가 준 저항만치 무릎을 굽히려고 힘 주세요. 자신의 가능한 힘의 삼분의 일을 넘지 않도록 사용해서 천천히 무릎 굽히려는 힘을 증가시키고, 그대로 5-7초간 유지하세요. 그러면 그동안 제가 그 근육을 천천히 늘려 준 후 천천히 이완시킬께요.

수축하려는 힘을 이완하도록 한 후, 다리는 허벅지뒤근육의 어느 정도의 신장이 성취된 자세에서 무릎을 펴주며, 그 자세로 5-30초 (문제가 얼마나 만성적인가에 따라서) 정도 유지한다.

3. 쉽게 고정시킬 수 있는(허벅지뒤근육의 예처럼 긴-지렛대를 보유한 것과 비교해서) 작은 관절들과 같이, 치료사가 치료하고 있는 부위를 확고하게 통제하는 것이 가능한 장소에서, 율동적인, 좁은 폭의, 맥동적인 등척성 수축이 지속적인 수축보다 훨씬 더 유용하다. 수축(들) 후,

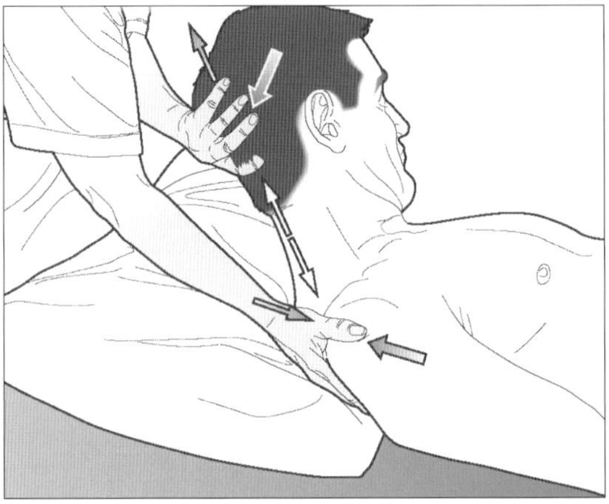

그림 13.1 LA-LU 오른쪽 어깨올림근의 MET 치료에서 저항준 등척성 수축의 그리고 스트레칭 적용의 방향과 손의 위치.

그 환자는 그 조직이 늘어남으로 새로운 위치를 취하는 그 움직임에 반드시 참여해야 한다.

4. 엎드린 환자에게서 넙다리곧은근을 포함한 등장성 원심성 수축을 사용할 때의 전형적인 방법설명의 한 예는 다음과 같을 것이다: *'내가 당신의 무릎을 굽히려는 힘에 버텨보세요'*(그림 13.3). 그 환자는 이러한 방법이 양쪽 모두에 스트레스가 되지 않도록 그저 충분한 정도의 힘만 사용하도록 반드시 배워야 한다. 이러한 예에서 이것은 수축하고 있는 넙다리곧은근의 비교적 느린, 통증없는 늘려줌을 허용해야 한다. 이러한 방법에 대한 약어는 SEIS(느린 원심성 등장성 늘리기)이다. 이러한 등장성의 원심성 늘리기의 보다 빠른 형태는 분해성 수축(isolytic contraction)으로 알려졌다. 이러한 방법의 논리적인 그리고 임상적인 유용성은 이 장의 뒤쪽에서 설명되며 *–MET의 임상적인 목적과 증거*라는 단락에서 Parmar와 동료(2011)의 연구의 논의를 참조하라.

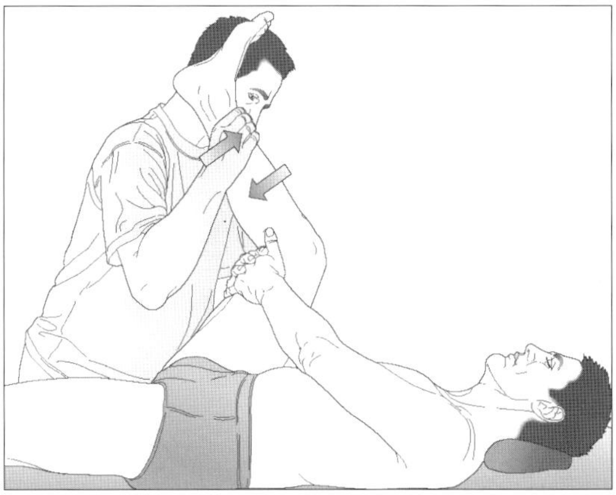

그림 13.2 단축된 허벅지뒤근육의 치료에서 느린 원심성 신장법 적용의 손 위치와 방향.

MET의 임상적 목적과 증거

통증 완화, 개선된 가동성, 재활치료 그리고 섬유증을 감소시키기

일부 연구자들은 MET에서 사용된 것처럼 이어지는 늘리기가 없을 때 조차도, 등척성의 수축은 강력한 진통의 효과를 보유한다는 것을 제안했다 (Hoeger와 동료 2011). 이것에 대한 가능한 기전은 *MET의 근막 및 기타의 기전이란 제목 하에서 나중에 설명된다.*

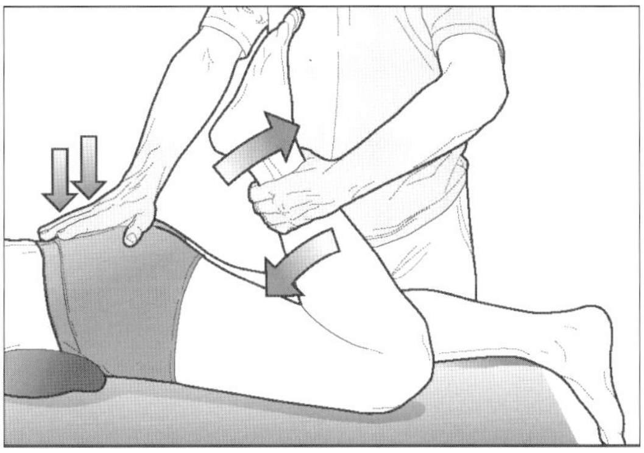

그림 13.3 넙다리곧은근의 MET 치료에서 등장성의 원심적 늘리기의 적용의 손 위치와 방향

Lewit과 Simons (1984)는 근육근막성 통증을 보유한 224명의 환자의 치료에서 등척성 수축을 사용했으며, 그들에게서 통증유발점(TrP)이 이환된 근육안에서 확인되었고, 스트레칭에서 긴장과 불편함을 보여주었다. 문제의 근육은 통증 직전까지 수동적으로 늘려졌으며 이어서 그 환자는 10초 동안 부드러운 등척성 수축을 시행했고, 2~3차례 더 이완과 약간 더 늘리기 등으로 이어졌다. 그 치료는 63%에서 기록된 지속적인 진통작용과 함께, 94%의 환자에게서 즉각적인 통증 완화로 결과했다.

Knebl (2002)은 만성적인 어깨관절 제한과 통증을 보유한 29명의 노인 환자들에게서 Spencer 치료법(어깨관절의 수동적 가동증진법의 한 가지 정골학적인 방법)을 MET를 사용한 동일한 방법과 비교했다. 각각 8회, 30분 동안의 치료과정이 2, 4 그리고 6주동안 주당 2회 시행되었으며 10과 14주에 그리고 14주가 지나서 한 차례씩 시행되었다. 치료의 두 형태 모두 (MET와 함께 그리고 MET가 없는 가동증진법)는 호전을 만들어낸 것으로 보여지만, 더 큰 호전은 MET를 받은 집단에서 능동적인 및 수동적인 굽힘에서 확인되었다. 참가자들이 치료의 마지막 이후 재평가되었을 때, MET 집단에선 가동범위가 지속적으로 증가하는 성향이 있었지만, 오로지 수동적인 가동법으로만 치료한 환자들에게선 가동범위가 감소하는 성향이 있었다.

Hunt와 Legal (2010)은 궁둥구멍근에서 근육막성 통증유발점의 존재와 함께, 궁둥구멍근의 경련과 통증을 보유한 80명의 대상을 포함한, 무작위한, 단일-맹검의 통제된 연구를 시행했다. 28명의 대상은 궁둥구멍근을 이완시키려는 목적에서 MET를 사용하여 치료 받았으며; 27명의 대상은 궁둥구멍근에 빠른 스트레치를 적용한 빠른속력의 좁은 폭의(HVLA) 밀치기로 치료받았고; 나머지(25명 통제군)는 위약치료법으로 치료받았다.

그 결과는 압박 통증역치(통각측정정기를 사용한)의 평가; 엉덩관절 안쪽 회전 범위(관절범위 측정자); 그리고 VAS를 사용한 통증 수준 등을 포함했다. MET와 HVLA 밀치기 모두는 위약 집단과 비교해서, 통증 완화와 함께 엉덩구멍근 신장성에서 비슷하게 상당한 증가를 만들었다.

Moore와 동료(2011)는 아마추어(대학의) 야구선수들의 어깨관절 ROM의 치료에서 MET 효과를 연구했다. MET의 한 차례 적용이 오목위팔관절(GHJ)의 수평 벌림(19명의 대상)에 그리고 오목위팔관절의 바깥 회전(22명의 대상)에서 ROM을 증가시키도록 사용되었다. 그 결과는 대학의 야구선수들에게서 오목위팔관절 수평 벌림에 대하여 MET 치료과정의 한 차례 적용이 오목위팔관절 수평 모음과 안쪽 회전 ROM 모두에서 즉각적인 호전을 제공했다는 것을 보여주었다.

Parmar와 동료(2011)는 엉덩관절 수술에 뒤따른 무릎관절 재활치료에서 수동적인 도수 스트레칭(PMS)과 느리게 적용된 등장성의 원심적 신장법(SEIS)의 사용을 비교했다. 정형외과 의사는 궁극적으로 성취된(PMS와 MET를 비교할 때), 상당하게 증가된 ROM에서 아무런 차이가 없다는 것을 확인한 한편, MET를 받은 환자들이 현저하게 더 빠른 통증 감소를 보여준 것에 주목했다. 그들은 다음처럼 사용된 그 방법을 묘사했다: '*옆으로 누운 자세의 환자에게서, 엉덩관절은 골반에서 적합한 고정과 함께 중립자세에서 유지되었다. 이어서 무릎관절은 그 첫 번째 저항 한계가 도달한 그 범위로 굽혀진다. 이어서 환자에게 치료사가 굽히도록 적용한 힘에 저항하도록 무릎관절 폄근근력의 20–25%를 사용하도록 설명했다. 이어서 무릎관절은 두 번째 저항 한계에 도달할 때까지 그 새로운 범위[의 최종부위]로 움직여지며 그 자세에서 15초 동안 유지되고 이어서 완전한 폄 자세로 복귀했다. 이 방법은 매일 5–7차례 적용되었다.*'

이러한 설명에서 주목해야 하는 두 가지 핵심 요소는 다음이다:

- *저항의 첫 징후*라는 편안한 최종 범위가 사용되었다. 강조했듯이, 그 끝범위를 *'불편함의 첫 징후'*라고 묘사하는 다른 치료법들과 다르게, 이것이 바로 MET의 특징이다.
- 그 자세에서 가능한 근력(최대 근력이 아닌)의 20–25%를 사용해서 무릎관절을 펴려는 환자의 시도가 치료사에 의하여 저지되었으며, 이것이 등장성의 원심적 늘리기를 구성한다.

수술 후 등장성의 원심적 신장법(SEIS)와 분해성 수축 (ILC)의 사용에 대한 근거는 다음처럼 설명된다: *수술–직후의 집단에서, 우리는 지나친 통증을 예방하도록 그리고 점진적으로 부드러운 늘리기도 허용하도록, 그럼에 의하여 주변의 연부조직과 함께 그 손상된 조직들의 재형성을 도와주도록 등장성의 원심성 신장법(SEIS)를 사용해했다.*

만성의 시기에, 우리는 통제된 미세외상을 통해서 섬유염적인 유착을 깨뜨리도록 돕기 위하여, 그래서 그 재형성 동안 탄력성과 순환에서 호전을 허용할 수 있도록, 조금 더 강력한 분해성 수축 (ILC)를 사용했다.'

MET와 히알루로닉 산 (HA). 1장에서 설명한 듯, 근막의 활주 기능은 HA와 같은 윤활제의 풍부한 생산을 필요로 한다. 이것은 가끔은 분해성의 또는 등장성의 원심성 신장법(SEIS) 형태의 늘리기에 쉽게 참여되는, 스트로크의, 파동성의 기전에 의하여 자극될 수 있다(Kuchera와 Kuchera 1992).

Wilson과 동료(2003)는 이러한 방법이 척추의 안정성과 고유수용적인 재교육의 의미에서 현저한 이점을 제공할 수 있으므로, 척추의 내인성의 근육들(돌림근, 가로돌기사이근 등과 같은)에 집중된 재활치료를 성취하기 위한 MET의 한 형태를 제안한다. '*이러한 근육들의 기능장애는 중추*

신경계로 잘못된 상행성 자극입력으로 이끌리며, 그 운동 분절의 공간상의 연관성의 왜곡된 모습으로 발생한다. 이것은 척추의 일차적인 역동적 안정근들의 비효율적인 사용 그리고/또는 사용않함으로 이어진다.' Wilson과 동료(2003)에 의하여 권장된 MET 치료과정은 이 장에서 다루기엔 너무 길다. 이것은 Chaitow(2013)의 저서 9장에서 충분하게 설명된다. 환자에게 요구되는 사항은 다음처럼 설명된다:

환자들이 매우 적은 수축을 만들어내는 것이 중요하다. 그 초점은 작은 분절들 사이의 근육들을 강화시키는 것이다. 지나치게 큰 수축이 유도된다면 이러한 근육들의 수축은 보다 큰 주동근들에 의하여 압도된다. 치료사는 코어 근육구조가 사지에 앞서 활성화되며, 그러므로 그 근육 수축이 '파운드'(킬로그램) 단위 대신에 '오운스'(그램) 단위에서 측정되어야 한다는 것을 반드시 유념해야 한다. 다음은 환자에게 제공할 유용한 방법설명의 몇 가지 예가 된다:

- *'제가 당신의 다리를 천장쪽으로 당겨올리는 그 힘에 맞춰야지, 그 이상 힘주지 마세요.'*
- *'당신이 마치 계란을 깨지지 않을 정도로 누르고 있는 것처럼 내 손을 미세요 (Wision 2003).'*

주의점: 맥동화된 MET는 이러한 치료방법에 대한 이상적인 모델을 제공할 것이다.

Lederman(2011)은, 다른 사람들 가운데, 허리통증과 같은 기능장애를 해소하는 최선의 방법은 제한적인 단기간의 효과를 제공하는 도수치료 방법보다는, 반드시 재활치료 전략, 운동 재교육 그리고 행동에-집중된 방법론을 반드시 포함해야 한다고 믿고 있다. 그렇지만, 가동성, 근력, 운동조절 그리고 지구력 같은 특징이 MET와 같은 치료방식에 의하여 기능장애의 조직에서 회복되지 않는다면, 정상의, 통증없는 기능이 성취되기 어려울 것이기 때문에, 그 반대사항도 사실일 것이다.

MET의 근막성 및 기타의 기전

Fryer (2013)는 MET 효율성에 포함된 것으로 생각된 주된 요소들을 정리했다. 현재의 이론은 다음을 포함한다:

- **반사적 근육 이완:** 비록 일부 연구들이 근육의 이완이 등척성 수축 후 발생한다는 이론을 지지할지라도, 역설적이게도 등척성 수축이 그 근육에서 줄어든 EMG 활동성보다는 증가된 활동성으로 발생한다는 다른 연구들과 함께, 그것이 오로지 짧은 등척성 수축-후 이완효과인 것으로 보인다. 그러므로 *'증대된 신장성은 점액탄력적 변화나 늘리기 인내도에서 증가와 같은 다른 요소들에서 기인해 발생해야 한다.'*
- **점액 탄력적인 또는 근육의 특성 변화:** 등척성 수축의 추가가 수동적인 늘어남의 효과를 증가시키며, 근육원섬유마디의 직렬의 그리고 병렬의 탄력적인 구성요소를 포함할 것이라는 증거가 존재한다. 근육원섬유마디의 직렬의 탄력적 그리고 병렬의 탄력적 요소(위에서 설명한)들 모두에서 변화는 MET의 능동적 및 수동적 시기 중 발생하며, 근육의 길어짐과 증가된 가동범위에 기여한다(Milliken 2003; 그림 5.1을 참조).
- 추가로, 이력현상(1장의 글상자 1.2에서 설명을 참조)도 탄력적인 변화에서 포함될 것이며; 각별하게, 보다 젊은 사람들에게서 이것이 추측된다(Reid와 McNair 2004). 증가된 조직 신장성에 대한 한 가지 기여요소로서 그것을 배제하지 않는 한, 점액탄력적인 변화는 이러한 과정에서의 자체의 역할을 명료하게 보여 주도록 더 많은 연구가 필요하다.
- **늘리기 인내도의 변화:** 비록 특정한 설명에서 그 증거가 부족할지라도, 연구에서 MET에 뒤

따라 조직을 늘려주는 능력에서 증가가 '*근육을 늘리려는 더 큰 신장력에 대한 인내도*'에서 기인하는 것을 설명했다. 다르게 말해서, 등척성 수축 이전보다 등척성 수축 이후 앞서 제한된 연부조직을 좀 더 편안하게 늘려주는 것이 가능하다. 등척성 수축 후 뒤넙다리근을 늘려주는데 사용된 힘과 같은 정도의 힘이 그 수축 이전에도 사용되었다면, 이것은 충분히 참아진 것이 아닐 것이다. 그렇지만, 이것이 그 안에 포함된 기전을 설명 하는 것은 절대 아니다!

기타의 가능한 기전과 그 설명은 다음을 포함한다:

- 5장에서 설명된 듯, 수축과 늘리기 동안 결합조직으로부터 수분의 배출을 포함하는 수압의 영향은 최대 30분까지 움직임의 증대된 자유도를 허용하며 – 그러한 시간 동안 가동증진법 그리고/또는 운동은 훨씬 더 효율적으로 성취될 수 있다 (Klingler와 동료 2004).
- Fryer와 Fossum(2010)은 MET가 상행성의 그리고 하행성의 통증경로 모두를 경유하는, 통증-완화의 반응을 작동시키는 역학수용기들을 자극한다는 것을 제안한다. 추가로, MET는 국소의 혈액 흐름을 증가시키며 또한 간질성 삼투압을 변화시키는 섬유아세포의 역학적인 스트레칭을 유도하며, 전(前)-염증성 시토킨의 집중을 감소시키며, 통증 수용기들을 둔감화시키도록 도와준다 (Havas와 동료 1997).
- Wilson(Chaitow 2013년에)은 MET가 급성의 허리 통증의 사례에서 현저한 통증 완화의 효과를 보유한다는 것을 보여 주었다: MET는 *단지 알파 운동신경원을 억제할뿐만 아니라, 그 방법의 부드러운 늘리기는 활성화-후 억제를 통해서 Ia 상행성 신경도 억제한다. 이것은 늘리기에 대한 근방추의 민감성을 감소시키는 근육에너지치료법의 효과에서 기인한다. 이러한 효과는 2일 이상은 지속되는 것으로 보여졌다 (Avela와 동료 1999 a, b). 이러한 증거는 다른 방법들을 압도하는 MET의 사용에서 그 효과가 단지 더 오래 지속될뿐만 아니라, MET가 상행성 그리고 하행성 신경 모두에서 작용함에 의하여 통증/경련 순환을 해소하기 때문이라는 주장을 강화시킨다.*
- 엔돌핀 그리고/또는 엔도카나비노이드와 같은 자연적인 진통제는 MET에 대한 반응으로 분비되는 것으로 보인다 (McPartland 2008).
- 5장에서 언급한 듯 – 깊은 치밀한 근막의 껍질들을 도수적으로 늘려주는 것이 가능하지 않다: 예를 들어, 등허리근막안에서 MET의 사용은 그러한 껍질에서 과긴장의 근육들에 의하여 제공된 긴장성 하중을 감소시키는 것이 가능하며 – 그러므로 근막성 평면들의 연관적인 경직도를 내려줄 것이다.

신경학적인, 역학적인, 내분비적인, 수압의 그리고 가능한 기타 기전들은 MET의 효과에 대하여 공통적으로 기여하는 듯 보인다.

MET에서 기술적인 면을 어떻게 그리고 어디에서 습득하는가?

그 모든 학교가 예를 들어, 맥동적인 MET처럼 보다 섬세한 형태까지 소개하는 것은 아닐지라도, 모든 정골의학 학교는 MET를 교육한다.

물리치료사들도 MET의 요소를 배우며 MET의 좀 거리있는 친척인 고유수용성 신경근촉진법(PNF)도 배우지만, 이러한 접근법은 이 장에서 설명한 듯 MET와 핵심에서 차이가 있다.

MET와 비슷한 기타 방법들은 '수축-이완의(CR)', '주동근-수축-이완 (ACR)의', '수축-이완-주동근 수축 (CRAC)의' 방법처럼 다른 명칭 (그리고 거의 또는 전혀 정골학적 기원과 관계없는)에 의하여 설명된 접근법들을 포함한다. 사용된 명칭이 무엇이든, 이러한 것들은 모두가

MET의 형태이며 단기 코스와 책이나 비디오 교재를 통해서 널리 사용할 수 있다.

글상자 13.1에서의 진행과정 목록은 MET의 필수요소를 요약정리한다.

글상자 13.1

진행과정의 요약정리

Q. MET와의 관계에서 'PIR'은 무엇인가?

A. 등척성 수축-후 이완 (PIR: post-isometric relaxation)은 '이완'이 필요한 표적 조직인 근육(들)이 등척성 수축 포함될 때 MET에서 포함된 것으로 생각되는 기전에 대한 이론적인 모델이다. 등척성 수축-후 이완이 발생하는 것으로 보였지만, MET 사용에 이어진 '이완'이란 변화를 설명하기에는 시간상으로 너무도 짧게 이어진다.

Q. MET와의 관계에서 'RI'란 무엇인가?

A. 상반적 억제(RI: Reciprocal Inhibition)는 '이완'이 필요한 그 근육(들)에 대하여 길항근인 그 표적 조직에 대한 길항근이 그 등척성 수축에 사용될 때 MET에서 관여된 것으로 생각되는 기전에 대한 이론적인 모델이다. 이러한 (RI) 효과는 발생하는 것으로 보이지만, MET 사용에 이어지는 '이완'이란 변화를 설명하기엔 지속시간이 너무 짧다.

Q. MET 적용에서 어떤 제한이 사용되어야 하는가?

A. 조직들은 반드시 저항성 제한의 바로 직전의 지점- 즉, 어떠한 긴장의 느낌이든 느끼기 직전의 한 지점 -으로 가져간다.

Q. 환자들은 얼마나 강하게 수축하는 것이 필요한가?

A. 가능한 근력의 최대 1/3을 넘지 않게

Q. 등척성 수축이 얼마나 오래 지속되어야 하는가?

A. 5-7초 동안 - 또는 맥동적 MET에선 1초보다 적게 유지하는 방법으로 10초(회)나 그 정도 반복된다.

Q. 등척성 수축이 주동근('PIR')을 또는 길항근('RI')을 반드시 포함해야 하는가?

A. 주동근의 사용- 이완 또는 늘려줌이 필요한 조직 -이 최선의 결과를 제공하겠지만, 통증이 그 방법의 사용을 어렵게 만들 것이며, 그러한 경우 길항근이 채용되야 하거나 - 또는 그 제한에 영향을 줄 다른 근육들이 사용될 수 있다.

Q. 등척성 수축의 방향은 제한점을 향하는가 - 아니면 제한점에서 멀어져야 하는가?

A. 이것은 효과상으로 앞의 질문과 동일한 것이다. 그 시도가 그 제한점에서부터 먼쪽으로 향한다면, 이것은 주동근을 포함하며 'PIR'이다. 수축의 노력이 제한점 쪽으로 향한다면, 이것은 길항근을 포함하며 그러므로 'RI'가 된다.

Q. 호흡의 참여(호흡성 연합운동)가 필요한가?

A. 기본적인 MET (즉, 원심성 스트레칭이 포함될 때가 아닌 경우), 새로운 제한을 향한 스트레칭이나 움직임이 통상적으로 숨을 내쉼 시에 이루어지며 - 숨을 내쉴 때 활성화되는 허리네모근의 사례만을 예외로 삼는다.

Q. 수축에 뒤따라서 움직임이나 스트레칭이 만들어지기 전에 잠깐의 중단이 반드시 필요한가?

A. 그렇다 - 스트레칭이 시작하기 전에 잠깐의 이완이 권장된다.

Q. 등척성 수축 후 그 조직은 반드시 새로운 제한점까지 아니면 새로운 제한점을 지나서까지 이동해야만 하는가 - 그렇다면 얼마나 지나서 그리고 얼마나 오래 유지되어야 하는가?

A. 급성의 경우에 스트레칭을 하지 않으며 - 그 조직은 등척성 수축 후 오직 새로운 제한까지만 이동된다. 만성의 경우에는 움직임은 5-30초 사이 동안 제한을 넘어서 유지되며 - 가능하다면 환자의 보조를 이용한다.

Q. 위에서 설명된 과정이 얼마나 많을 반복을 필요로 하는가?

A. 1-2회, 그 과정을 두 번째 MET 이상을 적용하는 것은 별다른 이점이 없다.

Q. 느린 원심성 등척성 신장법(SIES)를 설명하라.

A. 조직은 제한점의 방향에서 중간 범위의 위치로 이동되며, 치료사가 새로운 저항의 제한 지점까지 수축하고 있는 근육을 천천히 늘려가면서 환자에게 그 자세를 유지할 것을 반드시 요구하고 늘어나고 있는 근육은 반드시 수축하고 있어야 한다. 이것은 또한 짧아진 근육 집단의 가능한 억제된 길항근에도 공통적으로 적용되며, 그래서 그 길항근들을 강화시킨다.

Q. 빠른 등척성 수축의 원심성 MET 신장법(분해법)을 설명하라

A. 앞의 방법 설명과 동일하지만 조심스런 재활과정으로 이어질 수 있도록 그 수축하고 있는 근절에서 미세외상을 고의로 만들어내기 위해서 - 교차연결, 섬유증 등을 줄여주도록 빠르게 시행된 것만이 다르다.

Q. 맥동의 MET를 설명하라

A. 제한된 관절 주변의 조직들이 편안한 끝범위에서 확고하게 유지되며, 그 제한을 향해서나 멀어지도록 1초 보다 적게만 유지되는 소폭의 수축을 만들도록 환자에게 요청한다. 일단 잠깐의 수축의 정도와 방향이 성공적으로 학습되었다면, 치료사의 확고한 대립압력에 대항해서 율동적으로 10-20회 그러한 수축을 만들도록 환자에게 요청하며, 그 이후 새로운 제한까지 움직여지며 그 새로운 제한점이 또 다른 15-20회의 작은 수축을 위한 시작점이 된다.

참고문헌

Avela J et al 1999a Reduced reflex sensitivity after repeated and prolonged passive muscle stretching. J Appl Physiol 86:1283–1291

Avela J et al 1999b Reduced reflex sensitivity persists several days after long-lasting stretch-shortening cycle exercises. J Appl Physiol 86:1292–1300

Chaitow L 2013 Muscle energy techniques, 4th edn. Churchill Livingstone Elsevier, Edinburgh

ECOP: Educational Council on Osteopathic Principles 2009 Glossary of osteopathic terminology. American Association of Colleges of Osteopathic Medicine, Chevy Chase, MD

Franke H 2009 The history of MET. In: Muscle energy technique history-model-research. Interview with Fred Mitchell Jr. Verband der Osteopathen Deutschland, Wiesbaden.

Franke H 2013 The history of muscle energy technique. In: Chaitow L (ed) Muscle energy techniques, 4th edn. Churchill Livingstone, Edinburgh

Fryer G 2013 MET: efficacy and research. In: Chaitow L (ed) Muscle energy techniques. Churchill Livingstone Elsevier, Edinburgh

Fryer G, Fossum C 2010 Therapeutic mechanisms underlying muscle energy approaches. In: Fernández-de las-Peñas, C et al (eds) Tension-type and cervicogenic headache: pathophysiology, diagnosis, and management. Jones and Bartlett, Sudbury, MA, pp 221–229

Goodridge J 1981 Muscle energy technique: definition, explanation, methods of procedure. JAOA 81:249–254

Havas E et al 1997 Lymph flow dynamics in exercising human skeletal muscle as detected by scintography. J Physiol 504:233–239

Hoeger B et al 2011 Pain perception after isometric exercise in women with fibromyalgia. Arch Phys Med Rehabil 92:89–95

Hunt G, Legal L 2010 Comparative study on the efficacy of thrust and muscle energy techniques in the piriformis muscle. Osteopatía Scientífica 5(2):47–55

Huxley AF, Niedergerke R 1954 Structural changes in muscle during contraction: interference microscopy of living muscle fibres. Nature 173(4412):971–973

Kappler R 2003 Thrust (high-velocity/low-amplitude) techniques. In: Ward RC (ed) Foundations for osteopathic medicine, 2nd edn. Lippincott, Williams & Wilkins, Philadelphia, pp 852–880

Klingler W, Schleip R, Zorn A 2004 European Fascia Research Project Report. 5th World Congress Low Back and Pelvic Pain, Melbourne, November 2004

Knebl J 2002 Improving functional ability in the elderly via the Spencer technique, an osteopathic manipulative treatment: a randomized, clinical trial. J American Osteopathic Assoc 102(7):387–400

Kuchera WA, Kuchera ML 1992 Osteopathic principles in practice. Kirksville College of Osteopathic Medicine Press, Kirksville, MO

Lederman E 2011 The fall of the postural-structural-biomechanical model in manual and physical therapies: Exemplified by lower back pain. J Bodyw Mov Ther 15:130–152

Lewit K, Simons DG 1984 Myofascial pain: relief by postisometric relaxation. Arch Phys Med Rehabil 65:452–456

McPartland JB 2008 Expression of the endocannabinoid system in fibroblasts and myofascial tissues. J Bodyw Mov Ther 12(2):169

Magnusson S et al 1996 A mechanism for altered flexibility in human skeletal muscle. J Physiol 497(1):291–298

Milliken K 2003 The effects of muscle energy technique on psoas major length. Unpublished MOst Thesis. Unitec New Zealand, Auckland, New Zealand

Mitchell Jr FL, 1998 PKG The muscle energy manual, vol 2. MET Press, East Lansing, p1

Mitchell Jr FL, Mitchell PKG 1999 The muscle energy manual, vol 3. MET Press, East Lansing

Mitchell FL 1958 Structural pelvic function. In: Barnes MW (ed) Yearbook of the Academy of Applied Osteopathy. American Academy of Osteopathy, Indianapolis, IN, pp 71–90

Mitchell Jr FL 2009 Influences, inspirations, and decision points. In: Franke H (ed) Muscle energy technique. History – Model Research, Marixverlag, Wiesbaden

Moore S et al 2011 J Orthop Sports Phys Ther 41(6):400–407

Parmar S et al 2011 The effect of isolytic contraction and passive manual stretching on pain and knee range of motion after hip surgery: a prospective, double-blinded, randomized study. Hong Kong Physiotherapy Journal 29:25–30

Reid D, McNair P 2004 Passive force, angle, and stiffness changes after stretching of hamstring muscles. Med Sci Sports Exercise 36:1944–1948

Ruddy T 1962 Osteopathic rapid rhythmic resistive technic. Academy of Applied Osteopathy Yearbook, Carmel, CA, pp 23–31

Wilson E et al 2003 Muscle energy technique in patients with acute low back pain: a pilot clinical trial. J Orthop Sports Phys Ther 33:502–512

제 14장

근막의 유도 치료법(MIT®)

MYOFASCIAL INDUCTION THERAPY (MIT®)

Andrzej Pilat

들어가는 글

근막의 유도 치료법(MIT®)은 손을 사용하는 전신 치료법이며, 근막성 조직에서 달라신 기능의 회복에 집중한다. 건강한 신체에서, 근막계는 움직임, 유동성 그리고 협조성을 유지한다. 그렇지만 손상과 노화는 이러한 조직의 역동성을 감소시키며, 1장과 2장에서 설명한 듯 근막성 제한으로 발생한다. 근막성 기능장애에 대한 적응은 MIT와 같은 도수적인 방법을 통해서 쉽게 촉진될 수 있는 구조적인 그리고 기능적인 반응 모두를 포함한다.

MIT는 손을 사용한 평가와 치료과정이며, 거기에서 치료사는 목표로 삼은 기능장애의 조직으로 손을 통한 부드러운 역학적인 스트레스 전달(견인력 또는 압박력)을 적용함에 의하여, 회복을 도와준다. '유도'란 단어는 움직임 촉진의 교정에 연관되는 것이지 근막계통의 수동적인 늘리기가 아닌 것이다. 이것은 일차적으론 교육의 과정이며, 회복된 최적의 항상성 수준에 대한 탐색에서, 가동범위, 적절한 긴장력, 근력 그리고 협조성을 회복시킨다. 그 치료적 과정의 최종적인 목적은 안정적인 수직계층의 확보가 아닌, 그 보단 최대의 효율성에서 환경의 요구에 대한 최적인 그리고 지속적인 적응의 촉진에 놓인다.

근막 이완법(MFR)에 익숙한 치료사는 그것과 MIT 사이의 유사성을 보게 될 것이다. 약간의 미세한 차이를 보이며, 그 방법들은 임상적인 추론의 동일한 개념을 기반으로 하며 서로간에 보완적이다. MIT는 항상 무작위한 자극(가변적인 힘의 강도와 방향)의 적용을 피하며, 내인성의 자연적인 조직 반응력에 집중한다.

정의

근막이란 무엇인가?

근막이란 무엇인가를 확정하는 통합된 기준은 존재하지 않는다 (Langevin과 Huijing 2012, Schleiprhk 동료 2012). Kumka와 Bonar(2012)는 근막을 *'3차원적인 콜라겐 기질에 의하여 형성된 안정성과 동작의 끊김없는, 연속적인, 기능적인 장기'* 라고 정의한다. *이것은 근막이 수동적이며 단순한 지지의 구조가 아님을, 그보단 '동적인 그리고 가변적인 체계'* 임을 강조한다(Swanson 2013). 이러한 체계는 신체 구성체계의 미세한-그리고 거대한 수준 전반에 걸쳐 연속적인 긴장력의 그물망을 형성하는 결합조직의 다른 유형들로서 명백해진다 (Langevin과 동료 2011).

근막체계의 기본적인 기능 (Pilate 2003; 1장도 참조)

- 매달림
- 받쳐줌 (지지하기)
- 구획의 형성
- 신체 구조들의 결합
- 근육과 내장들의 보호와 자율성
- 기본적인 단위들의 형성
- 연속적인 신체 연결 그물망의 창조와 구성
- 자세의 조절에서 참여
- 하나의 협력적인 전체로서 국소 자극의 흡수와 분산:
  - 역학적인 (압박, 파동, 움직임)
  - 화학적인
  - 열의
- 조직 영양공급
- 신진대사적 교환의 촉진
- 상처 치유에서 참여
- 혈액동작의 협조성
- 수용기들의 그물망 전반에서 상행성 자극 전달에서 참여

근막성 기능장애란 무엇인가? (2장도 참조)

근막성 체계의 기능장애란 특수화된 움직임의 고도로 조직된 분류체계의 달라짐으로, 그리고 기질을 통한 정보의 부정확한 전달로서 정의된다 (Pilate 2003). 이것은 근막 내부의 섬유들 사이에서 그리고 근막성 평면들 사이에서 최적한 활주기능의 상실로 발생한다. 따라서, 힘의 전달 역시 달라지며 또는 제한되고 비정상적인 긴장력으로 그리고 최종적으론 움직임의 장해로 발생한다(Fourie 2008). 역학적인 힘의 분산은 적절한 세포 발달, 기능 그리고 병적인 진행과정의 틀을 잡아주는 생화학적인 신호발생만치 중요한 것이다 (Ingber 2003).

어떤 치료법이 근막성 기능장애를 치료할 수 있는가?

근막성 기능장애의 치료에 초점을 맞춘 여러 가지 명칭의 도수 치료법들이 존재한다 (Chaitow 2007, Pilat 2003). 이 교재의 이 단락에선 유사한 개념적인 원칙을 기반으로 그러한 치료법들의 많은 것들에서 근막-지향의 도수적 접근법의 선별을 담아

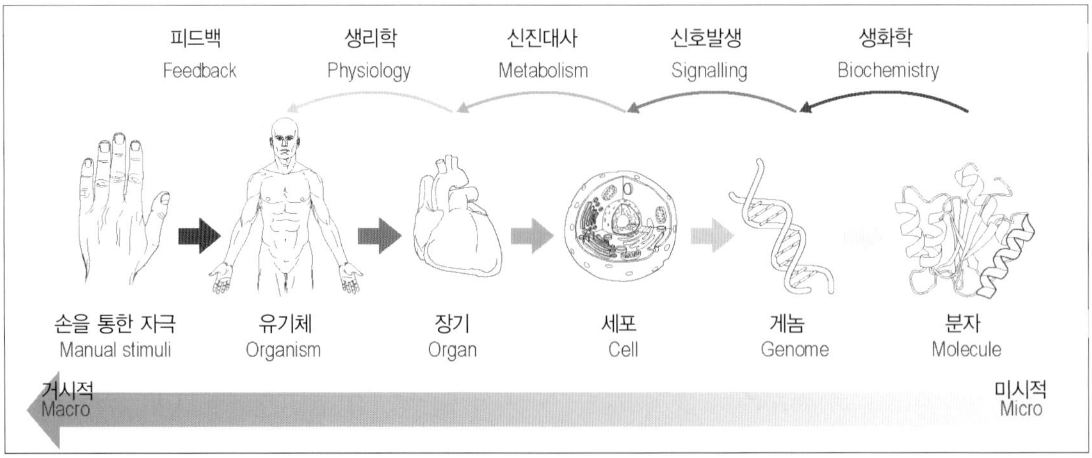

그림 14.1 MIT적용 기전의 개략적인 분석

본다. 임상적인 치료과정의 통합과 증명이 연구를 통해서 필요할 것이다 (Remving 2007).

MIT란 무엇인가?

MIT는 근골격계, 신경의, 혈관의, 두개골의 그리고 내장의 신체 구성요소들을 포함하는, 신체의 통합된 촉진 치료과정에 초점을 맞춘다. 그 방법 적용 중, 치료사는 낮은 강도의 역학적인 자극을 전해주기 위해서 어떤 특정한 신체 부위를 늘려주고 또는 압박한다. 이러한 자극입력은 분자의 수준까지그 체계에 영향을 주는 변화를 유도한다 (아래의 내용과 1장에서 역학전환에 대한 언급을 참조).

그 결과는 생화학적인 변화, 신호발생, 신진대사 그리고 최종적으로 생리학적인 반응을 포함하는 신체로부터의 상반적인 반응인 것이다. 이러한 치료과정은 그 근막체계 내부에서, 그리고 근막으로 향하는 정보 전달을 도와주며 최적화 시키기 위한 기질 특성을 재형성하는 것을 목적으로 삼는다 (Wheeler 2004). 이러한 치료과정의 그 목적, 그리고 공통적인 결과는 낮아진 에너지 요구와 함께 강화된 기능성이 된다 (Pilat 2003, 2011). 이러한 과정에 대한 추론은 그림 14.1에서 요약된다.

MIT에 대한 정당성은 무엇인가?

근막은 역학적인 힘에 대하여 예민한 세 개의 다른 범주를 포함하는 다양한 과정에 의하여 증명된 것처럼 일종의 역학감각성 체계이다. 이것들 각각은 다른 수준에서 작동하며, 잠재적으로 서로에 대하여 영향을 주게된다.

- **역학전환**: 이것은 역학적인 자극입력이 생화학적인 반응으로 전환되는 과정이다.
- **압전현상**: 콜라겐이 일종의 반도체이기 때문에 (1장을 참조), 이것이 근막성 체계 구성요소들의 상호연결을 가능하게 만드는 통합된 전기적 연결망을 형성하는 것이 가능함이 주장된다 (Ahn과 Grodzinsky 2009)
- **점액탄력성**: 이것은 근막(예를 들어)이 신장력이나 전단력의 적용 중, 변형을 만들어질 때 점액성과 탄력성에서 보여주는 그 특성을 설명하는 근막의 속성이다. 탄력성은 그 스트레스가 없어질 때 그 구조가 정상의 구조로 복귀하는 늘어남과 같은 과정을 말한다; 점액탄력성은 콜로이드성 세포외 기질(ECM)과 같은 무정형의 물질 안쪽에서 원자나 분자들의 확산을 포함한다. 근막의 점액탄력적 특성은 등허리근막 (Yahia와 동료 1993), 넙다리근막긴장근, 발바닥널힘줄, 그리고 비강의 근막 (Chaudhry와 동료 2009) 등을 포함하는 다양한 근막성 구조를 분석한 다수의 연구논문에서 확인되었다.

이러한 세 가지 기전은 서로 다른 순간들에 작용할 수 있으며, 서로를 보완할 수도 있으며, 그 체계는 임상적 적용의 어느 시점에 그 특성들 사이에서 전환될 수 도 있다 (Vaticon 2009).

근막체계는 또한 면역신경의-내분비의 반응을 허용하도록 신경분포되며(Tesarz와 동료 2011), 예를 들어, 다음과 같다:

- 국소적 그리고 전신적
- 즉각적 그리고 지체되서
- 역학적인 그리고 신경생리학적인

MIT의 목적

일반적인 MIT 적용의 목적은 모든 수준에서 신체의 움직임 능력을 개선시키는 것이다. 이것은 중추신경계에 의하여 통제된, 집중된 과정이며, 그 과정에서 치료사는 마치 촉매자(촉진자)처럼 작용한다. 그 치료적 동작은 최적한 항상성의 균형을 조정하도록 자원의 공급에 초점을 맞춘다.

특정한 치료적 목표는 다음과 같다:

- 얕은 근막성 제한을 가동증진시킨다

- 콜라겐성 구조의 비율적인 상태를 변화시킨다
- 활주하는 기질 특성의 분비를 도와준다
- 섬유아세포의 기전에서 생리학적인 배열을 자극한다
- 조직의 유착 형성을 예방한다
- 표면의 근막성 평면을 정렬한다
- 기질 전반에서 항체의 보다 효율적인 순환을 익숙하게 만든다
- 제한된 부위에서 혈액 공급을 증진시킨다 (예, 헤파린의 분비 등)
- 신경계로의 혈액공급을 개선시킨다
- 조직안으로 그리고 밖으로 신진대사 물질의 흐름을 증가시키며, 회복 과정을 도와 준다

전반적인 MIT 치료의 권장사항

MIT는 주로 근육근막성 체계와 연관된 정형적, 신경 -정형적, 외상-이후의 그리고 퇴행성의 기능장애를 보유한 환자들에게 권장된다 (Pilate 2003).

보완적인 치료의 권장사항

아래에서 설명한, 임상적인 경험과 연구에서 다음과 연관된 기능장애를 보유한 환자들에게 MIT 치료의 유용성을 언급한다:

- 신경계 (중추 및 말초의)
- 골반바닥 장애
- 순환성 질환
- 측두하악 관절 (TMJ) 기능장애
- 스포츠 상해
- 호흡성 장애

MIT 적용의 역학적인 특징

MIT는 부드러운 힘의 적용을 포함하며, 거기에서 관절의 가동범위가 절대로 강요되지 않는다. 이것은 감소된 긴장의 방향인 '편안함'의 방향을 향하는 움직임을 따라간다.

이러한 특징은 임상적인 적용의 범위를 증가시키며, 치료사가 그 방법을 어린이들부터 노인들까지 폭넓은 범위의 환자들에게 적용하는 것을 가능하게 만든다. 이것은 외상-후 그리고 수술-후 환자들에게서 신속하게 사용될 수 있다.

비록 MIT에 적용된 임상적인 추론이 물리치료사, 정골의 그리고 마사지 치료사들로 연관될지라도, 그 적용법은 물리치료와 도수치료 접근법의 영역에서 적합성과 함께 모든 건강관리 전문가들에게서 반드시 사용될 것이다.

평가

MIT 치료의 목표는 신체의 움직임 능력을 개선시키는 것 그리고 더 낳은 신체 인식을 성취하는 것이다. 신체 인식력은 적응적이거나 비-적응적이다. 평가의 목적은 근막체계에 영향을 주는 외상의 다른 형태에 의하여 유발된 비-적응적인 기능장애를 확인하는 것이다. 그림 14.2는 이러한 추론을 설명한다. 근육근막성 기능장애 증후군의 평가는 도수치료에서 시행된 통상적인 평가과정을

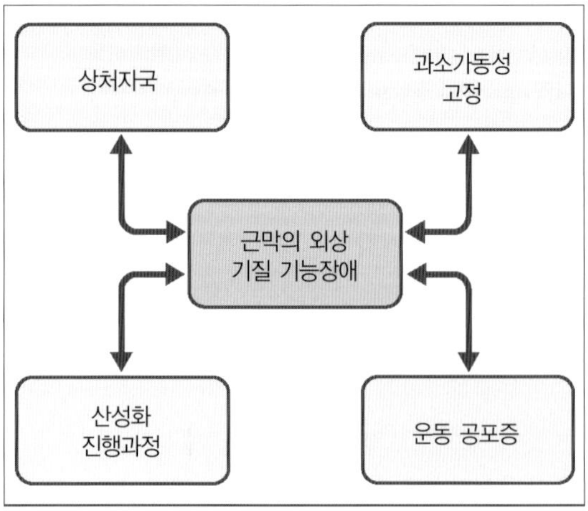

그림 14.2 가장 중요한 근막의 외상성 자극입력 (Pilat 2003을 기반으로).

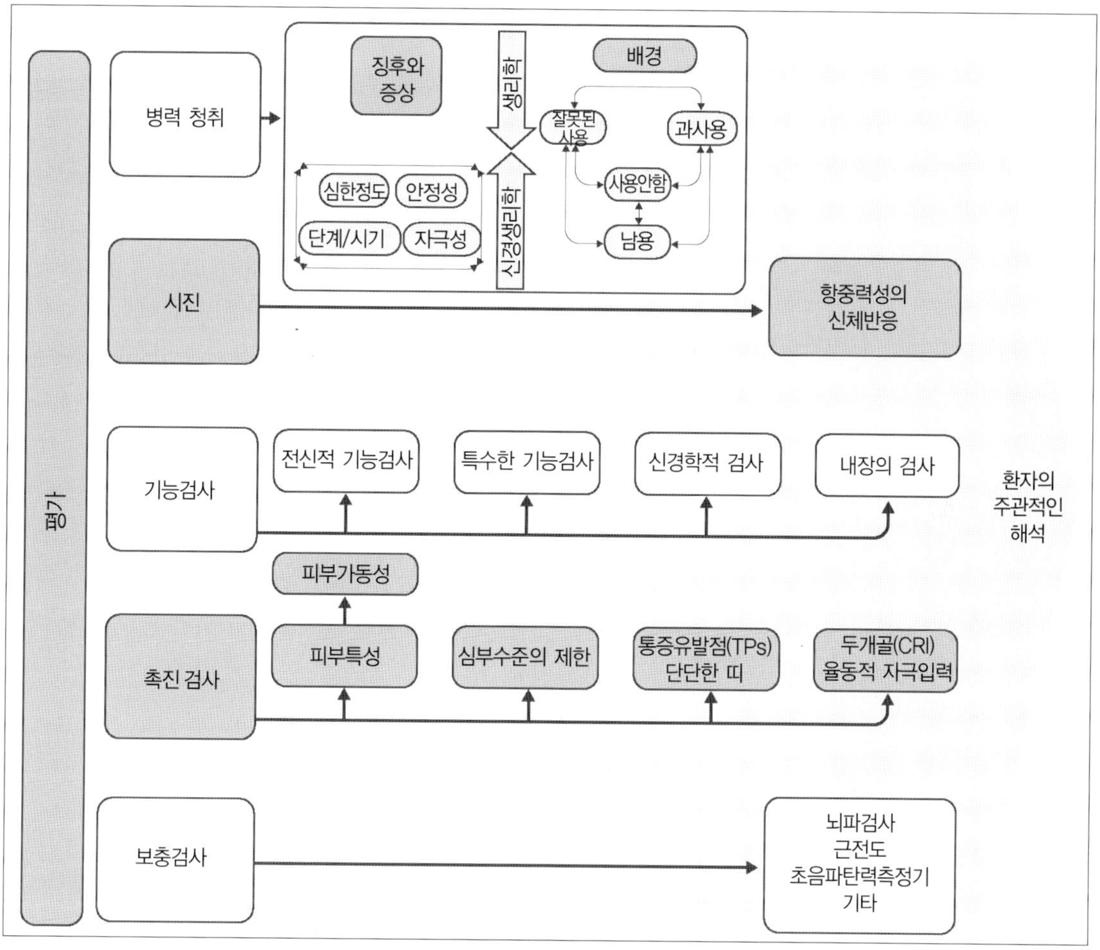

그림 14.3 평가과정의 요약도 (Pilat 2003을 기반으로), TPs:통증유발점 ; CRI: 두개골 율동적인 자극 (cranial rhythmic impulse.

사용해서 시행되며, 기능장애의 증상에 초점을 맞춘다. 치료사는 반드시 자신들의 통상적인 평가를 시행하며, 세 가지 기본적인 신체적 부위의 통합성과 조화를 조사한다: 육체적, 자율신경적 그리고 장기의 (Pilat 2003).

평가의 진행과정 (4장도 참조)

제안된 임상적인 평가의 틀은 다음을 포함한다:

- 병력 청취 (회상하기)
- 자세의 정적인 평가 (관찰하기)
- 자세의 동적인 평가
  - 전신적인 기능적 검사
  - 특정한 기능적 검사
- 촉진 검사
- 부가적인 검사

환자가 종종 일상의 동작과 유사한 통합된 움직임을 시행할 때인 전신의 기능적인 검사에 특정한 관심이 반드시 요구된다. 그 검사과정의 순서는 그림 14.3에서 요약된다. 대부분의 평가에서 '치료-전 및 후' 의 검사들이 사용된다. 그렇지만, 치료 중 실시간으로 조직 변화를 관찰하도록 도와주는 평가가 개발되었다. 가장 중요한 것은 다음과 같다: EMG (Bertolucci 2008) 그리고 초음파

탄력측정기(Martínez와 Galán del Río 2013).

그러한 검사들을 통해서, 근막성 구조 안에서 실시간의 변화를 기록하는 것이 가능하며, 치료 중 정확한 임상적인 결정-내리기를 허용하고, 그러므로 결과를 개선시킨다. 이것은 또한 그 환자가 치료와 함께 자신들의 변화과정을 보도록 허용한다. 치료사는 또한 그 환자가 평가과정을 해석하는 방식도 고려해야 한다. 정신적인 영향(기대감, 경험, 두려움 등)도 그 환자의 반응/행태를 변화시킬 수 있다.

MIT 적용 기전

MIT 치료 중, 치료사는 역학적인 그리고 신경생리적인 반응의 연쇄작용을 촉발시킬 낮은 강도의, 지속적인 도수적 하중부하를 적용한다. 그 결과는 잠재적으로 임상적으로 연관된 반응들의 모든 다양성을 포함할 것이다:

- 감소된 국소의 및 전신의 조직긴장
- 증가된 조직 탄성력
- 증가된 가동범위
- 증가된 근력
- 염증의 감소
- 움직임 협조성의 개선
- 감소된 통증
- 호흡율에서 변화
- 심박동에서 변화
- 발한
- 말초의 혈관확장

반응의 다양성은 개별적인 신체체계들 사이에서 잠재적인 상호작용(작용-반응-상호작용)에서 기인하며, 그러한 상호작용은 말초의 및 중추의 신경계에 의하여 도움을 받으며(역학적인, 열의 또는 화학성 자극들의 통합작용), 이것이 이어서 그 임상적인 결과에 대하여 반응한다.

개념형성의 추론과정

적응성, 보상작용 그리고 보상작용 해소 등은 과사용, 외상 그리고 노화와 연관된 과정이다. 그러한 적응성의 요구에 대한 반응에서 균형회복의(allostaic) 반응은 호르몬의, 면역학적인 그리고 신경의 변화를 포함한다(Seeman과 동료 1997).

조화로운 적응성을 도와주기 위해서 조직으로 치료적 하중부하가 적용될 때, 세포의 모양에서 변형이 발생하며, 역학전환을 유도하게 된다(1장을 참조, 아래에서 설명).

추가로, 역학수용기, 고유수용기, 유해수용기 그리고 내부수용기들은 도수적인 하중부하 동안 자극받는다. 그 하중의 특성, 하중의 방향, 정도, 적용시기 등은 그것이 조직 반응에서 주게 될 영향을 결정한다.

기질: 세포의 생태계

정보의 수용/해석/전달 과정을 시행하는 것이 바로 ECM이라는 것이 주장된다:

- 신체의 가장 기본적인 단위인 세포는 ECM 안에 담겨있으며, ECM은 세포의 생태계를 구성한다.
- 기질은 세포의 환경을 향하여 또는 밖으로 영양소, 세포의 대사산물, 매개물질 그리고 기타의 물질 등의 전달을 조절하는 생물물리적인 필터(거름망)이다.
- 세포(섬유아세포, 지방세포, 골아세포, 연골아세포, 상피세포 등과 같은)들은 역학수용적이면서, 역학적 자극에 민감하다(Shoham과 Gefen 2012).
- 기질은 거기에서 세포들이 역동적으로 반응하는, 복잡한 역학전환의 과정을 수행하는 매개체이며, 역학적 기원의 신호를 감지하고 해석하며 이어서 그 정보를 화학적인 변화로 그리고/또는 유전자 표현에서 변형으로 전환시킨다(Chiquet과 동료 2009).

기질 제한의 과정

- 주로 처리하지 않은(신선한) 사체에서 시행된 해부학적인 분석은 근막이 고도로 수분을 담고 있는 구조인 것을 보여주며, 마치 기질처럼 보인다(그림 14.4와 사진 8).
- 지나친 콜라겐 생산은 섬유증을 유도할 수 있으며, 걸려있는 부위의 결과적인 발생과 함께, 기질의 매끄러움 또는 등방성의 상실로 발생한다. 이것은 그러한 걸려있는 부위가 크기, 속도, 저항 그리고 협조성 등과 연계해서 신체 움직임을 변화시킬 것이라고 주장된다 (Fourie 2008)
- 장기적인 제한의 존재에서, 근막 조직은 과부하를 받게 되며 기능장애의 결과로 고통받는다.
- 이러한 변화들은 번저 느슨한 결합조직 구조에 영향을 주며, 이어서 특수화된 조직들을 재구성하며(힘줄, 인대 또는 관절주머니와 같이 규칙적인 또는 불규칙적인 치밀한 결합조직), 지나친 밀도와 조직 혼란을 유발한다.
- 보다 짧은 시기 동안의 근막성 제한은 국소적으로만 조직에 영향을 주는 반면, 오랜 기간의 제한은 보다 전신적인 기능장애 패턴을 유도한다 (Langevin과 동료 2005).
- 감소된 근막의 가동성은 순환을 변화시키고 허혈을 유발할 수 있으며, 근육섬유의 특성을 악화시킴으로 이어진다. 결과적으로, 관절 움직임의 안정화 기능과 협조성에서 변화가 나타날 것이며, 근육근막성 진행순서를 따라서 염증성 과정 또는 통증이 발생한다 (Lee 2001).
- 많은 역학수용기들이 근막 내부에 들어있음을 고려할 때, 변화된 고유수용성 상행성 자극입력은 운동조절에 부정적으로 영향을 줄 것이다 (Vaticon 2009).

MIT에서 도수적 힘의 적용에 대한 영향을 뒷받침하는 증거

그림 14.5는 근육근막성 유도법 적용 과정을 개략적으로 설명한다. 이것은 완전한 형태라기보다는, 신체의 미세한 그리고 거대한 수준을 포함하는 매우 분명한 기전들 사이에서 상호작용을 해석하기 위한 일종의 제안인 것이다.

기본적인 과학적 연구 기반

- 근육근막의 힘 전달(1장을 참조)은 주로 처리

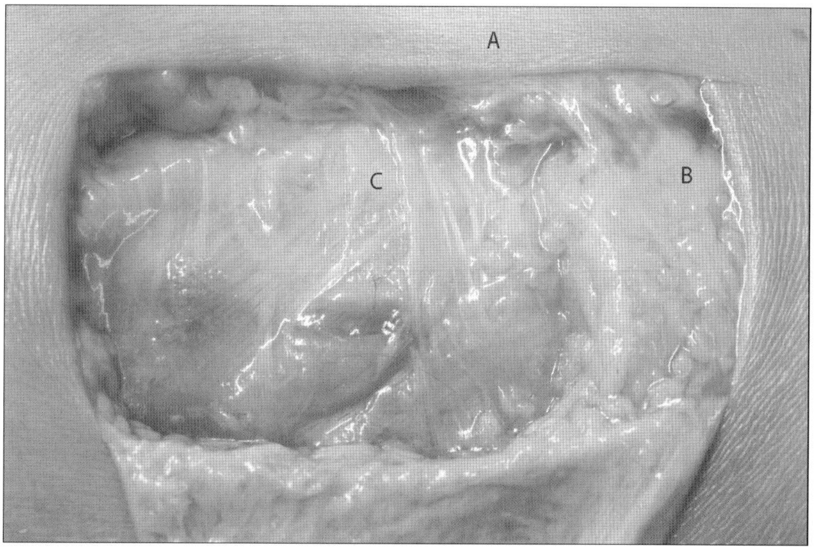

그림 14.4 기질과 같은 근막 (높은 수준의 함수율에 주목하라). 이것은 신선한 사체의 해부에서 좌측 팔굽오목 부위를 보여준다. A: 피; B: 얕은 근막 수준; C: 깊은 근막 수준. 사진 8도 참조

되지 않은 사체의 해부 (Stecco 2004, Schuenke 와 동료 2012) 그리고 수술과정 중 (Guimberteau 와 동료 2010) 관찰되는 근막의 해부학적인 연속성에 의존해서 광범위하게 연구된 한 현상이다. 근막을 통한 역학적인 횡방향의 힘 전달은 현미경적 수준에서 광범위하게 연구되었다 (Purslow 2010). 근육 섬유들이 삽이되어 있는 근육사이의 근막에 대하여 각별한 관심이 주

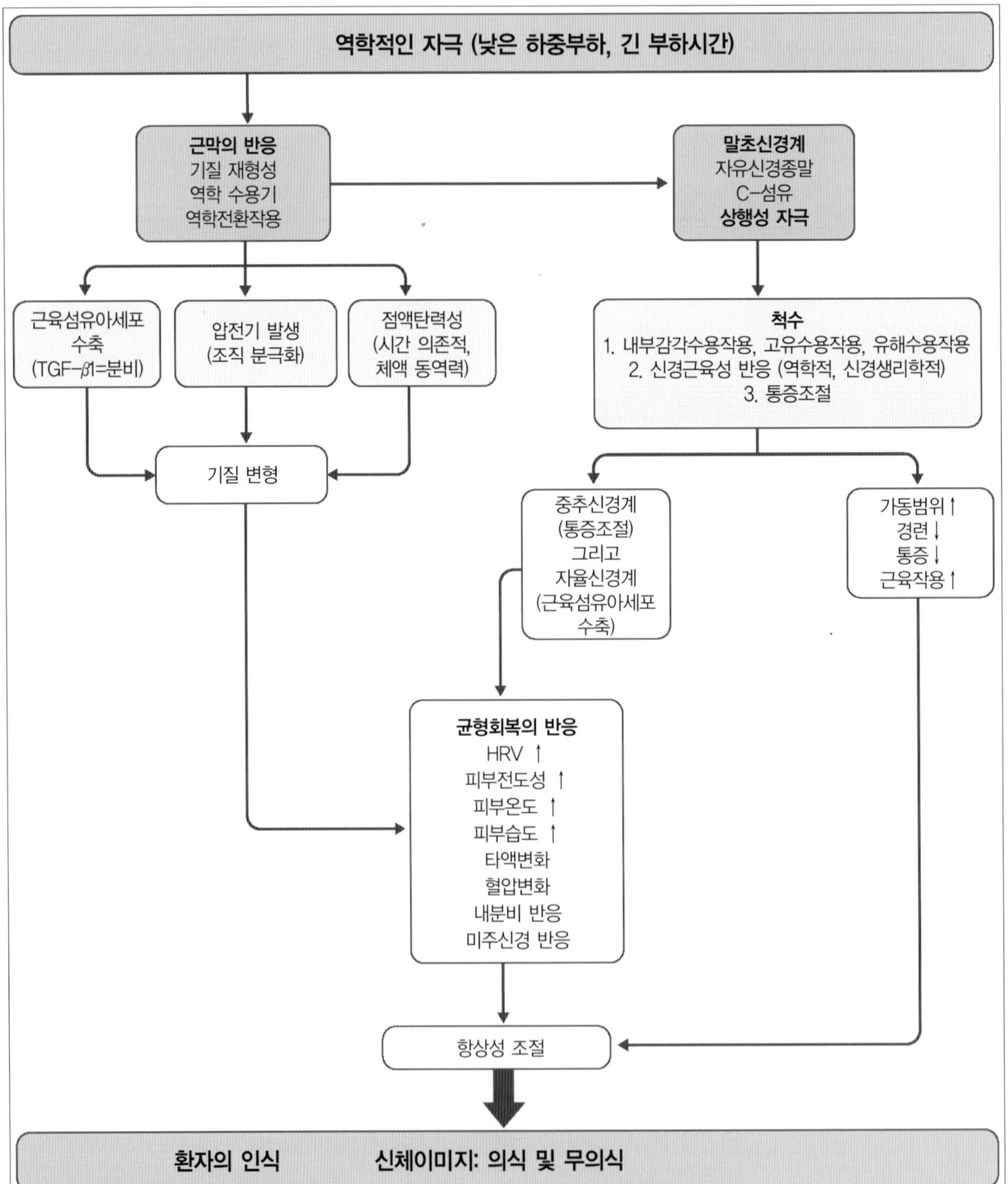

그림 14.5 제안된 (MIT®) 적용과정의 흐름도

어졌다 (그림 14.6).

- 이러한 연결을 통해서 섬유들은 골로 직접적인 연결이 없음에도 역학적인 작용에 참여한다 (van der Wal 2009). 동작분석은 그러므로 단지 형태학적 해부학 *(장소)*을 기반으로 한 생체역학에 집중할뿐만 아니라, 작용과 연관된 의문 *(방법)*에도 주로 집중해야 한다. 이러한 이유에서 *근육골격*의 구성상태라는 표현은 신체 움직임과 연관된 연구에서 점점 더 증가하는 빈도로 나타난다. 이러한 요구사항에 가장 밀접하게 접근한 운동학적 모델이 Ingber (Ingber 1997, Pilat와 Testa 2009)에 의하여 제안된 **장력통합성** 모델이다. 이것은 다중의 신체 수준에서 공유된 긴장력의 한 가지 시스템을 제안한다; 그것은 또한 역학적인 자극에 대한 반응에서 근막성 시스템의 전신적인 반응을 설명할 것이다.
- 다른 연구들에서 ECM으로부터 역학적인 힘을 받고있는 세포의 골격구조의 역동적인 그리고 능동적인 반응은 세포의 그리고 세포-이하의 수준 모두에서 조직 재형성을 유도한다는 것을 보여주었다 (Wang과 동료 2009).
- 간질성 결합조직의 존재와 힘 조절에서 그것의 중요성은 점점 더 강조되고 있다. 특수화된 결합조직 구조는 단지 근육의 구조 (근육섬유막, 근육다발막, 근육껍질막)로 연결될 뿐만 아니라

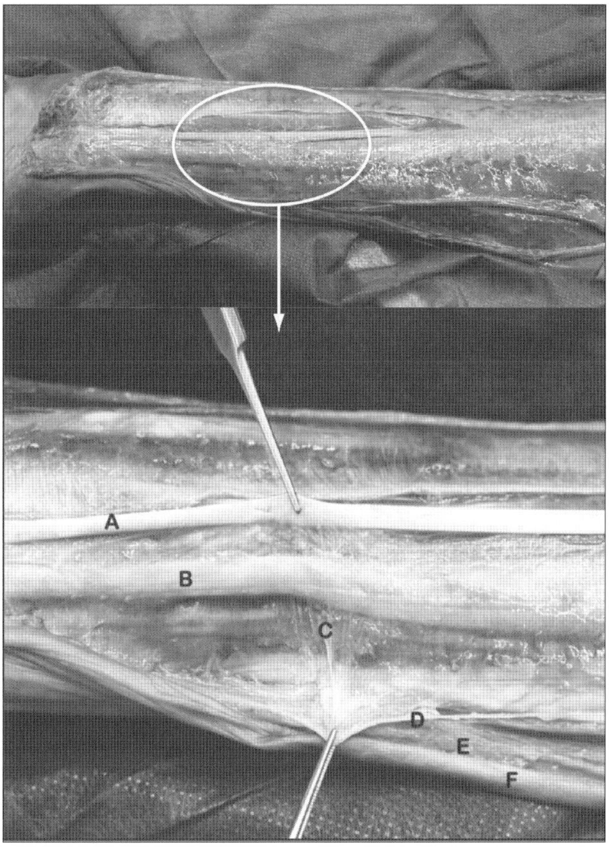

그림 14.6 근막성 근육사이의 연결. 왼쪽 아래팔의 전면. A=손바닥 긴근육 힘줄; B=자쪽 손목 굽힘근; B=가쪽의 근육사이 근막의 연결; D=깊은 아래팔 근막의 수준; E=얕은 아래팔 근막 수준; F=피부

또한 다른 신체 시스템에도 연결된다: 순환성(동맥의, 정맥의, 임파관의) 그리고 신경의 시스템. 간질성 결합조직의 재형성은 중요한 생체역학적, 혈관운동의 그리고 신경조절성의 효과를 보유할 것이다.

- 역동적인 기질 재형성 – 구축은 상처자극 형성과 연계해서 광범위하게 연구되었다 (Tomasek과 동료 2002). 역학적인 자극 입력의 적용은 ECM의 특성(경직성과 점액성: Chiquet과 동료 2003)과의 관계에서 그리고 세포성 및 세포 이하의 조직 수준에서 반응에서(역학전환의 과정: Langevin과 동료 2011) 근막의 생체역학적인 행태를 변화시킨다. 이러한 과정에서 핵심 구조는 그것을 통해서 세포가 자신의 환경을 '감지하는' 그리고 그 필요성에 따라서 그 환경에 대하여 반응하는 세포골격과 기질 사이의 분자성 연결교량인 인테그린(integrins)이 된다. 기질 역동성에 대하여 필수적인 세포들은 섬유아세포와 근육섬유아세포로의 그것의 표현형 전환이 된다(Tomasek과 동료 2002). 이러한 세포들의 수축적 특징은 수축과 이완을 통해서 근막의 긴장력을 빠르게 변화시키는 능력을 그것들에게 부여하는 듯 보인다(Nekouzadeh와 동료 2008). 세포의 활성화는 계속해서 유전자 표현형, 단백질 합성 등을 변화시키며 ECM을 변형시킨다(Langevin과 동료 2011).

역학적민감성 구조로서의 근막

근막과 자율신경계 사이에서 강력한 연결이 확인되었으며(Hauozi와 동료 1999); 예를 들어, 소위 간질성 역학수용기(그룹 III과 IV의 자유신경종말)라고 불리는 역학수용기들의 그물망을 포함하며, 그것들 각각은 세포의 구조형성에 대한 관계에서 역학적 민감성의 낮은 및 높은 수준으로 두 개의 소그룹으로 나뉜다.

- 그룹 III 근육 상행섬유는 예를 들어, 근육 주변의 근막과 근육 혈관의 외막 안에서 확인되며, 압박력과 늘리기같은 변형성 자극에 대하여 반응한다(Lin과 동료 2009). 신경종말을 통해서 신경의 활성전위의 활성화는 특정한 역학적인 변형과 ECM 상호작용과 연계된다(Yi-W두과 동료 2009). 그룹 III과 IV의 근육 상행섬유들은 체성신경계와 자율신경계 모두에 반사적 영향을 보유하며, 알파 운동신경원에선 억제성 효과를, 감마 운동신경원에서 흥분성 효과를, 그리고 교감신경계에선 흥분성 효과를 포함한다(Kaufman과 동료 2002).
- 역학수용기들을 통해서, 근막 시스템은 내부의 의사소통의 연속적인 과정에 놓여있다 (Vaticon 2009):
  - 신체 – 신체
  - 신체 – 내장의
  - 내장 – 내장의
  - 내장 – 신체의

당연히 생기는 그 의문은 이러한 이론적인 틀이 임상적으로 확증될 수 있는가, 그리고 그렇다면 임상적으로 연관성이 있는가? 가 된다.

아래 내용은 임상적인 연구의 선별적인 간략한 요약이다.

근육막성 치료법의 결과에 연관된 과학적인 증거들

병리학과 연계된 연구

- Marshall과 동료(2009)는 근육근막 이완법이 만성적인 피로 증후군이 있는 사람들에게서 근육통증의 심한 정도와 강도를 감소시키도록 도와준다는 것으로 결론지었다.
- Hicks와 동료(2009)는 인간 섬유아세포가 근육아세포 분화의 용해성 중개물질을 분비한다는 것 그리고 근육근막 이완법이 근육 발달을 조절할 수 있다는 것을 보고 했다.

- 동적인 초음파탄력성측정기로 근육성 병변에서 MIT 적용의 효과를 평가하기 위한 한 가지 객관적인 형태가 Martínez와 Galán del Río (2013)에 의하여 보고되었다.
- Useros와 Hernando (2008)는 근육근막 유도법이 자율신경적 자세 조절에서 각별한 강조와 함께, 뇌 손상을 보유한 환자에게서 이로운 효과를 보유한다고 결론지었다.
- 편측성 공간감각 상실을 보유한 환자(정중선에 대한 관계에서 머리의 위치에서 변화)에서, Vaquero Rodríguez(2012)는 보바쓰 치료법으로 치료받은 환자와 비교했을 때, MIT로 치료한 실험집단에서 가변적인 민감도에 대하여 상당한 결과를 관찰했다.
- Fernández-Lao와 동료(2011)는 유방암 생존의 환자에게서 근육근막 이완 치료법을 적용했다. 그 저자는 근육근막 이완법이 타액 흐름 비율에서 즉각적인 증가로 이어진 것을 관찰했으며, 그 치료법의 부교감시경의 효과를 제안한다.
- Vasquez(2011)는 관절성 균형과 통증의 관점에서, 수영선수의 어깨를 치료함에서 MIT의 효과를 보여준다.
- Arguisuelas Martínez와 동료 (2010)는 척추세움근 활성화 패턴에서 등허리근막의 MIT와 요추 도수교정의 효과를 보여주었다.

건강한 대상에서 임상적인 연구

- Arroyo-Morales와 동료(2008a)는 육체적으로 스트레스가 심한 상황에서부터 심박동률 가변성과 혈압 회복이 거짓 전기 치료와 비교될 때 근육근막 이완법에 의하여 상당히 개선된 것을 주장한다.
- Arroyo-Morales와 동료(2008b)는 전신 근육막 치료법을 사용한 능동적인 회복 치료과정의 적용이 높은-강도의 운동 시행과정 이후 일종의 수동적인 회복 기법으로서 적용될 때 EMG 진폭과 강도를 줄여준다는 것을 보고했다.
- Toro와 동료(2009)는 도수치료(MIT를 포함한)의 단 한 차례의 적용이 심박동률 가변성에서 즉각적인 증가와 혈압, 분노 상태 그리고 만성적인 긴장성 두통을 보유한 환자에서 감지된 통증에서 감소를 만들었다는 것을 주장한다.
- 무작위한 단일-맹검의 위약-통제된 연구에서, Arroyo-Morales와 동료 (2009)는 MIT가 건강한 활동적인 여성에서 운동에 의하여 유도된 일시적인 면역억제 상태로부터 회복을 도와줄 것이라고 보고 했다.
- Henley와 동료 (2008)는 목의 근육근막 이완법이 교감신경으로부터 부교감신경쪽으로 교감미주신경의 균형을 이동시킨 것을 양적으로 설명했다.
- 실험의 또는 통제의 집단으로 무작위하게 정해진 41명의 건강한 남성 지원자를 포함한 연구에서, Fernadez와 동료 (2008)는 근육근막의 유도 치료법의 적용 후 건강한 청년에서 현저하게 감소된 불안증 수치를 보고했다. 추가로, 기초선 수치에 비교될 때, 현저하게 낮은 수축기 혈압 수치가 관찰되었다.
- Heredia-Rizo와 동료(2013)는 MIT(뒤통수밑근육 억제 치료법)가 서 있는 그리고 앉은 대상에서 머리의 위치를 개선시켰다. 추가로, 이것은 대후두 신경의 역학적 민감성을 즉시 감소시켰다.
- Fernández-Pérez와 동료(2013)는 MIT의 머리-목의 적용 후 20분만에 감소된 B 임파구 수와 함께 주된 면역학적인 조절을 관찰했다.

MIT 접근법의 치료과정

MIT 적용은 근막성 시스템 내부와 안쪽의 기능과 균형을 최적화시키는 치료과정의 선별을 포함한다.

아래에서 제안된 듯, MIT의 적용은 그 저자의 임상적인 경험을 기반으로 하며(Pilat 2003, 2009, 2011), 앞서 설명한 이론적인 틀에 의하여 받쳐진다. MIT 치료과정은 기타의 도수치료 전략과 조합될 수 있으며 또는 일종의 독점적인 치료과정으로서 사용될 수 있다.

임상적 치료과정의 원칙

모든 치료과정은 반드시 평가된 기능장애와 그 환자의 개인적인 육체적 그리고 감정적인 상태, 문화, 연령 그리고 성별에 따라서 개별화 되어야 한다.

- 첫 번째 단계는 증상-유발의 근육근막성 기능장애에 의하여 영향을 받는 신체 부위의 확인이 필요하다. 이러한 부위는 반드시 위에서 설명된 초기 평가과정 중 확인되어야 한다. 4장과 그림 14.3을 참조하라.
- MIT 적용 과정의 개념적인 기반은 그림 14.5에서 개략적으로 설명된다.

제안된 치료의 진행과정 (그림 14.7)

- **표면(국소적) 치료법 진행과정**은 직접적인 촉진을 통해서 감지할 수 있는 국소적 제한 또는 표면을 다루며, 다른 문지르기(strokes)를 포함한다. '문지르기' 란 잠시 동안 수동적으로 적용된 움직임 (피부 위에서 미끄러짐이 포함되거나 포함되지 않는)이며, 이것은 기질의 질적인 면과 콜라겐의 고정적인 태도를 변화시키며, 자체의 국소적인 활주 능력을 증대시킨다. 신체의 부위에 그리고 각각의 환자의 형태에 따라서, 그 움직임은 손가락 끝으로, 또는 관절마디, 아래팔 또는 팔굽으로 적용될 수 있다.
- 주요 목적은 피하의(얕은 근막과 연관된) 제한을 바로 잡는 것이며 또한 피부 아래에서 직접적으로 느낄 수 있는 근육, 힘줄 또는 인대 등에 영향을 주기 위한 것이 된다. 이러한 치료과정에서 그 치료적 움직임의 방향은 반드시 제한을 향해서 시행되어야 한다 (Pilat 2003).
- **깊은 국소 치료법의 진행과정**은 MIT에서 사용되는 가장 중요하고 가장 효과적인 방법이 된다. 이러한 치료법은 국소의 깊은 근막의(직접적인 촉진으로 감지되지 않는) 제한을 다루며, 이것은 다중의 방향과 평면에서 나타날 것이다.

기능적인 평가의 과정 (그림 14.3)을 시행한 후, 기본적인 치료과정은 다음과 같다 (Pilate 2003):

- ㅇ 그 근막이 압박과 견인의 자극입력에 대하여 생체역학적으로 반응한다면 (Chaudhry와 동료 2007), MIT를 적용할 때 이러한 두 가지 역학적인 전략이 사용될 수 있다.

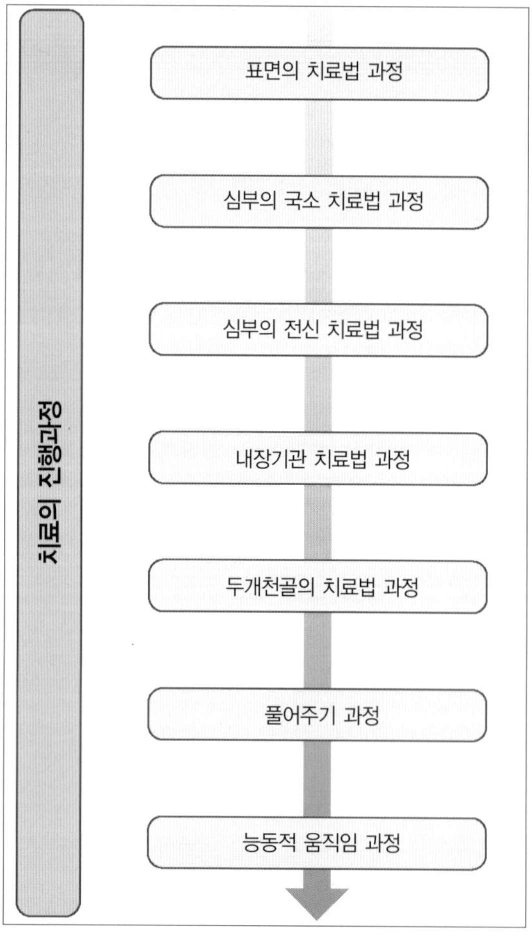

그림 14.7 진행과정 적용의 제안된 순서

연습하기

MIT® 심부 국소 치료법의 자가-적용의 사례

심부 치료법의 올바른 적용을 위하여, 치료사는 위에서 설명한 조직 재형성의 과정에 대한 반응에서 발생하는 촉진된 움직임에서부터 탄력적인(환자에 의하여 임의로 행해진) 움직임을 분명하게 구분할 수 있어야 한다. 다음의 연습은 촉진된 움직임 전략을 학습하는 한 가지 사례이다.

의자에 앉으며 이완한다. 천천히 양 손으로 양쪽 뺨을 감싸잡으며 피부 위에서 미끄러지지 않도록 유념하며, 그 조직 모든 방향에서 그리고 다른 속력으로 부드럽게 움직인다. 당신이 끝범위에 도달하면서 그 범위의 크기와 최종 저항을 살펴본다. 이것이 탄력적인 움직임이다.

이어서, 그림 14.8에서 보인 것처럼 자신의 턱을 감싼다. 눈을 감으며, 깊게 호흡하면서 자신의 어깨를 이완시킨다. 약 3분 동안 바닥 쪽으로 매우 부드러운 견인력을 적용한다. 어떤 움직임을 알아챈다면, 그것을 따라가라. 이 연습 전반에 걸쳐 힘에서의 증가는 없다. 당신이 느끼게 될 그 움직임의 감각은 촉진된 움직임이 된다. 이렇게 한 후 – 당신이 그 조직을 모든 방향에서 움직이면서 움직임의 크기와 저항을 다시 검사한다. 무엇이 달라졌는가?

- 치료사는 느린, 삼차원적인 압박력 또는 견인력을 적용하며(신체가 압박되거나 늘려질 수 있는 글리세린-채워진 풍선과 비슷하다는 것을 마음에 새긴 채), 그 조직이 긴장되도록 만든다. 이것은 첫 번째 제한 장벽인 것으로 언급된다.
- 치료중인 그 조직의 무작위한 이동은 반드시 피해야 한다.
- 환자에게 능동적인 수동성의 상태를 유지하도록 요청한다.
- 적용된 압력은 처음 60-90초 동안 일정하다. 이것은 점액탄력적인 반응에 따라서, 그 첫 번째 제한 장벽이 풀어지도록 필요한 시간이다 (Chaudhry와 동료 2007, Pilat 2003).

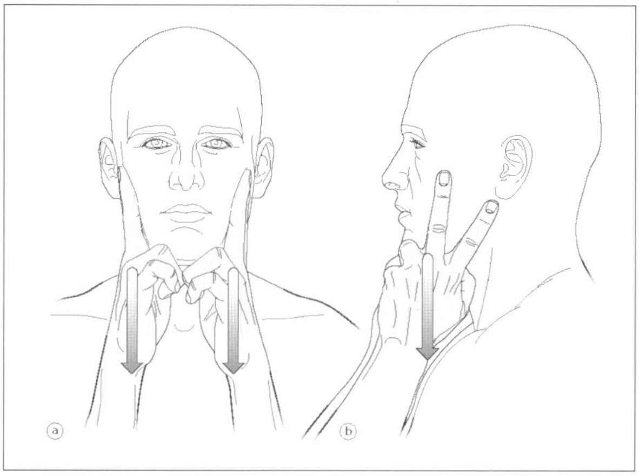

그림 14.8 MIT 심부 국소 치료법 자가-적용의 한 예

- ㅇ 그 치료방법의 첫 번째 시기 중, 치료사는 거의 그 조직을 움직이지 않도록 만든다.
- ㅇ 그 첫 번째 제한의 장벽을 넘어선 후, 치료사는 각각의 새로운 장벽에서 멈추는 최소한의 저항의 방향에서의 움직임을 따라간다.
- ㅇ 각각의 치료 적용에서, 치료사는 반드시 셋에서 여섯 번의 연속적인 장벽 사이를 넘어서야만 하며; 이완과 통증 감소를 성취하기 위해서 필요한 최소한의 시간은 일반적으로 3-5분이 된다 (Borgini와 동료 2010). 그 기능장애의 심한 정도에 따라서, 그 과정은 25-30분이 소요될 것이다.
- ㅇ 비록 그 적용된 압박력(힘)이 그 첫 번째 장벽을 해소한 후 수정될 필요가 있을지라도, 그 조직으로 적용된 긴장력은 반드시 일정해야 한다. 예를 들어, 거기에서 치료적 자극에 대한 통증 그리고/또는 지나친 반응/반사(떨림, 섬유성 연축)에서 증가가 존재한다면, 그 압박력은 반드시 줄여져야 한다.
- ㅇ 조직 이완반응은 일반적으로 국소적이다(적용의 부위 안에서). 그렇지만, 다른 신체 부위에서 자발적인 움직임이 발생하는 것도 가능하다.

- **심부 전신적인 치료법 치료과정.** 이 방법과 앞서 설명한 방법 사이에서 차이점은 치료사가 추구하고 있는 조직반응과 연관된다. 국소조직 변화는 여전히 중요하며, 각별하게 치료의 시점에서 그러하다. 그렇지만, 다른(모든) 신체 부위에서 조직 긴장도에서의 반응이 참여될 것이며; 예를 들어, 경추 부위로 처음에 손을 사용한 역학적 하중의 적용은 시간의 경과와 함께(몇 분 동안) 어떠한 신체 부위에서도 이러한 반응(즉, 질적인 변화)을 시작시킬 것이다. 그 반응은 반드시 선형적일(즉, 연쇄반응일) 필요는 없으며; 예를 들어, 환자의 손을 포함할 수 있다. 이러한 사례에서, 위팔과 아래팔은(여기에서 관찰된 어떠한 신체적인 움직임도 없이) 손으로 향한 작용의 전달 부위인 것이다. 장력통합성 원칙(전체 시스템의 긴장력 조절)이 작동하고 있는 것이다 (Pilate와 Testa 2009). 일반적으로 가장 오래되며 가장 큰 제한을 보유하고 있는 신체 부위가 처음에 반응한다.

위에서 설명한 일반적인 원칙은 모든 신체 분절의 치료에서 사용할 수 있다. 그렇지만, 특정한 기능장애는 개별적인 치료적 전략을 필요로 한다 (Pilat 2003, 2009, 2011).

트레이닝

MIT 트레이닝은 도수치료에서 이전의 경험이 요구되지 않는다. 그 학습과정은 세 가지 영역으로 이루어진다: 이론, 실습 그리고 도수적 촉진 기술. 그 세 번째는 가장 복잡한 것으로 생각되며 광범위한 임상적인 경험과 함께 오랜 학습 기간이 필요하다. 증거를 기반으로 한 이론적인 틀은 임상적인 적용의 범위를 폭넓게 더 증가하도록 열어준다. 그렇지만, 임상적인 증거는 다음을 포함해서, 통합된 연구 기준을 필요로 하는 제한적인 상태로 놓여있다:

- 보다 객관적인 평가의 과정
- 전략의 분류 (국소적 vs 전신적 접근법)
- 힘, 적용시기, 강도 그리고 적용의 빈도 등에 대한 변수들의 통합
- 다른 신체 시스템에서 반응의 확인과 분석
- 무반응의 확인과 분류
- 장기적인 결과의 분석

참고문헌

Ahn AC, Grodzinsky AJ 2009 Relevance of collagen piezoelectricity to 'Wolff's Law'. Med Eng Phys 31:733–741

Arguisuelas Martínez MD et al 2010 Effects of lumbar spine manipulation and thoracolumbar myofascial induction technique on the spinae erector activation pattern. Fisioterapia 32(6) pp250–255

Ahn AC, Grodzinsky AJ 2009 Relevance of collagen piezoelectricity to 'Wolff's Law'. Med Eng Phys 31:733–741
Arguisuelas Martínez MD et al 2010 Effects of lumbar spine manipulation and thoracolumbar myofascial induction technique on the spinae erector activation pattern. Fisioterapia 32(6) pp250–255
Borgini E et al 2010 How much time is required to modify a fascial fibrosis? J Bodyw Mov Ther 14:318;325
Chaitow L 2007 Positional release techniques. Elsevier, Edinburgh
Chaudhry H et al 2007 Viscoelastic behavior of human fasciae under extension in manual therapy. J Bodyw Mov Ther 11:159–167
Chiquet M et al 2003 How do fibroblasts translate mechanical signals into changes in extracellular matrix production? Matrix Biol 22(1):73–80
Chiquet M et al 2009 From mechanotransduction to extracellular matrix gene expression in fibroblasts. Biochimica Biophysica Acta 1793: 911–920
Fernandez AM et al 2008 Effects of myofascial induction techniques on physiologic and psychologic parameters. JACM 14:807–811
Fernández-Lao C et al 2011 Widespread mechanical pain hypersensitivity as a sign of central sensitization after breast cancer surgery. Pain Med 12:72–78
Fernández-Pérez AM et al 2013 Can myofascial techniques modify immunological parameters? JACM 19(1):24–28
Fourie WJ 2008 Considering wider myofascial involvement as a possible contributor to upper extremity dysfunction following treatment for primary breast cancer. J Bodyw Mov Ther 12(4):349–355
Guimberteau JC et al 2010 The microvacuolar system: how connective tissue sliding works. J Hand Surg Eur Vol 35(8):614–22
Haouzi P et al 1999 Responses of group III and IV muscle afferents to distension of the peripheral vascular bed. J Appl Physiol 87(2):545–553
Henley et al 2008 Osteopathic manipulative treatment and its relationship to autonomic nervous system activity as demonstrated by heart rate variability. Osteopathic Medicine and Primary Care 2:7
Heredia-Rizo AM et al 2013 Immediate changes in masticatory mechanosensitivity mouth opening, and head posture after myofascial techniques in pain-free healthy participants. J Manipulative Physiol Ther 36 (5):310–318
Hicks M et al 2009 Human fibroblast (HF) model of repetitive motion strain (RMS) and myofascial release. In: Huijing PA et al (eds) Fascia research II, basic science and implications for conventional and complementary health care. Elsevier GmbH, Munich, p 259
Ingber DE 1997 Tensegrity: the architectural basis of cellular mechanotransduction. Ann Rev Physiol 59:575–599
Ingber DE 2003 Mechanobiology and diseases of mechanotransduction. Ann Med 35(8):564–577
Kaufman MP et al 2002 Discharge properties of group III and IV muscle afferents. Adv Exp Med Biol 508:25–32
Kumka M, Bonar B 2012 Fascia: a morphological description and classification system based on a literature review. Can Chiropr Assoc 56(3)
Langevin HM 2006 Connective tissue: a body-wide signaling network? Med Hypoth 66: 1074–1077
Langevin H, Huijing P 2009 Communicating about fascia: history, pitfalls, and recommendations. Int J Ther Massage Bodywork 2(4):1-6
Langevin HM et al 2005 Dynamic fibroblast cytoskeletal response to subcutaneous tissue stretch ex vivo and in vivo. Am J Physiol Cell Physiol 288:747–756
Langevin HM et al 2011 Fibroblast cytoskeletal remodeling contributes to connective tissue tension. J Cell Physiol 226(5):1166–1175
Lee D 2001 An integrated model of joint function and clinical application. 4th Interdisciplinary World Congress on Low Back and Pelvic Pain, Montreal
Lin YW et al 2009 Understanding sensory nerve mechanotransduction through localized elastomeric matrix control. PLoS One 4(1): e4293. doi:10.1371/journal.pone.0004293
Marshall R et al 2009 Evaluating the effectiveness of myofascial release to reduce pain in people with chronic fatigue syndrome (CFS). In: Huijing, PA, Hollander, P, Findley, TW, Schleip R (eds) Fascia research II, basic science and implications for conventional and complementary health care. Elsevier GmbH, Munich, p305
Martínez Rodríguez RF 2013 Mechanistic basis of manual therapy in myofascial injuries. Sonoelastographic evolution control. J Bodyw Mov Ther 17(2):221–234
Martínez Rodríguez R, Galán del Río F 2013 Mechanistic basis of manual therapy in myofascial injuries. Sonoelastographic evolution control. J Bodyw Mov Ther 17(2): 221–234
Nekouzadeh A et al 2008 Stretch-activated force shedding, force recovery, and cytoskeletal remodeling in contractile fibroblasts. J Biomech 41:2964–2971
Pilat A 2003 Inducción Miofascial. MacGraw-Hill, Madrid
Pilat A 2009 Myofascial induction approaches for patients with headache. In: Fernández-de- las-Peñas C, Arendt-Nielsen L, Gerwin RD (eds) Tension type and cervicogenic headache: patho-physiology, diagnosis and treatment. Baltimore: Jones and Bartlett, Sudbury, MA, pp 350–367
Pilat A, Testa M 2009 Tensegridad: el sistema craneosacro como la unidad biodinámica. Libro de Ponencias XIX Jornadas de Fisioterapia EUF ONCE, Madrid, pp 95–111
Pilat A 2011 Myofascial induction. In: Chaitow et al (eds) Practical physical medicine approaches to chronic pelvic pain (CPP) & dysfunction. Elsevier, Edinburgh
Purslow P 2010 Muscle fascia and force transmission. J Bodyw Mov Ther 14:411–417
Remvig L 2007 Fascia research. Myofascial release: 5.4.5 – 140: an evidence based treatment concept. Elsevier Urban & Fischer, New York
Schleip R, Jäger H, Klinler W 2012 What is 'fascia'? A review of different nomenclatures. J Bodyw Mov Ther 16(4):496-502
Schuenke M D et al 2012 A description of the lumbar interfascial triangle and its relation with the lateral raphe: anatomical constituents of load transfer through the lateral margin of the thoracolumbar fascia. J Anat 221(6):568–576
Seeman TE et al 1997 Price of adaptation – allostatic load and its health consequences. MacArthur studies of successful aging. Arch Intern Med 157(19):2259-2268 doi: 10.1001/archinte.1997.00440400111013
Shoham N, Gefen A 2012 Mechanotransduction in adipocytes. J Biomech 45(1):1–8
Stecco L 2004 Fascial manipulation for musculoskeletal pain. Piccin, Padova
Swanson RL 2013 Biotensegrity: a unifying theory of biological architecture with applications to osteopathic practice, education, and research. J Am Osteopath Assoc 113 (1):34–52
Tesarz J et al 2011 Sensory innervation of the thoracolumbar fascia in rats and humans. Neuroscience 194:302–308
Tomasek JJ et al 2002 Myofibroblasts and mechano-regulation of connective tissue remodelling. Nature Rev Mol Cell Biol 3:349–363
Toro C et al 2009 Short-term effects of manual therapy on heart rate variability, mood state, and pressure pain sensitivity in patients with chronic tension-type headache: a pilot study. J Manipulative Physiol Ther 32:527–535
Useros AI, Hernando A 2008 Liberación miofascial aplicada en un paciente adulto con daño cerebral. Biociencias 6:1–7

van der Wal JC 2009 The architecture of connective tissue as parameter for proprioception – an often overlooked functional parameter as to proprioception in the locomotor apparatus. Int J Ther Massage Bodywork 2(4):9–23

Vaquero Rodríguez A 2012 Influence of myofascial therapy applied to the cervical region of patients suffering from unilateral spatial neglect and head deviation with respect to the median line. CSIC (ICNR 2012) Covering Clinical and Engineering Research on Neurorehabilitation. Editorial Springer. Part I: 371–374

Vásquez C 2011 Effectiveness of the myofascial induction technique in the swimmer´s shoulder with respect to the articular balance and pain. Cuest Fisioter 40(3):177–184

Vaticon D 2009 Sensibilidad miofascial libro de ponencias XIX. Jornadas de Fisioterapia EUF ONCE, Madrid, pp 24–30

Wang N, Tytell J, Ingber DE 2009 Mechanotransduction at a distance: mechanically coupling the extracellular matrix with the nucleus. Science 10:75–81

Wheeler AH 2004 Myofascial pain disorders: theory to therapy. Drugs 64:45–62

Yahia LH et al 1993 Viscoelastic properties of the human lumbodorsal fascia. J Biomed Eng 15:425–429

Yi-Wen L et al 2009 Understanding sensory nerve mechanotransduction through localized elastomeric matrix control. PLos One 4(1):e4293

제 15장

신경근치료법(NMT)과 연관된 연부조직 도수치료 방법들

NEUROMUSCULAR TECHNIQUE (NMT) AND ASSOCIATED SOFT TISSUE MANIPULATION MODALITIES

Leon Chaitow

NMT란 무엇인가? – 들어가는 글

NMT를 설명하는 초기의 교재에서, 그 설명이 그 주제의 핵심을 요약하므로, 별다른 미안함이 없이 그 설명을 여기 다시 적어보면, 다음과 같은 소개가 사용되었다:

'증가된 힘을 추가하는 덕분으로 치료적 개입의 수단이 되는 일종의 촉진기법을 생각해보자.

글상자 15.1

핵심적인 NMT 방법과 치료방식

아래에서 정리한 연부조직 도수교정의 방법과 적용방식 모두는 '신경근치료법'인 것으로 간주되며 이어지는 방식에 대하여 보완적이며, 그 두 가지 모두는 이 장에서 대략적으로 설명된다:

- 신경근치료법 (Lief의 유럽 방식)
- 신경근치료법 (미국 방식)

아래서 알파벳순으로 정리한 접근방식의 대부분은 이 책에서 개별적인 장으로 등장할 것이다. 그 외 목록의 다른 것들은(굵은 글자의) 글상자 15.2에서 간략하게 정의된다.

- **능동적인 이완 치료법**(Active Release Technique: ART®)
- Bowen 치료법 – 6장을 참조
- 결합조직 도수교정법 – 7장
- 근막의 도수교정 – 9장
- **조화찾기 치료법**(Harmonic Technique)
- **통합적 신경근 억제 치료법**(Ietegrated Neuromuscular Inhibition Technique: INIT)
- 마사지 –19장
- 근육에너지치료법 – 13장
- 근막 이완법 – 14장
- 롤핑 (구조적 통합법) – 17장
- 상처자국 조직 이완법 – 18장
- **특수한 (상처자국/유착) 이완법**
- 스트레인–카운터스트레인/자세적 이완법 – 10장, 11장 그리고 16장
- 통증유발점 이완 치료법 –20장

비 침범적인 방식에서 현재 다루고 있는 그 조직의 긴장도에 맞추며 경합하고 연부조직의 거의 모든 접근 가능한 (손가락이나 엄지손가락으로) 부위에서 그 일반적인 상태로부터 변화를 추구하는 일종의 촉진방법을 상상해보라.

이러한 접근방식을 근육 긴장도, 굳어짐, 섬유 상태, 부종, 개별적인 국소화된 연부조직 변화, 변화된 구조의 부위들, 유착 또는 통증 등에 관한 정보를 체계적으로 제공하며 – 그리고 통증이 없고 즐거운 평가의 분위기에서부터 평가에서 드러난 그 변화를 정상화 시키는 과정을 시작시키는 치료적인 방식으로 전환하는 것이 가능한 것으로 생각해보자.

이것이 바로 신경근치료법 (NMT)인 것이다.'

두 가지 방식

이 장은 *신경근치료법*(Neuromuscular technique: 유럽 방식)과 함께 *신경근치료*(Neuromuscular therapy: 미국방식)– 두 가지 모두는 영국에서 그리고 개별적으로 미국에서 1930년대에 발달된 연부조직의 평가와 치료의 방법인 –를 설명하며 다양한 여러 방법들과 함께, NMT의 두 가지 방식 모두에 대한 보완적인 연부조직 도수교정의 방법인, 글상자 15.1에서 정리한 몇 가지 예를 설명한다.

NMT 그리고 유사한 접근법들의 목적

NMT는 특수화된 진단적(평가 방식) 또는 치료적(치료 방식)인 손을 사용한 적용방법을 말한다.

치료적으로 사용할 때, NMT는 기능장애의 조직에서 변화를 만드는 것이며, 자세적인 그리고 과사용의 패턴과 같은 원인적인 또는 지속시키는 속성에 대하여 관심을 기울임과 함께, 근막성 통증유발점 등과 같은 기능장애의 작용의 특정한 지점을 비활성화시키는 것에 일차적인 초점을 맞춘 채, 정상 상태의 회복을 도와주는 것이다.

부가적인 NMT의 관심은 그 방식의 최종목적에서든 또는 관절가동증진법/재활치료에 대한 선행치료로든 과긴장의 또는 섬유염적 조직에서 불균형을 정상화시키는 것으로 향한다. 그렇게 함으로, NMT는 기능적인 개선을 성취하도록 역학수용기들, 골지힘줄기관(신경힘줄방추), 근육방추 그리고 기타 고유수용기들을 포함하는 생리적인 반응을 이끌어내는 것을 목적으로 삼는다.

이러한 것들이 NMT와 함께 통합되므로, 그러한 신경반응에 영향을 주는 다른 방법들은 글상자 15.1에서 정리된 접근방식의 어떤 것이나 전체를 포함할 것이다.

NMT는 다음을 시도한다:

- 반사적 도움을 제공하는 것
- 근막성 통증유발점 및 통증의 기타 근원을 비활성화시키는 것
- 재활치료적 운동이나 도수교정과 같은 다른 치료적 방법들을 위해 준비시키는 것
- 긴장의, 섬유염인 연부조직을 이완시키며 정상화시키는 것
- 임파의 그리고 전신적인 순환과 배출을 강화시키는 것
- 동시에 치료사에게 진단적인 정보를 제공하는 것
- 모든 치료적 접근방식에 재교육(강화된 자세, 호흡, 인간공학 등)을 포함시키는 것
- 재활치료를 보조하는 것

NMT는 통증과 기능장애를 강화시키는 또는 원인에 공통적으로 포함된 문제들을 설명해주며 – 다음을 포함할 것이다:

- **생화학적 특징:** 영양적인 불균형과 결핍, 독성(외부발생의 및 내부발생의), 내분비적인 불균형(예, 갑상선 호르몬 부족), 허혈, 염증, 그리고 의료적인 권고/관심을 끌기에 적합한 장소
- **심리적인 요소:** 스트레스, 불안증, 우울증 등

그리고 의학적인 권고/관심이 적합한 것들

- **생체역학적인 요소:** 자세, 사용 패턴을 포함한, 과호흡의 성향, 신경의 압박이나 걸림 등과 같은 국소적인 기능장애의 상태와 함께 과긴장성, 통증유발점 그리고 의학적인 권고/관심을 끌기에 적합한 것들.

NMT는 지나친 적응에 대한 더 많은 고통이나 요구를 만들지 않고 가능한 만큼의 많은 병인적인 그리고 영구적인 영향을 제거하거나 수정하기 위하여, 확인될 수 있는 근골격계의 통증과 기능장애에서 그러한(또는 부가적인) 영향의 어떤 것이든 정상화시키고 조절하려는 시도에서 자체의 역할로 삼는다.

NMT는 회복에서 일차적인 요인으로서 자기-조절을 생각하며, 자체의 역할로서 회복을 지연시킬 요소들의 확인 그리고 조절 또는 제거로 목표를 삼는다. 그러한 역할에 대한 필수적인 조력자로서, NMT는 적응력의 고갈로 이끌리게 될 요인들의 예방과 조절에서 충고하기 위한 요구조건을 보게된다.

NMT의 기원

유럽 방식의 (Lief의) NMT

정골의학의 영국 대학 설립자이며 신경근치료법의 유럽방식의 개발자인 Stanley Lief DO. DC.은 1930년대에 아유르베다 치료사인 Dr. Dewanchand Verma에 의하여 상당한 영향을 받았으며, 자신이 'pranotherapy'라고 명명한 그의 도수적 치료 방식이 나중에 NMT가 된 치료법의 초기 형태를 담고 있다.

Verma (1935)는 거기에서 *'에너지 경로'*가 *'유착에 의하여'* 방해받는 방식을 설명했으며, 그것에서 얕은 연부조직이 단단해지고 - *'그러므로 신경계의 흐름이 더 이상 그 부위를 통해서 지나지 못하게 된다.'*

Verma는 그러한 장해물이 생길 때 피부 안에서 변화를 언급했으며, 그것은 다음과 같다: *'만약 피부가 아래 놓인 근육과 들러붙는다면, 그 흐름은 지나갈 수 없으며, 자체의 민감도를 부분적으로 상실한다.'*

얕은 근막의 '치밀화'와 감소된 활주 잠재력에 연관된 현행적인 사고(思考)와 증거들을 설명하는 2장에서의 설명은 이러한 조직들에서 그가 확인한 변화들에 대한 Verma의 설명과 잘들어맞는다.

손을 이용한 연부조직 도수치료의 Verma의 방식은 - 그의 설명에 따르면 - 이러한 촉진가능한 방해물을 '풀어주도록' 고안되었다. Verma의 방법은 Lief에 의하여 지금은 NMT로 알려진 치료방식으로 적용되었으며 참여되었다; 그렇지만, 제한을 풀어주고 통증을 덜어주는, 연부조직 기능장애를 정상화시킴을 목적으로 한 그 치료적인 초점에서 상당한 차이가 있다.

Verma는 NMT의 현재 사용법에서 그러하듯, 지금 촉진하고 있는 것이 필요한 치료적인 관심에 목표가 되는 것처럼, 치료 시행과 빈틈없이 들어맞는 진단 단계를 구성하는 두-단계의 치료과정을 제안했다. Verma의 모델은 근육섬유들의 부드러운 *'떨어뜨리기'*로 이어지는, 먼저 아래 놓인 조직으로부터 피부를 *'분리함'*에 의하여 시행되었으며, 그 과정은 다음을 요구한다: *'... 두꺼운 그리고 가는 섬유들을 구분하는 것이 가능한 고도로 민감한 손가락 그리고... 오랜 시간의 살아있는 몸의 환자 치료에서 얻어진 고도로 발전된 의식과 민감성.'*

이러한 기술은 NMT의 성공적인 사용을 위해서 여전히 필요하다. 그 연습에서 설명과 Verma의 설명을 비교해 보도록 이 장의 뒤에 있는 NMT 촉진 연습을 참조하라.

Lief와 함께 NMT를 개발한, Boris Chaitow DC.(개인적 서신 1983)는 다음처럼 적었다:

이러한 독창적인 도수적 방식[NMT]은 모든 육체적인 그리고 생리학적인 기능장애에 대하여, 그리고 관절의 및 연부조직의 병변 모두에 대하여 신체의 어떠한 부분에도 적용할 수 있다.

NMT를 성공적으로 적용하기 위해서, 촉진과 민감성의 기법을 개발하는 것이 필수적이며... 그 모든 비법은 조직 구조의 느낌 안에서 '비정상'을 인식하는 것이 가능한지 이다.

엄지손가락 (일반적으로)으로 적용된 압력은 그 조직의 질감과 특질에 대한 인식과 함께 '가변적인' 압력을 반드시 포함해야 하며... 그 조직의 질감과 특성은 항상 가변적이기 때문에, 이러한 적용된 압력의 수준은 절대로 일정해서는 않된다. 이러한 가변성이 그 학습된 '느낌'을 통해서 감별될 수 있다...손가락 압박력에서 이러한 가변적인 요인은 모든 NMT 치료사들이 배워야 할 가장 중요한 질적인 요인을 구성할 것이며, 그가 압력의 좀 더 효과적인 조절을 유지하는 것을, 진단적인 느낌의 더 큰 감각을 개발하는 것을 그리고 그 조직을 자극하거나 멍들게 할 가능성을 훨씬 줄여주는 것을 가능하게 만들 것이다.

NMT의 적용 중 주어진 손가락 압력의 가변성이 다른 방법들과 이 방법을 구분짓는 가장 중요한 특성이 될 것이므로, Boris Chaitow의 언급의 임상적인 연관성은 NMT를 배우고 사용하는 모든 사람들에게서 강조될 가치가 있다. 평가되고 있는 그 조직의 긴장력에 '맞추고 경합하는' 그 능력을 다듬는 것이 Lief의 NMT에서 핵심 특징이 된다.

NMT의 개발자의 아들인 Peter Lief DC (1963)는 다음을 관찰했다: *'촉진가능한 신경근 병변을 구성하는 섬세한 조직 변화를 감별하기 위해서, 반드시 확고하면서도, 동시에 충분하게 부드러운 꼭 필요한 촉각을 개발하는 것은 수 개월이 걸리기도 한다.'*

Stanley Lief의 조력자로 함께 일했던, Brian Youngs (1963)는 촉진하는 손가락이 무엇을 찾으며 살펴보고 있는지 그리고 – NMT의 진단과 치료가 사실상 동시적이기 때문에 – 무엇을 성취하려고 목표를 삼는가를 설명한다:

Lief에 의하여 정리된 듯, 연부조직에서 촉진할 수 있는 변화들은 '충혈'이란 단어로 요약될 수 있다. 이러한 모호한 용어는 일종의 과거의 과영양적 섬유증으로 해석될 수 있다. 몇몇 근육의 부위에서 반사적인 묶여있는 수축은 혈액 순환을 감소시키며 – 이와 같이 낮은 pH 및 저하된 호르몬 집중의 비교적 산소결핍의 부위에서, 섬유아세포의 증식 그리고 증가된 섬유성 조직 등이 형성된다. 이것은 기존의 결합조직의 분리벽 (근육껍질막과 근육다발막) 등의 두께에서 증가로 결과하며, 정상적인 근육섬유막에 영향을 주도록 조금 더 깊게 근육섬유들 사이로 침범될 것이다.

이러한 구조물들이 감소된 혈액흐름에 의하여 유사하게 영향을 받는다면, 근막과 피부아래의 결합조직의 두꺼워짐이 발생하고 ...섬유증은 구성하는 배경에 따라서 ...감소된 혈액 흐름의 장소에서 자동적으로 발생하는 것으로 보인다. 긴장력이 병인적인 요소가 되는 장소에서는 섬유증이 피할 수 없는 것으로 보인다.

허혈과 충혈에 대한 근육근막성 환경에 대한 Young의 설명은 거기에서 근막성 통증유발점이 발달한 그 정확한 이론적 배경이 된다. 그러므로, NMT가 통증유발점에 대하여 확인하고 비활성화시키기 위한 한 가지 이상적인 치료로 보이는 것은 그리 놀라운 것이 아니다 (이 장의 뒤에서 통합된 신경근 억제 치료법 (INIT)에 대한 설명을 참조).

Young은 Lief의 NMT가 다음을 포함한, 이로

운 효과를 제공할 것이라고 주장한다:

- 근육 긴장도와 균형의 회복 및 이어지는 통증 감소와 강화된 기능
- 보다 정상적인 혈관과 호르몬의 반응과 함께, 병적인-조직학적 모습에서부터 생리학적인-조직 패턴으로 조직학적인 모습을 변화시킴으로 근육과 결합조직에서 정상적인 영양상태를 강화시킨다.
- 신체내장의 반사 작용의 수준을 감소시킴으로 내장의 이로움을 잠재적으로 제공한다.
- 정체의 부위와 연관해서 순환과 배출을 개선시킨다.

미국 방식의 NMT

NMT의 미국 방식으로 발전한 원래의 연구는 '수용기-긴장도 치료법'으로 알려진 Raymond Nimmo DC (1959)에 의하여 고안되고 교육된 방법을 광범위한 기반으로 해서, 1970년대 후반과 1980년에 발달했다.

자신이 '유해한 통증 지점'이라고 명명한 것을 치료함에서 치료적인 의미와 함께, 그 병리학적인 영향과 연관성에 파고든 Nimmo의 연구는 근막성 통증유발점(Travell과 Simons 1999)에 대한 그녀의 연구와 연관해서 자신의 동시대 사람인 Janet Travell MD의 연구에 버금간다.

이러한 통증 발생원에 대한 Nimmo의 접근방식은 다른 사람들(Vannerson과 Nimmo 1971)에 의하여 수정되며 확장되었고, Travell과 Simons (1999)의 연구와 저술의 바탕이 되었다.

NMT의 미국 방식은 이제 생화학적, 생체역학적 그리고 심리사회적 원인의 및 지속의 요인들에 대한 관심과 함께, 건강 증진에 대한 체계적인 접근법에 참여된다.

주된 발전적 분화에도 불구하고, NMT의 그 두 가지 방식은 현재에도 매우 유사하다. 두 가지 모두는 증거-기반의 재활치료 방법론과 함께, 연부조직 도수치료법(글상자 15.1의 목록을 참조)의 전체 범위를 사용한다. 두 가지 방식 모두는 또한 체성 기능장애와 통증의 그리고 이러한 것들의 원인의 전체 범주에서 초점을 맞추며 – 미국 방식에서 Lief의 모델보단 근막 통증에 대하여 약간의 관심을 준다.

NMT 발전 – 조합된 트레이닝과 새로운 전문분야

NMT의 두 방식 모두를 배운, 신경근 물리치료사는 신경근치료사의 협회를 구성했으며, 이제 아일랜드 공화국에선 공인된 건강관리 제공자인 것이다. 영국의 Chester 대학에서 공인된 신경근치료법에서 마스터 수준의 과정에 대한 확정과 함께, 이것은 유럽에서 NMT의 지속적인 발전에 한 획을 긋는다.

미국에서, 근막성 통증유발점 치료사의 국립 협회와 같은 단체의 멤버들은 NMT의 강력한 옹호자들이다.

확인하는 연구들

Stecco와 동료(2013)는 근막 통증의 기원에 대한 흥미로운 설명을 제공한다.

그들은 널힘줄 모양의 근막(등허리근막과 같은)이 힘의 하중이 흡수되며, 분산되고 근육근막성 부착부로부터 전해지는 장소에서 치밀한 근막의 층을 구성한다는 것에 주목한다(1장에서 설명한 것처럼). 이러한 풍부하게 신경 분포된 층들은 히알루로닉 산(HA)의 존재로 인해서 깊은 근막성 층들 사이에서 미끄러짐을 도와주는 것보다 느슨한 결합조직에 의하여 분리된다.

그들은 또한 근육껍질막의 근막(근육을 둘러싸는)이 자유 신경종말을 담고있으며 근육에 직접적

으로 연결된다는 것 – 근육, 관절 그리고 보다 깊은 근막성 구조물들 사이에서 기능적인 연속성을 만들어준다는 것에 주목한다: *'근육껍질막의 근막의 콜라겐 섬유들은 프로테오글리칸에서 그리고 각별하게 히알루로닉산(HA)에서 풍부한 기질 또는 바탕질로 채워진다.'*

손상(과사용, 잘못된 사용 등)에 뒤따라서, 지방의 침범이 발생하며, HA는 감소하며, 점도와 산성화가 증가하며, 활주 기능은 감소하고, '자유신경종말은 과도하게 작용하게 되며, 국소적인 염증, 통증 그리고 과민화로 발생한다. 이러한 변화들은 도수치료를 통해서 잠재적으로 가능한 경직도, 밀도 그리고 점도를 줄여줌으로 그리고 pH를 개선시킴으로 되돌려줄 수 있다(5장에서 설명한 듯).

그러므로: *'근막의 기능장애는 지방 세포, 글리코사미노글리칸, 그리고 HA를 구성하는 느슨한 결합조직(LCT)의 변화를 [포함하며] ...느슨한 결합조직 구성요소의 양적인 면과 질적인 면 모두는 그 점도를 변화시킬 것이며 느슨한 결합조직이 조장하는 윤활제의 기능도 달라지고...우리는 이러한 증후군 [근막 통증]이 "근막의 치밀화(두꺼워짐)"인 것으로 정의 할 것을 제안하며... [그리고] 이것이 순수한 섬유증과 같은 형태학적인 변화로부터 관찰되는 기능적인 변화와는 다르다는 것도 제안한다.'*

그러한 변화를 성취함에서 NMT 효과에 관하여, 연구를 통한 증명은 서서히 나오고 있으며, 예를 들어, 다음과 같을 것이다:

- **근막성 통증유발점:** Nagrale과 동료(2010)는 집중된 통증유발점 치료과정에 참여되었던 NMT의 방법– INIT –의 효과를 보여준다(글상자 15.2에서 설명됨; Chaitow 1994).
- **턱의 통증:** 스페인의 연구자(Ibáñez–García와 동료)들은 NMT(Lief의 방식)와 스트레인–카운터스트레인(16장)이 비슷하게 그리고 상당하게 치료에서 효과적이라는 것을 보여준다.
- **만성의 목통증:** Escortell–Mayor와 동료 (2011)는 만성의 목 통증('역학적인 목의 장애')을 보유한 환자를 NMT로든 또는 보완적인 연부조직 접근법으로든 또는 전기치료(EST)의 방식으로든 치료했다. 6개월의 추적조사에서 호전된 상태의 대략 30%를 유지한 채 두 집단 모두에서 단기간의 통증완화의 현저한 정도가 주목되었다.
- **어깨 눌림 통증:** 통증유발점 이완법(20장)과 신경근치료법의 조합을 이용해서, Hidalgo – Lozano와 동료(2011)는 활동성의 통증유발점(TrPs)의 도수적 치료가 자발적인 통증을 줄여주었으며 어깨관절 눌림 증후군을 보유한 환자에게서 통증 인내도를 증진시켜준다는 것을 설명하는 것이 가능했다. 그들은 다음을 주목했다: *'현재의 지식은 어깨관절 근육구조에서 활동성의 TrPs가 어깨관절 눌림 증후군을 보유한 환자에게서 어깨관절 불편감 [통증]과 과민감에 기여할 수 있다.'*
- **채찍질손상(Whiplash):** Fernández–de–las–Peñas와 동료(2005)는 연부조직 치료법이 척추주위근에서 신경근치료법으로, 경추에서는 근육에너지치료법(13장)으로, 후두 골부위에서는 근막 이완법(14장)으로 그리고 필요한 곳에서는 근막성 통증유발점 도수치료 등으로 이루어진 자신들의 치료과정을 사용했음을 보고했다. *'우리의 연구 집단에서 개발된 도수치료 과정은 채찍질(whiplash) 손상의 치료에서 효과적인 것으로 보였다. 뒤에서 준 충격의 생체역학적인 분석은 그 도수치료적 방법들 중 일부를 정당화시키며 [...] 등세모근, 뒤통수밑근 근육, 목갈비근, 목빗근 등 채찍질손상–후 증후군으로 고통받는 사람들의 치료에서 공통적으로 중요한 역할을 수행한다.'*

- **발바닥 뒤꿈치 통증:** Renan-Ordine과 동료(2011)는 발바닥 뒤꿈치 통증을 보유한 60명의 환자들의 치료에서, NMT를 병행한 동일한 스트레칭 방법과 자가-스트레칭의 효과를 비교했다. 환자의 한 집단은 종아리와 발바닥 늘리기를 그리고 물리치료사에 의하여 제공된 손을-댄 치료법(NMT)을 시행했으며, 다른 집단은 오로지 늘리기만 시행했다. 물리치료사에 의하여 시행된 그 치료법은 '꼬인듯한' 느낌의 그리고 압박할 때 상당하게 통증이 있었던 통증 유발점을 치료함에 집중했다. 그 연구자들은 스트레칭과 손을-댄 치료법을 함께 받았던 환자들에게서 더 큰 호전을 확인했다. 그 이로움의 정도는 신체의 통증에 대한 것과 함께 개선된 신체적인 기능에 대하여 모두 임상적으로 중요했다. 더욱 중요하게, NMT 집단안에서 통증역치의 수준에서 현저한 증가도 존재했으며, 이러한 형태의 치료에 대한 전반적인 통증 조절의 효과에 대한 제안을 뒷받침한다.

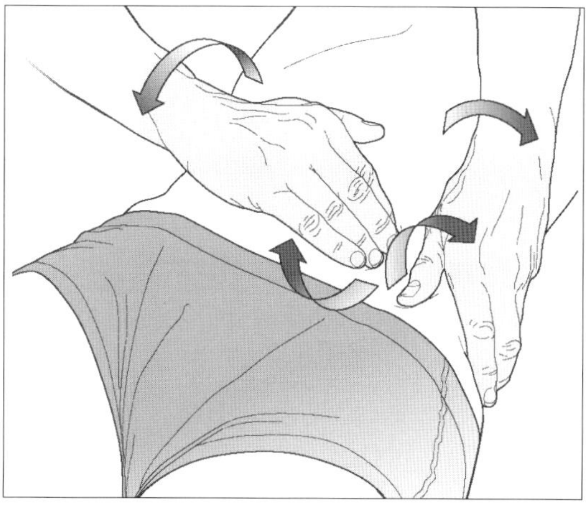

그림 15.1 특수한 이완 치료법 (글상자 15.2에서 설명함)

글상자 15.2

(NMT에 대하여) 부가적인/보완적인 연부조직 치료방법

글상자 15.1은 유럽 및 미국 방식 모두의 NMT와 함께 사용되는 주요 방법들을 정리했다. 이러한 주제의 대부분은 개별 장으로 다루었지만 - 다루지 않은 주제는 아래에서 간략하게 설명하고 정의된다.

능동적인 이완 치료법®(Active Release Technique: ART)

능동적인 이완 치료법®은 전통적인 '꼭잡고 늘리기(pin and stretch)' 치료법과 유사성을 보유한 방식이다. ART는 치료사가 연부조직 기능장애의 부위에 인접한 어떤 접촉지점을 분리시키며, 그러한 후 환자에게 그 고정된 접촉지점 아래에서 연부조직(신경, 근막, 인대, 근육 등)의 종방향의 미끄러짐 동작을 만드는 방식에서 움직이도록 유도된다. 또 다르게 그 움직임은 치료사에 의해서 만들어지거나 또는 수동적이며 능동적인 움직임 모두를 포함할 수도 있다.

여러 연구들은 ART의 효율성을 다른 설정에서 평가했으며, 예를 들면:

- 증가된 통증 역치(Robb와 Pajaczkowski 2010)
- 증가된 뒤넙다리근 유연성 (George 2006)
- 손목 터널(굴) 증후군 (George와 동료 2006)
- 네갈래근 근력 (Drover와 동료 2004)

조화찾기 치료법 (그리고 진동법)

조화찾기 치료법은 신체조직 안에서 공명의 상태를 가져오려는 시도에서 다른 신체 부위에서 주기적인 동작의 유도법을 포함한다. 그 방법은 치료사가 환자의 조직에서 어떤 리듬을 제공하는 율동적인 관절맞추기와는 다르다. 조화찾기 치료법에서, 치료사는 그 주기적인 동작을 유도하도록 환자 자신의 자유로운 파동적 주파수로 맞춰가며 그것을 이용한다.

글상자 15.2 (계속)

(NMT에 대하여)부가적인/보완적인 연부조직 치료방법

그 방법의 연구에서 수정된 조화찾기 치료법을 사용하는 허리골반의 복합체에서 유도된 그 동작- 율동적 흔들기를 포함하는 -이 조화로운 동작의 특성을 보여준다는 것을 확인했다 (Waugh 2007). 1장에서 설명한 것처럼, 파동적인 동작이 유도될 때 근막의 기능과 연관해서 이러한 접근법의 이점은 강화된 HA 생산의 증거에 의하여 제안되었다.

통합된 신경근 억제 치료법

(Integrated neuromuscular inhibition technique: INIT)

INIT는 근육근막성 통증 치료에서 사용된 방법의 공인된 치료과정이다 (Chaitow 1994). 활동성의 근육근막성 통증유발점(TrPt)의 확인에 뒤따라서, 다음의 치료과정이 소개된다:

1. 민감성이 감소될 때까지 TrPt의 율동적인 간헐적 압박, 이어서 2번으로 이어짐
2. 그 조직의 카운터스트레인의 자세잡기의 적용 (16장을 참조), 3번으로 이어짐
3. 통증유발점이 있는 그 조직의 등척성 수축과 그러한 국소조직의 이어진 스트레칭(13과 20장을 참조)
4. 마지막으로, 전체 근육(단지 국소부위만이 아닌) 등척성 수축이 그 근육의 늘리기에 대한 일종의 앞선 전조로서 사용된다.

여러 연구에서 기타의 통증유발점 비활성화 치료법들과 비교해서 이 방법을 인증했다 (Nagrale과 동료 2010).

특수한 ('상처자국/유착') 이완 치료법 (그림 15.1).

Lief는, 거기에서 상처자국 형성이나 유착형성이 정상적인 조직 기능을 억제하는, 신체의 단단하고, 섬유화된, 수축된 연부조직 부위로 적용될 수 있는 치료방법들을 설명하고 사용했다 (Newman Turner 1984).

방법:

1. 수축된 조직의 위치를 확인한 후, 치료사의 가운데 손가락 (그림에서는 오른손의)을 강력한 제한의 한 지점에 놓이고 이러한 조직은 통증없는 움직임의 한계점까지 치료사쪽으로 끌고간다.
2. 치료사는 이어서 자신의 어깨관절을 안으로 회전시키므로, 우측 팔굽을 벌리며, 이미 신장되고 압박된 조직으로 비틀림의 하중을 더해준다.
3. 가운데손가락 (오른손)과 그 주변 손가락들은 이제 굽혀지며 단단히 유지되고, 세 방향에서 힘을 전달한다. 즉, 아래쪽 (바닥쪽을 향해서)으로, 치료사 쪽으로, 그리고 약간의 회전적인 추가방향까지.
4. 왼쪽 손의 굽혀진 엄지손가락 끝부분이 이제 오른손의 가운데손가락에 1/4인치 (0.5㎝)보다 더 가깝게 놓이며, 아래 쪽 (바닥쪽)으로 압박을 주며 치료사에서 먼쪽으로 가져간다 - 오른 손으로 만들고 있는 그 힘에 대하여 대립-압박력을 제공하기 위해서, 좌측 팔굽이 벌려지며 어깨관절이 안으로 회전되므로.
5. 서로 반대방향으로 비틀려진 채, 한쪽 방향으로 당기고 있는 오른손 손가락들과 반대쪽으로 당기고 있는 왼손 엄지손가락에 의하여 만들어진 지렛대받침은 동시에 여러 방향에서 긴장력의 조합을 형성한다.
6. 그 당김의 모든 느슨함이 제거된 후, 양 팔굽이 체간 쪽으로 확 당겨지며 양손 손바닥이

빠르게 위로 돌려지면서, 매우 빠른 오른손의 시계방향의 움직임과 왼손의 시계-반대 방향의 움직임은 빠른-속력의 연부조직 '반동' 이완을 만든다. 전해진 힘의 양은 절대로 통증을 만들지 말아야 한다.

7. 이 과정은 일반적으로 피부 붉어짐과 함께 동반되는 결합조직 안에서 변화의 과정을 시작시키도록 몇 차례 반복된다.
8. 손의 위치와 주어진 힘의 방향에서 변화는 또 다른 방법을 제공한다.

다수의 이러한 연구들은 거기에서 NMT가 보완적인 치료방식들 (이러한 방법의 대부분은 이 책에서 개별 장들로 개략적으로 설명된)과 함께 성공적으로 사용될 실제적이고, 임상적인 방식을 보여준다. 글상자 15.1에서 또 다르게 정리된 방법은 글상자 15.2에서 간략하게 정의된다.

NMT 촉진 연습

주의점: 아래에서 상세히 설명한 NMT 촉진 연습은 Lief의 유럽방식에서부터 차용하며, 4장에서 설명한 방법(STAR 평가법: 피부 기능 촉진법)과 같은 기타의 촉진 방법들에 선행되거나, 동반되고 또는 뒤따라질 것이다.

비록 '촉진' 연습이라 설명할지라도, 촉진과 치료가 NMT에서는 개별적인 과정으로 간주하지 않는다는 것을 이해하는 것이 중요하며 – 치료에서 촉진으로, 촉진에서 치료로 서로 이어져 있는 것이다.

국소적 관심의 영역이 확인되면서 그 부위는 탐색되며 필요하다면, 촉진에서 사용된 것보다 약간 더 강한 압박으로 치료하고, 또는 이 장의 도입부에서 정리한 보완적인 방법들의 범주에서 한 두 가지를 사용하기도 한다.

아래에서 설명된 NMT 촉진 연습 중, 당신의 접촉한 엄지손가락이나 다른 손가락들이 탐색되고 있는 그 조직을 통해서 또는 가로질러 움직여지므로, 가능한 한 다음의 특성의 많은 것들에 집중하려고 시도하라:

- **체온변화**: 과긴장의 근육은 만성적으로 섬유화된 조직보다 따뜻할 것이며, 몇 센티미터 이내에서 변화가 존재할 것이다.
- **압박과민함**: 언제든 촉진되고 있는 그 조직 안에서 '다른' 느낌이 있는 듯 할 때마다 환자에게 답변을 요청한다.
- **부종**: 부음, 꽉참, '푸석함' 또는 충혈의 어떠한 느낌도 관심을 기울인다.
- **섬유의 방향**: 조직의 배열, 그것들의 가능한 부착 장소, 그리고 일상생활에서 그 조직이 받는 힘의 벡터들을 확인하려고 시도하라.
- **국소화된 구축**: 국소의, 때로는 매우 작은 부위가 압박에서 분명한 통증이 있는 미세한 구축의 '꼬인마디' 또는 단단한 띠의 존재와 함께 반사나 통증유발점 활성화의 증거를 보여줄 것이며, 이것은 멀리 떨어진 부위로 통증을 전달할 것이다(20장).

당신이 평가하면서 다음을 스스로에게 지속적으로 질문해본다:

- 내가 지금 만지는 조직은 무엇인가?
- 이 사람의 상태(예를 들어, 자세) 및 증상과 연관해서 내가 느끼는 것의 의미는 무엇인가?

• 내가 느끼고 있는 이것이 내가 보았던 어딘가 다른 부위의 기능장애와 어떻게 연관되는가?
• 내가 느끼고 있는 이것이 급성인가 만성인가?
• 이것은 국소적인 문제인가 아니면, 기능장애의 더 큰 패턴의 한 부분인가?
• 이러한 촉진할 수 있는 변화는 무엇을 의미하는가?

NMT 촉진 진행과정

피부 마찰을 피하도록 NMT에서는 약간의 윤활제를 항상 사용한다.

검사/치료의 테이블은 치료사가 검사하는 팔을 팔굽에서 비교적 곧게 편 채, 체중 이동이 용이하도록 양 발을 벌리고 바르게 서있는 것이 가능한 높이여야 한다.

이것은 치료사의 체중이 엄지손가락을 통해서 펴진 팔 아래로 전달되며, 단순히 몸을 기울이는 것으로 아주 가벼운 힘에서부터 실제로 꽤 강한 힘까지, 요구된 힘의 어느 정도라도 전달하는 것을 허용해야한다(그림 15.2). 이것은 자신의 엄지손가락이 지나치게 유연하거나 불안정한 치료사에게 문제가 될 수 있다. 그들에게서 해결책은 아래에서 설명한 듯 손가락 접촉을 사용하는 것 밖에 없다.

손가락 촉진을 위해서 핵심 접촉은 일반적으로 인접한 손가락으로 올바르게 받쳐진 가운데손가락이나 집게손가락의 손끝으로 만들어진다(그림 15.3).

엄지손가락 문지르기에서, 그 평가의/치료하는 손의 손가락들이 지렛대받침으로써 작용하는 것 그리고 그것들이 접촉한 엄지손가락보다 앞에 놓여있는 것이 중요하며, 문지르기가 진행하면서, 엄지손가락으로 만들어지는 그 문지르기가 새끼손가락이나 네 번째 손가락을 향한 방향에서 손바닥을 가로질러 이동하는 것을 허용한다.

균형과 조절을 위해서, 손가락들은 반드시 벌려

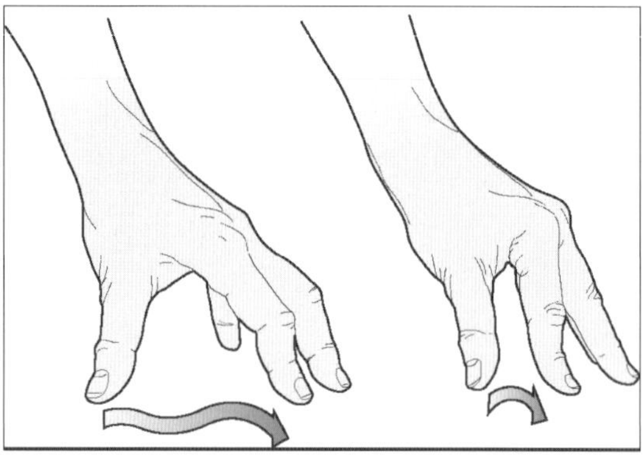

그림 15.2 NMT 엄지손가락 문지르기 – 검사하기와 치료하기에서, 움직이는 엄지손가락이 조직을 통해서 누르며 지나가므로, 고정된 손가락들은 지렛대받침을 제공한다.

지고(그림 15.12처럼), 손가락 끝부분은 균형, 지렛대 또는 '받침'의 지점을 제공해야 하며, 그 지점들에서 엄지손가락이 치료사의 몸쪽에서부터 먼쪽 방향으로 진행하는 방향에서 움직이므로, 다른 손끝들 중 한 부분을 향해 엄지손가락이 움직이게 허용하도록 손바닥이 고정된다.

진단이든 치료이든, 매번의 엄지손가락 문지르

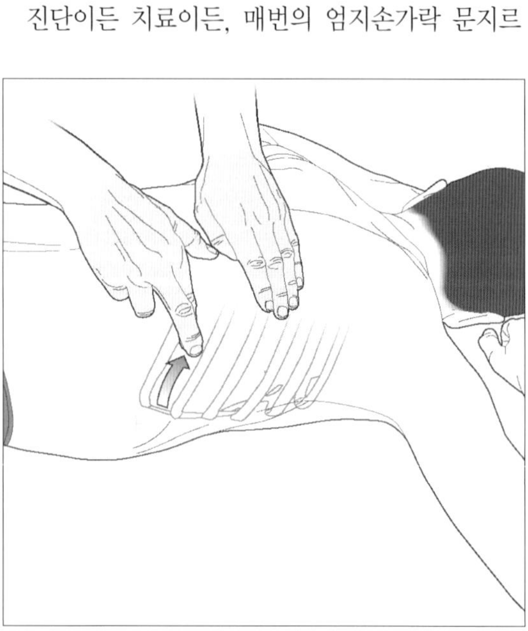

그림 15.3 주름 잡히지 않도록 치료하지 않는 손으로 받침과 당겨줌과 함께, NMT 손가락이 갈비뼈 사이의 평가를 위해 문지르기한다.

기는 정지하기 전에 대략 4-5㎝를 움직이며, 손가락/지렛대가 이어서 이동하고, 엄지손가락이 다시 그 조직들을 탐색하며 그 문지르기로 뒤따라간다.

반대로, 손가락 문지르기는 치료사쪽으로 이동하며, 조직들의 통상 주름접힘이나 뭉침을 막아주도록 다른 손을 함께 사용한다.

필수적인 가변적 압력

엄지손가락이든 또는 손가락 접촉이든 그 가장 핵심은 촉진하고 있는 접촉이 자체의 경로에서 그 접촉이 만나게 되는 어떠한 섬유성의, 딱딱해진 또는 수축된 구조 등 무엇을 통해서든 '이야기하도록' 허용하는 것이다. NMT의 촉진 시기에 이러한 문지르기는 조직 긴장도에 '맞추고 경합하며', 그러므로 치료사는 그 접촉이 조직을 통해서 자체의 경로를 탐색하므로, 엄지손가락이나 손가락 접촉의 앞쪽 부분에서 조직저항에서의 변화를 인식하게 된다.

이러한 압력의 가변성은 유럽의 및 미국의 NMT 사이의 주된 차이를 나타내며, 후자(미국 방식)에서는 거의 압력의 변화가 없이 하나의 정해진 방식에서 평가되고 있는 조직을 통해서 또는 가로질러 미끄러져나가는 문지르기 방식을 채용하는 성향이 있다. 유럽의 NMT에선, 촉진된 조직에 의하여 제기된 저항이나 방해의 정도가 필요한 힘의 양을 결정한다.

단단한, 수축된 또는 섬유증화된 조직은 결코 단순하게 힘으로 극복되지 않으며, 이보다 그 섬유들은 적용의 각도가 달라지면서, 압력의 지속적으로 달라지는 양을 사용해서 '치료해 가야' 한다. 반사적 압박 치료법이 채용된다면, 한 지점에서 상당히 오래 머무름이 필요할 것이지만, 엄지손가락이 탐색하고, 일반적인 진단적 및 치료적 사용에선, 충혈을 덜어주며 일반적으로 그 조직을 치료하면서 지속적으로 움직이게 된다.

각별하게 민감도나 통증과 관계해서, 조직의 또는 환자로부터 반응의 질적인 면과 연관되는 모든 중요한 소견은 반드시 차트에 기록되어야 한다. 가변적인 압력과 함께, 어느 정도의 파동적인 접촉은 상당히 강한 압력이 사용될 때 조차도, 조직에 손상을 주거나 멍드는 위험을 만들지 않는 '똑똑한' 느낌을 보유하도록 허용한다.

보다 깊은 NMT 촉진에서, 또는 촉진에서 치료로 전환이 발생할 때, 촉진하는 손가락 또는 엄지손가락의 압력은 방어적인 반응을 유발하지 않은 채, 척추주위근육과 같은 구조물과 접촉을 만들기에 충분하도록 증가될 필요가 있다.

촉진하는 동안 감지될 변화는 고정상태/경직성, 압박과민함, 부종, 깊은 근육 긴장, 섬유의 및 뼈 사이의 변화 등을 포함할 것이다.

만성적인 기능장애의 특징인 섬유의 변화와는 별개로, 이러한 변화들 모두는 급성이나 만성의 문제 어디에서도 찾을 수 있다.

미국식 NMT: 촉진하는 미끄러짐

에플루라지(Effleurage): (미끄러지듯 문지르기)는 NMT의 미국 방식의 중요한 요소를 이룬다(그림 15.4).

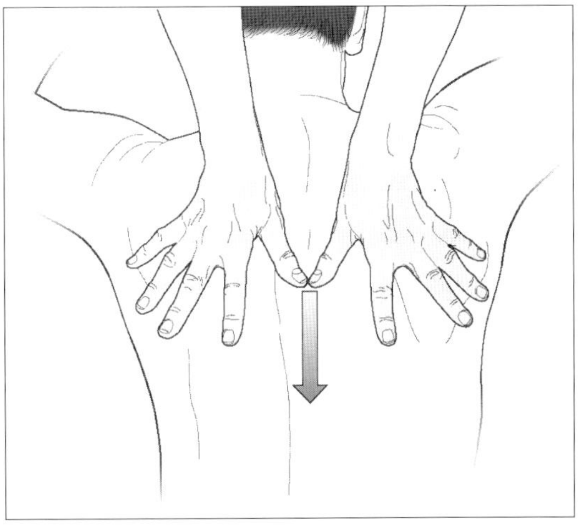

그림 15.4 NMT 미끄러지듯 문지르기: 엄지손가락을 일차적인 도구로, 안정적인 손자세와 손가락 받침은 촉진 소견을 평가하고 치료한다.

미끄러지듯 문지르기는 얇은 근막을 따뜻하게 만들며 배출을 강화시키는 것으로 생각된다. 위에서 설명한 유럽의 평가 방식에서처럼, 미끄러짐의 진행과정은 경결 및 압박과민한 지점과 함께, 수축된 띠를 확인하도록 도와줄 것이다. 이러한 것들에서 반복적인 미끄러짐은 자체의 크기와 딱딱함을 줄여줄 것이다. 임상적인 경험은 그 조직에서 여러 차례 미끄러짐, 이어서 다른 부위를 치료하고 돌아와서 다시 미끄러짐의 방식은 적합한 결과를 만들어준다는 것을 추천한다. 미끄러짐 적용의 방향은 근육 섬유의 방향을 가로지르거나 따라가거나 하며, 또는 좀 더 일반적으로, 두 가지 모두를 조합한다. 임파의 흐름의 경로를 따라감은 그 조직이 부어있을 때 각별하게 제안된다.

치료의 목적: 촉진이 치료가 된다.

NMT– 두 방식 모두 –는 근막성 통증유발점과 같은 반사기원의 활성화된 국소지점을 비활성화시킴에 일차적인 초점을 맞춘 채, 기능장애의 조직 안에서 변화를 만들고, 정상상태의 회복을 도와줌을 목적으로 삼는다. 그러므로 NMT는 원하는 반응을 성취하기 위하여, 신경학적인 역학수용기, 골지 힘줄 기관, 근방추 그리고 기타의 고유수용기 등을 포함하는 생리학적인 반응을 이용한다.

또 다른 초점은 그 자체를 최종 목적으로는 또는 관절 가동증진법에 대한 선제조건으로서든, 과긴장의 그리고/또는 섬유증 조직에서 불균형을 정상화시킴에 놓인다.

비슷하게, NMT 평가의 핵심 특징은 이 방법을 앞의 장들에서 설명된 듯 미끄러짐 잠재력의 그리고 정상적인 기능의 회복에서 도와줌의 상실로 특징지어지는 얇은 근막의 제한에 대하여 탐색하기 위한 이상적인 도구로 만든다.

앞에서 설명한 듯 NMT를 사용하는 임상적인 검사는 반드시 정보의 수집으로부터, 치료적 목적의 적용까지 빈틈없이 이어져야 한다. 치료사가 조직 기능장애의 증거를 탐색하고 이어서 적절한 치료법을 적용하므로, 발견의 과정은 곧 치료적 동작으로 이어지며, '찾아내는 것이 곧 고치는 것'으로 나타난다. 검사에서 치료로 그리고 다시 검사로의 이러한 이어짐은 NMT의 특징이 된다.

보완적인 방법들의 사용

그 방법들이 NMT와 통합되는 한, 자세성 이완법(스트레인–카운터스트레인) 그리고 근육에너지 치료법을 포함하는 다른 방법들도 협조된 접근법의 자연적인 한 세트를 형성하는 것으로 보인다. 신진대사 산물의 정체에서 감소를 도와주는 전통적인 마사지 방법은 협동된 접근법의 이러한 범주에 포함된다.

결론

전통적인 아시아 마사지 방법('pranotherapy')의 혼합에서부터든, 정골의학적 평가의 접근법의 범주 (4장에서 STAR 촉진법의 주의점을 참조)를 통하든 이 방법이 출현했으며, 한편 근막 통증에 대한 연구로부터 분명한 영향력과 함께 물리치료 촉진기법(4장에서 피부 평가의 방법을 참조)에 의하여 영향을 받고 있는, 현대의 NMT는 많은 다른 분야와 제휴하고 있다.

다수의 연구에서 인정되면서, NMT는 새롭게 생기는 전문분야의 주된 치료적인 도구가 되도록 발전하는 것과 함께, 거의 모든 다른 연부조직 접근법에 대한 유용한 평가 및 치료의 접근법인 것으로 보인다.

참고문헌

Chaitow L 1994 Integrated neuromuscular inhibition technique. British Journal of Osteopathy 13:17–20

Chaitow L 2011 Modern neuromuscular techniques, 3rd edn. Churchill Livingstone Elsevier Edinburgh, pp 35

Drover J et al 2004 Influence of active release technique on quadriceps inhibition and strength: a pilot study. J Manip Physiol Ther 27(6):408–413

Escortell-Mayor E et al 2011 Primary care randomized clinical trial: manual therapy effectiveness in comparison with TENS in patients with neck pain. Man Ther 16(2011):66–73

Fernández-de-las-Peñas C et al 2005 Manual treatment of post-whiplash injury. J Bodyw Mov Ther 9:109–119

George J 2006 The effects of active release technique on hamstring flexibility: a pilot study. J Manipulative Physiol Ther 29:224–227

George J et al 2006 The effects of active release technique on carpal tunnel patients: a pilot study. Journal of Chiropractic Medicine 5(4):119–122

Hidalgo-Lozano A et al 2011 Changes in pain and pressure pain sensitivity after manual treatment of active trigger points in patients with unilateral shoulder impingement: A case series. J Bodyw Mov Ther (2011)15:399–404

Ibáñez-García J et al 2009 Changes in masseter muscle trigger points following strain-counterstrain or neuro-muscular technique. J Bodyw Mov Ther 13(1):2–10

Lief P 1963 British naturopathic. British Naturopathic Journal 5(10):304–324

Nagrale et al 2010 Efficacy of an integrated neuromuscular inhibition technique on upper trapezius trigger points in subjects with non-specific neck pain. J Man Manip Ther 18(1):37–43

Newman Turner R 1984 Naturopathic medicine: treating the whole person. Thorsons, Wellingborough, UK

Nimmo R 1959 Factor X. The receptor (1):4. Reprinted in: Schneider M, Cohen J, Laws S (eds) 2001 The collected writings of Nimmo and Vannerson, pioneers of chiropractic trigger point therapy. Self-published, Pittsburgh

Renan-Ordine R et al 2011 Effectiveness of myofascial trigger point manual therapy combined with a self-stretching protocol for the management of plantar heel pain: a randomized controlled trial. J Orthop Sports Phys Ther 41(2):43–51

Robb A, Pajaczkowski J 2010 Immediate effect on pain thresholds using active release technique on adductor strains: pilot study. J Bodyw Mov Ther 15(1):57–62

Stecco A et al 2013 Fascial components of the myofascial pain syndrome. Curr Pain Headache Rep 17:352

Travell J, Simons D 1999 Myofascial pain and dysfunction: the trigger point manual, vol 1, 2nd edn. The lower body. Williams & Wilkins, Baltimore

Vannerson J, Nimmo R 1971 Specificity and the law of facilitation in the nervous system. The receptor 2(1). Reprinted in: Schneider M, Cohen J, Laws S (eds) 2001 The collected writings of Nimmo and Vannerson, pioneers of chiropractic trigger point therapy. Self-published, Pittsburgh

Varma D 1935 The human machine and its forces. Health for All, London, 1935

Waugh J 2007 An observational study of motion induced in the lumbar–pelvic complex during 'harmonic' technique: a preliminary investigation. Int J Osteopath Med 10(2–3):65–79

Youngs B 1963 The physiological background of neuromuscular technique. British Naturopathic Journal and Osteopathic Review 5:176–178

제 16장

자세이완 치료법 (카운터스트레인을 포함하는)

POSITIONAL RELEASE TECHNIQUES (INCLUDING COUNTERSTRAIN)

Leon Chaitow

들어가는 말

근골격계의 통증과 제한된 가동범위라는 증상-그 약어가 체성 기능장애가 되는 -들은 거기에서 진정한 병변이나 외상성 손상이 존재하지 않는 한, 관절 자체에서는 거의 발생하지 않는다. 대신, 그러한 통증과 제한은 그러한 관절들에 부착된 또는 그곳을 가로지르는 근육들에 의하여 대부분 발생되며 지속된다.

체성 기능장애의 특징은 종종 비정상적인 고유수용성 작용을 포함하며, 그러한 고유수용기는 관절 기능장애를 지속시키도록 만들고 있는, 재설정하는 것이 불가능한 것으로 보이는 근방추를 포함한다. '자세이완 치료법 (PRT)' 이란 용어는 자체의 치료방법에서 이환된 구조를 제한이나 '묶여있음' 쪽으로 보다는, 편안함이나 '풀어짐' 쪽으로 향하는 움직임을 포함해서 자체의 제한 장벽에서부터 기능장애의 조직의 이완을 가져오는 한 가지 공통적인 특징을 보유한 방법 그리고 근방추가 유해수용기 민감성을 안정시키고 감소시키도록 허용하는 어떤 과정을 묘사한다 (Bailey와 Dick 1992).

근방추는 근육섬유들 사이에 위치하며 자세, 하중부하 그리고 동작에 대하여 지극히 민감하고, '편안하게' 유지되어 있는 동안 연관된 자극의 부재라는 일정한 시기가 어떻게 과도한 긴장도를 감소시키도록 허용하는가에 대한 이유를 부분적으로나마 설명해준다.

PRT 방법은 그러므로 그 조직을 둘 또는 세 개의 평면을 이용해서, 어떤 '편안함의 자세' 로 위치시키며 정상적인 생리학적인 기능으로 회복시킴을 목적으로 삼은 간접적인 접근법을 포함한다.

주의할 점:

- 간접의 그리고 직접의 접근법은 5장에서 정의된다 (글상자 5.1)
- 제한 장벽 현상은 1장에서 설명되었고, 다른 장에선, 13장 (근육에너지치료법)과 18장 (상처자극조직)에서 부분적으로 다룬다.
- 다른 장에서 세밀하게 다뤄진 PRT 접근법의 사례는 다음과 같다:
    - 10장, 근막 풀어주기
    - 11장, 균형잡힌 인대성 긴장력
    - 14장, 근육근막 유도 치료법 (이러한 접근법의 몇 가지 측면은 간접적이며, 일부는 직접적이다)

이 장에선 그 각각이 다른 근막성 연결을 보유하는 세 가지 더 깊은 PRT 연관된 방법을 개략적으로 설명한다:

- 스트레인-카운터스트레인(SCS), 또한 *카운터스트레인*으로도 알려졌다.
- 기능적인 자세적 이완법 (FuPR)
- 촉진된 자세적 이완법 (FPR)

스트레인-카운터 스트레인(SCS) 정의

'스트레인-카운터스트레인 치료법은 거기에서 치료사가 그 환자의 근육막성 구조 내부의 방사하지 않는 압통점을 위치확인하며 통증완화를 추구하게 되는 한 가지 연부조직 도수교정 치료법이다. 치료사는 제한의 장벽에 반대된 방향 안에서 균형의 한 지점으로 기능장애를 보이는 조직을 위치시킨다. 편안함의 자세는 90초 정도 유지되며, 그 이후 환자는 원래의 자세로 부드럽게 복귀하며 그 자세에서 압통점들이 다시 검사된다' (보완의 그리고 대체의 의학에 대한 Mosby의 사전 2005).

Barnes의 연구

당신이 5장을 다시 읽어보고 Barnes의 이력현상 보고서(Barnes와 동료 2013)의 설명을 참조해볼 것을 권한다. 이것은 거기에서 수 백명의 목 통증을 보유한 사람들이 다음 네 가지 방법 중 한 가지로 치료받은 연구논문이다:

- 균형잡힌 인대성 긴장력 - 11장
- 근육에너지치료법 - 13장
- 빠른 속력의 도수교정 - 1장과 5장에서 설명됨
- 카운터스트레인(SCS) - 이 장에서 설명됨

근육과 근막을 포함해서, 기능장애의 부위에서 연부조직 '딱딱함'은 경도측정기를 사용해서 치료 전 및 후에 측정되었다. 5장에서 설명된 것처럼 이력현상으로 정의된, 딱딱함에서 변화의 수준이 기록되었으며, SCS에 이어서 가장 큰 변화를 기록했다.

스트레인-카운터스트레인 (SCS)

간단하게 '스트레인-카운터스트레인' 으로 알려진 스트레인-카운터스트레인(SCS)은 정골의사인 Lawrence Jones (1997)에 의하여 미국에서 개발된 치료의 방법이다.

이 방법은 SCS 방법론에서 '압통점' 으로서 알려진, 가벼운 압박에서 통증을 보이는 기능장애의 조직내부에서 국소부위의 확인이 필요하다. 그 부위는 동양의학에서 친숙한 소위 '아시혈' (자발적으로 압박과민한)과 거의 같다.

압통점들은 근육, 힘줄, 인대 또는 근막 등에 깊게 위치한 작고(직경에서 3~10㎜), 팽팽하고, 압박과민하며, 부어있는 부위인 것으로 묘사되며 정의된다 (Jones 1997). 이것들은 신경근의 또는 근육골격 기능장애의 감각상의 발현인 것으로 간주된다 (Korr 1975).

비록 가끔씩 그것들이 전이된 또는 방사하는 통증을 만드는 것과 함께, 압박과민하며 두가지 모두의 특징을 나타낼 수 있을지라도, 압통점은 반드시 통증유발점일 필요는 없다.

Jones(1997)는 체성 기능장애의 대부분의 상황에서 치료받고 있는 것은 지속적인 신경근육성의 유해한 자극들을 포함하는 어떤 상황인 것이며, SCS의 사용이 자극을 줄여주거나 제거할 것이며, 자가-조절의 기전을 착수시키도록 허용한다는 것을 제안한다.

SCS - 기본적인 방법

압통점에서 약간의 불편감을 만들기에 충분한 정도의 압박력이 반드시 적용되어야 하며 - 불편함의 정도는 '10' 의 숫자 중 하나로 표현하도록 환

글상자 16.1

수정된 좌상-대립좌상 (SCS) 치료과정

여기서 묘사된 SCS 치료과정은 D'Ambrogio와 Roth(1997)의 연구를 기반으로 하며 이러한 예에선 팔굽 통증과 연관된다:

1. 먼저 확인된 압통점(TeP) 부위에 적용된 손가락 압박에 대한 통증 강도에 대한 시각적 통증척도(VAS)를 확인한 후, 조직 긴장도를 평가하도록(손가락이나 엄지손가락으로) 다시 압박력이 적용된다. 동시에 그 환자에게 압통을 확인하도록 요청한다. 그 환자에게 그 치료과정 전반에 걸쳐 이완하도록 요청한다.
2. 치료사는 여러 평면 안에서 팔의 움직임을 이끌어내며, 그 동안 주요 TeP 장소와 접촉한 손가락으로 근육근막성 조직의 이완에 대하여 관찰한다. 팔굽관절에 영향을 주도록 사용된 움직임의 가동범위는 다음에서 선별된 동작을 사용한다: 압박이나 벌리기; 굽힘 또는 폄; 엎침 또는 뒤침; 직선이동 (전방과 후방의); 그리고 손목 굽힘이나 손목 폄. 치료사는 손가락 끝부분이나 엄지손가락으로 TeP에 대략 3Kg/㎠의 압력을 적용할 때 통증 강도에서 감소에 대한 언어적인 확인을 찾아본다.
3. 모든 방향 안에서 최소의 움직임으로 치료사는 긴장과 딱딱함의 촉진된 감각과 함께, 그 TeP에서 통증의 보고된 감소를 극대화하도록 환자의 자세취하기를 수정한다. 환자의 팔은 그때 대략 90초 동안 편안함의 자세와 종합된 채 유지된다.
4. 치료사가 천천히 중립의 자세로 복귀하면서, 그때 환자에게 '도울려고 하지 말고 그대로 이완하고 있으세요' 라고 설명한다.
5. 치료 후 그 환자는 치료-후 결과 측정에 앞서 통증 강도에 대한 또 다른 VAS 측정을 시행한다.

자에게 설명한다.

그 환자나 이환된 부위는 이어서 편안함의 자세로 움직여지며, 거기에서 촉진된 불편감은 최소한 70% 정도 감소되어야 하며 - 그 자세에서 중립의 자세로 천천히 복귀하기 전까지, 90초까지 유지되어야 한다.

소위 *'편안함의 자세'*란 어떤 감지된 조직 비틀림을 과장하는 자세인 것으로 빈번하게 확인되었으며; 예를 들어, 단축된 연부조직은 훨씬 더 짧아진 자세로 가져가지며, 그러므로, 그 근육들의 단축을 통증 없이 더 과장하며 외견상으로 신경학적인 '재설정'을 허용한다 (아래의 기전에 대한 설명을 참조).

가능한 임상적인 호기심에서 또 다른 관찰은 편안함의 자세가 그 자세에서 처음의 좌상이 발생했던 자세를 사실상 복제하는 것으로 보일 것이다.

SCS의 핵심은 그러므로 기능장애에 의하여 영향을 받은 조직들이 관찰된 그 압통점에서 촉진된 통증의 70%나 그 이상의 감소가 성취되는 어떤 자세를 취하게 되는 그 모델인 것이다. 편안함/풀어짐의 자세는 그때 거의 90초 동안 유지될 것이며, 그 후 천천히 이완될 것이다(D'Ambrogio와 Roth 1997).

중요한 점: '편안함의 자세' 를 성취하기 위하여 압통점을 확인하고 압박한 후, 압박에 대한 주기적인 확인과는 별개로, 편안함의 자세가 상실되지 않은 것을 보장하도록 90초 동안의 유지 전반에 걸쳐, 아무런 압박 없이 가벼운 손가락접촉이 지

속적으로 유지되어야 한다. 90초 이후, 그리고 수동적으로 및 천천히 그 조직 자체의 중립의 자세로 복귀한 후, 그 지점들은 다시 확인될 것이며, 그때 이것들은 덜 팽팽하고 덜 압박과민하게 느껴져야 한다.

환자들은 하루 동안 그 부위의 능동적인 사용을 피하도록 주의받아야 하며 그렇게 사용한다면 그것은 24시간에서 48시간 동안 증가된 쑤심을 경험하게 만들 것이다.

일종의 처방된 치료법으로서 SCS

오랜 시간에 걸쳐, Jones와 그의 동료(1995, 1997)는 대부분의 관절들과 많은 근육들의 거의 모든 가능한 긴장에 연관된 특정한 압통점 위치의 목록을 완성했다. 그 위치의 정확성은 점증하는 연구의 증거와 함께 임상적인 경험에 의하여 '검증' 되었다(아래를 참조).

Jones는 또한 모든 압통점에 대하여 '편안함' 을 성취하기 위한 처방적인 지침도 제공했으며 – 일반적으로 압통점이 확인된 조직의 '접힘' 또는 모임을 포함한다. 주장된 이점(아래의 연구를 참조)은 증가된 가동성과 근력과 함께 통증과 염증의 빠르게 얻어진– 그리고 영구적으로 지속되는 – 감소를 포함한다.

SCS를 사용할 때 권장된 90초로부터 20초 미만까지 임상적인 효과가 감지되기까지 필요한 시간에서의 감소는 강화된 자세적 이완법의 방법을 바탕으로, 그 조직으로 도와주는 하중부하를 추가함으로부터 결과하는 것으로 보이며, 이것은 아래에서 설명된다(Chaitow 2009, Schiowitz 1990).

Jones와 동료들에 의하여 개발되고 고안된 처방 모델에 대한 개선은 최근 수년에 걸쳐 발전되었다. 한 가지 그러한 개선은 Goodheart (1984)에 의하여 묘사된 방법이다.

Goodheart의 SCS 지침

Goodheart은 Jones와 동료들에 의하여 정리된 압통점들의 정해진 지도에 의존하는 대신, 통증이나 제한이 확인되거나 보고될 때 작동하는 그 부위에 대한 길항적 근육들안에서 압박과민한 지점들을 촉진(4와 15장)을 통해서 찾아야 한다는 것을 주장한다. 통증이나 제한이 움직임 중 발생한다면, 그 시점에서 그러한 동작에 대한 길항근은 압박과민한 지점(들)을 포함하고 있는 것이 된다.

예를 들어:

- 누군가가 통증의 앞으로 굽힘 자세로 고정된다면, 통증은 허리를 곧게 펴기 위한 시도인 폄 동작 중 경험될 것이다.
- 폄 중 어디서 통증이 느껴지는가와 무관하게, 압통점은 그 통증이 경험될 때, 즉, 이러한 예에선 압통점이 굽힘근(배곧은근에 또는 허리근에) 위치하게 될, 그러한 작용의 길항적인 근육들 안에서 찾아질 것이다.
- 다수의 국소적인 압박과민 부위가 그 표적의 근육에 대한 촉진에서 확인 될 것이며, 주로 가장 압박과민한 이러한 것들 중 하나를 SCS의 적용 중 일종의 관찰요소로서 선별될 것이다. 다수의 가능한 압통점들 안에서 불편함의 획일성이 존재한다면, 이것은 그러한 압통점들 중 가장 가운데 쪽 그리고 가장 근위부 지점을 관찰지점으로서 선택한다는 것을 제안한다.
- 처음의(손가락 압박에서) 압박과민함이 10점의 통증점수에서부터 3점이나 그 이하로 줄어들 때까지, 그 선택된 압통점은 치료사가 그 조직을 자세 잡아주며 섬세한 조절을 안내하는 모니터로 사용된다.
- 이어서 위에서 설명된 자세가 90초 동안 유지되며, 여전히 촉진하는 손가락을 접촉을 하지만 시작 자세로 천천히 되돌아오기 전까진, 그 지점을 압박하지 않는다.

- 즉, Jones의 모델은 Goodheart의 통찰력을 통해서 적합하게 압박과민한 '지점들'을 위치확인하는 장소로 수정되었으며 – 압통점 차트 그대로의 의존을 피하도록 해준다.

강화된 자세적 이완법
(FPR: Facilitated Positional Release)

강화된 자세적 이완법(FPR)은 거기에서 압통점 또는 기능장애의 부위가 모든 평면에서 비교적 통증을 벗어난 중립의 자세가 성취될 때까지 점차적으로 조절되어지는 일종의 간접적인 근막 이완 치료법이다. 이번에는, 관절이나 연부조직의 제한을 더욱 많이 해소하고, 조직 긴장도를 감소시키며, 감지된 불편감을 낮춰주도록 – 다른 부위에서 불편감의 어떠한 증가도 없이 – 더 많은 도움을 주는 영향력(비틀림이든, 벌려줌이든, 전단력이든 압박력이든)이 도입된다 (Schoiwitz 1990, Jonas 2005).

도움의 추가는 거기에서 편안한 자세에서 유지하는 시간을 90초에서 20초 이하로 현저하게 줄여주었다.

FPR을 SCS에 조합하기 (그림16.1을 참조)

- 하나의 적합한 압통점을 위치확인하고 촉진하며 – 통상적으로 그것은 통증이 있거나 제한된 동작의 반대 움직임을 만드는데 작용하게 될 짧아진 구조내(길항근)에 위치한다.
- 그 압통점에서 최소의 관찰 압박력을 사용하며, 환자에게 10의 단위로 결과하는 불편감을 평가하도록 요청한다.
- '통증 점수' 감소로 보고되는 최대의 편안함/안락함을 성취하도록 최소한의 힘을 사용해서 조직을 재위치시킨다
- 도움을 주는 압박의, 벌림의 또는 다음과 같은 기타의 힘을 더해준다:
  - ○ 그 촉진된 지점에서 불편감을 더욱 감소시키는 힘 – 이상적으론 초기 민감도의 30% 이하까지 그리고
  - ○ 어떠한 부가적인 불편감도 만들지 않는 힘.
- 20초 후에 풀어주며 천천히 중립의 자세로 복귀한다.
- 치료사가 중립으로 되돌아 온 후 압통점을 다시 확인하며, 이것은 반드시 훨씬 덜 긴장한 듯 그리고 덜 압박과민하게 느껴져야 한다.
- 환자에겐 그 조직이 변화에 대하여 적응하면서 24시간 동안 증가된 쑤심을 경험할 수 있음을 말해준다.

압통점 풀어짐을 성취하기 위한 일반적인 SCS 지침

- 신체 전면에서의 압통점에 대하여, 굽힘, 옆으로-굽힘 그리고 회전은 일반적으로 감지된 지점으로 향할 것이며, 최소한 70%정도 민감성을 감소시키도록 섬세한-조정이 이어진다.

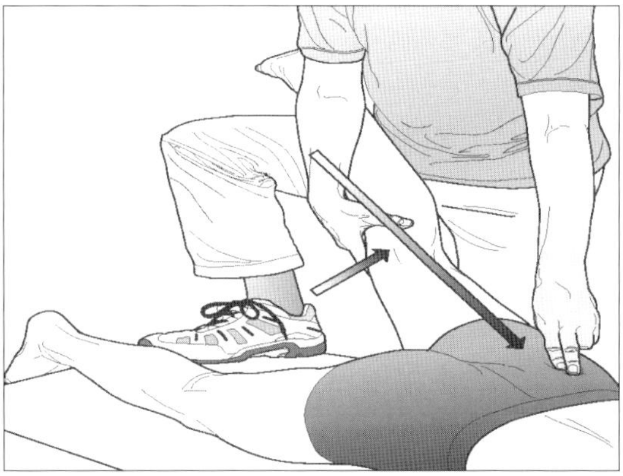

그림 16.1 같은쪽 다리가 압통점 민감도에서 감소를 성취하도록 사용되므로, 중간볼기근에서 압통점이 관찰된다. 도와주는 힘은 엉덩관절을 향한 장축의 압박을 포함하며 – 부가적인 불편함이 없이 30% 이하로 압통점의 불편함을 줄여준다.

- 신체의 등쪽 압통점에 대하여, 폄, 옆으로 굽힘 그리고 회전이 그 감지된 지점에서부터 먼 쪽으로 이루어져야 하며, 70% 정도 민감성을 감소시키도록 섬세한 조정이 이어진다.
- 이상적인 편안함의 자세를 성취하기 위해서, 그 압통점이 정중선으로 가까울수록, 더 적은 옆으로 굽힘과 회전이, 그리고 정중선에 멀수록 더 많은 회전과 옆으로 굽힘이 반드시 필요하다.
- 압박이나 벌림과 같은 부가적인 도움의 힘은 반드시 새로운 불편감을 만들어선 않되며, 반드시 편안함/안락함을 강화시켜야 하며 – 이것은 통증 '점수'에서 보고된 감소로 반영되어야 한다.

이러한 지침이 압통점 민감도를 완화시킴에 효과적이지 않다면, 자세잡기에서 다른 방식을 시도해보며– 즉, 이러한 것들이 절대적인 규칙이 아닌, 그냥 제안이라는 것이다.

SCS의 효과를 설명해줄 기전

몇 가지 설명이 제안되었고 그 설명들이 개별적으로든 또는 조합해서든 SCS를 통해서 성취된 임상적인 결과를 설명해줄 것이다 (이 장의 뒤에서 몇 가지 연구의 선택을 참조). 몇 가지 보다 근막–연관된 설명들은 아래에서 확장된다:

- **신경학적 변화**는 루피니 소체, 골지 힘줄 기관, 근방추 등을 포함하는 근육의, 근막의 및 관절의 역학수용기(Jones 1995)를 그리고 통증수용기를(Howell과 동료 2006) 포함한다. 조직에 주어진 하중 변화로부터 생기는 신경의 영향에 관한 설명은 5장에서 다음의 소제목을 참조하라: *신경의 영향과 근막의 구조*, 그리고 1장의 글상자 1.3도 참조.
- **고유수용의 이론:** 이것은 SCS의 효과에 관하여 가장 공통적으로 논의된 설명이다. 이것은 근육과 자체의 길항근 사이에서 손상된 관계가 좌상에 뒤따라서 나온다는 것을 제안한다 (아래를 참조)
- **달라진 섬유아세포의 반응:** 세포의 모양과 구성 즉, 역학전환의 영향을 포함하며 – 감소된 염증으로 (Standley와 Meltzer 2008) 이끌리며, 유체 동역학에 의하여 영향을 받는다(아래를 참조)
- **인대성 반사** (Solomonow 2009, Chaitow 2009, 아래를 참조)
- 그리고 가능한 다른 기전들은?

고유수용적인 이론

Wong (2012)은 다음과 같이 그 가설화된 진행과정을 요약했다:

> *'고유수용적 이론에 따르면 빠른 스트레칭 손상은 근방추를 자극하며, 더 많은 스트레칭에 저항하는 반사적인 주동근 수축을 유발하게 된다. 그러나, 통증이 유도된 움추림으로부터 생기는 반사적인 대립–수축은 그 악화시키는 움직임을 신속하게 역전시키며 그럼에 의해서 길항근 근방추를 흥분시킨다. 계속되는 근방추 흥분상태에서 기인한 이완하는 것이 불가능한 각각의 대립하는 근육 경련에 의하여 영속화되는(Korr 1975), 그 결과적인 신경근 불균형은 근육근막의 가동성과 인접한 관절들의 주변과 근육들 주위에서 힘 전달에 영향을 줄 수 있다 (Kreulen과 동료 2003, Huijing과 Baar 2008). 내재하는 근육 불균형은 통증 증상이 가라앉은 후 오래 지나도 분명한 영속적인 운동결함(Sterling과 동료 2003)과 함께 그 좌상이 치유된 후 오랫동안 지속될 수 있다(Goering 1995).'*

SCS 치료과정에서 풀어짐/편안함의 자세는 과작용의 주동근 근방추 활동성을 재설정하도록 허용할 것이며, 재설정 후 길항근 근방추 활동성도 역시 정상적으로 되돌아오며, 기능을 회복한다 (Bailey와 Dick 1992).

SCS에 대한 섬유아세포 (와 체액 동역학의) 반응

1장에서 역학전환과 연관된 발생과정에 관하여 설명을 제공하며, 거기에서 역학적인 하중의 적용에 대한 반응에서 다양한 세포의 영향이 주목되었다. 근막의 구조 안에 풍부하게 존재하는 섬유아세포에서 긴장과 하중의 달라진 정도 및 유형의 영향에 각별한 관심이 주어진다.

- Dodd와 동료(2006)는 다음을 보고했다: *'인간의 섬유아세포는 좌상에 대하여 염증성의 시토킨을 분비하며, 과형성을 수행하고 세포의 모양과 배열을 변화시킴을 통해서 반응하며... 그리고 손상이든 또는 체성 기능장애든 또는[SCS와 같은 연부조직 도수치료든] 등에서 기인하는 그러한 생체물리학적[조직 변화]인 가동범위, 통증 그리고 국소적인 염증에 영향을 준다.*
- 2007년에 Standley와 Meltzer는 다음을 관찰한다: *'자료들에서 섬유아세포 증식과 전(前)-염증성 및 항-염증성 인터루킨의 표현/분비는 간접적인 정골학적 도수치료적 방법에 기여할 것임을 제안한다.'*
- Standley와 Meltzer (2008)는 체성기능 장해를 치료하도록 다양하게 임상적으로 적용된 근막성 치료방법들 (근막 이완법과 함께, 카운터스트레인, 14장을 참조)을 보고했다. 이러한 방법들은 감소된 통증, 감소된 진통제 사용 그리고 호전된 가동범위와 같은 긍정적인 임상적 결과를 만들었다. 그들은 다음을 주목했다: *'긴장의 방향, 빈도 그리고 지속시간이 통증, 염증 그리고 가동범위를 중재하는 것으로 알려진 중요한 섬유아세포의 생리학적 기능에 자극을 준다.'*
- Meltzer와 동료(2010)는 외상을 받은 근막은 신체의 정상적인 생체역학을 방해하며, 그 시스템에 주어진 긴장력을 증가시키며 근막 통증과 감소된 가동범위를 유발한다. 그들은 섬유아세포에 의한 결과적인 염증의 반응이 카운터스트레인이나 근막 이완법(14장) 등에 의하여 전달된, 그 조직으로 주어진 하중에서 변화에 의하여 되돌려질 수 있다는 것 그리고 그러한 변화가 발현되기까지 단지 60초만이 필요하다는 것을 보았다.
- Wong(2012)은 SCS의 효과에서 가능한 체액성 운동 특징을 강조한다: *'급성의 손상 후 염증성 치유과정을 중계함에서 중요한(Kopf와 동료 1994), 감소된 인터루킨 (IL-6) 수치는 SCS가 국소적인 순환에 영향을 줄 수 있다는 것을 제안한다(Standley와 Meltzer 2007). 임상적으로, 아킬레스 힘줄 염증의 환자는 SCS 치료 후 감소된 부종을 보고했지만(Howell과 동료 2006) SCS의 잠재적인 순환상의 영향을 이해하기 위하여 연구가 필요하다.'*

인대성 반사 (그리고 수분)

Solomonow(2009)는 인대 기능의 연구에서 많은 시간을 투자했다. 그는 연관된 근육에서 억제성 영향력을 보유한 인대의 감각성 잠재력 그리고 주된 인대근육성 반사들을 확인했으며 다음처럼 주장했다: *'한 지점에서 단지 60-90초 동안 이완의 압박력을 적용했다면.... 한 시간이 넘는 근육의 이완이 결과할 것이다. 이것은 인대로부터 나오는 것뿐만 아니라 관절주머니와 힘줄로부터도 나올 것이다'* (개인적인 서신 2009).

이러한 인대의 특성의 가능한 임상적인 적용은 촉진된 자세적 이완법(FPR) 그리고/또는 스트레인-카운터스트레인의 치료과정의 한 부분으로서 관절 접근시킴이 유도될 때 볼 수 있다. 그러한 효과는 일시적– 30~60분 –일 수 있지만, 이것은 앞서 제한된 그 구조를 가동증진시키거나 운동시킬 수 있는 강화된 능력을 허용하기엔 충분하다.

일치해서, 연부조직의 모임(압박)도 근막의 수분 내용물에서 어떤 영향을 보유할 것이며, 일시적인(20분~30분) 근막성 구조의 감소된 경도로 이어지며 – 역시 그 시간 동안 유사하게 증가된 가동성을 이끌어낼 수 있다. 5장에서 *수분과 스트레칭*에 대한 논의를 참조하라.

Wong(2012)은 인대근육성 반사와 SCS에 관한 현재의 생각들을 다음처럼 요약 정리했다:

> *'인대성 좌상은 인대를 보호하기 위해서 긴장을 증가시키는 근육의 수축을 억제하거나, 긴장을 줄여주는 근육을 자극하게 된다 (Krogsgaard와 동료 2002). 예를 들어, 전방십자인대의 좌상은 전방 정강뼈의 벌어짐을 줄여주기 위해서 네갈래근을 억제시키며 뒤넙다리근육 수축을 자극한다 (Dyhre– Poulsen과 Krogsgaard 2002). 인대성 반사 활성화는 관절에 영향을 간접적으로 줄 수 있는 부위별 근육의 반응도 이끌어낸다 (Solomonow와 Lewis 2002). SCS가 보호적인 인대–근육성 반사를 변화시킬 것인가 그래서 관절 인대나 협력적인 근육들을 단축시킴에 의하여 기능장애를 줄여줄 것인가 알아보기 위한 연구가 필요하다 (Chaitow 2009).*

주의

SCS의 사용은 반드시 다음의 사례에선 피해야 한다:

- 열린 상처
- 최근의 봉합
- 치유중인 골절
- 혈종
- 피부의 과민성
- 전신적인 국소화된 감염

SCS 연구

Wong (2012)은 SCS에 대한 최근의 연구들을 고찰했으며 평가했다:

> *'설명적인 사례가 발(Jones 1973), 무릎(Pedowitz 2005), 허리(Lewis와 Flynn 2001), 어깨(Jacobson과 동료 1990) 그리고 근육근막성 기능장애(Dardzinski와 동료 2000) 등에 대한 적용방법에 대하여 기술되었다. 일부 연구에서는 복합적인 부위의 통증 증후군 (Collins 2007), 경추흉추의 통증 (Nagrale과 동료 2010), 가쪽위관절융기 통증 (Benjamin과 동료 1999) 그리고 첨족 (cavus foot) (Wong과 동료 2010) 등을 포함하는 장애에 대하여 다른 치료들과 함께 SCS를 병행하였다.'*

예를 들어:

- 19–38세의 엉덩관절 약화와 상응하는 압통점(TP)을 보유한 49명의 지원자들은.....[2주간에 걸친 네 차례의 SCS 치료 후]... 모든 집단에서 그 치료에 이어지는 2–4주 동안 감소된 통증과 증가된 근력을 보고했다 (Speicher와 동료 2004).
- Lewis와 Flynn(2001)은 허리통증을 보유한 환자들을 성공적으로 치료하도록 스트레인–카운터스트레인을 사용했다: *'개별 사례에 대하여 SCS 치료법 시기는 대략적으로 1주일이 걸렸으며 감지된 "비정상적인 신경근육의 활동성"을 해소하도록 2–3회의 치료시기로 이루어졌다.'*
- 아킬레스 힘줄 염증의 치료에서, Howell과 동료(2006)는 다음의 치료가 SCS에 참여된 것을 주목했다: *'치료대상은 쑤심, 경직성 그리고 부*

종에서 임상적으로 현저한 호전을 지적했고.... 치료대상의 쑤심 정도가 치료 후 즉시 줄어들었기 때문에, 감소된 유해수용적 활동성이 신장반사 크기를 변화시킴에 의하여 체성 기능장애에서 어떤 부가적인 역할을 수행할 것이다.'

- Dardzinski와 동료(2000)는 다음을 보고 했다: *'SCS 치료법은 근막성 통증증후군에 대한 기준적인 치료에 대하여 앞서 반응이 없었던 환자들에게 대한 부가적인 치료로서 고려되고 더 깊이 연구되어야 한다.'*
- Wynne과 동료 (2006)는 다음을 확인했다: *'발바닥 널힘줄 염증을 보유한 대상들에서 카운터스트레인 치료법[SCS]에 대한 반응으로 임상적인 호전이 발생한다. 종아리 근육의 반사적인 반응에서 전기적인 자극이 아닌 역학적인 변화에 의하여 임상적인 반응이 동반된다.'* 2장에서 그림 2.2와 SCS와 발바닥 근막의 섬유증에 대한 언급을 참조한다.
- *'ITBFS를 보유한 30세인 장거리 달리기 선수의 증상은 OMT, 각별하게 SCS의 도움으로 감소되었다. 이러한 치료법은 이환된 신체 분절을 그것의 가장 편안함의 위치로 이동시킴에 의하여 압통점에서 통증의 완화를 허용했으며, 수용기 활동성의 감소를 도와주었다. 그 압통점은 가쪽 넙다리뼈 위관절융기에 대하여 근위부로 2㎝ 위에 위치했다. 이러한 특수한 압통점의 정골의학적 도수치료의 이전의 방법설명은 존재하지 않았다. 그러므로, 이러한 사례보고는 먼쪽 엉덩정강근막띠 압통점의 첫 확인과 ITBFS의 압통점에 대한 새로운 치료적 방법을 반영한다'* (Pedowitz 2005).

기능적인 자세적 이완치료법 (FuPR: Functional Positional Release)

기능적인 자세적 이완(FuPR) 치료법은 그 기능장애가 근육, 근막 또는 관절 복합체 등 어떤 것을 포함하는가에 관계없이, 급성이나 만성의 통증이나 제한에 대한 관계에서 편안함의 자세의 확인이라는 카운터스트레인과 강화된 자세적 이완법(FPR)과 같은 동일한 임상적인 목적을 보유한다.

그렇지만, 카운터스트레인 치료와는 다르게, FuPR은 원했던 편안함의 자세를 찾기위한 기준으로서 통증 감소를 사용하지 않으며 – 대신 이것은 움직임의 모든 가능한 방향을 사용하고/검사해서, 신체가 자세를 취하고 있으면서 또는 섬세하게-조절되면서, 그 스트레스 받은(과긴장의/경련의) 조직에서 감지된 긴장도의 감소에 의존한다. 기능적인 치료법의 정골의학 개발자인 Hoover (1969)는 문제있는 조직이 '편안함' 의 상태로 자세잡게 되면서 성취하고 있는 효과를 설명하기 위해서 '역동적인 중립(dynamic neutral)' 이란 용어를 사용했다.

FuPR 방법론 (Bowles 1981)

'묶임(bind)' 이 감소되면서 촉진된 '풀어짐(ease)' 의 감각을 증가시키려는 목적에서 자세취하기의 일련의 과정을 통해, 한 손으로 그 환자, 또는 신체의 한 부위를 유도하면서, 긴장도에서 변화를 평가하고, 그것에 대해 '청취' 하듯이 세밀하게 치료사의 다른 손은 이환된 조직을 촉진한다 (침투하는 압박력이 없이 그 부위 형태에 맞춰 가볍게 올려놓는다).

일련의 평가가 시행되며, 그 각 과정은 움직임의 다른 방향(굽힘/폄, 오른쪽 및 왼쪽 회전, 우측과 좌측의 옆으로 굽힘 등)을 포함하며, 그 각각의 평가는 앞선 평가 중 찾아진 최대의 풀어짐에서 또는 몇 가지 앞선 검사의 풀어짐을 조합한 자세에서 시작한다.

움직임의 모든 방향이 풀어짐에 대하여 평가될 때까지, 이러한 방식에서 풀어짐의 한 가지 자세는 또 다른 자세로 '쌓아' 간다. 모든 가능성이 포함되는 한, 움직임의 다양한 방향을 평가하는 정확한 진행과정은 연관되지 않는다.

이러한 평가 중 일부 방향에서 오로지 동작의 매우 제한된 범위가 이용 가능할 것이며, 그 전체 과정은 반드시 매우 천천히 시행되어야 한다. 여러 방향 안에서 조합된 '풀어짐의 자세'를 포함한, 최대의 풀어짐 자세에 도달했을 때, 과긴장성과 통증을 감소시키는 자가-조절과 재설정의 과정을 허용하도록, 이 자세를 90초 동안 유지한다.

통증이 있는 조직에서 촉진된 최대로 풀어짐(감소된 긴장도)의 최종 자세는 카운터스트레인의 방법에서처럼, 통증이 하나의 지침으로서 사용된다면 찾아져야하는 그 자세와 일치할 것이다. 그 방법의 부드러움에도 불구하고 그 적응과정이 변화에 순응하면서, 치료한 다음날에 경직감과 가능한 불편함을 포함하는 치료반응이 거의 항상 존재할 것이다.

FuPR의 사례

주의: 근막 풀어주기(10장)와 균형잡힌 인대성 긴장력(11장)이 기능적인 치료법의 사례가 된다.

FuPR의 수술-후 사용

심장의 혈류역학에서 그 효과를 검증하기 위해서, O-Yurvati와 동료(2005)는 관상동맥 우회 이식술(CABG)에 이어진, 광범위한 정골의학적 치료법의 한 부분으로서 외상 입은 가슴 조직에 적용된 FuPR의 효과를 설명했다:

- CABG를 받은 10명의 대상에게서 흉부 임피던스, 혼합된 정맥혈 산소포화도 그리고 심장 박출계수 등을 포함해서, 치료-전 vs. 치료 -후를 비교해보았다.
- CABG 수술에 즉시 이어서, FuPR이 정중선 흉골 절개술에 의하여 유발된, 늑골강의 해부학적 기능장애를 완화시키도록 그리고 호흡기능을 호전시키도록 *마취상태이며 약물상으로 마비된 환자*에게 적용되었다.

그림 16.2에서 볼 수 있는 것처럼, 이러한 FuPR 치료적 접근법은 어깨뼈 사이에서 조직들을 이완시키고/촉진하도록, 치료사가 한 손을 바로 누운 환자의 등 아래로 위치시키는 것을 포함한다. 동시에, 다른 손은 앞쪽으로, 수술적으로 상처를 받은 조직 바로 위에 위치한다. 표면의 피부와 근막만이 검사되고 있는 그 방향에서 움직임을 허용하기에 충분한 정도의 힘만 주어진다.

- 각각의 손은 조직 선호도의 방향을 개별적으로 평가한다:
  - 위로/아래로?
  - 왼쪽으로 측면으로/오른쪽에서 측면으로?
  - 시계방향으로/시계 반대방향으로?

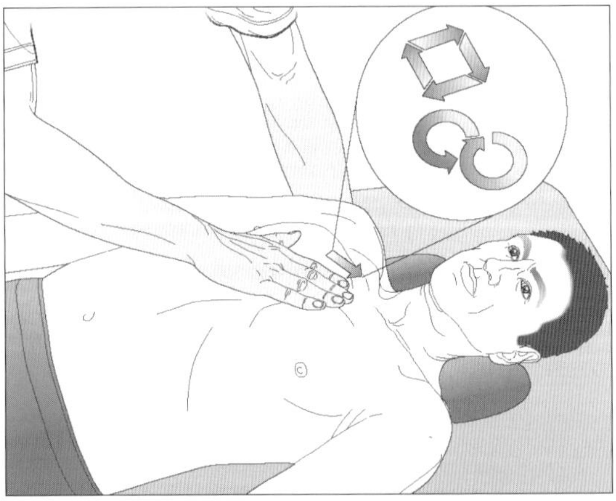

그림 16.2 각각의 손은 '풀어짐'에 대하여 모든 방향에서 평가되므로, 그 각각에 대하여 풀어짐의 위치를 개별적으로 쌓아간다. 풀어짐의 최종적인 조합된 자세는 90초 동안 유지되며, 그 동안 순환의, 고유수용적인 그리고 점액탄력적인 효과가 자가-조절의 과정을 유도하는 것으로 생각된다.

각각의 평가는 바로 앞선 평가의 "풀어짐" 자세에서부터 시작한다.

일단 최종의 풀어짐 자세가 손에 의하여 개별적으로 확인된 후, 그 조직은 처음 자세로 천천히 되돌아가기에 앞서 그러한 자세에서 90초 동안 유지된다. 치료 후 결과는 개선된 말초의 순환 그리고 증가된 혼합된 정맥의 산소포화도로 추측되었다. 이러한 증가는 심장 박출계수에서 현저한 증가를 동반한다.

FuPR 변형법: 통합된 신경근 이완법

통합된 신경근 이완법은 근육, 근막 그리고 신경의 불균형을 바로잡고자 목적한 한 분절의, 전후방의 접근법을 포함하는 FuPR의 한 형태이다. *'정골의학의 도수교정적 치료는 의도적이든 아니든, 근막의 도수교정과 연관되었다'* (Danto 2003).

- 앉은 환자에게서, 치료사의 양손은 전방으로 그리고 후방으로 놓인다. 개별적으로 양손은 위의 수술-후 적용사례에서 설명된 것과 동일한 방식에서, 조직 방향의 선호도에 대한 평가를 시행한다 (그림 16.3).
- 각 방향에서 진행과정은 같은 질문이 던져져야 한다 – 어떤 방향에서 그 조직이, 이전에 확인된 풀어짐의 자세로부터 시작하는 방향에서 각각의 변화와 함께, 가장 자유롭게 움직이는가?
  - 상방으로/하방으로?
  - 왼쪽으로 측면/오른쪽으로 측면에서
  - 시계방향/시계 반대방향에서?
- 이러한 방식에서 그 촉진된 조직은 어떤 조합된 '풀어짐' 자세를 향해 동작에서 자체의 선호된 방향으로 가져가지며, 그 시점에서 압박이 더해지며 – 이것이 촉진된 자세적 이완법(FPR)의 특징이다. 이것은 천천히 되돌아오기 전까지, 60–90초 동안 또는 조직에서 변화 (맥동, 유동적 동작 등)가 감지되고 있다면 더 오래 유지된다.

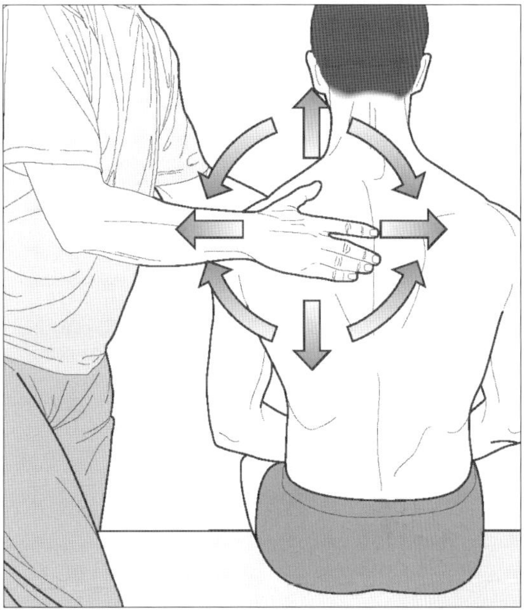

그림 16.3 그림 16.2와 동일한 방식에서, 모든 방향이 '풀어짐'에 대하여 평가되면서, 각각의 손은 개별적으로 서로에 대하여 풀어짐의 위치를 쌓아간다. 풀어짐의 그 최종적인 조합된 자세는 90초 동안 유지되며, 그동안 순환의, 고유수용적인 그리고 점액탄력적인 효과가 자가-조정의 과정을 시작하는 것으로 생각된다.

결론

자세적 이완 치료법은 안전하며, 적용하기 쉽고 임상적으로 검증되었다. 그 방법은 섬유아세포 영향이나 인대성 이완 등을 통해서 근막의 연관성을 보유하며 그 방법들은 대부분의 다른 도수 치료법들과 효율적으로 조합된다.

참고문헌

Bailey M, Dick L 1992 Nociceptive considerations. J Am Osteopathic Assoc 92(3):334: 337-341

Barnes P et al 2013 A comparative study of cervical hysteresis characteristics after various osteopathic manipulative treatment (OMT) modalities. J Bodyw Mov Ther 17:89-94

Benjamin S et al 1999 Normalized forces and active range of motion in unilateral radial epicondylalgia. J Orthop Sports Phys Ther 29:668-676

Bowles C 1981 Functional technique – a modern perspective. J American Osteopathic Association 80(3):326-331

Chaitow L 2009 Editorial. J Bodyw Mov Ther 13(2):115-116

Collins CK 2007 Physical therapy management of complex regional pain syndrome in a 14-year-old patient using strain counterstrain: a case report. J Man Manip Ther 15(1):25-41

D'Ambrogio K, Roth G 1997 Positional release therapy. Mosby, St Louis
Danto JB 2003 Review of integrated neuromusculoskeletal release and the novel application of a segmental anterior/posterior approach in the thoracic, lumbar, and sacral regions. J Am Osteopath Assoc 103(12):583-96
Dardzinski J et al 2000 Myofascial pain unresponsive to standard, treatment: successful use of a strain/counterstrain technique with physical therapy. J Clin Rheumatol 6(4):169-174
Dodd J et al 2006 In-vitro biophysical strain model for understanding mechanisms of osteopathic manipulative treatment. J Am Osteopath Assoc (106)3:157-166
Dyhre-Poulsen P, Krogsgaard MR 2000 Muscular reflexes elicited by electrical stimulation of the anterior cruciate ligament in humans. J Appl Physiol 89:2191-2195
Goering EK 1995 Physical manipulation. In: Strain-counterstrain. Jones Strain-Counterstrain, Indianapolis
Goodheart G 1984 Applied kinesiology workshop procedure manual, 21st edn. Detroit, Privately published
Hoover H 1969 Collected papers. Academy of Applied Osteopathy Year Book
Howell JN, et al 2006 Stretch reflex and Hoffmann reflex responses to osteopathic manipulative treatment in subjects with Achilles tendinitis. J Am Osteopath Assoc 106(9): 537-545
Huijing PA, Baar G 2008 Myofascial force transmission via extramuscular pathways occurs between antagonistic muscles. Cells Tissues Organs 188(4):400-414
Jacobson E et al 1990 Shoulder pain and repetition strain injury to the supraspinatus muscle: etiology and manipulative treatment. J Am Osteopath Assoc 89(8):1037-1040
Jonas WB 2005 Mosby's dictionary of complementary and alternative medicine. Elsevier Mosby, St Louis
Jones LH 1973 Foot treatment without hand trauma. J Am Osteopath Assoc 72:481-489
Jones LH 1995 Strain-counterstrain. Jones Strain-Counterstrain, Indianapolis
Jones LH 1997 Strain and counterstrain. Academy of Applied Osteopathy, Colorado Springs
Kopf M et al 1994 Impaired immune and acute-phase responses in interleukin-6-deficient mice. Nature 368:339
Korr I 1975 Proprioceptors and somatic dysfunction. J Am Osteopath Assoc 74(7):638-650
Kreulen M et al 2003 Biomechanical effects of dissecting flexor carpi ulnaris. J Bone Joint Surg Br 85 (6):856–859
Krogsgaard M et al 2002 Cruciate ligament reflexes. J Electromyogr Kines 12:177-182
Lewis T, Flynn C 2001 Use of strain-counterstrain in treatment of patients with low back pain. J Man Manip Ther 9(2):92-98
Meltzer K et al 2010 In vitro modeling of repetitive motion injury and myofascial release. J Bodyw Mov Ther 14:162
Mosby's Dictionary of Complementary and Alternative Medicine 2005 Elsevier Mosby, St Louis
Nagrale A et al 2010 The efficacy of an integrated neuromuscular inhibition technique on upper trapezius trigger points in subjects with nonspecific neck pain: a randomized controlled trial. J Man Manip Ther18:37-43
O-Yurvati A et al 2005 Hemodynamic effects of osteopathic manipulative treatment immediately after coronary artery bypass graft surgery. JAOA105(10):475-481
Pedowitz R 2005 Use of osteopathic manipulative treatment for iliotibial band friction syndrome. J Am Osteopath Ass105(12):563-567
Schiowitz S 1990 Facilitated positional release. American Osteopathic Association 90(2):145–156
Solomonow M 2009 Ligaments: a source of musculoskeletal disorders. J Bodyw Mov Ther 13(2) 136-154
Solomonow M, Lewis J 2002 Reflex from the ankle ligaments of the feline. J Electromyogr Kines 12:193-198
Speicher T et al 2004 Effect of strain counterstrain on pain and strength in hip musculature. J Man Manip Ther 12(4):215-223
Standley P, Meltzer K 2007 Modeled repetitive motion strain and indirect osteopathic manipulative techniques in regulation of human fibroblast proliferation and interleukin secretion. J Am Osteopath Assoc 107:527-536
Standley P Meltzer K 2008 In vitro modeling of repetitive motion strain and manual medicine treatments: Potential roles for pro- and anti-inflammatory cytokines. J Bodyw Mov Ther 12:201–203
Sterling M et al 2003 Development of motor system dysfunction following whiplash injury. Pain 103:65-73
Wong C et al. 2010 Deformity or dysfunction? Osteopathic manipulation of the idiopathic cavus foot: a clinical suggestion. N Am J Sports Phys Ther 5(1):27-32
Wong CK 2012 Strain counterstrain: current concepts and clinical evidence. Man Ther17:2-8
Wynne M et al 2006 Effect of counterstrain on stretch reflexes, Hoffmann reflexes, and clinical outcomes in subjects with plantar fasciitis. J Am Osteopathic Assoc 106(9):547-556

제 17장

Rolfing 구조적 통합치료

ROLFING® STRUCTURAL INTEGRATION (SI)

Jonathan Martine

들어가는 말

구조적 통합치료(SI)는 기능의 경제성을 강화시키며 조화를 이룬 움직임의 편안함을 증진시키는 것을 목적으로 삼은 도수치료와 감각운동 교육과정의 한 형식이다(Jacobson 2011). 최근에, 구조적 통합치료의 전문가를 인정해주는 구조적 통합의 국제협회(IASI)에 의하여 인증된 19개 이상의 학교가 존재한다. *Rolfing*® 구조적 통합치료는 Ida Pauline Rolf(1896–1979) Ph.D에 의해 만들어졌으며 구조적 통합치료의 롤프 연구소(RISI)도 Dr. Rolf와 1971년 그녀의 첫 교육생들에 의해 구성되었다. (Dr. Rolf의 치료법은 이제 그녀의 독창적인 제목인, 구조적 통합치료[structural integration])로 알려졌다. Rolfing® 구조적 통합치료는 교육과정을 이수하고, Dr. Rolf®의 고유한 교육기관인 구조적 통합치료의 롤핑 연구소의 회원들의 치료방법을 말한다. 어린이 로고와 *Rolfing® Rolf Movement® 그리고 Rolfer™* 은 롤프 연구소의 상표가 된다.) 개별적인 SI 교육기관마다 독창적인 측면이 존재하는 반면, 핵심적인 요소는 각각의 프로그램에서 제공된 교육과정에서 일치한다.

그녀의 치료법을 다른 사람들에게 교육하기 위해서 그리고 그 교육과정을 접근하기 쉽게 만들기 위해서, 그녀는 10차례 치료 과정을 개발했으며, 이것이 10회 치료로서 알려졌다. Rolf의 10회 치료가 중력의 부담과 신체의 환경에 대한 관계에서 신체의 움직임과 신체를 재구성함에서 한 가지 체계적인 접근법을 제공한다는 것이 주장되었다(Maitland 1995).

2002년에 설립된, IASI는 그러한 분야 내부에서부터, 기준을 확립하고, 인증 기준을 개발하며, 전문적인 실체의 지속성을 확보하며 건강관리의 분야에서 인정받는 분야로서 구조적 통합치료의 연속된 발전을 조장하기 위한 기초 단체로서 설립되었다(http://www.theiasi.net). 본 저자는 이 장의 RISI에서 공인된 상급 롤퍼이며 교육자로서 실습한 자신의 경험을 유추해 설명할 것이다.

개요

Ida P. Rolf PhD에 의하여 개발된 Rolfing SI는 중력과의 관계에서 신체를 구성하는 것을 목적은 한다. 이것은 특정한 증상을 치료하는 것 이상으로, 하나의 전체로서 구조적인 그리고 기능적인 완전성을 증진시킴을 목적으로 삼는다. SI의 효과는 아래에서 개략적으로 설명된 것처럼 다른 도수의 및 동작의 치료방법들로부터 이것을 구분해주는 기본적인 원리를 기반으로 한다. 생화학자로서 자신의 초기 공식적인 교육과 자기 가족의 건강 문제에 대한 답변을 찾고자하는 자신의 열정을 촉매로 해서, Dr. Rolf는 많은 치료 기법들과 움직임 분야를 탐구했다. 그녀의 광범위한 연구는 정골의학 그리고 하타 요가 등을 포함했으며, Elsa Gindler, Charlotte Selver, Jeanette Lee, 그리고 Moshe Feldenkrais 등의 움직임 인식 치료법과 함께, Alfred Korzybsky와 일반 어의학에서 그의 연구에 의하여 영향을 받았다(Jacobson 2011).

Dr. Rolf도 역시 Buckminster Fuller에 의하여 고안되고 신체에 대한 그의 생각과 연관된 '장력통합성(tensegrity)' 의 개념을 참조했다. 장력통합적 구조에서, 긴장력의 통합성은 힘줄과 인대와 같은 긴장력의 단위들에 의하여 유지되고 떨어져서 매달려 있는 압박성 구조물이나 버팀목(골과 같은)에 의하여 유지된다 (Myers 2001).

그녀의 연구를 통해서 Dr. Rolf는 세 가지 핵심 개념을 깨달았다:

1. 신체의 분절들은 자체의 중심축이 중력의 수직선에 가장 근접하게 배열되도록 허용하게끔 구조를 갖출 때 신체는 가장 효율적으로 기능한다.
2. 근막은 신체내부에서 형태의 장기인 것이다: 모든 골, 인대, 힘줄, 근육, 신경혈관, 기타 관들 그리고 장기들을 둘러싸며, 받쳐주고, 나눠주며, 보호하고 이어준다.
3. 신체는 우리의 평생에 언제든지 변화할 수 있는 변형이 가능한 중계물이다. 우리의 신체 모양을 만들어주는 그 힘은 또한 비효율적인 정렬을 강화시키는 바로 그 힘도 된다. 손을 이용한 도수치료를 통해서, 일상의 활동을 위한 최적한 움직임을 교육시키며 환경과의 관계에서 신체 인식을 증가시키므로, 기능적인 효율성은 개선되고 회복될 수 있다.

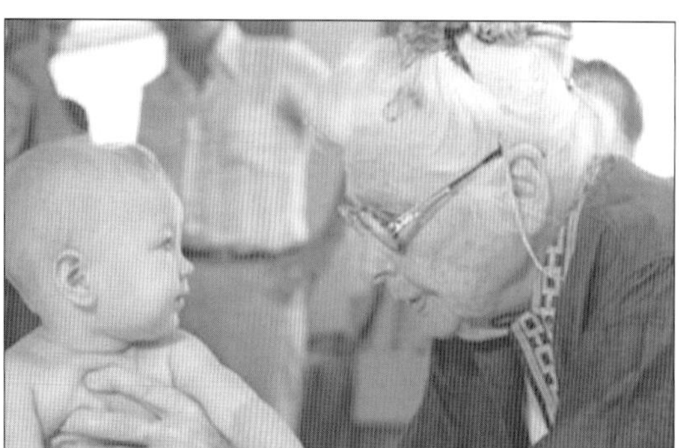

그림 17.1 아기를 치료하는 Dr. Rolf

롤핑 SI는 구조들을 구분하도록, 수행력을 증진시키도록, 그리고 신체 인식을 증대시키도록 고안된, 움직임의 교육과 손을 사용한 교정의 조합을 통해서 그 결과를 성취한다. 10회 치료의 기준적인 치료과정은 신체를 체계적으로 재정렬시키며 효율적인 움직임을 회복시키는 것을 목적으로 삼는다 (이 장의 뒤쪽에서 세부 내용을 참조).

전통적으로 롤핑의 구조적 그리고 기능적인 변화의 기전은 근막성 유착의 "떨어뜨리기"와 물리적인 구분에 있는 것으로 믿어지며, 호전된 정렬 상태로 이어진다. 신경과학의 분야에서 최근의 영향은 롤핑의 도수교정으로부터 전해지는 역학적인 변화가 신체의 두뇌 '지도작성'에서 그리고 그 지도가 점유하는 공간에서 변화를 포함하도록 확장될 것이다(Frank 2008).

임상적인 효과의 연구 증거와 제안된 치료적인 기전은 제한되었다. 최근의 유사-실험적 그리고 서술적인 사례연구들은 SI와 허리 통증, 만성의 통증, 목의 동작과 통증 수준, 어린이들에서 경직성 뇌성마비 그리고 전신적인 루프스 홍반증(SLE)에 대하여 검사되었다. 관련된 연구의 요약은 Jacobson의 논문 (2011)을 읽어봄으로 더 깊게 살펴질 수 있다. 세부 내용은 다음 장에서 이어진다.

롤핑® 구조적 통합치료의 목적

Dr. Rolf에 따르면, 모든 신체는 자체의 구조에서 어느 정도의 장애와 압박을 보유한다; 그러므로 그녀는 어린이부터 성인까지 누구나 롤핑 SI(이하: RSI)를 받음으로써 이점을 얻게 된다는 것을 믿었다. 손상, 스트레스 또는 반복적인 좌상을 보유한 그리고 자신들의 손상의 영향이 일상의 생활을 방해하고 있다는 것을 알아챈 사람들은 통증과 만성의 스트레스를 덜어줄 또는 자신들의 전문적인 그리고 일상의 활동에서 수행력을 증대시킬 방법을 찾음으로써 RSI를 고려할 것이다.

RSI는 통상적으로 건강에 이르는 길로서 개별적인 치료실 설정에서 제공된다. 이러한 치료법은 진료실, 물리치료 병원, 전체적인 그리고 보완적인 건강관리소 등에서 다른 치료법들과 연계해서 볼 수 있다. 이 치료의 핵심이 신체 인식에 주어지기 때문에, RSI는 습관적인 패턴을 확인하고 접근하기 위한 과정을 보조하는 심리치료적인 설정에서도 이용된다. 증대된 신체 인식은 또한 물리치료 환자들, 요가 실습생들 그리고 무술연마, 필라테스 그리고 무용과 같은 움직임 치료를 시행하는 사람들을 도와줄 것이다. 추가로, 손상에서부터 회복과 함께, 자신들의 시즌 중 경기력 유지를 도와주도록 롤퍼의 서비스를 요구하는 많은 경쟁의 운동선수와 스포츠 팀(아마추어 및 프로)도 존재한다.

비록 Dr. Rolf가 본래 SI를 그 방법으로 건강한 개인들도 자세와 기능을 개선시킬 수 있는 한 방법이 되도록 의도했을지라도, 이 방법은 근골격계의 통증과 기능장애에 대한 치료의 방식으로서 점점 더 많이 사용되고 있다. 이러한 성향은 콜로라도, 캘리포니아, 버지니아, 알라스카 그리고 아리조나 등을 포함하는 미국의 여러 주에 위치한 산재보험 이사회와 보험회사들에 의하여 마사지 치료법의 한 형태로서 청구될 때 상환해줌으로 SI를 인정하도록 촉구한다.

Dr. Rolf는 치료사들에게 신체가 무작위한 정렬에 놓인 분절(머리, 체간, 골반 그리고 다리)들로 받쳐질 때, 신체를 똑바로 세워주기 위해서 근육의 긴장이 필요하다는 것을 가르쳤다. 추가로, 신체는 반복적인 동작, 스트레스, 좌상, 사고 그리고 손상등에 대하여 근막을 강화시키며, 섬유성 조직들을 배치하고 인접한 층들 사이를 유착시키며 그러므로 다른 것들을 제한하는 동안 반복된 움직임을 강화시키는 것으로 반응할 것이다. 신체를 자체의 가장 효율적인 기능상태로 되돌려주기 위해서, 그 분절은 중력과의 관계에서 하나의 중심 축 또는 연결선 주위에서 바르게 정렬될 필요가 있다.

연구: 기전과 가설

임상적인 효과와 제안된 치료적 기전의 연구적 증거는 제한적이다. Eric Jacobson에 의한 이러한 연구의 광범위한 정리가 2011년에 *대체 및 보완 의학의 학술지(Journal of alternative and complementary medicine)*에서 출간되었다. 그는 구조적 정렬과 기능적인 효율성에서 변화에 대하여 가설화된 기전이 개선된 생체역학적인 정렬을 포함하며, 이것이 감각의 처리과정과 미주신경 긴장도에서 개선과 전반적인 건강함의 더 좋아진 느낌에 개선을 주는 호전된 효율성과 협조성의 인식, 역학적인 스트레스와 유해수용적인 자극 등에서 감소로 이끌린다는 것을 알게되었다. (Jacobson 2011):

'신경운동의 협조성, 감각의 처리과정, 자아-인식과 미주신경의 긴장도 등에 대한 그리고 불안증 상태의 감소에 대한 증거는 제한적이다. 뇌성마비, 만성의 피로 증후군 등을 보유한 예비의, 작은 표본의 임상적인 연구에서 보행, 통증과 가동범위, 손상된 균형감, 기능적인 상태

그리고 건강에서 호전이 보고되었다' (*Jacobson 2011*).

여기서 더 많은 연구가 요약되었다. Deutsch와 동료(2000)에 의한 한 논문은 10회의 SI 치료과정을 보완한 입원환자 재활치료 프로그램에 참여한 20명의 개인들에 대하여 보고했다. 허리, 목 부위 그리고 사지에서 만성 통증을 보유한 그 사람들은 통증 보고에서 현저한 감소를 그리고 자세와 기능적인 가동성의 호전을 보여주었다(Deutsch와 Anderson 2008).

Ball은 SLE의 증상을 치료함에서 일화적인 효과를 주장하는 치료계획의 한 부분으로서 SI에 대한 효과와 잠재적인 적용성에 대한 보다 최근의 연구를 제공한다. 두 명의 SLE 환자는 일련의 SI-기반의 치료적 개입에 뒤따라서 감소된 통증, 피로/소진감, 그리고 불안증을 보고했으며, 강화된 기능적인 가동성, 자율성, 감정적인 상태 그리고 삶의 질을 보고했다(Ball 2011).

James는 과거 3년 이전에 RSI를 치료받았던 31명의 환자들에게서 목의 척추 기능장애를 연구했다. 그 조사의 결과는 RSI가 통증을 환화시켰으며 목의 움직임을 증가시킨 것을 주장한다(James와 동료 2009).

경련성 뇌성마비를 보유한 어린이들의 예비적 연구에서 근육과 관절을 풀어주고 재정렬하도록 한 가지 보완적인 방법으로서 SI를 사용하는 것이 개선된 움직임 기능을 도와줄 수 있다는 것을 주장한다(Hanson과 동료 2012).

이러한 연구들은 운동 조절, 신체의 기능. 활동에의 참여, 삶의 질과 같은 비-운동성 이점 등의 광범위한-기반의 임상적인 연구의 필요성을 제안한다. Dr. Rolf는 만성적인 근골격계의 통증을 감소시킴과 움직임에서 감지된 노력을 개선시킴에서 자기 치료의 긍정적인 영향을 설명하기 위한 일반적인 기전을 언급했다. 한 가지 보고된 심리학적 영향은 증가된 자가-확신, 훨씬 줄어든 반사적인 행동과 함께 더욱 주도적인 상태, 감정적인 경험에서 증가된 인내도, 감정적인 스트레스 하에서 증가된 안정성, 그리고 불안증과 우울증에서 감소 등을 포함한다(Jacobson 2004, Anson 1998). 가장 공통적으로 보고된 육체적인 효과는 다음에서의 호전이 된다: 자세, 움직임에서 편안함, 유연성, 통증 감소, 개선된 균형감 그리고 증가된 전반적인 이완상태.

Jacobson은 다음처럼 결론지었다: *'임상적인 효과와 가설화된 기전에 대한 증거는 작은 표본 크기와 통제군의 부재로 심각하게 제한적이다. 그렇지만, 근골격계의 통증과 기능장애의 치료에서 SI와 그 사용의 빠르게 증가하는 가용성의 관점에서, 더 많은 적절한 연구들이 곧 증명할 것이다'* (Jacobson 2011).

신경생리학적 기전

신경생리학적 기전은 임상적인 실험을 통해 직접적으로 검증되지 않았으며, 그럼에도 여전히 최근의 근막 연구와 신경과학적 발견들의 대부분은 롤핑 치료에 이어지는 자세적 정렬과 감지된 기능적인 편해짐에서 변화에 대한 잠재적인 설명으로 향한다. Schleip에 따르면, 여러 가지 역학수용기들로 밀집된 근막성 그물은 우리에게 우리가 공간상에서 어디에 위치했는지 그리고 우리 신체의 어느 부위가 무엇을 하는지 등에 대하여 정보를 제공하는 전신에 펼쳐진 역학감각의 장기인 것이다(Schleip 2003). 근막성 그물을 통해서 수집되고 전달된 정보는 신경운동계의 자가-조절의 그리고 자가-구성의 기능과 의사소통을 한다.

현재, 롤핑 SI는 구조적 교육의 두 가지 측면을 이용한다: 한 가지는 주로 조직 유연성을 증대시킴을 목적으로 하며 다른 하나는 감지와 협조성을 이끌어내는 것에 더 집중한다. Dr. Rolf는 손을 사용한 도수교정이 SI로부터 생겨나는 자세적 변화의 상당한 부분을 담당한다고 믿는다. 보다 최근에 이러한 개념이 더 확장되었다. 환자와 치료사 사이에서 직접적인 대화와 감각적인 탐색으로 확대된 물리적 접촉은 두뇌에 개별적인 신체부분을 확정하도록 작용할 것이며, 자극의 집중화를 증대시키며 그러므로 운동신경 경로를 즉각적으로 변화시킨다. 접촉에 의하여 만들어진 인체 지도는 내부의 및 표면의 공간에 대하여 두뇌에 정보를 제공하는 반면, '개인-주변의 공간'의 지도는 신체 주위의 공간에 대한 두뇌의 인식을 한정하며, 피부, 머리에서 발까지의 표면과 그 부속물의 범위까지 연장시킨다(Frank와 Blakeslee 2009). 역학수용기, 신장 반사, 고유수용작용 그리고 시각, 미각, 청각, 후각 그리고 촉각 등 우리의 공통적인 감각 모두는 정상적으로 움직일 수 있는 우리의 능력에 대한 정보를 제공한다. 전정기관의 지도작성은 우리에게 중력에 대한 관계에서 우리의 위치에 대한 감각을 제공한다. 이러한 지도는 경험과 관계해서 달라지며 가변적인 것으로 생각된다. 일단 물리적으로 구분되며 개별적인 것으로서 확인된 후, 신체 부분은 습관적인 패턴의 인식을 통합함을 거쳐서 연관되며, 움직임에 대한 새로운 가능성을 허용한다. 그 과정은 이러한 변화와 이어서 두뇌의 운동 영역안에 표시되어짐과 함께 근육의 재구성을 기반으로 개별적인 움직임에 대한 증가된 능력으로 그리고 효율적인 협조성으로 이어진다.

병변 대 억제력

롤퍼는 움직임에서 효율성과 자유로움을 가로막는 장해물을 처리함을 목적으로 삼는다. 그러한 제한은 경직된, 제한된 연부조직으로 결과하는 적응작용으로서 물리적으로 유지되며, 사용방식의 습관적인 패턴 안에서 움직임의 반복된 패턴에 의하여 만들어질 것이다. 움직임의 제한에서 구조물을 구분하기 위해서, '병변(lesion)'과 '억제작용(inhibitions)' 이란 용어가 사용된다. RISI 강사인 Hubert Godard는 움직임에 대한 잠재력으로서 자세를 설명했다(Caspari 2005). 이러한 모델에 따르면, '병변'이란 환자의 수동적인 가동범위를 검사할 때 제한으로서 나타나는 근막과 관절 내부에서의 고착인 것이며, 이것은 생체역학적인 수준에서 물리적인 도수교정에 의하여 가장 잘 다뤄진다. 그렇지만, '억제작용'은 협조성의 또는 감지력의 수준에서 다뤄질 필요성이 있으며, 신경근육성 경로와 근육의 활성화 과정에 영향을 주도록 감각을 이용한다. Godard는 우리의 움직임의 각각이 상당 부분 무의식적인 예측적 자세의 동작(Anticipatory Postural Activity: APA 또는 사전-움직임)에 의하여 착수되는 것으로 생각한다. APA는 공간 안에서 움직임을 위한 조건을 설정해 주며, 거기에서 우리가 공간안에서 그리고 중력의 힘에 대한 연관성 안에서 존재하는 기능이다(Caspari 2005).

'억제작용'은 통상적으로 신체 인식틀(body schema: 자세, 움직임 그리고 개인-주변의 공간을 지속적으로 조절하는 신경의 처리과정의 무의식적인 체계)로부터 나오기 보다는 우리의 신체 이미지(우리의 주관적인 경험, 신념, 태도 그리고 개인의 역사에 의하여 정해진)로부터 생겨난다(Caspari 2005).

롤핑 SI에서, 억제작용은 APA 안에서 유지되는 것으로 그리고 연부조직이나 관절 안에서의 단순한 제한이 아닌 것으로 간주된다. 억제작용이 움직임을 제한할 때, 치료사는 감각작용의 상호간의 공통언어를 개발함을 통해서 환자의 감지력을 다룰 필요가 있다. 우리의 사지에서 무게감, 바닥과의 접촉 느낌, 신체의 주변과 상부의 공간의 느껴진 감각의 인식 그리고 구체화의 느낀 감각을 한정함 등은 그 환자에게 자신의 위치를 확인하도록 그리고 신체의 인식을 확대하도록 사용된다.

Rolf의 제안된 치료과정

Dr. Rolf의 10회 치료과정은 IASI에 의해서 공인된 19개의 구조적 통합 학교에서의 교과과정 중 기본이 된다. 움직임과 임식적/정렬하는 운동은 그 치료과정의 구조적인 목적을 강화하고 확대하도록 그리고 그녀의 요구에 맞춰가도록 개발되었다.

SI 치료분야에서 지속적이 발전의 한 가지 예는 롤프 움직임 통합법(Rolf Movement Integration: RMI)이 된다. 이것은 롤핑 SI에 대한 보완요소로서 적용되는 움직임 인식 트레이닝의 또는 하나의 개별화된 치료의 한 체계가 된다. 롤퍼는 감각을 훈련시킴을 통해서 신체를 재교육시키는 개별화된 과정을 만들어내도록 다양한 치료법들로부터 유주된 이러한 접근법을 훈련시킨다(Bond 2007). 롤핑 SI 치료시기 중, RMI는 습관적인 움직임 패턴의 이해를 깊게 만들어주어서, 근막 도수치료를 통합시킴에서 그리고 새로운 움직임과 인식의 경로를 강화시킴에서 도움을 주는 과정에 스며들어 있을 것이다.

자가-적용된 자세적 운동

다음의 자세적 운동은 롤퍼이며 RISI 움직임 교수인 Mary Bond의 저서인 *자세의 새로운 규칙*(The new rule of posture: 2007)에서 발췌된, 받쳐진 앉기 운동을 기반으로 한다.

많은 직업에서 우리에게 오랜 시간 책상에 앉자 있도록 요구하기에, 보다 더 편안하고 받쳐진 채 앉는 방법을 아는 것은 우리의 건강과 안녕에 이로우며 확실히 유용할 것이다. 양 발바닥이 바닥과 닿으며 엉덩관절이 자신의 무릎보다 위쪽에 놓이기에 충분한 높이의 단단하고, 평평한 표면의 의자를 찾아보는 것으로 시작한다. 그 의자위에 마치 벤치나 등받이없는 의자에서처럼 등받이에 기대지 않은 채 앉는다.

이제 힘든 하루의 끝에 익숙하게 취할 자세인 전형적인 C-커브 또는 구부정한 자세를 취한다면 의자위에서 자신의 궁둥뼈결절이 접촉하는가 감지함으로 시작한다. 당신의 체중은 이러한 뼈의 뒤쪽 모서리로 떨어질 것이며, 자신의 꼬리뼈는 그 아래에서 감겨지며, 양쪽 궁둥뼈를 좁게 만들고 골반 바닥을 수축시키게 될 것이다. 당신의 지지면 바닥이 뒤로 이동하면서 당신의 양 발과 다리는 이제 줄어든 접촉면을 보유한다. 이제 당신의 요추는 후방으로 놓일 것이며, 압력을 엉치엉덩관절에 실게된다. 당신의 몸은 이제 당신의 양쪽 궁둥뼈와 엉치뼈 사이의 작은 부위로 받쳐진다.

자신의 상체를 정밀히 살펴보면 당신은 자신의 양 어깨가 앞으로 둥굴게 말리며, 자신의 복장뼈가 내려가 있으며, 자신의 배 위로 가슴우리가 누르고 있다는 것을 보게 된다. 머리를 돌려보고자 한다면, 이러한 머리를-앞으로 내민 자세가 그 가동범위를 제한하는 것을 알게 된다. 지지의 기저면을 조절하지 않은 채 똑바르게 보이도록 양 어깨를 뒤로 당기거나 반듯하게 앉게 된다면, 이 자세를 유지하는 것은 어려울 것이다.

구부정함을 벗어나기 위해서, 당신이 두덩뼈 내려감과 골반 바닥이 뒤쪽으로 넓어짐을 느낄 수 있도록 자신의 골반을 앞쪽으로 돌려준다. 당신 체중의 대략 60%가 이제 당신의 골반을 통해서 놓이게 되며, 40%는 자신의 양 다리와 발바닥으로 향한다. 자신의 척추, 가슴 그리고 어깨가 그 받침 기반에서 및 자신의 허리에서 커브의 변화에 맞추도록 허용한다. 척추의 휘어짐은 당신의 가슴을 들어올림을 그리고 당신의 목이 배와 가로막의 압력을 덜어주는 것을 만들어낸다. 당신이 뒤돌아 보도록 머리를 돌리면서 자신의 머리와 목에서 증가된 가동범위와 함께, 이제 호흡에서 더 편안함도 느낄 것이다.

건강하게 똑바른 자세는 넓은 지지기반을 필요로 하며, 체중은 양쪽 궁둥뼈를 통해서 지나며, 엉치뼈에 걸쳐지며, 궁둥뼈결절의 앞쪽으로, 양쪽 다리와 발바닥으로 실리게 된다. 골반이 기울어지면서 약간의 허리 앞굽이가 이어지며 이어서 이것이 가슴, 복장뼈, 머리 그리고 목을 올려준다. 이러한 똑바로 선 자세에 익숙해지도록, 근육과 근막이 다리, 엉덩관절, 척추, 등 그리고 목에서 반드시 적응되어야 한다. 이러한 자세를 유지함에서 어려움이나 피로는 운동, 신체치료 또는 두 가지 모두에 대한 필요성을 보여줄 것이다.

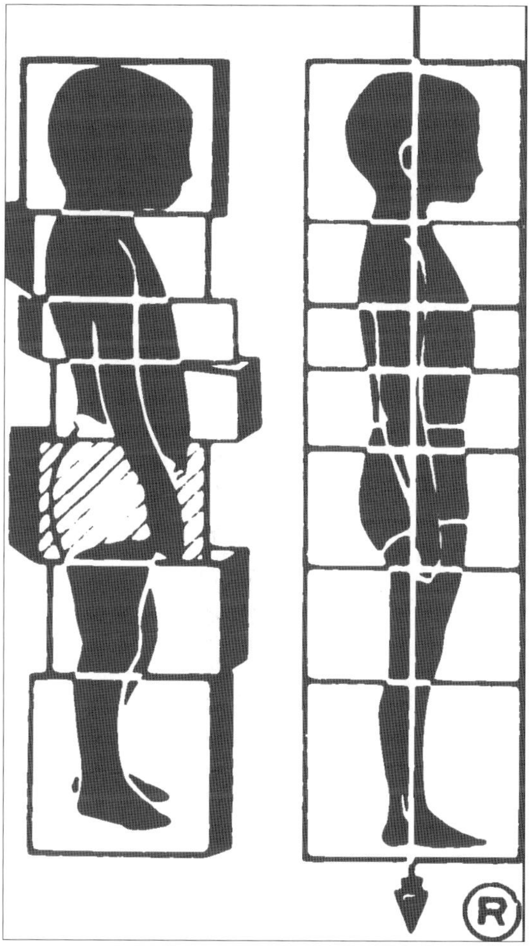

그림 17.2 어린 소년 로고: 롤프 연구소의 로고는 통합적인 원칙을 제안한다.

전후관계

롤퍼의 주된 초점은 근막성 그물 내부에서 대립하는 긴장력을 균형잡아주는 것이다. *롤핑에서 통합적인(palintonic)* 착상은 적절한 공간상의 관계-예를 들어, 앞/뒤, 측면/측면, 위/아래, 그리고 내부/외부의 균형 -의 기능으로서 최적한 자세와 움직임을 언급한다. Palintonic(통합적인)은 '반대의 것들 가운데서 통합성'을 의미하는 그리스 단어인 palintonos에서 유래한다(문자 그대로는 '앞과 뒤로 펼쳐진') (Maitland 1995). 통합적인 균형은 감각성 및 운동성 경로에 대한 지도작성의 그리고 인식과 감지하기의 의식적인 연습의 정보를 제공하는 구조적인 도수교정의 어떤 조합에 의하여 확립된다 (그림 17.2).

신체의 부위와 특정한 근막의 층들과 연관된 특정한 치료과정을 통해서, 치료시기는 얕은 층들로부터 보다 깊은 근막의 층들로 이동해가며 팔이음뼈로부터 다리이음뼈로 번갈아가며, 적응력과 지지력을 유도한다. 받치기는 바닥연결의 보다 완전한 감각, 신체를 통한 체중의 전달, 그리고 머리꼭대기로 향해서 그 구조물을 통한 연관된 들어올리기 등으로 향한 접근방식으로 보인다. 이러한 기초 확립은 신체가 점유하는 그 공간이나 환경과의 배열의 차원을 더해준다. 개인들이 이러한 대립성을 경험하면서, 두-방향의 주의력 또는 *통합성(palintonicity)*의 감각이 생겨날 것이다. 우리가 바닥을 느끼고 또한 시각, 청각, 그리고 역학적 원형체(kinesphere: 신체가 그 안에서 움직이는, 그리고 어떻게 주의력이 주어지는가에 대한 공간)의 특수한 감각 등의 공통적인 감각들을 통해서 그 환경으로 관심이 주어지면서, 세상에 대한 보다 완전한 그림이 출현한다. 개인들은 감지된 구조적인 순서에서 어떤 전환을 경험할 것이며; 예를 들어, 머리, 팔이음뼈 그리고 가슴의 정렬이 머리 위쪽의 공간으로 머리가 올라가며, 척추의 전면에서 위쪽으로 늘어남과 함께 다리와 골반에서 감지되는, 양발을 통해서 바닥까지 아래쪽으로 만들어지는 느낌 모두로서 발생할 것이다.

10회의 치료

SI 기본적인 치료과정 또는 치료적 '처방전'은 1-3주의 간격으로 계획된, 매회 60-75분의 10차례의 치료로 이루어진다. 각각의 치료시기는 정적인 자세와 보행, 앉기, 서기 그리고 숨쉬기와 같은 기본적인 움직임의 평가로 시작한다. 그 시기 중, 언어적인 지시와 대화가 자신들의 현재 습관과 감각에 관심을 갖도록 사용하면서, RSI 치료사는 근막의 층들을 느슨하게 만들고 분리시켜주도록 손가락, 관절마디, 느슨한 주먹 그리고 팔굽의 평편한 쪽 등을 사용할 것이다. 롤퍼는 신체로 자극입력에 집중한 직접의 도수교정으로부터 도수교정에 대한 초점보다는 감지하고 있는 조직 상태와 반응에 더 많은 초점을 맞춘 청취하는 접촉을 향해 치우친 접촉까지를 포함한 접촉 표현의 펼쳐진 연속범위를 이용한다. 그 치료적 개입을 통해서, 감각에서 현저한 차이는 이러한 기본적인 움직임의 시행 중 움직임의 질적인 면과 느껴진 감각을 비교하도록 통상 사용된다.

Dr. Rolf의 본래 10차례 치료의 각 시기의 목표와 SI의 여러 다른 체계의 목표는 Myers에 의하여 일련의 논문으로 상술되었다(2004 a, 2004 b, 2004 c; 3장을 참조). 각각의 프로그램에서 독창적인 면이 존재하는 반면, 인체에 대한 Dr. Rolf 시각의 필수적인 요소는 각 수정법에서도 존재하며 일치한다.

1-3회의 시기, 표면 근막을 열어주기

- 처음 3번의 치료시기는 병변과 억제요소를 치료하도록 유연성과 분화를 증가시킴을 목적으로 한 채, 접촉되고 있는 표면의 근막층에 집중된다. 환자는 삼차원적인 공간 안에서 자신들의 신체를 경험해보도록 이러한 층에 각별한 관심을 부여하도록 격려된다. 그 첫 치료시기는 호흡의 완전한 표현을 허용하도록 양팔, 양 어깨, 몸통, 가로막 그리고 엉덩관절을 풀어주는 수직방향의 감각을 확립해준다. 적용의 특정한 방향, 속도 그리고 각도 등이 표면의 층을 목표로 할 필요가 있다. 이러한 바깥층의 비스듬한 '전단변형'은 이완과 가동증진의 일종의 시작으로서와 함께, 분화의 평가로서 사용된다. 예를 들어, 앞으로 내밀어진 머리와 어깨를 보유한 증가된 뒷굽이 등은 빗장뼈로부터 복장뼈로 펼쳐지는 짧아진 가슴 근막, 두덩뼈까지의 배 근막과 함께 존재할 것이다. 이러한 표면의 앞쪽 근막의 연속성은 호흡의 앞쪽 움직임 범위를 허용하도록 이완된다.
- 두 번째 치료시기는 발과 종아리 근육을 균형잡아줌에 의하여 안정적인 바탕을 제공하며, 좌측과 우측, 또는 양측면의 받침의 감각을 제공한다. 종아리 근막은 보다 깊이 놓여있는 근막에서부터 이완되거나 풀어지며 이어서 종아리 안에서 기능적인 구획이 느린 지속된 압력과 함께 가동 증진된다. 환자들의 움직임은 경첩관절에서 이용된다: 손가락뼈-손허리뼈의 관절, 발목관절과 무릎관절, 치료사가 그 관절을 중립의 정렬로 유지하므로, 고유수용적인 피드백을 제공하며 효율적인 움직임을 허용하도록 길어짐이 필요한 부위를 확인하게 된다. 길항근 근육군은 이완하는 기능적인 근육군에 의하여 '균형을' 이루게 되며 이어서 대립하는 근막으로 길어짐을 유도한다. 발목관절 지지띠와 발바닥널힘줄은 비스듬한 미끄러짐 문지르기로 늘려지며 가동증진 된다. 연부조직과 관절들이 중립의 정렬을 향해서 유지되면서 그 사람에게 분절 - 발, 발목, 무릎 그리고 엉덩관절 -들을 가로지르는 연결을 경험하도록 만들어 줄 것이다.

이러한 트랙킹(관절이 올바른 경로로 움직이는 것: 역자주)은 고유수용적인 그리고 운동학적인 완전성을 도와주는 것으로 생각된다.

- 마지막으로, 그 세 번째 치료시기는 한쪽 옆으로 누운 환자에게서 자세적인 전략을 이용함에 의하여 전면-과-후면 깊이의 느낌을 유발시키며, 포괄적으로 다리 옆쪽, 엉덩관절, 몸통, 목 그리고 머리 등으로부터 그 구조로 향한 접근을 제공한다. 그 세 번째 치료시기는 머리, 팔이음뼈, 그리고 엉덩관절 등이 서있을 때 서로간에 연결되는 방식의 이해를 위한 '측면 인식'을 제공하며; 예를 들어, 넙다리뼈큰돌기로부터 위앞엉덩뼈가시까지 엉덩뼈의 능선을 따라서 엉치엉덩관절까지 표면 근막의 부채모양 벌어짐이 엉덩이근육의 근육껍질막으로부터 가동성이 증진된다. 비슷한 벌려줌과 가동증진시키기가 신체의 외측면을 따라서 이루어지며, 전면-과-후면의 관계를 정해준다. 상세한 근육막 이완법은 겨드랑이 근막, 회선근개, 그리고 가슴근육 근막을 이완시키도록 시행된다. 가로돌기쪽으로 어깨세모근, 그리고 SCM과 전방으로 표면으로 '감아주는' 근막들이 이완되면서, '측방의 연결선'(3장을 참조)도 목 쪽으로 확장된다.

각 치료시기는 특정한 목적을 보유하며 점차적으로 신체를 정렬해가도록 이전의 치료를 기반으로 쌓아가며, 움직임에 대한 새로운 선택을 제공하고 살아있는 몸의 현재의 경험을 탐색한다. 치료의 초점이 골반과 척추를 받쳐주며 안정시키는 보다 깊은 구조로 바뀌므로, 처음 세 차례의 치료시기는 이어질 치료를 위해서 신체를 준비시켜 준다.

치료시기 4-7: 코어로 이어주기

- 4-7회의 치료시기는 '코어' 치료시기로 언급되며 골반이 다리와 몸통으로 연결되면서 골반의 공간상 정렬을 검사함으로 시작한다. 허리쪽 동작제한 및 기능 장애를 보유한 사람은 종종 이러한 시기에서 가동성과 안정성의 받쳐주는 적절한 균형에 도움을 받게되는 것을 알게 된다. 4-6회의 치료시기는 외측면, 내측면, 전면 그리고 후면 등의 방향에서부터 골반의 하지에 대한 연결관계를 탐색 한다. 7회의 치료시기는 어깨, 목, 머리 그리고 턱관절에서 초점을 맞춘 채 보다 깊은 코어 구조물들의 정렬과 균형을 완전히 잡아준다.
- 4회째 치료시기의 부위는 발의 안쪽 아치로부터, 종아리 안쪽을 따라서 무릎을 지나 골반의 하면까지 이어진다. 안쪽 다리와 모음근들로부터 하부(골반)가지까지의 근막성 연속성은 넙다리뒤근육과 네갈래근 사이의 중격을 이완시키는 느린 압력으로 구분된다. 그 목표는 연부조직 유연성과 골반, 다리 그리고 발의 기저부에서 앞쪽에서 뒤로 펼쳐지는 공간상의 구분이다. 속폐쇄근으로 향하는 모음근들의 근막성 연결은 골반의 내용물들이 대립적인 긴장력과 받침위에 놓일 수 있는 기반을 제공한다. 모음근 근막 부착은 이완되며 하부(골반) 가지를 따라서 '벌려지며', 그동안 그 가지의 내측면에서 지속된 손가락 접촉은 속폐쇄근과 골반바닥으로 향한 근막성 연속성의 이완을 허용한다. 넙다리뼈의 머리에 의해 받쳐진 골반의 느낌은 척추의 전면으로 다리를 이어주는 안쪽 다리까지, 골반의 활꼴선 주변의 엉치엉덩관절을 통한 체중 전달의 느껴진 감각을 가져온다.
- 5회째 치료시기는 근육성 콜셋으로부터 척추세움근까지, 그리고 등허리근막에서 복막까지 그리고 최종적으로 엉덩허리근까지 배의 근막층들을 균형잡아줌에 의하여 척추-앞 공간까지 양 다리를 따라서 진행한다. 균형잡기는 도수교정과 재-패턴형성 운동 모두를 포함한다. 그 사람이 양 무릎을 굽히고 발바닥을 치료대 위에 놓은 채 바로 누우며, 손가락들로 배빗근과 배가로근 근막이 배곧은근의 바깥 모서리를 따라

서 모아주며 들어올리는 동작으로 구분된다. 보다 깊은 체강 주머니와 복막은 허리근에 접근하도록 구분된다. 허리근의 접촉은 골반 기울이기와 함께 시행되며, 허리 척추가 굽힘 방향에서 치료대쪽으로 내려감을 허용하고, 원심적으로 허리근을 이완시킨다. 치료사의 접촉과 환자의 움직임에서 이러한 협동작용은 허리근의 이완을 도와주며 척추세움근과 뒤쪽 허리 근막들에 길이를 제공한다.

- 이러한 구조물들의 대립적 통합성의 균형은 엉덩뼈오목까지와 위쪽(골반) 가지위에서 작은 넙다리결절까지, 척추의 전면을 따라서 체중 전달과 움직임에 대한 경로를 제공한다. 그 목적은 이제 안쪽 공간의 경험이 척추의 전면, 배의 안쪽과 바깥 측면, 가로막의 꼭대기와 골반바닥의 아래쪽까지 포함한다.
- 6회째 치료는 발의 발바닥 표면으로부터 위쪽 가슴까지 포괄적으로 뒤쪽 신체를 이어주는 골반 주변에서의 코어 치료를 완결짓는다. 세부 내용은 발을 뒤쪽 종아리로 이어주며, 뒤꿈치를 움직이는 근막을 균형잡아주며 그 발의 발바닥으로 스프링 같은 탄력을 제공한다. 이어서, 커다란 근막성 껍질을 가동시키고 근막 층들과 중격의 국소적 제한도 풀어주도록, 장딴지와 뒤쪽 허벅지의 근막을 보다 깊은 문지르기로 풀어준다. 환자의 발목과 발의 움직임을 동반하는 근막성 이완법은 조직 유연성을 그리고 정강뼈와 넙다리뼈 그리고 넙다리뼈와 골반 사이의 균형잡힌 회전을 증가시키는 것을 목표로 삼는다. 마지막으로, 그 연관된 근육의 균형잡힌 긴장도와 긴장력을 제공하도록 팔굽이나 느슨한 주먹을 사용해서 느린 깊은 접촉을 통해 엉치뼈와 척추에 영향을 주는 근막이 구분되며 이완된다. 이것은 척추에 대한 그리고 다리이음뼈에 대한 엉치뼈의 생체역학적인 고유수용적인 정렬상태를 완전하게 만들어준다.

각각의 치료시기는 목과 척추로 치료해왔던 그 부위들을 이어주는 움직임을 동반한 도수치료법으로 마무리된다. 이러한 통합하는 접근법은 부가적인 유연성과 안정성을 척추로 제공하며, 그러므로 그 추골들은 다른 부위에서 제공된 그 변화와 연결된다 (Jacobson 2011).

최종적인 코어 치료시기인 7회째 치료는 어깨를 목으로, 목을 머리로, 그리고 머리뼈를 턱관절로 이어주며 구분해주고, 가로돌기에 대하여 전방의 내장 구획들에 대한 움직임과 연관된 운동의 원통 안에서 보다 깊은 근육 층들의 특정한 늘리기 및 구분을 구성한다. 씹기동작의 근육들은 턱뼈 아래를 관자뼈근막 안으로 그리고 입의 바닥과 천장에서 접촉한 채 입의 안쪽으로 천천히 늘리기로 가동증진된다. 이러한 부위에서 조직 유연성과 균형잡힌 긴장도는, 혈액 흐름, 신경계의 신호전달 그리고 뒤통수아래 반사들을 통한 공간감각이 개선되면서, 호전된다.

치료시기 8-10회: 통합과 폐쇄

8-10회의 치료가 잔류한 병변과 억제작용을 처리하기 위하여 정확한 전(前)- 움직임 및 감지력-기반의 협조성을 강화시키는 것 그리고 앞서 확립된 인식력을 혼합해 볼 수 있는 기회를 치료사에게 제공하므로, 통합성은 이러한 나머지 세 번의 치료를 통해서 더욱 강조된다.

비록 스트레칭, 벌려주기 및 늘리기와 같은 특정한 연부조직 도수치료가 상당한 이완을 제공할지라도, 최적한 기능을 회복하기 위해서, 인식력을 증가시키고 부정적인 감지의 습관도 바꿔야할 필요가 있다.

통합하는 치료시기는 8회와 9회 치료시기에서 다리와 팔을 척추로 연결을 탐색하며; 반면 10회 치료시기는 척추로 향한 사지의 최적한 역학적인 흐름을 강화시키며, 균등한 전신 긴장도를 만들어준다. 이것은 일상의 활동과 요구에 대하여 감정적으로 그리고 인식적으로 반응하는 새로운 방법을 찾아내는 것과 함께, 움직임, 감지력 그리고 협조성 트레이닝을 통하여 습관에서 변화를 포함할 것이다.

10회 치료시기는 이러한 초기의 진행과정의 마무리로서 작용한다. 환자들은 자신들의 증대된 인식력과 새로운 움직임 선택의 통합과 소화과정을 위한 시간을 허용하도록 격려된다. 이러한 기간이 지나고, 그들은 일상 활동과 손상으로부터 불균형을 처리하거나 단순하게 협조성의 개량을 탐색하기 위한 '세부 조율의' 치료시기를 위해서 찾아올 것이다.

RISI, 계속적인 요구

신경과학과 근막 그리고 허리통증의 연구 등에서 수집된 새로운 통찰력에 대면해서, RISI는 우리가 자신의 치료결과를 설명하도록 사용하는 이야기들을 지속적으로 조사해왔다. 롤핑이 도수치료인가? 이것이 증가하는 고유수용작용을 통해서 역학전환을 위한 경로인가? 이것이 자세적 변화에 정보를 제공하는 인시적-기반의 변화인가? 모든 이러한 의문들은 Dr. Rolf가 시작한 그 처음 의문들에서 새로운 빛을 던져주며 연관되는 것으로 보인다.

'Rolfing®이 흔히 도수치료의 분야인 것으로 정의되며 관련된다; 직접 경험한 누구라도 이것이 제한된 견해임을 알게 될 것이다. 롤핑은 실제로 그것이 인간 체현의 특성으로 향한 일종의 질문이기 때문에 하나의 철학으로서 분류되는 것이 더욱 정확할 것이다.' (Bond 2007).

참고문헌

Anson B1998 Rolfing: stories of personal empowerment. North Atlantic Books, Berkeley, CA

Ball T 2011 Structural integration–based fascial release efficacy in systemic lupus erythematosus (SLE): two case studies. J BodywMov Ther 15:217–225

Bond M 2007 The new rules of posture: how to sit, stand and move in the modern world. Healing Arts Press, Rochester, VT

Caspari M 2005 The functional rationale of the recipe. Structural Integration 03 33(1): 4–24

Deutsch, J Anderson E 2008 Complementary therapies for physical therapy a clinical decision-making approach. Elsevier, St Louis

Deutsch , Derr LL, Judd P, Reuven B 2000 Treatment of chronic pain through the use of Structural Integration (Rolfing). Orthop Phys Ther Clin North Am 9:411–427

Frank K, Blakeslee S 2009 The confluence of neuroscience and structural integration. Structural Integration 37: 2: 26–29

Frank K 2008 Body as a movement system, a premise for structural integration. Journal of Structural Integration pp 14–23

Hanson A, Price K, Feldman H 2012 Myofascial structural integration: a promising complementary therapy for young children with spastic cerebral palsy. J Evid Based Complementary Altern Med 2:131–135

International Association for Structural Integrators, PO Box 8664, Missoula, MT 59807. Available online at www.theiasi.org. Accessed 20 April 2013

Jacobson E 2004 'Getting Rolfed': structural bodywork, biomechanics and embodiment. In: Oths KS, Servando ZH (eds) Healing by hand: bonesetting and manual medicine in global perspective.: Altamira Press, Walnut Creek, CA:171–193

Jacobson E 2011 Structural Integration, an alternative method of manual therapy and sensorimotor education. Journal of Alternative and Complementary Medicine, 17(10): 891–899

James H, Casteneda L, Miller M, Findley T 2009 Rolfing structural integration treatment of cervical spine dysfunction. J Bodyw Mov Ther 13:229–238

Maitland J 1995 Spacious body: explorations in somatic ontology. North Atlantic Books, Berkeley

McHose C, Frank K 2006 How life moves: explorations in meaning and body awareness. North Atlantic Books, Berkeley

Myers T 2001 Anatomy Trains: myofascial meridians for manual and movement therapists. Churchill Livingstone, Edinburgh

Myers T 2004a Structural Integration: developments in Ida Rolf's 'recipe'. Part 1. J Bodyw Mov Ther 8:131–142

Myers 2004b Structural Integration: developments in Ida Rolf's 'recipe'. Part 2. J Bodyw Mov Ther 8:189–198

Myers T 2004c Structural Integration: developments in Ida Rolf's 'recipe'. Part 3. J Bodyw Mov Ther 8:249–264

Rolf Institute of Structural Integration 2013 Research on Rolfing. Boulder, CO. Available online at http://rolf.org/about/Research. Accessed 24 June 2013

Schultz R, Feitis R 1996 The endless web: fascial anatomy and physical reality. North Atlantic Books, Berkeley

Schleip R 2003 Fascial plasticity – a new neurobiological explanation. J Bodyw Mov Ther 7(1):11–19 (Part 1), 7(2):104–116 (Part 2)

제 18장

반흔조직과 유착조직의 관리

MANAGEMENT OF SCARS AND ADHESIONS

Willem Fourie

들어가는 글

반흔조직(상처자국)과 유착의 치료는 어떤 정해진 방법으로서 설명될 수 없다. 그보다 치료는 조직의 질적인 면과 가동성의 개선을 목적으로 하는 치료적 접근법을 구성하기 위한 다른 마사지와 도수적 치료법의 조합을 이용하는 *'관리 전략'* 으로서 정의되어야 할 것이다.

그 치료방법들은 에플루라지(effleurage), 페트리사지(petrissage), 도수적 임파 배출법, 근막 이완 치료법, 근막 풀어주기, 문지르기 치료법, 근막 이완법 그리고 더 많은 방법들 등을 포함할 것이며, 집합적으로 *'연부조직 마사지/가동법/도수교정'* 이라고 불릴 수 있을 것이다.

일부 자료들에서 상처와 상처자국의 치료에서 도수적 치료법들의 사용을 현대적 수술법의 설립자이며 수술 기법의 개척자인 프랑스의 이발사 외과수술의인(barber surgeon) Ambroise Paré (1510–1590)까지 거슬러 올라간다. 그는 전쟁터에서 수술 후 상처의 치유를 도와주고 관절 경직을 덜어주도록 여러 치료법들 가운데, 마사지를 사용했다(http:// www.therapycouch.com/MT.Theory.History.htr). 이러한 조잡한 시발점에서부터, 손상된 조직의 치료와 관리는 해부학, 생리학 그리고 병리학 그리고 조직 치유의 반응과 가능한 치료적 방법들의 더 발전된 이해를 기반으로 한 일종의 관리 프로그램으로 성장했다.

광범위한 의학 서적들이 조직 치유, 상처자국 형성, 유착 그리고 그것의 발달 및 예방의 주제에 관하여 출간되었지만, 도수적 상처자국 치료의 사용을 뒷받침하는 증거는 여전히 확정적이지 못하다(Shin과 Bordeaux 2011). 비정상적인 상처자국을 예방하고 치료하도록 도와주는 비-수술적 치료법은 레이져 치료법, 병변 내부의 약물, 냉동요법, 복사에너지(radiation), 압박 치료, 폐쇄성 처치, 국소적 약물 그리고 상처자국 마사지 등을 포함한다. 비록 다양한 상처자국 마사지 치료법이 사용될 수 있을지라도, 최근까지 어떤 것도 확증되지 않았다. 그 방법들의 사용은 그러므로 여러 치료팀의 경험을 기반으로 하며 아직은 과학적인 기반을 확보하지 못했다(Roques 2002, Atiyeh 2007). 비록 상처자국에서 도수치료법의 분명한 이점이 서술되기 어려울지라도, 보고된 이점들은 환자와의 호전된 관계, 개선된 피부의 질, 완화된 민감성, 증가된 피부의 함수율, 호전된 상처자국의 질적인 면, 그리고 환자에 의한 그 병변의 더 좋아진 수용 등을 포함한다(Roques 2002). Shin과 Bordeaux (2011)는 묻혀있는 봉합의 분해와 흡수를 가속시킴과 상처자국 마사지의 잠재적인 긍정적인 효과로서 부종과 경결의 해소를 더해주는 것도 역시 추가했다(Shin과 Bordeaux 2011).

비록 많은 치료사들이 관찰했듯이, 상처자국 치료가 환자들에게서 긍정적인 결과를 만드는 것으로 보일지라도, 수술적인 그리고 다른 상처들의 관리에서 도수적 상처자국 치료의 사용에 찬성하는 또는 반대하는 증거-기반의 권장사항을 확정하기 위하여 객관적인 기준을 사용하는 잘-설계된 임상적인 실험에 대한 많은 필요성이 존재한다.

이 장은 상처자국 조직과 유착 치료 프로그램의 계획과 사용에 포함된 원칙의 개요를 제공한다. 상처관리는 여러 분야의 치료과정이며, 의료팀의 관리하에서 급성기에 시작하며, 완전한 회복까지 재활치료와 손상된 조직의 치료의 다양한 단계를 거쳐 이어진다. 많은 치료 분야들이 그 치료과정의 다른 단계에서 그 프로그램에 포함될 것이다. 이 장의 나머지 부분은 문제의 범위, 치료사에게 필요한 배경 지식, 상처자국 조직을 평가하고 치료하는 방법, 그리고 특정한 각본에 접근하기 위한 방법 등을 설명한다.

개요

정상의 일상적인 사용을 위해서 감각, 가동성, 안정성 그리고 무력하게 만드는 통증과 불안증 등은 모두 삶의 질적인 면을 위한 전제조건이다. 위의 그 어떤 것의 붕괴나 망가짐은 정상적인 기능을 망가뜨릴 것이며, 단지 부분적으로 영향을 줄 뿐만 아니라, 전신적인 기능에도 영향을 줄 것이다. 신체는 하나의 기능적인 단위이며 – 한 부분이 손상을 받는다면, 전체 단위가 고통을 받는다. 우리 건강의 유지는 합병증이 없이, 어떠한 손상이라도 치유의 적절한 진행과정을 거치도록 유도하는 신체의 능력에 달리게 된다.

자연은 우리에게 손상에 대한 반응에서 육아조직이란 상자자국 조직을 통해서 조직의 완전성을 회복시킴이란 고도로 효과적인 생존의 도구를 부여했다. 감염, 화학치료, 방사선 그리고 종양 등과 같은 비-수술적인 조직 외상은 조직을 손상시키며 치유의 단계적인 진행을 시작시키는 반면, 조직 치유와 상처자국 형성에 대한 공통적인 작동원은 여전히 상처와 수술이 된다. 비록 모든 상처가 완전한 회복을 향한 치유의 동일한 기전을 통과할지라도, 그 최종적인 미용적인 그리고 기능적인 결과는 상당하게 달라진다. 궁극의 목적은 상처자국을 먼저 상처에 가깝게 만들어 조직 안정성을 확보하는 것이며; 두 번째로, 주변 조직들과 미용적으로 혼합해주며, 손상-이전의 기능을 허용하는 것이다.

개방성 상처(수술의 상처를 포함해서)와 심한 내부의 열상(파열된 힘줄이나 인대)에 대해선, 상처의 봉합과 조직 근력강화가 절대적으로 필요하며 어느 정도의 상처자국 형성이 필수적이며 피할 수 없다. 상처자국 조직이 느슨하고, 유연한 조직 내부의 결함 부위를 채워줄 때, 이것은 치유의 최종 단계에서 가능한 한 최대로 동일한 조직 특성을 복제하도록 변화할 것이다(Bouffard와 동료 2008). 느슨하고, 유연한 조직 내부에서 손상된 가동성이 근골격계 내부에서 비정상적인 움직임 패턴과 함께 만성의 통증과 조직 경화의 원인이 된다(재형성의 단계 중 수술-후, 원심성 하중부하의 사용법에 대하여 5장과 13장의 설명을 참조).

문제가 무엇인가?

손상이나 수술 후, 그 부위의 성공적인 치유는 완전한 수술-전/처치-전 기능으로 회복과 반드시 일치하지는 않는다. 회복된 힘줄은 수술 후 정상의 탄성 강도를 발달시키겠지만, 그 힘줄이 자체의 힘줄 껍질(근육섬유막, 근육다발막, 근육껍질막 사이에서: 역자주)들 내부에서 미끄러지지 못한다면 기능적인 결함이 존재할 것이다. 비슷하게, 내부의 장기들 사이에서 유착이나 관절주머니의 구축, 근육들 사이에서 손상된 움직임을 보유한 표면에서 치유된 수술적 절개도 역시 기능적인 결함으로서 분류될 수 있으며 – 흔히 기능장애의 단위로서 마무리된다. 모든 수술–후 또는 수술적 치료전략–후의 중대한 요구사항은 상처 치유와 조직회복의 진행과정의 방해를 만들지 않은 채 **기능의 극대화** 되는 것이다.

그 문제의 범위

수술–후 상처자국 형성과 유착은 신체의 두 개의 정상적으로 분리된 표면 사이에서 비정상적인 연결을 만들도록 함께 융합한 손상된 조직(절개, 소작 [燒灼], 봉합 또는 외상의 기타 방식)에서부터 생겨난다(Ergul과 Korukluogl 2008). 그 결과는 손상된 조직, 손상의 유형, 유전 요인 그리고 전신적인 질병의 존재 등에 따라서 달라지며, 기능에서의 영향은 사소함에서부터 상당한 임상적인 결과를 동반한 쇠약함에 걸쳐 펼쳐질 것이다. 예를 들어:

- 개복수술 이후, 거의 95%의 환자들이 그 이후의 수술에서 유착을 보유한 것을 보여준다(Ellis 2007). 내장의 막힘, 만성적인 복부의 그리고 골반의 통증과 여성의 불임 등도 보고되었다.
- 이전의 복부 수술은 허리 통증, 근막성 통증증후군에서 한 가지 요인이 되는 것을 보여준다(Lewit와 Olsanska 2004).
- 최소한의 절개의 수술과정(예를 들어, 관절경 수술)도 무릎관절 골관절염을 발달시킴의 증대된 위험성에 일조하는 것으로 보고되었다(Ogilvie–Harris 그리고 Choi 2000).
- 이전 수술의 상처자국은 일차적인 무릎관절 관절치환 수술에서 수술적인 어려움과 수술–후 합병증과 연관될 수 있다(Piedade와 동료 2009).
- 유착, 조직 섬유증 그리고 구조물 사이에서 조직 활주능력의 상실 등은 유방암에 대한 수술 이후의 환자들 중 72%에 이르는 수치에서 통증과 움직임 및 기능 제한의 근원인 것으로 확인될 수 있다(Lee et al. 2009).

단지 심각한 손상, 심각한 수술(예, 암 수술) 그리고 화상 등은 잠재적으로 좋지못한 미용적인 결과 또는 좋지 못한 모습으로 이끌릴뿐만 아니라, 의료관리 시스템에서도 심각한 경제적인 부담이 존재한다. 이것은 의료의 직접적인 비용으로서 또는 원래의 수술과정이나 손상의 결과로서 장래의 재–입원 및 수술로 존재할 수 있다. 미국에서, 유착–연관된 의료비용은 해마다 10억불 이상이 지불된다(ASRM 위원회 2013).

핵심적인 문제는 수술이나 손상 이후 최종적인 기능적인 결과를 최적화시키는 합리적인 수술–후 프로그램을 정의하고 개발하는 방법이 될 것이다. 그러한 프로그램의 개발은 상처자국이란 것이 무엇이며, 그것이 어떻게 형성되고 장애를 일으킬 수 있는 관련성의 이해로부터 시작한다.

우리가 알아야 할 것은 무엇인가?

상처자국과 유착 치료 전략을 개발하기 위해서, 아래 내용이 이해될 필요가 있다:

- 전체적인 치유과정과 그 단계
- 조직이 손상에 대하여 반응하는 방식과 치유 결과의 지식
- 다른 단계에서 치유 과정에 영향을 주는 요소들
- 신체의 표면과 보다 심부 층들 사이에서 조직 층들의 해부학적인 이해
- 마사지와 손을 사용한 조직 치료법의 올바른 실용적인 지식

상처 치유의 단계

치유단계를 세밀하게 설명하는 것은 이 장의 범위를 넘어선다. 세부적인 설명에 관해선, 이 장(또한 2장의 상처 치유에서 설명을 참조)에서의 참고문헌의 몇 가지를 참조하라.

상처자국 형성은 조직 완전성을 회복하기 위한 우리의 일차적인 방법이다. 수술이든 외상의 결과든 모든 상처는 동일한 진행단계와 회복 과정을 거쳐가지만, 최종적인 미용적 그리고 기능적 결과에서는 현저하게 달라질 것이다. 정상의, 합병증이 없는 치유과정과 그것의 시간적인 소요기간이 설명될 것이다.

얕은 상처는 손상된 상피를 단순하게 재생시킴에 의해서 상처자국 조직 형성없이 치유된다. 보다 깊은 상처의 치유과정은 세 개의 중첩되는 단계로 이루어진 잘 짜여지고 예측할 수 있는 진행과정이 된다: **염증기, 증식기 그리고 성숙/재형성 시기**(Myers 2012).

- 손상에 대한 첫 반응은 **염증**이며, 신체가 혈액 상실을 조절하도록 그리고 세균감염을 예방하도록 허용하는 것이다. 이것은 또한 그 손상된 부위를 회복시키기 위하여 필요한 세포들을 동원한다. 이러한 단계는 일반적으로 48시간에서부터 6일정도 지속되며, 손상의 범위에 따라서 달라진다. 이러한 단계 중, 그 상처는 탄성적인 강도를 보유하지 못하며 역학적인 스트레스에 대하여 저하된 반응을 보유한다.
- **증식** 단계 중, 새로운 조직들이 손상된 그리고 괴사된 조직에 의하여 남겨진 틈을 채우도록 만들어진다. 결과적으로, 상피의 완전성이 회복되며, 상처는 **폐쇄된 것**으로 간주된다. 이것은 대략 5일째부터 시작하며, 14일 정도에 최고조에 도달하며 수 주 동안 지속되는 능동적인 치유단계이다. 이제 거기에선 스트레스의 작용선을 따라서 배열하는 섬유아세포와 콜라겐과 함께 탄성 강도에서 천천히 증가한다.
- **성숙과 재형성**은 대략 21일 째에 시작하며 상처의 폐쇄 후 2년까지 지속될 것이다. 이러한 시기 중 상처자국 조직은 최대의 강도와 기능에 도달할 때까지, 무작위한 섬유의 배열로부터 조직 스트레스의 작용선을 따라서 정렬됨까지 재구성된다. 이러한 단계 중 상처자국의 탄성 강도와 역학적인 행태는 지속적으로 개선된다(Lederman 1997). 불행스럽게, 재형성 이후에도, 상처자국 조직은 원래의 조직보다 탄력성이 떨어지며 원래의 조직 강도의 대략 최대 80%를 성취할 수 있을 것이다(Myers 2012). 상처는 그것이 다시 덮혀지고 성취할 수있는 조직 강도의 최대치를 성취할 때 **치유된 것**으로 간주된다.

다른 치유 결과

'우호적인' 상처자국은 상처를 닫아주며, 안정성을 만들어주고, 주변의 조직과 미용적으로 융합하며 그 구조에서 그것의 손상-이전의 기능을 재확보하도록 허용한다. 문제의 또는 '비우호적인' 상처자국은 두 개의 범주로 구분된다:

- 염증의 부재, 감소된 염증 (지체된 치유)으로 인한 기대된 시간의 틀 안에서 치유에 실패함 또는 외부 물질, 영양부족, 감염, 반복된 역학적인 외상 또는 불충분한 상처자국 형성(터져 벌어짐: dehiscence) 등으로 인한 만성적인 염증
- 과영양적인 상처자국 형성(미성숙한 콜라겐의 과도한 생산), 켈로이드, 또는 구축(변형으로 결과하는 상처자국 조직의 병적인 짧아짐: Myers 2012)

상처자국이란 화상, 상처, 수술, 복사에너지, 또는 질병등이 파괴한 정상조직을 대체하는 섬유성 조직이다 (Andrade와 Clifford 2008). 상처자국 조직은 절대로 정상적인, 손상받지 않은 피부나

조직만치 강인하지 못하다.

과영양적 상처자국 형성은 상처 치유의 증식단계와 재형성단계 중 미성숙한 콜라겐의 과도한 생산에서 기인하다. 이것은 피부 안에서 긴장력의 작용선을 횡으로 가로지르는 상처에서, 오래 지속된 염증 단계를 갖는 상처에서 (큰 또는 감염된 상처) 또는 화상에서 그러한 상처들의 길어진 증식단계로 인해 발생하기 쉬울 것이다 (Myers 2012).

구축은 변형으로 결과하는 상처자국 조직의 병적인 짧아짐이다 (Myers 2012). '구축' 이란 단어는 결합조직과 근육의 짧아짐의 결과로서 관절의 가동범위의 상실을 나타내도록 사용된 용어이다. 내재하는 구축 형성은 유착이나 지나친 교차-연결이 된다.

유착/고착은 상처자국 형성의 과정과 연관되며 정상적인 치유 과정에 대하여 이차적으로 발달한다. 이것은 두 개의 표면이나 여러 부분들의 붙여주거나 이어주는 과정이며, 각별하게는 하나의 상처에서 마주한 두 표면의 이어줌이다 (*Stedman의 의학사전* 1972). 상처자국 형성과는 다르게, 유착은 서로간의 관계에서 정상적으로 활주하거나 가동하는 조직의 가동성의 상실로 특징지어지며 일단 성숙하고나면, 유착부분이 들러붙어 있는 조직보다 훨씬 더 강할 것이다 (Lederman 1972). 유착은 손상된 근육, 관절 그리고 결합조직 완전성에 기여할 수 있다 (Andrade와 Clifford 2008). 유착에 대하여 이차적으로, 역학적인 자극의 지속적인 상태는 그렇게 유착된 장소로부터 멀리 떨어진 여러 시스템에 영향을 줄 수 있다. 정상적인 장기나 근골격계의 기능에서 정상적으로 활주하는 표면의 유착으로 인한 충격은 사소함에서부터 쇠약하게 만듬까지 펼쳐질 수 있다.

섬유증은 결합조직의 두꺼워짐 그리고 상처자국 형성으로서 정의된다. 하나의 과정으로서 섬유증은 상처자국 형성보다 덜 비선형적이며, 이것은 그 진행과정에서 단계적으로 발생한다. 섬유증은 일반적으로 전체 부위의 결합조직과 구조를 포함한다.

결과에 영향을 주는 요인들

상처 치유의 진도에 영향을 줄 또는 특정한 단계의 결과를 변화시킬 수 있는 요인들의 몇 가지 예는 다음을 포함한다:

- **상처의 특성**, 상처발생의 기전, 위치, 범위, 온도, 상처의 수분화, 괴사성 조직 그리고 감염 등과 같은.
- **국소적인 요인**들은 상처 부위에서 국소적 혈액순환, 감각 그리고 역학적인 스트레스 등을 포함한다
- **전신적인 요인**은 연령, 영양 부족, 동시 이환 상태 (여러 질환의), 흡연과 알콜 남용과 같은 의료적 및 행동적인 위험성 부담 등을 포함한다.
- **부적절한 상처의 관리**

관리과정은 치료적 개입의 적용과 적절한 시기를 조절하기 위해서 합병증과 위험요소를 신속하게 알아챌 수 있도록 충분하게 유연해야 한다.

조직 층들에 대한 해부학

조직을 촉진할 때, 치료사는 연속적인 조직층들과 마주치게 될 것이다. 단단함, 치밀함, 질감 그리고 가동성 등과 같이 이러한 층들의 다른 특징을 이용함으로 치료사는 아래에서 요약한 층들 사이를 구분할 수 있다. 조직 층들의 완전한 설명에 대하여, 1장을 참조하라.

신체는 여러 층들로 배열된다:

- **피부**는 표피와 진피로 형성된다.
- **얕은 근막**은 콜라겐과 탄력섬유의 막 모양의 층에 의하여 분리된 둘 또는 그 이상의 지방, 느슨한 결합조직 층들로 이루어진다.
- **심부 근막**은 체간의 커다란 근육들을 덮어주며 사지에서는 근막성 껍질을 형성한다.

- **근육**과 그것의 **근육껍질막의 근막**은 사지의 깊은 근막 아래에 놓인다.
- **복막**은 배의 빈 공간을 덮어주는 불규칙한 결합조직의 얇은 층이다. 이것은 두 개의 층으로 세분된다:
  - **체강벽의**(parietal) **복막**은 배의 공간의 바깥쪽 껍질이다.
  - 내장쪽 복막은 배의 공간 안에 들어있는 내장과 장기를 덮어준다.

우리가 어떻게 평가하고 치료할 것인가?

지침

치료사는 상처자국과 유착의 평가 및 치료 중 두 개의 기본적인 지침을 마음에 새겨둘 필요가 있다. 접촉은 단계화될 필요가 있으며 우리의 감지하고 있는 손가락이나 손 아래의 어디서 그리고 어떻게 그 조직 멈추는가 반드시 이해해야 한다.

접촉의 깊이와 단계화

도수적 치료법의 이점은 손이 그 도수치료된 조직과의 피드백 관계를 확립하는 아주 예민한 도구라는 것이다. 상처 및 상자자국 형성을 치료할 때, 치료사는 얼마나 깊고 확고하게 치료할 것인가 분명히 알아야 한다. 1-10의 단계를 구분한 단위가 사용될 수 있다 (Fourie와 Robb 2009).

- **단계 1에서** 3: 매우 약하고, 가벼우며 비-자극적. 이것은 눈에 자극을 주지 않고 눈동자 위에서 눈꺼풀을 움직이는 것에 비유될 수 있다. 불편함이 전혀 없다.
- **단계 4에서** 6: 중등도에서 강함까지. 이것은 거기에서 대부분의 마사지 치료법이 시행되는 정도이다. 약간의 불편감이 있겠지만, 조직에 대한 자극성이나 손상은 전혀 없을 것이다.
- **단계 7과** 8: 강하고, 깊은 불편함을 주는 편치 않은 압력이지만, 참을 수 있다. 조직이 멍들 수 있는 잠재성이 있다. 통증유발점 치료가 이러한 수준에서 이루어 질 것이다.
- **단계 9와** 10: 조직 손상에 대한 매우 강력한 가능성을 보유한 깊고, 매우 불편하거나 통증이 있음. 이것은 흔히 '마취없는 수술' 로서 묘사된다. 이러한 단계의 사례는 깊은 횡방향의 문지르기가 될 것이다.

장벽 현상

관절과 비슷하게, 연부조직도 가능한 움직임의 특정한 범위를 보유한다. 이러한 움직임의 범위 안에서, 정상의 연부조직은 움직임을 제한할 수 있는 세 개의 장벽 또는 한계를 보유한다: 생리적인 장벽, 탄력장벽 그리고 해부학적 장벽(Andrade와 Clifford 2008).

- 생리학적 장벽은 정상적인 움직임 중 아래 놓인 구조의 매끄럽고, 막힘없는 움직임을 위하여 필수적이며 - 이것은 가능한 능동의 가동범위를 결정한다.
- 탄력 장벽은 그 조직의 모든 느슨함이 제거될 때(그 조직을 팽팽하게 만들기 [engaging the tissue]) 움직임의 수동적인 범위의 끝에서 우리가 느끼는 그 저항이다.
- 해부학적 장벽(제한)은 그 조직이 불편함이나 통증 없이 멈춤에 도달하기 전까지 생리학적인 장벽을 넘어서 늘어날 수 있는 범위를 말한다 (움직임의 최종적인 수동적 범위).
- 생리학적 그리고 해부학적 장벽 사이의 간격은 외부에서 적용된 힘으로 인한 손상으로부터 신체를 보호하는 '안전한' 범위를 구성한다.

생리학적인 장벽에서 신장이나 이동에 대한 최소한의 저항을 만나게 된다. 그 저항이 가능한 더 이상의 조직 움직임이 없게 될 때, 해부학적 장벽에 도달한 것이다. 정상적인 상태에서 이러한 장벽은 부드럽고, 탄력적인 최종느낌이며 어떠한 불필요한 긴장이나 통증도 표적 조직 안에서 존재하지 않는 느낌을 동반한 채 쉽게 움직여질 수 있다.

병리학적인 장벽에서, 그 해부학적(수동적인) 조직 범위가 너무 일찍 도달되며 연부조직 기능장애가 존재할 때 발생한다. 이러한 장벽은 갑작스런, 단단한 또는 가죽같은 최종느낌과 함께 특징적으로 긴장된, 제한적인 느낌을 보유한다. 정상의 생리학적인 움직임은 외견상의 움직임 제한은 없이 여전히 존재하겠지만, 그 조직에 긴장이 주어질 때 감소된 보호작용이 존재할 것이다. 제한적인 장벽은 피부, 근막, 근육, 인대, 관절주머니에서 또는 이러한 조직들의 조합에서 발생할 것이다(Andrade와 Clifford 2008). 병리학적인 장벽은 조직에서 가능한 가동범위를 제한하거나 중간 –범위의 위치를 변화시키며 그럼에 의하여 관절 안에서 또는 조직들 사이에서 가능한 움직임의 질적인 면을 변화시킨다.

평가

상처자국 평가는 '성급한 또는 병적인' 조직 장벽의 **질적인 면, 범위 그리고 깊이**를 결정함을 목적으로 삼는다.

- **질적인 면**은 감지된 **최종느낌**을 말하며 – 정상적인 부드러운, 탄력적인 또는 비정상의 단단한, 갑작스런 최종느낌이 있다.
- 장벽의 **범위**는 가능한 범위 안에서 저항을 만나게 되는 장소를 말하며, 그 이환된 부위의 크기를 언급한다.
- 조직 장벽의 **깊이**는 주관적이겠지만 **어떠한 조직 층들** 사이에서 장벽이 느껴지는가 구분하려는 시도가 반드시 이루어져야 한다: 진피와 깊은 근막 사이에서 얕게, 근육, 장기 사이에서 또는 힘줄과 그 껍질 사이에서 깊은 제한.

근막의 활주의 평가는:

- **피부와 표면의 근막** – 깊은 근막 위에서 피부를 손으로 미끄러뜨린다. 2–4의 압력 단계를 사용해서 가능한 조직을 미끄러뜨리려는 목적에서 손과 피부를 하나의 단위처럼 움직인다.
- **깊은 근막과 근육근막의 대립면** – 더 깊은 구조 위에서 하나의 깊은 구조를 움직인다. 4–6의 강한 압박력 단계에서 조직을 미끄러뜨리며 그에 따라서 손가락이나 손의 위치를 바꾼다.
- **골의 대립면 위에서 깊은 근육과 연부조직** – 6–8의 압력 단계에서 손가락 끝이나 엄지손가락의 압력으로 특정한 방향의 제한에 대하여 검사할 수 있도록 손이나 손가락의 위치를 변화시킨다. 환자는 불편감을 경험할 것이며 그러므로 반드시 조심스럽게 적용한다.

이것은 연부조직 내부에서 통증의 부위가 아닌, 조직 **움직임**의 평가인 것이다. 감지법은 조직 가동성, 유연성 그리고 조직 미끄러짐의 자유로움에 대하여 이루어진다. 경직된, 과소가동성의 또는 유연치 못한 조직의 위치와 방향이 반드시 기록되어야 한다.

상처자국 움직임의 평가는:

- 상처자국의 길이 방향을 따라서 종방향으로
- 상처자국의 장축을 가로질러 횡방향으로
- 시계방향과 시계 반대방향의 회전
- 보다 깊은 층으로부터 상처자국이 수직으로 떨어지도록 들어주기.

치료

치료는 제한의 **기원**과 결과적인 기능장애의 범위 모두에 의해서 유도된다. 주된 치료는 그 환자가 (기능장애와) 함께 보여주는 그 비정상적인 상태를 재활치료하기 전에, 그 제한된 조직 미끄러짐(문제의 국소적인 기원)으로 향한다. 제한된 조직 미끄러짐의 깊이, 장소 그리고 범위는 반드시 분명하게 확인되어야 한다.

원칙

- 치료는 평가를 통해서 확인된 역학적인 제한으로 향한다.
- 목표는 정상의 최종느낌과 크기를 향해서 그 조직 제한을 움직이도록 하는 것이다.
- 치료는 표면에서부터 심부까지 층별화된 방식에서 접근되며; 좀 더 깊게 또는 인접한 층으로 이동하기에 앞서 제한의 장벽이나 하나의 층을 치료한다.
- 치료법은 그 제한에 대하여 다양한 각도에서 촉진할 수 있는 조직 제한에서 또는 바로 직전에 시행된다.
- 초기 단계 중엔 부드러운 접촉 단계가 사용된다. 성숙한, 만성적으로 유착된 상처 자국에 대해선, 강한 접촉 단계의 강력한 치료가 필요할 것이다.

치료하는 방법

상처의 훼손과 증가된 염증에 대항해 보호하도록, 부드러운 치료가 치유의 초기단계에서 사용되어야 한다. 그렇지만, 오래된 상처자국과 유착에 대해서 보다 강한 접촉 단계를 사용할 때, **새로운** 염증반응을 만들지 않도록 반드시 주의해야 한다.

그 조직 장벽을 팽팽하게 만들고 움직이기 위한 접근법 (Lewit와 Olsanska 2004):

- 그 장벽에 직접적으로 맞춰주며 그 조직이 이완하고 그 장벽이 약간의 지체 후 이동될 때까지 지속적인 압력을 유지한 채 기다린다.
- 상처자국 조직의 지속적인 늘리기를 사용한다. 늘리기는 단일- 또는 다중-방향일 수 있다.
- 그 제한을 향해서 그리고 그 내부로 느린 율동적인 가동증진법을 적용한다. 움직임 방향은 그 조직 제한에 직각으로, 어느 정도의 각도에서 또는 멀어지는 쪽으로 놓일 수 있다.

조직을 도수치료하기

문제의 상처자국 조직과 유착의 치료에서 도수치료를 효과적으로 적용하는 여러 방법이 존재한다. 실제로는 조직을 치료하는 오로지 제한된 수의 방법만이 존재하며, 상처자국 조직 치료법의 대부분은 이러한 것들의 변형법이 된다 (Lederman 1997, Chaitowdhk DeLany 2008).

가능한 직접적인 조직 하중부하 적용의 변수는 다음과 같다 (Chaitow와 DeLany 2008 로 부터):

1. **긴장력 하중부하**, 여기에서 견인, 스트레칭, 펴주기 그리고 늘리기등이 포함된다. 그 목적은 콜라겐 집합에서 증가를 도와줌에 의하여 조직을 늘려주는 것이다.
2. **압박의 하중부하**, 압박력을 증가시킴에 의하여 그 조직을 짧게 만들며 넓혀주며 체액 움직임에 영향을 준다. 압박은 단지 순환에 영향을 줄뿐만아니라, 신경학적인 구조에도 영향을 주며 엔돌핀 분비를 강화시킨다.
3 **회전의 하중부하**는 일부 섬유들을 효율적으로 늘려주는 한편 동시에 다른 조직은 압박한다. 이것은 다양한 조직 효과를 만든다. '비틀기' 방법 또는 'S' 자 굽히기는 회전 하중부하의 예가 된다.
4. **굽히기 하중부하**는 효과면에서 그 표적 조직으로 순환 효과와 늘리기 모두를 보유한 압박과 긴장력의 조합이다. 'C'-모양 굽히기 또는 'J'-문지르기 움직임이 통상적으로 사용된다.
5. **전단력의 하중부하**는 다른 조직과의 관계에서 그 조직을 외측으로 직선이동 시키거나 이동시킨다. 보다 깊이 놓인 층이나 구조 위에서 또는 가로질러서 좀 더 얕게 놓인 연부조직을 미끄러뜨리려고 시도하는 모든 방법은 여기에 포함된다.
6. **조합된 하중부하**는 위에서 설명한 모든 하중부하 방법의 조합을 포함하며, 그 표적 조직에서 적응의 요구의 복잡한 패턴으로 이끌린다. 예를 들어, 옆으로 굽히기와 함께 늘리기의 다중

방향의 조합은 개별적인 늘리기나 옆으로 굽히기보다 훨씬 더 효과적이다.

고려해야 하는 부가적인 요소는:

- 얼마나 단단한가? 사용되고 있는 힘의 정도 (위에서 단계 분류를 참조)
- 얼마나 큰가? 적용되고 있는 그 부위 힘의 크기.
- 얼마나 멀리? 적용된 힘의 진폭을 말한다. 그 범위의 시작 부분에서, 중간에서, 완전 범위 큰 폭으로, 또는 최종범위에서 작은 폭으로 (위에서 장벽현상을 참조하라).
- 얼마나 빠르게? 그 힘이 적용되고 있는 속력 – 빠르게 또는 매우 느리게. 그 속력은 통증과 자율신경 수용기 반응에 영향을 줄 것이다.
- 얼마나 오래? 그 힘이 유지되고 있는 시간의 길이 또는 치료의 길이를 언급할 것이다.
- 얼마나 율동적으로?
- 얼마나 지속적으로? 제공된 힘이 움직임을 포함하는가 아니면 정적인가?
- 능동적, 수동적 또는 혼합되었는가? 환자가 그 치료과정의 어느 시기에 능동적인가?

기본적인 치료법

상처자국이나 유착에서 사용된 도수치료법은 주로 어떤 정해진 방법이나 과정을 보유하지 않지만, 위에서 설명한 원칙을 기반으로 한다. 이 치료의 목적은 상처자국과 유착 및 그 주변의 조직들 사이에서 상처자국과 유착 내부에서 발달한 콜라겐 섬유의 연결을 느슨하게 만드는 것이다. 효과적인 치료는 특정한 지점과 저항의 방향 즉, 국소적인 부위에서 집중하는 효과적인 힘으로 직접의 압박력을 적용한다. 효과적인, 집중된 힘의 적용을 위해서, 치료사의 손가락이나 손은 피부의 표면에서 절대로 미끄러지지 말아야 한다.

그러므로, 전혀 또는 아주 약간의 윤활제만이 사용되어야 한다.

기본적인 치료법의 몇 가지 예

1. **전반적인 늘리기(그림 18.1):** 이것은 긴장력 하중부하를 이용하는 가장 표면의 상처자국 치료법이다. 손가락 또는 손 전체 접촉을 사용하며:
   - 조직의 느슨함 전부를 팽팽하게 만든다.
   - 상처자국의 길이방향으로 부드러운 늘리기를 적용한다.
   - 유지하고, 이완을 기다리며 다시 늘린다.
   - 손의 위치를 바꾸고 처음 늘리기에 대하여 직각의 방향에서 늘리기를 반복한다.
   - 이전의 자세에서 대각선의 방향에서 늘리기 과정을 반복한다.
   - 더 이상의 늘리기가 가능하지 않을 때까지 방사상의 패턴에서 그 상처자국을 가로질러 늘리기를 지속한다.

주의점: 이러한 방법은 직각의 전단력이 반드시 피해져야하는 상처의 초기단계에선 오로지 상처자국의 길이방향을 따라서만 적용되어야 한다.

2. **부드러운 원형동작(그림 18.2)**: 손가락으로 깊은 근막 위에서 피부를 움직인다. 조직 움직임은 긴장력, 전단력 그리고 압박의 하중부하를 조합하는, 긴장도에 맞춰진 전단적인 특성의 형태를 취한다:
   - 손가락을 치료하고자 하는 부위(상처자국 바로 옆)에 올려놓는다. 손의 조절이 편리하도록 손바닥 아랫부분을 환자 몸 위에 편하게 놓는다(그림 18.2 a와 c).
   - 6시 방향에서 시작하며, 피부를 가운데 세 개의 손가락으로 시계방향에서 원형으로 밀어준다.
   - 피부를 약간 더한 압박과 빠른 속력의 원형 움직임에서 그 조직 제한과 맞추고 전단력을 주도록 상처자국 쪽으로 천천히 움직인다.
   - 손의 위치를 바꾸며, 원모양의 동작을 반복하고 이완한다.
   - 그 상처자국 전체 길이를 치료하고 한 차례

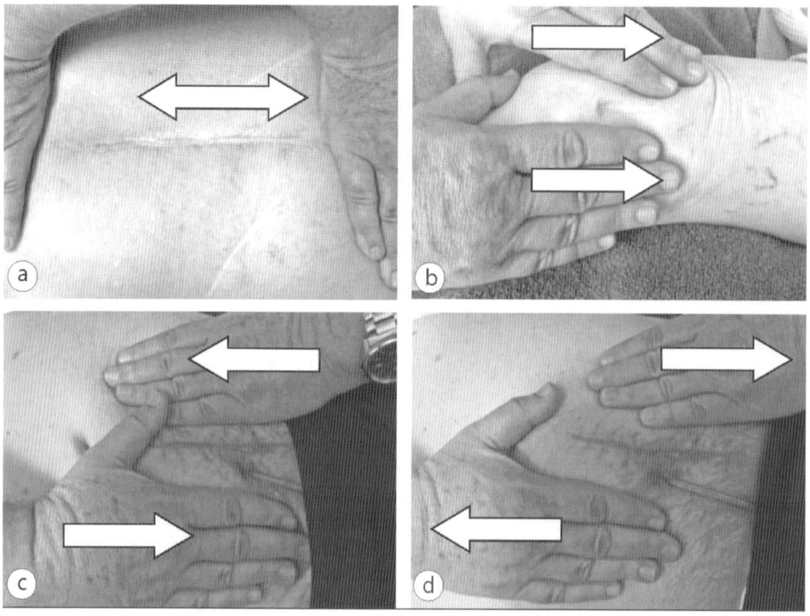

그림 18.1 상처자국과 주변조직을 전반적으로 늘리기. (a) 장축을 따라서 늘리기 – 상처자국을 늘려주기. (b) 장축을 따라서 상처자국과 주변조직을 미끄러뜨리기. (c) 와 (d) 반대 방향에서 늘리기. 미성숙한 상처자국에선 각별한 주의가 요구된다.

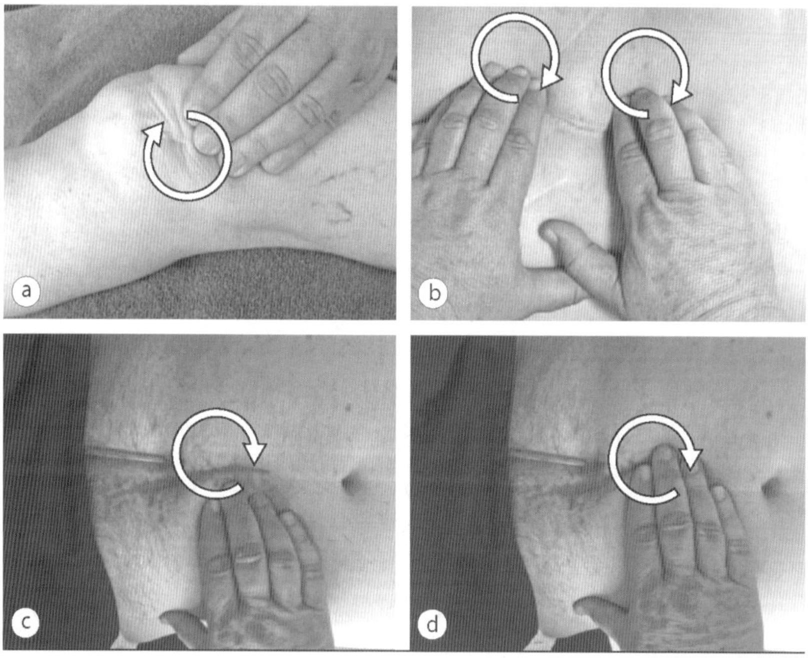

그림 18.2 상처자국 위에서 또는 주변에서 전반적인 원형동작. (a) 직접적으로 조직 제한에 맞춰주는 손끝으로 원형의 움직임. (b) 상처자국과 조직 제한에서 멀어지는 방향의 두 손을 사용한 원형동작의 늘리기. (c) 직접적으로 조직 긴장에 맞추는 한 손의 원형동작. (d) 상처자국 위에서 부드러운 원형동작 – 상처자국을 원형의 동작으로 움직인다.

의 치료에서 필요한 횟수만큼 반복한다. 또 다르게, 12시의 위치에서 시작하며 그 상처자국에서 멀어지게 당기거나 (그림 18.2b), 손가락을 상처자국 위에 올리고 그 상처자국을 원형의 움직임에서 보다 깊은 층 위에서 움직여준다 (그림 18.2d).

3. **강한 뒤집어진 'J' 문지르기(그림 18.3)**: 시작자세와 깊이의 의미에서 이전의 치료법에 유사하다. 조직 움직임은 하중부하의 특성과 조합된다:
   - 그 문지르기를 상처자국에서 약 1인치(2.5센티) 떨어져서 상처자국 쪽으로 직각의

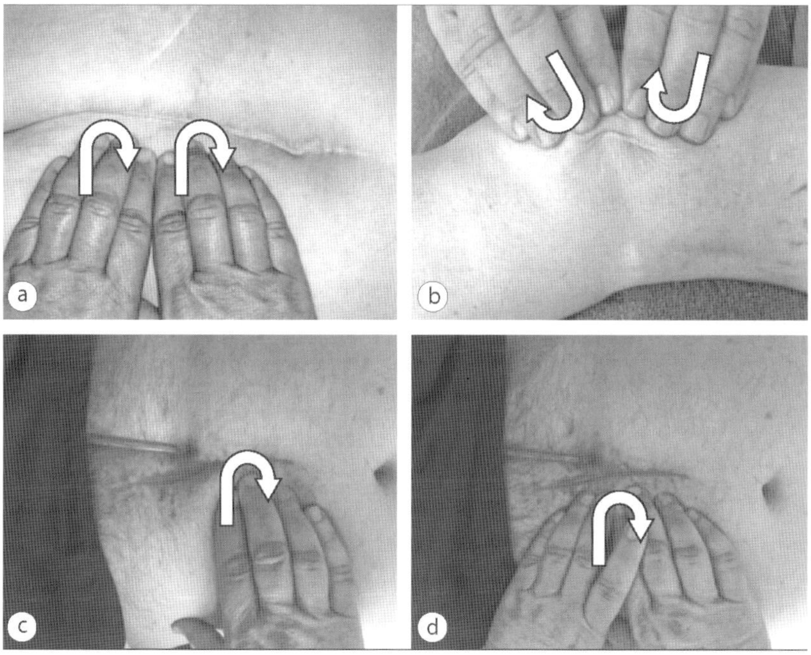

그림 18.3 조직 장벽에 직접 맞추고 이동시키기 – 확고한 뒤집어진 'J' 문지르기

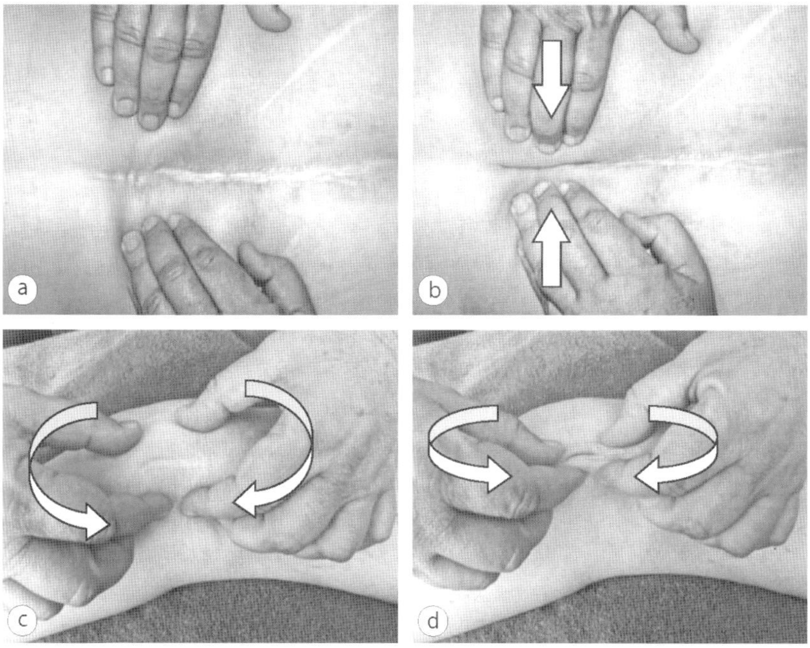

그림 18.4 상처자국을 '들어올리기' 위한 시도에서 그 상처자국을 향해서 그리고 '아래를' 미끄러뜨리기. (a) 와 (b) 상처자국 쪽으로 미끄러뜨리며 그 상처자국 '아래부분'을 미끄러지게 만들도록 시도한다. (c)와 (d) 엄지손가락과 다른 손가락 사이에서 상처자국을 잡고 피부 표면에서 수직으로 들어올리려는 시도. 이것은 유착성 상처자국과 함께 부드럽게 시행되어야 한다.

문지르기로 시작한다.

- 움직임은 천천히, 확고하게 하며 조직 장벽에 신중하게 맞춘다.
- 그 조직 장벽과 같아질 때, 손가락은 왼쪽이나 오른 쪽으로 돌려지며 그 조직은 자체의 비–신장된 자세로 되돌아간다
- 조직 장벽이 제거되거나 불편함이 사라질 때까지 반복한다.

이러한 방법은 초기 치유단계에서 매우 부드럽게 (그림 18.3 c와 d: 접촉 단계 1–3) 또는 성숙한

상처자국에선 확고하게(접촉 단계 8) 사용될 수 있다.

4. **수직의 들어올리기** (**그림** 18.4): 수직의 들어올리기는 엄지손가락과 다른 손가락사이에서 잡을 수 있는 모든 상처를 치료하도록 사용되며 긴장의 하중부하를 사용한다.
   - 그 상처자국의 한 부분을 부드럽지만 확실하게 잡는다.
   - 신체의 표면에서 멀어지는 직각방향에서 수직으로 늘리기를 적용한다.
   - 유지하며 이완하도록 기다리며 그 늘어남을 증가시킨다.
   - 더 이상의 늘어남이 없을 때까지 그 들어올리기 과정을 다른 부위에서 반복한다.
5. **피부 말기** (**그림** 18.5): 피부와 얕은 근막의 제한된 가동성을 치료하도록 사용된 긴장력 하중부하 치료법.
   - 가능한 넓은 접촉 표면을 이용해서, 엄지손가락과 다른 손가락 사이에서 피부와 얕은 근막을 잡는다.
   - 조직을 들어올리고 그 조직 위에서 늘리기를 유지하는 동안, 느린 파동형식에서 그 표면을 따라서 표면 조직을 둥굴게 말아간다.
   - 당신이 그러한 쥐기와 들어올리는 동작을 유지하는 동안 그 조직을 동시에 모았다 풀어주면서 조직을 따라서 엄지손가락이나 다른 손가락을 미끄러뜨린다. 이 방법은 일종의 평가, 도입 방법, 치료 그리고 재평가 방법으로서 사용될 수 있다.
6. **비틀기 또는 'S' 자 모양 굽히기**(**그림** 18.6): 상처자국이나 유착 치료를 위해서 사용될 때, 이것은 그 조직을 이완시키고 가동성을 증진시키도록 반복적인 다양한 정도의 끌기, 들어올리기 그리고 미끄러짐과 함께 압박력과 전단력을 사용하는 일종의 변형된 페트리사지(pettrisage) 치료법이다.

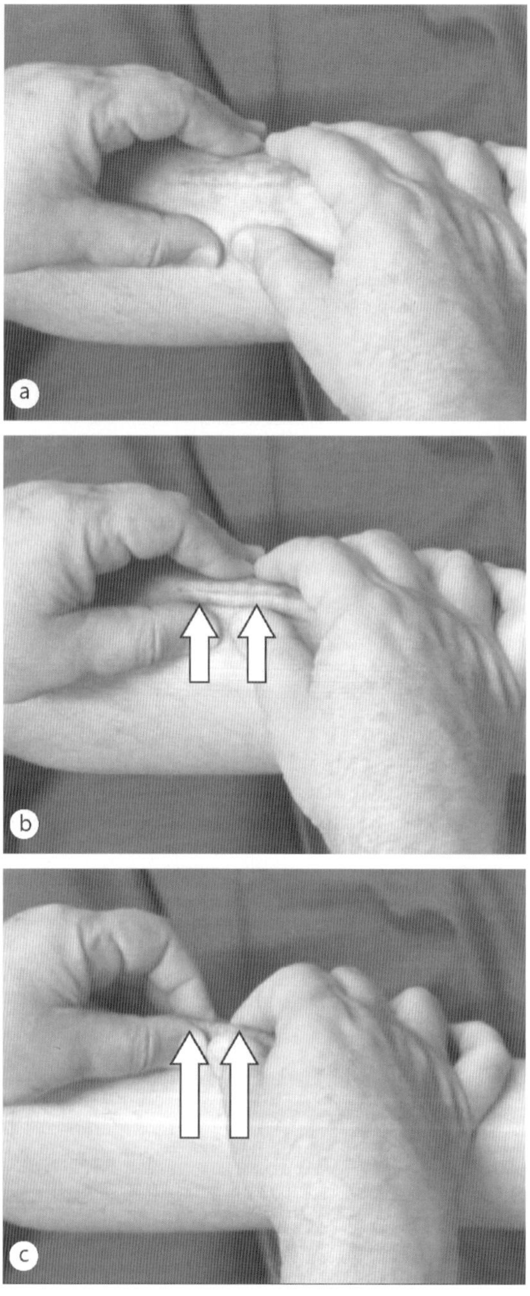

그림 18.5 피부 말기

사용된 방법에 관계없이, 제한적인 상처자국과 유착의 치료를 위해서 한 가지 손상-기반의 접근법이 권장된다. 치료법 적용의 방향과 깊이의 선택은 평가 중 드러난 기능장애의 수준을 바탕으로

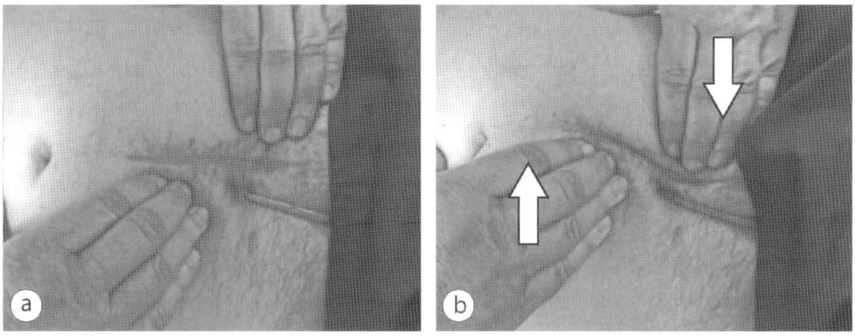

그림 18.6 비틀기 또는 'S' 자 모양 굽히기

한다. 이러한 접근법은 치료사에게 오로지 그 '진단'에 맞춰 치료하기보다, 그 사람 개인에 치료를 맞춰 줄 수 있는 유연성을 제공한다. 더욱이, 치료는 그 조직 반응을 기반으로 환자의 호전이나 호전의 부족함과 연계해서 수정될 수 있다(Fourie와 Robb 2009).

모든 방향과 층에서 이완이 완수되었을 때 치료는 중단된다. 이것은 한 차례의 치료로 얻을 수 없으며 수개월이 – 각별히 오래된 만성의 상처자국에서 – 걸릴 것이다. 상처를 터트리거나 조직 가동성에 염증반응을 만들지 않도록 각별히 주의한다.

각별한 주의점이 있는가?

초기 상처 마사지, 화상, 가슴 상처자국 그리고 복부 등에서 광범위한 개요와 지배적인 사고가 간략하게 논의 된다. 언제든 이러한 특정한 집단은 환자와 감독하는 의료적 전문가 또는 의료 팀으로부터의 동의 하에 치료되어야 한다.

초기의 개입방법

개입방법은 상처나 수술 후 빨리 시작될 것이다. 치료는 염증 단계가 두드러지거나 상처가 긴장을 주는 그 힘에 대하여 저항할 힘이 없을 때 각별한 주의와 함께 진행해야 한다. 상처 처치와 봉합이 이루어진 상태이며 근육 경련, 통증 그리고 부종(부어오름) 등의 어느 정도가 존재할 것이다. 치료의 목적은 그 상처를 완전한 회복으로 부드럽게 유도하는 한편, 반드시 부종이나 부어오름의 통제와 잠재적인 유착의 예방이 되어야 한다.

염증 단계

부종은 수술이나 손상 후에 발생하는 정상석인 염증성 반응의 한 부분이며 간질성 공간 안으로 지나친 체액의 집중으로 정의될 수 있다(Villeco 2012). 그러한 부종은 모세혈관과 세포 사이에서 대사산물과 영양소의 확산을 손상시킬 것이다. 염증기(2–6일) 도중에, 부종은 체액성이며, 부드럽고 쉽게 움직여진다. 이러한 체액은 압박, 올리기, 냉적용, 그리고 부드러운 능동적 움직임의 원칙을 통해서 관리되어야 한다. 근위부에서 손상된 부위로 향해서 임파계를 자극하기 위한 부드러운 마사지 치료법은 사용될 수 있을 것이다. 어떠한 조직 장벽도 늘려지거나 당겨져서는 않되며 접촉 단계 3 이상은 절대로 넘어서도 않된다.

증식기

상처자국 증식은 증식기(2–6주) 동안 가속되면서, 잘짜여진 유착이 부종과 그 구조물 사이에서 형성되기 시작하며, 혹시라도 있다면, 더 끈적거릴 수 있다. 지나친 체액은 이제 배출이 요구된다(Villeco 2012). 그 상처는 이제 폐쇄되었으며 탄력 강도에서 점진적인 증가가 존재한다.

- 건강한 임파계를 자극하는 임파 마사지와 기타 치료법은 이 시기 치료 프로그램의 핵심이 되어

야 한다.

- 발달 중인 상처자국과 주변 조직 사이에서 유착을 최소화할 수 있는 능동의 동작과 힘줄 미끄러짐 운동과 함께, 피하 층에 맞추는(위에서 설명한) 부드러운 치료법이 이제 시도될 수 있다.

화상 상처자국

화상 손상은 모든 조직 부분으로 영향을 줄 수 있는 다른 생리학적인 변화의 주체와 함께, 피부의 파괴를 유발한다(Myers 2012). 피부 두께는 다른 해부학적 부위에 따라 다르며 개별적인 화상은 깊이에서 일정하지 않다. 이것은 조직 가동증진 치료법의 최종 선택과 함께 손상 정도의 분류를 복잡하게 만든다. 단 한번의 화상은 최소의 상처자국 형성을 보유한 부분적인 두께(표피와 진피) 손상의 영역에서부터 심각한 과발육의 상처자국 형성을 보유한 전체 두께 (표피, 진피 그리고 피하조직) 파괴의 범위에 걸쳐 발생할 수 있다. 손상의 다른 정도는 개별적인 개입 전략을 요구할 것이며 최종 결과도 상당히 달라지게 만들 것이다.

화상 상처자국은 성숙하기까지 6-24개월이 걸릴 수 있다. 그 상처자국 조직은 취약하며 문지르기, 전단력 적용 그리고 외상으로 쉽게 망가진다. 과발육의 상처자국 형성과 켈로이드는 화상 상처치유의 재형성 단계의 가능한 합병증이 된다(Myers 2012).

상처자국 가동증진법은 재형성된 상처자국의 질적인 면과 모양에서 도움이 될 것이다. 보다 심각한 상처자국은 좀 더 집중적인 개입을 통해 도움이 될 것이다.

마사지와 도수적 치료개입의 적응증과 목적은 다음과 같다:

- 좋은 성질의 상처자국의 발달
- 구축의 형성을 예방 및 감소
- 가려움증(소양증)의 감소
- 부종의 감소 – 화상을 입고 이식된 사지는 통상적으로 지속적인 부종을 보유할 것이며 이것은 통증(아래놓인 구조물에서 압박으로 인한)과 관절 경직으로 발생할 수 있다
- 통증 감소와 통증 관리
- 피부의 과민감의 감소
- 아래 놓인 연부조직(즉, 근육, 근막)의 치료
- 보상적인 패턴의 기능장애의 예방
- 늘리기와 강화하기 운동에 대하여 조직을 준비시키기
- 심리적인 증상의 관리를 도와주기

재형성 시기 중 시작함으로, 상처자국 조직은 반드시 깨끗해야하며 건조함, 갈라짐 그리고 피부 붕괴를 예방하도록 보습제가 반드시 적용되어야 한다. 이것은 가려움증, 통증 그리고 불안증의 더 좋은 해소로 결과할 것이다. 상처자국 가동증진은 재형성된 조직의 질적인 면과 모습을 더욱 도와줄 것이다. 보습제를 사용하는 부드러운 상처자국 가동증진법은 재형성된 상처자국 조직을 돕도록 사용된다. 이러한 개입방법은 그 상처가 폐쇄되자마자 조심스럽게 시작될 것이다(Myers 2012). 상처자국이 마찰력이나 전단력에 노출된다면 수포가 형성되므로 전단력을 제한하도록 반드시 주의해야 한다.

상처자국 조직이 성숙하면서, 치료법은 그 조직이 허용하는 한 좀 더 많은 하중부하, 더 큰 크기 그리고 더 오랜 기간 동안 적용될 수 있을 것이다. 그 치료법은 특별히 경직된 부위를 목표로 늘리기, 비틀기, 'S' 자 굽히기, 'J' 문지르기 등과 피부 말기와 훨씬 더 조심스런 마찰-형태의 조직 가동증진법 등을 포함할 것이다. 화상 상처자국 조직이 쉽게 손상받고 쉽게 붕괴될 수 있기 때문에, 마사지 치료법에 대한 상처자국 조직 반응을 관찰하기는(문지르기와 같이 각별히 강한 치료법에서) 여기에서 지극히 중요하다 (Kania와 Boersen-Gladmen 2013).

일단 성숙한 후, 화상 상처자국은 수 년에 걸쳐서 신체의 정상적인 부분의 여전히 비정상적인 움직임 패턴과 조직 긴장에 기여할 것이다. 화상 상처자국 주변과 아래에 놓인 건강한 근육과 근막도 역시 치료될 필요가 있다. 그 상처자국이 자체의 치유과정을 거쳐 가면서, 경련, 경직감 그리고 유착은 그 처음의 외상에서의 손상과 그 주변 조직으로 인해서 빈번하게 발생한다. 이것을 덜어주도록, 마사지와 근막 이완법의 전체적인 선택이 사용될 수 있다.

유방의 상처자국

유방은 유선뒤쪽의 공간에 의하여 큰가슴근의 깊은 근막으로부터 분리된, 표면 근막층의 일종의 분비선 구조이다. 이것은 근육과 같은 능동적인 내부의 받침을 보유하지 않으며 그 근막성 막조직은 중력과 신체 움직임의 모든 스트레스를 담당한다. 이것에 더해서, 유방은 사용할만한 절개 평면이 없으며, 그러므로 수술적인 절개는 그 조직을 통해서 무디게 이루어져야 한다. 결과적으로 그 상처자국에서 수분이 빠지고 자체의 조직 주체 안에서 수축되면서, 오므라듬과 당겨짐의 상당한 성향이 존재할 수 있게 된다. 유방 조직 자체의 내부에서 유착의 더 큰 평면이 존재하거나 아래놓인 큰 가슴근으로 유착이 발달하기 쉬운 더 많은 가능성이 존재한다. 이것은 더 감소된 적합성으로, 기능적이지 못한, 꼬여진 섬유 패턴을 보유한 확립된 상처자국과 함께 상처자국 형성의 더 자극적인 형태로 이끌릴 수 있다.

상당한 수의 여성들이 부종, 통증 그리고 불편한 상처자국 형성 등을 보유한 지속적인 문제를 갖게 될 것이며, 이것은 미용적으로 그리고 증상적으로 문제를 일으킬 수 있다(Curties 1999). 가슴에서 상처자국 조직은 가슴 농양의 배출이나 생검과 같은 미미한 수술적인 처치 후에도 오래 지속되는 통증 중심으로 발달할 수 있다. 조직 상처자국이나 유착의 부위가 존재할 때, 힘은 목과 어깨를 통해서 불균등하게 받게 될 것이다.

이상적으로, 치료사는 일단 콜라겐 침착이 올바르게 시작했지만 상처자국이 아직은 단단해지지 않은 시점(10–14일)에서 섬유배열을 최적화하는 치료를 시작한다. 그렇지만, 대부분의 사례에서, 치료사는 그 상처자국이 완전히 확립된 후 치료를 시작하게 될 것이다. 유방이 내부의 근육을 보유하지 않기 때문에, '좋은' 방향의 힘의 적용은 발생하지 않는다. 이러한 힘은 신체 부분에 대하여 정상적인 힘의 작용선 방향으로 자체의 콜라겐 섬유를 조절하도록 발달 중인 상처자국을 도와준다. 브라는 가슴의 상처자국이 형성되는 동안 가슴벽으로 유방을 단단하게 고정하는 성향이 크다. 결과적으로, 유방 상처자국은 매우 쉽게 넓어지며 도드라지며, 즉, 기능적이지 못한, 얽혀진 섬유 패턴을 보유한 상처자국의 확립과 함께 강하게 두꺼워지거나 단단해지게 된다.

유방에서 상처자국이나 유방절개 장소의 관리의 목적은 신체의 다른 부분들에 대한 것과 동일하며 – 그 상처자국 내부에서 콜라겐 섬유의 재–정렬과 부종의 조절과 감소가 된다. 상처자국 조직과 유착의 치료는 반드시 처음에는 유방 조직 자체로 그리고 이차적으로 유방과 가슴 벽 사이의 움직임을 목적으로 한다. 직접의 또는 간접의 근막 치료법도 역시 더 큰 효과를 위해 동원될 수 있다. 받쳐주는 근막의 막에 스트레스를 덜어주도록 너무 심하지 않은 치료법이 권장된다.

복부의 상처자국 형성과 내장의 유착

복막절개 수술 이후 거의 모든 환자는 유착을 만들게 된다. 유착(서로간에 정상적인 활주관계를 유지해야 하는 조직 사이에서 고착된 연결)은 내장 그리고/또는 배 안의/골반 안의 장기들 사이에서 형성될 수 있다. 장간막과 상처 사이에서 유착이 가장 흔하다 (Van Goor 2007). 그 조직의 정상적인 가동범위는 각별히 그 장기의 적절한 생리학적 작용을 잠제적으로 망가뜨릴 수 있는, 내장(또는 다른 것)의 근막의 비정상적인 관계에 의하여 억제될 수 있다 (Hedley 2010).

정상적인 활주 표면의 유착을 발생시키는 상황은 다중적이며 다음의 원인을 포함한다:

- 감염 또는 질병과정의 기타 형태로부터의 염증
- 수술적인 처치에 의하여 유발된 염증과 상처자국 형성
- 움직임 순환과정에서 이전의 제한의 결과
- 의도적인 치료적 유착형성

유착의 위험성과 범위는 다음과 같은 요소에 달리게 된다: 절개의 형태, 이전 개복수술의 횟수, 처음의 개복수술에서 손상된 내장의 또는 장측의 복막과 내부의-수술적 합병증 (Van Goor 2007).

이러한 환자 집단에 대한 치료 전략은 다음의 치료로 구분될 수 있다:

- 복벽의 상처자국 형성
- 복막의 그리고/또는 내장의 유착

복벽

상처자국 치료의 목표는 조직 탄력성을 회복하는 것이다. 환자의 수술 집도의의 지침도하에서, 초기 상처자국 치료가 시행되며, 다음을 목표로 삼는다:

- 임파액의 흡수를 자극하기. 국소적 부종과 경결을 제거하기 위해서 도수적인 임파 배출법이 사용되며, 체액을 임파절 근처로 몰아간다.
- 이완과 숨겨진 봉합의 흡수를 촉진시킨다.
- 피부와 아래놓인 조직 층들 사이에서 조직 활주의 자유로움을 유지한다. 초기 단계에선, 상처 모서리가 여전히 전단력을 견뎌낼 힘을 보유하지 못하기 때문에, 조직을 팽팽하게 만들기와 힘은 그 상처자국을 향해서 건강한 조직으로 적용된다:
  - ○ 3단계가 넘지 않는 접촉단계에서 부드러운 원형동작이나 'J' 모양 문지르기를 사용한다.
  - ○ 상처자국의 종방향을 따라서 부드러운 늘리기 치료법을 사용한다.
  - ○ 탄력적인 조직 제한에 맞추기에 충분한 힘만을 사용한다.

완전한 성숙을 향해서 재형성 단계를 거쳐 치유과정이 진행하므로, 상처는 그 상처자국에 직각으로 주어진 조직 하중부하와 점진적으로 더 많은 전단력을 견뎌내기에 충분한 강도를 발달시킨다. 이제 그 목적은 다음으로 향한다:

- 정상적인 조직 제한을 회복시키기
  - ○ 상처자국의 위와 아래에서 수직으로 늘려준다. 상처자국에 대하여 직각으로 그리고 종방향으로 조직 늘리기를 시작한다.
  - ○ 비틀기의 'S'자 굽히기, 'J' 문지르기, 강한 원형동작 그리고 상처자국 들어올리기 방법을 사용한다. 조직 제한에 맞추며 해부학적인 장벽을 향해 그 탄력 장벽을 통해서 움직인다. 접촉의 단계설정은 6단계까지 안전하게 점차로 증가시킨다.
  - ○ 당신의 손가락 사이로 상처자국을 잡고, 부드럽게 들어올리고, 늘려주며, 흔들어준다.
- 표면에서부터 심부로 점차로 치료하면서 보다 깊은 근막과 근육 층들 사이에서 조직 활주작용을 회복시킨다. **절대로 층들을 건너뛰지 않는다.**
  - ○ 마사지, 근육근막의 또는 조합된 마사지 또는 도수치료법등을 사용해서, 모든 층들에서 완전한 해부학적인 장벽이 가능한 한 수술이전의 수준까지 근접하도록 회복될 수 있을 때까지, 점차적으로 하중부하, 전단력 제공, 강도 그리고 치료 시간 등을 증가시킨다.

임파 배출법의 치료방향을 향해서 체액이 이동하도록 그 부위의 가벼운 에플루라지(effleurage)로

마무리 짓는다.

복막의 그리고 내장의 유착

수술, 감염, 외상 또는 방사선 조사 도중 복막에 대한 손상 후 유착은 빠르게 발생한다. 그러한 유착이 원래의 수술적인 절개에 직접적으로 관련없는 부위에서 발생하거나 촉진하는 손이 접근할 수 없는 구조물들 사이에서 발달할 것이므로, 그것을 객관적으로 감지하고 평가하기 어려울 것이다.

내장 유착의 도수적 평가는 치료사의 촉진능력, 내장의 해부학과 그것의 가변성의 올바른 지식에 상당히 의존한다. 배벽, 벽측 배막 그리고 바로 아래 놓인 장기들 사이에서의 표면 유착만이 촉진될 수 있다. 최근까지 깊은 유착을 확인함에서 가능성을 보유준 그 유일한 검사법은 사인-MRI의 사용이다 (Van Goor 2007).

다음 내용은 촉진 소견의 해석을 더욱 복잡하게 만든다:

- 유착과 연관된 통증이 나오는 시점에서 최대 35%까지 또 다른 위치에서 통증을 드러낸다.
- 치밀한, 두꺼운 유착(촉진할 수 있는)은 적은 강도의 통증과 연관된다
- 가동적인 얇은 막성 유착(주로 촉진할 수 없는)이 대부분의 강한 통증과 연관된다.(Van Goor 2007)

평가와 치료원리는 내부조직 제한을 검사하고 팽팽하게 만들 때의 동일한 지침을 따른다. 그렇지만 내장의 환경이 골성 또는 근육성 받침이 없는 지극히 가동적인 환경이므로, 이러한 제한은 너무도 미세하다. 치료의 효과는 반드시 그 치료법의 선택에 놓인 것이 아닌, 하나의 단위로서 복부 공간의 가동증진에 놓이게 된다.

- 치밀하고 두꺼운 유착에 대하여, 조직 장벽에 맞추고 움직이기가 그 치료방법이 될 것이다. 이러한 유착은 단단하며 유일한 도수적 치료법에 잘 반응하지 않는다.
- 가동적이고 얇은 막의 유착은 촉진할 수 있는 조직 장벽을 보유하지 않으며, 복부 환경의 전반적인 가동 증진법이 배막으로부터 가동적인 장기를 떨어뜨리기에 충분할 것이다.

주의점

치료사는 상처자국 마사지를 진행할 것인가 아닌가를 결정할 때, 반드시 자신들의 배운바와 최선의 판단을 동원해야 한다. 그 상처자국이 여전히 덜 성숙한 단계에 머물러있는 가장 효과적인 이 시기가 의사의 허락을 구하기에 가장 현명하 시기이다. 마사지 치료방법의 적합성과 효과를 관찰하기 위해서 상처자국 조직의 반응을 살펴보는 것이 현명한 방법이다. 잠재적인 상처자국 문제의 경고 증상은 제한된 가동범위, 관절 제한의 새로운 발생, 움직임과 함께 상처자국 조직의 뭉침이나 상처자국 조직의 늘리기와 함께 창백해짐 등을 포함한다.

미성숙한 상처자국에 대한 몇 가지 부가적인 주의사항은 다음을 포함한다:

- 피부가 취약하고 쉽게 손상될 수 있으므로, 열손상의 조직에서 극도로 주의를 기울인다
- 문지르기 마사지와는 별개로, 당신의 동작이 통증을 유발하거나 조직 발적을 증가 시킨다면 계속하지 않는다
- 어떠한 개방성 병변에도 절대로 마사지를 시행하지 않는다

많은 사례에서 상처자국이 오로지 수술만으로 그 유착을 제거할 정도로 고착되고 딱딱해지는 문제를 피할 수 없을 것이다. 도수적인 수단을 통해서 그 조직을 더 이상 활주하도록 만들 수 없는 장소인 정해진 고착된 상처자국에서, 치료는 그 주변의 조직에서 더 많은 부드러운 조직 공간과 유연성을 만드는 것을 목적으로 한다. 많은 사례에서 유착성 상처자국 형성은 삶의 질에 부정적인 영향을 주며; 그렇지만, 적합한 설명과 치료개입을 동

반한 열린 긍정적인 논의가 환자의 불안증, 고통, 그리고 장해를 광범위하게 줄여 줄 것이며, 상처 자극 치료를 도수치료라는 효과적인 분야로 만들어 줄 것이다.

참고문헌

Andrade C-K, Clifford P 2008 Outcome-based massage, from evidence to practice, 2nd edn. Wolters Kluwer, Philadelphia

ASRM Committee 2013 Pathogenesis, consequences, and control of peritoneal adhesions in gynecologic surgery: a committee opinion. Fertil Steril 99:1550–1555, doi:10.1016/j.fertnstert.2013.02.031

Atiyeh B S 2007 Nonsurgical management of hypertrophic scars: evidence-based therapies, standard practices, and emerging methods. Aesth Plast Surg 31:468–492

Bouffard N A et al 2008 Tissue stretch decreases soluble TGF-β and type-1 procollagen in mouse subcutaneous connective tissue: evidence from ex vivo and in vivo models. J Cell Physiol 214:389–395

Chaitow L, DeLany J 2008 Clinical application of neuromuscular techniques, vol 1. The upper body, 2nd edn. Churchill Livingstone Elsevier, Edinburgh

Curties D 1999 Breast massage. Curties-Overzet Publications, Toronto

Ellis H 2007 Postoperative intra-abdominal adhesions: a personal view. Colorectal Dis 9 (Suppl 2):3–8

Ergul E, Korukluoglu B 2008 Peritoneal adhesions: facing the enemy. Int J Surg 6:253–260 doi:10.1016/j.ijsu.2007.05.010

Fourie WJ, Robb K 2009 Physiotherapy management of axillary web syndrome following breast cancer treatment: discussing the use of soft tissue techniques. Physiotherapy 95:314–320 doi:10.1016/j.physio.2009.05.001

Hedley G 2010 Notes on visceral adhesions as fascial pathology. J Bodyw Mov Ther 14:255–261 doi: 10.1016/j.jbmt.2009.10.005

Kania A, Boersen-Gladman K 2013 The physiological perspective of burn scar tissue and the integration of Massage Therapy into a multi-disciplinary burn rehabilitation program. Available online at http://www.massagetherapycanada.com/content/view/1411/38/. Accessed 5 August 2013

Lederman E 1997 Fundamentals of manual therapy. Churchill Livingstone, Edinburgh

Lee T S et al 2009 Prognosis of the upper limb following surgery and radiation for breast cancer. Breast Cancer Res Treat 110:19–37

Lewit K, Olsanska S 2004 Clinical importance of active scars: abnormal scars as a cause of myofascial pain. J Manipulative Physiol Ther 27:399–402

Myers BA 2012 Wound management: principles and practice, 3rd edn. Pearson Education, New Jersey

Ogilvie-Harris DJ, Choi CH 2000 Arthroscopic management of degenerative joint disease. In: Grifka J, Ogilvie-Harris DJ (ed) Osteoarthritis: fundamentals and strategies for joint-preserving strategies. Springer-Verlag, Berlin

Piedade SR, Pinaroli A, Servien E, Neyret P 2009 Is previous knee arthroscopy related to worse results in primary total knee arthroplasty? Knee Surg Sports Traumatol Arthrosc 17:328–333 doi 10.1007/s00167-008-0669-9

Roques C 2002 Massage applied to scars. Wound Repair Regen 10(2):126–128

Shin T M, Bordeaux JS 2011 The role of massage in scar management: a literature review. Dermatol Surg 38:414–423 doi: 10.1111/j.1524-4725.2011.02201.x

Stedman's Medical Dictionary, 22nd edn 1972 Williams & Wilkins, Baltimore

Van Goor H 2007 Consequences and complications of peritoneal adhesions. Colorectal Dis 9 (Suppl. 2):25–34

Villeco JP 2012 Edema: a silent but important factor. J Hand Ther 25:153–62 doi: 10.1016/j.jht.2011.09.008

제 19장

마사지 치료와 근막

MASSAGE THERAPY AND FASCIA

Sandy Fritz

들어가는 글 – 개요: 마사지 치료법

마사지 치료법은 도수치료의 영역에 속하게 된다 (Jonas 2005, *Mosby 의학사전* 2009). *Massage Therapy Body of Knowledge* (MTBOK 2010)에 따르면 *'마사지 치료는 연부조직의 도수치료를 포함하는 건강관리와 웰빙의 전문분야이다.'*

근막이 생리학적 기능을 보유한 해부학적 구조이므로, 마사지는 근막 기능과 기능장애를 다루도록 적용될 수 있다. 일반적으로, 마사지도 한 형태에 속하는 도수치료는 연부조직-기반의 그리고 관절-기반을 바탕으로 하는 것으로 설명될 수 있다. 마사지 치료는 연부조직을 표적로 삼으며 논리적으로도 손상과 체성 기능장애를 치료하기 위한 여러 긴장 방향에서 도수적 역학적인 힘 적용을 사용하는 다른 연부조직 목표의 도수치료 기법들과 연관된 동일하게 제안된 생물학적인 설득력있는 기전을 통해서 근막에 영향을 준다.

역학적인 힘의 적용

이 장에서 설명한 마사지의 방법은 치료적인 이점을 성취하도록 신체로 주어지는 역학적인 힘의 다섯 가지 형태 중 하나이거나 어떤 조합을 소개한다(그림 19.1). 신체 조직에 영향을 줄 수 있는 힘의 다섯 가지 형태는 압박력, 긴장력, 굽히기, 전단력 그리고 비틀림이 된다:

- **압박하는 힘**은 두 개의 구조물이 함께 눌려질 때 발생한다. 마사지의 하중부하가 그 조직 층으로 이동하면서, 압박하는 힘이 만들어진다.
- **긴장시키는 힘**(또한 탄력성으로도 불림)은 한 물체의 양 말단부가 반대의 방향에서 당겨질 때 발생한다. 긴장력은 마사지 중 조직을 끌고가며, 미끄러뜨리고, 늘려주며, 신장시키는 적용 방법과 함께 사용된다.
- **굽히는 힘**은 압박력과 긴장력의 한 가지 조합이다. 한 구조물의 한쪽면은 압박력을 받게 되며 다른 쪽은 긴장력을 받게 된다. 굽히기는 많은 마사지 적용법 중 발생한다. 힘은 근육, 힘줄 또는 인대 및 근막성 껍질 등의 방향을 가로질러 또는 섬유의 방향을 가로질러 적용된다.
- **전단력**은 미끄러뜨리는 힘이며, 서로간에 미끄러지는 물체들 사이에서 상당한 마찰력이 빈번하게 발생된다.
- **비트는 힘**은 쥐어짜는 힘으로 가장 잘 이해된다. 마사지는 연부조직을 비틀며 반죽하듯 주무르는 방법의 적용을 통해서 비틀림의 힘을 전해준다.

예를 들어, 압박력, 전단력 그리고 긴장력은 다음처럼 통증유발점을 치료하기 위한 한 가지 방법으로서 조합될 수 있다: 통증유발점을 담고 있는 그

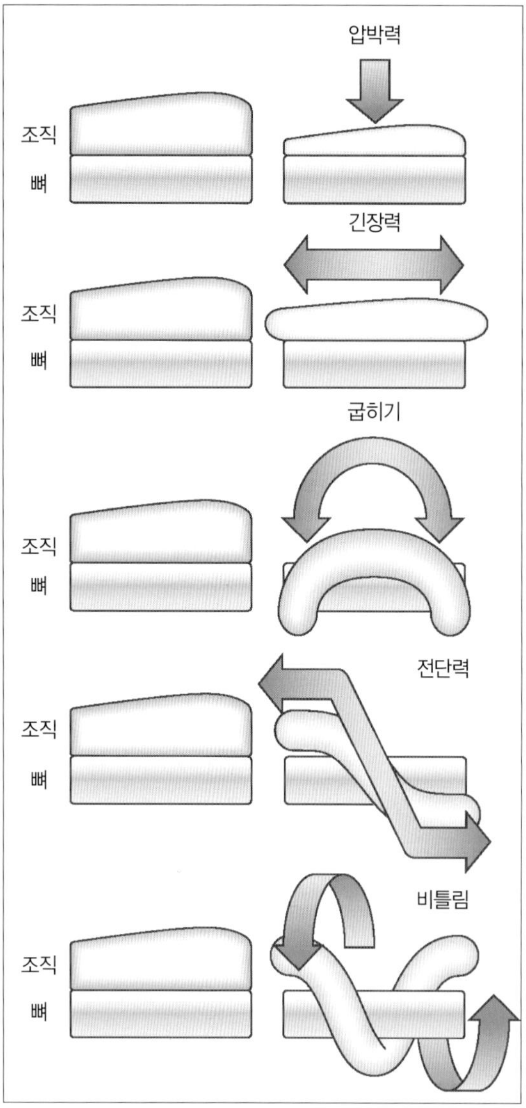

그림 19.1 역학적인 힘의 다섯 가지 형태

조직을 앞뒤로 움직이는 동안 압박력을 함께 적용하며, 동시에 그 조직을 늘려준다.

마사지 적용방법의 강도를 변형시킬 수 있는 적용법에서 일곱 가지 방식이 존재한다. 연부조직에서 역학적인 힘의 강도의 조정 요소는 다음을 포함한다:

- **압박력**(누르는 힘)의 깊이는 약하게, 중간 정도로, 깊게, 또는 가변적으로 줄 수 있다. 압박력은 반드시 각각의 연속된 조직층들을 통해서 전달되어야 하며, 그 조직으로 손상을 주지 않고 또는 환자에게 불편함이 없이 보다 깊은 층에 도달하도록 그 조직을 이동시킨다 (그림 19.1). 그 압박력이 깊어질수록, 신체의 표면과의 접촉 부위도 더 넓어진다. 섬세하고 가는 조직보다 두껍고 치밀한 조직을 치료하기 위해서 더 많은 압박력이 필요하다. 조직층들은 피부 표면에서 시작하며 골에 닿을 때까지 얕은 근막, 그리고 다양한 근육과 연관된 심부 근막 층들을 포함하게 된다.

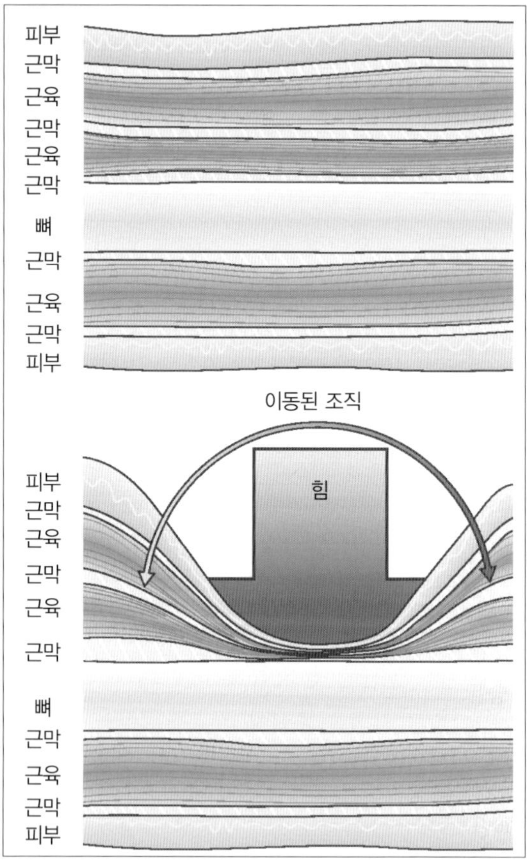

그림 19.2 체계적인 마사지 적용법은 각각의 조직 층들을 통해서 힘을 발생시킨다. 이것은 힘의 적용에 대한 그림의 설명을 제공한다. 이것은 가벼운, 표면의 적용으로 시작하며 가장 깊은 조직 층까지 증가된 압박력으로 진행한다.

글상자 19.1

걸림을 감지하기

'걸림(Bind)'은 조직이 자체의 최종범위에 도달하거나 넘어설 때 감지되는 그 무엇을 나타낸다. 하나의 장벽(제한)에 도달하거나 넘어서므로, 조직은 '편안함' 상태로부터 '걸림'으로 변형된다. 근막을 포함하는 연부조직은 '걸림'의 지점에 도달하면서 증가된 밀도, 또는 긴장력을 보여준다.

활동 1

1. 천, 조직, 종이 조각, 고무줄 등의 한쪽 끝부분을을 한 손으로 잡고, 양손 사이에 그 물체를 끼운 채 다른 손으로는 반대쪽 끝을 잡는다.
2. 한 손은 그대로 유지하고 다른 손으로 그 물체를 천천히 당긴다.
3. 당신이 정지된 그 손에서 가벼운 끌림을 느낄 때, 당신은 걸림에 도달한 것이며(또는 걸림을 막 넘어선 것) – 당신은 저항의 장벽을 넘어선 것이다.

활동 2

1. 당신의 한 손을 사용해서, 당신 셔츠나 블라우스의 아래쪽 모서리를 옆 솔기 쪽에서 잡는다.
2. 셔츠를 아래로 약간 당기며 그대로 유지한다.
3. 아래로 당겨지고 있는 쪽에서 먼 쪽으로 옆으로 몸을 굽힌다.
4. 당신이 셔츠를 아래로 당기고 있는 손에서 약간의 당김을 느낄 때 당신은 걸림의 지점에 도달한(막 넘어선) 것이다.

다음은 끌고가기를 결정하기 위한 제안된 단계이다:

0: 끌림이 없음
1: 조직을 움직이지만 걸림은 아님
2: 걸림까지 조직을 움직임
3: 최대의 끌림 – 그 조직을 걸림을 지나서 움직임(신장)

- **끌고가기**(Drag)는 그 조직 위에서 당기기(신장)의 양이다(탄성력). 건조한 피부는 미끄러짐에 대하여 높은 저항을 보유하며; 그러므로, 주로 긴장력이란 역학적인 힘은 미끄러짐이 없이 여러 방향에서 그 조직을 끌고갈 수 있다. 마사지 중 미끄러짐을 더해주도록 그래서 끌고가기를 줄여주도록 윤활제가 사용된다. 조직이 끌려가므로 이것은 궁극적으로 걸림과 만나게 된다. 걸림의 감각은 동작에서부터 제한되어 있는 조직으로부터 나오며 즉, 이것은 힘의 적용에 의하여 더 이상 쉽게 움직여질 수 없을 것이다. 기타의 도수치료적 접근방식과 비교할 때 마사지에서 가장 두드러지는 차이 중 한 가지가 바로 치료 적용 중 피부에서 끌림을 줄이도록

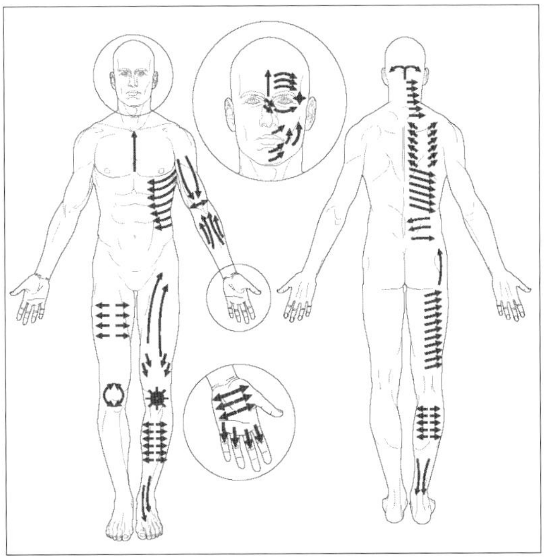

그림 19.3 근막을 표적으로 한 마사지 적용의 방향

윤활제의 사용이 된다. 끌고가기가 긴장력과 함께 조직에 하중부하 하도록 필수적이기 때문에, 윤활제 사용을 줄이고 끌림을 증가시킴으로 마사지를 변형시키는 것은 각별하게 근막을 치료하기 위한 마사지 치료에서 만들어진 주된 변화 중 한 가지가 된다. 걸림(bind)의 감각을 경험하기 위해서, 글상자 19.1에서 동작을 따라한다 (그림 19.2)

- 방향은 그 마사지가 신체의 중심으로부터 바깥쪽으로(원심적으로) 또는 말단부에서부터 신체의 중심쪽을 향해서(구심적으로) 진행될 것이다. 이것은 근육섬유를 따라서 그 근육의 이는곳에서부터 닿는곳으로(또는 그 반대로) 진행될 수 있고, 조직 섬유에 대하여 횡방향으로 또는 원형의 동작으로 시행될 수 있다. 특정적으로 근막을 표적로. 한 마사지의 방향은 그림 19.3에서 보여준 방향의 패턴을 따를 것이다.
- **리듬**은 그 치료법 적용의 규칙성을 말한다. 규칙적인 간격에서 적용되는 방법은 균등한, 또는 율동적인 것으로 생각된다. 불규칙하거나 연관없이 적용된 방법은 불균등한 또는 비-율동적인 것으로 간주된다.
- **빈도**는 그 방법이 어떤 정해진 시간 간격으로 자체를 반복하는 그 비율을 말한다. 일반적으로, 각각의 방법은 치료사가 다른 방법으로 이동하거나 전환하기에 앞서 대략 세 차례 정도 반복된다. 빈도는 그 방법이 반복되는 횟수를 증가시킴으로 표적 근막에 맞게 적용된다.
- **지속기간**은 그 방법이 적용되는 또는 그 방법이 한 장소에 지속되는 시간상의 길이이다. 특정한 장소에서 적용을 위한 타당한 단위는 다음과 같다:
    - 짧은 지속기간: 10초
    - 중간 지속기간: 30초
    - 오랜 지속기간: 60초

  전체 마사지 치료시간에 대하여:

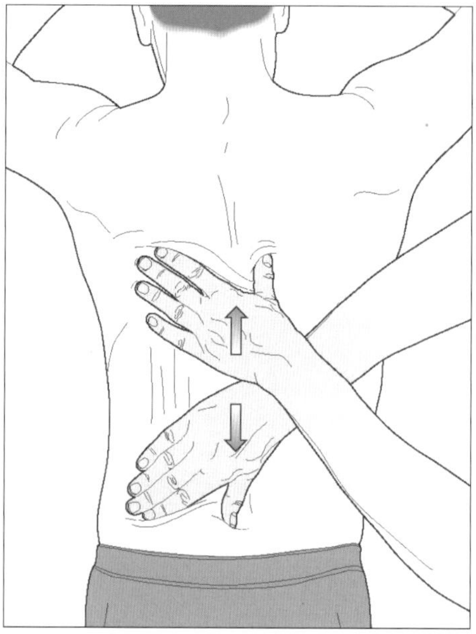

그림 19.4 끌기와 함께 미끄러짐

  - 짧은 시간: 5-15분
  - 중간 시간: 15-30분
  - 긴 시간: 45-60분

- **속력**은 얼마나 느리게 또는 빠르게 그 방법이 적용되는가이다. 적용의 속력은 빠르고, 느리며 가변적일 수 있다. 속력에 대한 이상적인 단위는 다음과 같다:
    - 느림: 한 번 문지르기의 시작에서 종료까지 10-30초 걸림
    - 중간: 한번 문지르기의 시작에서 종료까지 5-10초
    - 빠름: 한 번 문지르기의 시작에서 종료까지 2-5초

마사지 방법

마사지 방법은 연부조직에서 작용하는 다섯 가지 역학적인 힘을 만들도록 사용되는 아홉 개의 일반적인 접근법을 포함한다. 그 방법은 압박의 깊이, 끌기, 방향, 리듬, 빈도, 지속기간 그리고 속력의

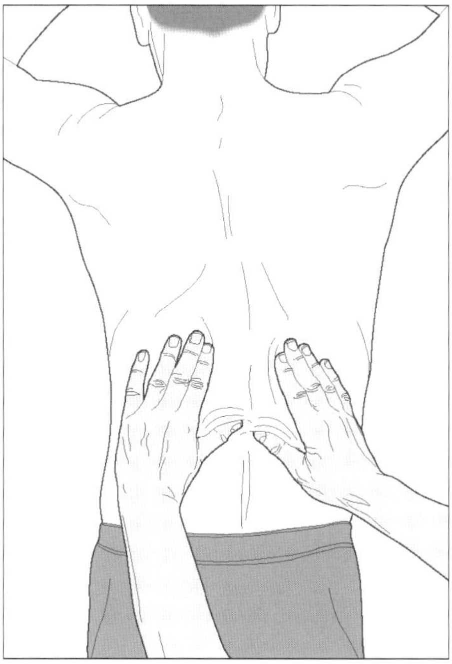

그림 19.5 주무르는 문지르기

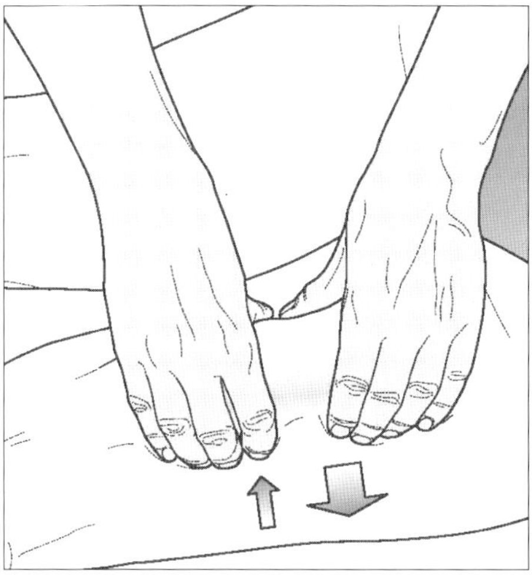

그림 19.6 근막 층들의 분리를 증대시키기 위한 움직임/흔들기의 추가와 함께 들어올리기

일곱 가지 조절요소에 의하여 다양한 결과를 성취하도록 적용된다.

- **유지하기**(Holding)는 움직임이 없이 조직을 잡고 있는 것을 포함한다. 유지하기는 피부의 표면 위로 그냥 양 손을 올려놓는 것이나 근육 근막성 이완법에서 흔히 명명되는 방법 중 그 저항의 한계에서 연부조직을 잡고 있도록 사용되는 방법(그림 19.4)으로든 적용될 수 있다.
- **압박하기**(Compression)는 그 조직에 대하여 통상적으로 90°에서 적용되는, 미끄러짐이 없는 압박력의 사용을 포함한다. 압박하기는 매우 가볍게부터 깊게까지 압력 깊이를 결정하기 위한 모든 마사지 적용의 한 측면이 되며, 들어올리기 또는 힘의 이완으로 이어지거나, 그 압박력이 마사지 문지르기의 한 차례(길이) 시행을 통해서 지속적으로 유지되기 한다.
- **미끄러짐/문지르기** (Gliding/Stroking)은 긴장력을 만들어주는 미끄러짐 움직임을 포함한다. 압박력을 더해줌에 의한 그 압력 발생은 표면에서부터 심부까지 조직층들을 통해서 펼쳐진다. 미끄러짐의 적용 중 사용된 윤활제의 양에 따라서, 끌고 가는 요소는 미미함에서 최대치에 이를 수 있다. 끌고가기로 근막을 치료할 때 중요한 성질이 되며, 그러므로 윤활제의 사용은 최소한으로 유지된다(그림 19.4).

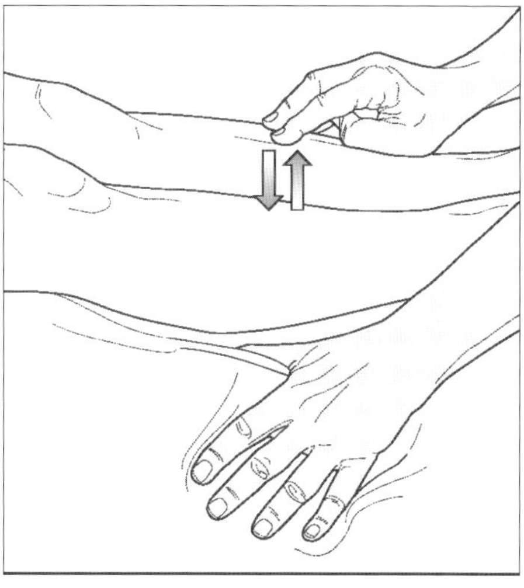

그림 19.7 섬유를 가로지른 비벼주기의 예

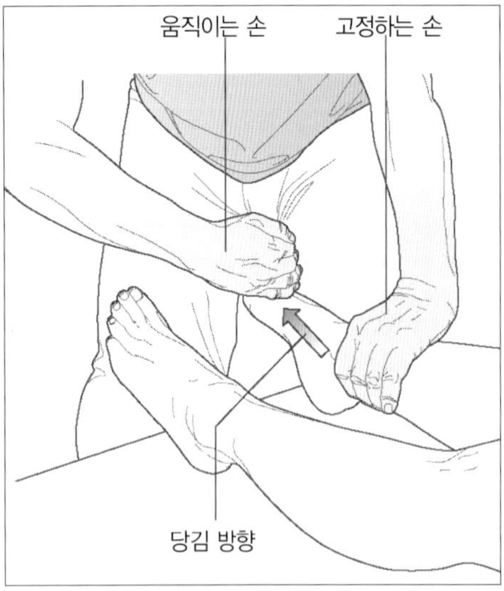

그림 19.8 스트레칭과 함께 움직임/가동법의 예

- **주무르기**(Kneading, petrissage)는 조직을 들어올리기, 돌리기, 쥐어짜기 그리고 풀어주기를 포함하며, 가장 흔하게 사용하는 율동적으로 변화하는 압력이며 굽히기와 비틀기의 힘을 유도한다. 이러한 방법은 근막 층들의 미끄러짐을 받쳐줌에서 도움이 된다(그림 19.5).
- **들어올리기**(Lifting)는 그 조직의 현재 자세로부터 위로 멀어지게 당겨주는 것을 포함하며 굽히기와 긴장력을 유도할 수 있다. 들어올리기는 근막 층들을 떨어뜨려주기 위한 효과적인 방법이다(그림 19.6).
- **두드리기**(Percussion, tapotement)는 신체에 대한 양손의 번갈은 율동적인 부딪침 움직임을 포함하며, 손은 그 충격량을 조절한 채 그 부딪침 후 반동으로 되돌아옴을 허용한다. 이러한 방법이 마사지에서 빈번하게 포함되는 반면, 근막에 대한 힘의 적용을 위해서는 최소의 효과만을 보유한 방법이다
- **흔들기/진동만들기**(Vibration/oscillatio)는 통상적으로 손가락, 손 또는 기구 등으로 적용되는 흔들기, 진동하기, 떨기, 흔들림, 그리고 왔다갔다 하기의 움직임을 포함한다. 흔들기는 하나의 층 위에 놓인 조직 층들을 움직여주면서 꽤 효과적이며 마사지 중 근막을 다루고자 할 때 보다 빈번하게 사용되어야 한다.
- **비벼주기**(Friction)는 압박력과 전단력 모두를 만들어주는 거의 또는 전혀 표면의 미끄러짐이 없이, 하나의 표면을 다른 표면에 대고 문지르는(rubbing) 것을 포함한다. 압력은 표면(가벼움)에서부터 심부까지 펼쳐지며, 다양한 조직 수준들 사이에서 그 마찰 효과를 제공한다. 비벼주기의 예는 데워주기, 돌리기, 비틀기, 늘리기,벗기기, 횡으로 문지르기, 가볍게 치기 그리고 원형의 비벼주기 등을 포함한다. 대부분의 비벼주기 문지르기는 거의 또는 전혀 윤활제를 사용하지 않고 이루어진다. 그렇지만, 지나친 비벼주기(전단력의)는 많은 연부조직 문제를 유발할 염증성 자극을 만들게 될 것이다. 비벼주기는 국소적으로 유착된 조직에 사용될 수 있다(그림 19.7).
- **움직이기와 가동법**의 적용(관절의 움직임, 스트레칭, 그리고 견인)은 하나 또는 그 이상의 관절의 움직임과 함께 연부조직의 단축 그리고/또는 늘림을 수반한다. 변형 방법은 능동의 움직임(환자가 치료사의 도움없이 그 구조를 움직인다), 수동의 움직임(치료사가 환자의 도움없이 그 구조를 움직인다), 저항의 움직임(환자가 치료사에 의하여 주어진 저항에 대항해서 그 구조를 움직인다), 그리고 능동적인 보조된 움직임(환자가 치료사로부터 보조와 도움을 받은 채 그 구조를 움직인다)을 포함한다. 스트레칭은 역학적으로 결합조직에 영향을 주는 굽히기, 비틀기 그리고 긴장시키기의 힘을 유도한다. 종방향의 스트레칭은 결합조직을 섬유 배열의 방향에서 당겨준다. 횡방향의 스트레칭은 결합조직을 그 섬유 배열방향에 대항해서(횡으로) 당겨준다. 횡 방향의 스트레칭은 그 조직 자체로 힘을 집중시키며 관절의 움직임에 의존하지 않는

다. 수정법은 마사지 치료사가 기능장애의 조직을 확인한 장소에서 치료적 효과를 만들어내도록 걸림을 넘어서 그 부위로 하중부하의 제공하는 결과와 함께 인접한 관절이나 조직을 늘리기 자세로 움직이며 그 동안 그 조직을 고정한 채(핀으로 눌러놓듯이: 역자주) 유지하고 끌고가는 방법인, 고정하고 늘리기(pin and stretch)를 포함한다. 능동적인 이완법도 고정하고 늘리기와 유사하며, 거기에서 마사지 치료사는 기능장애의 조직을 확인하며 이어서 그 걸림 (고정)에서 그 조직을 끌고가며 유지 한다. 그 차이는 환자가 인접한 관절을 늘려준 자세로 능동적으로 움직이는가에 놓여있다(그림 19.8).

특정한 근막의 치료를 위한 마사지의 적용방법

마사지 치료사가 근막에 대하여 좀 더 특정적으로 평가하고 치료하도록 사용하는 주된 변형법은 역학적인 힘의 적용이 근막에 영향을 줄 수 있도록 압박, 미끄러짐, 유지하기, 주므르기, 들어올리기, 흔들기, 비벼주기 그리고 스트레칭, 끌기의 변형법, 속력과 지속기간에 의지한 방법의 선택에 놓인다. 근막을 표적으로 하는 접근방식은 반드시 걸림(bind)으로 향하거나 걸림에서 멀어지는 방식에서 적용되어야 하며, 그 두 가지 방법 모두가 조직에 충분한 끌림을 제공해야 한다는 것에 대부분이 동의한다(Chaudhry와 동료 2008, Eagan과 동료 2007, Findley 2011, Meltzewr와 Standley 2010). 마사지 중 조직에서 끌림을 만들기는 그 표적화된 부위에서 거의 또는 전혀 윤활제를 사용하지 않을 것을 요구한다. 속력은 느리고 지속기간은 길어야 한다. 방향 역시 한 요소가 되며 종종 그 섬유를 횡으로 지나간다.

마사지의 효과

모든 것들은 신체내부에서 움직이며, 여러 부분들은 다른 부분들 위에서 및 주변에서 반드시 미끄러져야 한다. 신체에 의하여 분비된 윤활의 액체가 그 구조물이 미끄러지는 것을 허용한다. 깊은 근막 내부에서 느슨한 결합조직의 층들은 히알루로난 산(HA)의 층별화된 분포를 보유한 것으로 확인되었다. 세포외 기질 내부에서 풍부한, HA는 조직의 유체역학, 세포의 움직임과 증식에도 기여하며, 다수의 세포 표면의 수용기 상호작용에도 참여한다. 과학적 장비의 발전은 깊은 근막과 근육들 사이에서 미끄러짐을 허용하는 하알루로난 액체의 층을 연구하는 것을 가능하게 만들었다. 깊은 근막은 근막과 근육 사이에서 그리고 깊은 근막의 다른 섬유의 세분화된 층들로 나누어진 느슨한 결합조직 내부에서 HA 층을 보유한다. 깊은 근막 내부의 HA는 두 개의 인접한 섬유성 근막 층들의 자유로운 미끄러짐을 도와주며, 그러므로 깊은 근막과 연관된 정상적인 기능을 증진시킨다. 연구자들은 '근막성 통증'으로 알려진 공통적인 현상의 그 바탕이 조직 미끄러짐을 변화시키는 증가된 밀도로 더 치밀해진 모습을 HA가 취할 때의 변화와 연관된다는 것을 믿고 있다(Findley 2011, Stecco와 동료 2011).

근육과 근육근막 안에서, 근막의 한 부분은 뼈로 (또는 다른 구조로) 붙어 고정되며 다른 부분은 자유롭게 미끄러진다. 그들이 가정한 대로, 조직이 미끄러질 수 없다면 염증과 감소된 가동범위(ROM) 및 근력이 발생할 수 있다. 기능장애의 순환의 한 부분으로서, 미끄러짐 동작의 부족은 염증의 결과일 수 있으며, 전자(미끄러짐 부족)가 그 원인의 또 다른 요소가 될 수 있다.

근막은 구분된 층들로 배열된 곱슬곱슬한/구불구불한 콜라겐 섬유와 탄력섬유로 형성된다; 그 섬유들은 각각의 층에서 다른 방향으로 배열된다.

이러한 섬유들은 아교질-비슷한 바탕질 안에 들어있다. 얕은 근막은 섬유 구조의 구불구불한 특성과 그 근막을 원래의 안정 상태로 복귀하도록 허용하는 탄력섬유로 인해서 늘려질 수 있다. 피하의 근막(피부의 아래에 위치하지만 근육의 위쪽에 놓여진 체지방을 담고 있는)은 열의 조절, 신진대사적 교환 그리고 혈관과 신경의 보호를 위해서 절대적으로 필요한 매우 탄력적인 활주의 막을 형성한다. 깊은 근막은 피하의 근막보다 좀 더 빽빽하며 가늘다 (수도관 연결 테이프와 비슷). 깊은 근막은 근육을 둘러싸며 구획을 나눠주고 연부조직이 골로 부착하는 구조를 형성한다. 근막의 이러한 형태는 또한 버팀목, 대들보 및 버팀줄 등을 닮은, 결합조직의 복잡한 격자구조를 형성하며, 이것은 신체의 구조적 완전성과 기능을 유지하도록 도와준다. 풍부하게 신경분포된 근막은 그것에서 당기고 있는 다른 근육성 섬유들의 결과로서, 근막의 긴장도로 알려진, 팽팽한 안정 상태로 유지된다(트램폴린과 비슷한). 이러한 안정상태는 근막성 조직 안에서 자유 신경종말과 수용기들이 근막의 모양에서 어떠한 변화라도(그래서 신체의 어떠한 움직임이라도) 감지할 수 있게 만들어 준다(Schleip과 동료 2005). 근막의 미끄러짐/활주에서 변화(지나치게 느슨한, 지나치게 빽빽한, 또는 비틀린)는 달라진 움직임을 유발하며 그러므로 조직 적응을 만든다. 근막을 목표로 한 마사지 및 기타의 신체치료 방법들에서 다양한 치료방법은 동일한 구성요소를 포함한다. 그 조직을 변형시키는(모양을 변화시키는) 마사지와 같은 모든 형태의 치료적 적용은 근막에 영향을 줄 잠재력을 담고 있다.

근막은 자율신경계에 의해서 조절되는 평활근 세포라는 수축성 세포를 담고 있으며, 이것은 역학적인 힘의 적용에 반응한다. 근막의 긴장도는 그러므로 자율신경계의 상태에 의하여 영향을 받으며 조절된다. 근막을 목표로 한 모든 치료적 개입도 역시 자율신경계에 영향을 주는 방법이며 그 반대도 사실이다(Henley와 동료 2008). 평활근 세포 수축은 자율신경계 중 교감신경에 의해서 가장 통제받지 쉽지만, 확증해주는 연구가 부족하다. 교감신경계가 그 조절장치라면, 그때 교감신경의 활성화는 전반적인 근막의 긴장도를 증가시킬 것이다(Clingler와 동료 2004). 교감신경의 활성화는 일종의 스트레스 반응이다. 싸우거나-달아나기 반사(finght-or -flight response: 교감신경 우세함)를 줄여주는 그리고 이완(부교감신경 우세함)을 받쳐주는 어떤 메시지가 근막에 영향을 주게 되는가?

평가

마사지의 일반적인 적용은 평가의 과정이다. 내재한 원리는 편안함과 걸림의 평가이며, 마사지 치료는 연부조직과 움직임 평가를 위한 훌륭한 바탕이다. 마사지의 이러한 측면은 당연히 치료는 **아니지만**, 마사지를 즐거운 것으로 보이고 느끼게 만들며 전신적인 이완의 효과를 성취한다. 일반적인 전신 마사지에서 연부조직과 관절 가동성은 촉진 그리고/또는 관절 움직임에 의하여 동작 제한을 통해 평가된다. 관절 움직임 평가 중 생리학적 장벽(한계)을 확인하는 것이 중요하며 거기에서 환자들은 합당한 경직감을 경험하고, 늘려지고 있는 그 부위로 당기는 느낌은 보호적 기전으로서 작동하며, 해부학적 장벽(한계)에 도달하며 잠재적인 위험이 있는 움직임을 막아준다. 평가는 거기에서 다음 두 형태 중 하나가 될 병적인 제한이 있는가 보여준다:

- 관절 움직임 평가가 감소된 ROM이나 과소가동성을 확인할 때 거기에서 통증과 경직감이 생긴다.
- 과도한 가동성을 나타내는 평가 중 정상적인

ROM이 도달될 때 예견되는 저항의 부족이 존재한다.

평가 중 한 관절을 가동시킬 때 정상의 생리학적 한계 안에 머물러 있는 것이 중요하며, ROM의 한계가 확인된다면, 그 관절이 자체의 ROM을 증가시키도록 부드럽고 천천히 도와준다. 일정한 결과를 볼 수 있도록 환자의 자가-스트레칭에 의하여 뒷받침된 여러 차례의 시도가 필요할 것이다. 점차적으로 유연성이 증가되는 것이 예측된다.

전신의 마사지 중 치료사는 근막의 정상적인 미끄러짐이 발생하지 않는 장소인 단단함/걸림의 부위를 확인하게 된다. 근막의 질적인 면도 피부와 피하의 층의 유연성을 살펴봄으로 평가될 수 있다. 두꺼워진, 유착된 근막은 덜 가동적이며, 피부는 팽팽함 (걸림)을 느끼기 전까지 오로지 짧은 거리만을 활주할 것이다. 환자가 근막에서 변화를 치료하도록 요청했고, 그러한 치료적 개입에 긍정적으로 반응할 충분한 적응성의 가능성을 보유했으며, 치료에 대한 아무런 금기증이 존재하지 않는다면, 그때 마사지 적용은 기능장애의 근막에서 변화를 만들어내도록 변형될 것이다.

마사지 중 치료하기

그 조직에 집중된 긴장력(스트레칭)은 근막에 영향을 주기 위한 효과적인 역학적인 힘이 되는 것으로 보인다. 마사지 중 적용된 그 힘은 반드시 그 조직이 걸려질 때까지 움직여야하며, 그 지점에서 부가적인 힘이 저항의 제한에 맞추기에 충분하게 그 조직을 움직이도록 적용된다. 그 조직은 부드러워짐이 느껴질 때까지 이러한 제한의 지점에서 유지되어야 한다. 그 조직은 다시 그 걸림/저항의 제한이 느껴질 때까지 움직여지며 이러한 과정이 한 두 차례 더 반복된다. 본 저자의 경험에서, 저항의 제한은 그 조직이 부드러워지기까지 대략 15-60초 동안 당겨짐이 유지되며 3-4회의 반복이면 충분할 것이며, 그 이상으로 환자나 그 조직에 과도한 스트레스를 주지 않는다. 그 부위로 적용된 역학적인 힘의 목적은 그 수분 내용물에서 변화를 통해서; 신체의 인접한 그리고 멀리 떨어진 부위로 신호를 전달함에 의하여; 그리고 역학전환에 대한 연구등을 통해 확인되어질 필요가 있는 훨씬 더 많은 역학적인 요인들을 통해서 그 조직이 더욱 유연해짐으로 정상화되도록 허용하는 것이다.

치료의 개입

직접의 및 간접의 결합조직 치료방법

직접의 및 간접의 결합조직 치료법 모두는 반복적으로 긴장을 받은 세포들에서 염증의 영향을 되돌려주는 것으로 보인다. 직접의 방법은 그 제한된 조직을 걸림에 의해서 유발된 제한의 방향으로 움직인다. 간접의 치료법은 그 조직을 제한에서부터 먼 쪽으로 즉, 편안함의 지점을 향해서 움직여주는 것이다. 세포 안에서 긴장 패턴을 변화시킴은 (간접의, 걸림으로부터 먼 쪽으로 또는 직접의, 걸림을 향해서) 증상에서 호전으로 결과할 것이다. 이것은 변화를 발생시키기 위해서 단지 60초정도 걸릴 것이다.

방법

간접의 기능적인 치료법은 매우 부드럽고 안전하다. 특정한 방법으로서 치료하기 보다는, 그 초점이 연부조직 제한이든 관절의 제한이든 관계없이 기능적인 간접적 방법은 마사지 적용과정 안으로 참여될 필요가 있다. 저항 (걸림)을 극복하도록 긴장에 맞추고 이겨내려는 (어떤 수단을 동원하든) 것 보다, 이러한 방법들은 정확히 그 반대로 시행된다. 마사지 치료사는 단순하게 이러한 편안한 자세로 그 조직이나 관절을 유지한다 (11장과 16

장을 참조). 이러한 지점에서 더 이상의 치료는 제공되지 않으며, 30-60초 이후 그 자세는 천천히 풀어지며 가동성에서 증가에 대하여 평가된다. 호흡하기가 그 편안한 자세를 강화시킬 수 있으며 그 조직 긴장의 풀어짐에 더욱 효과적인 방향에서 몇 초 동안 호흡을 유지함과 함께, 환자에게 숨을 들이켰다 내쉬었다 하도록 만들어줌으로 참여된다. 간접적인 기능적 치료법이 비-침범적인 방법이기 때문에, 이 방법들이 조직과 관절 움직임을 정상화시키기 위해 시도된 첫 방법이 되어야 한다.

직접의 기능적 치료법은 간접의 방법과 반대가 된다. 이러한 방법은 걸려진 제한(걸림)에서 시작하며 그 저항으로 향해 움직인다. 직접의 방법은 간접의 방법보다 더 침범적이다. 이러한 방법이 그 걸림의 지점을 넘어서 조직을 움직이도록 역학적인 힘 적용의 강도를 증가시킴에 의하여 변화를 만들기 때문에, 부정적인 영향의 잠재성도 증가한다. 스트레칭은 이것이 그 걸림에 맞추며 걸림을 통해서 움직이기 때문에 직접의 방법인 것으로 간주된다.

간접의 방법과 좀 더 강한 직접의 스트레칭을 참여시키는 변형 방법은 편안한 위치와 걸림 위치 사이에서 앞 뒤로 왔다갔다 움직여주는 것을 포함한다. 이것은 간접/직접의 방법으로 묘사될 수 있다. 위에서 설명한 듯 먼저, 편안한 위치가 확인되며 유지된다. 이어서 관절이나 조직에서 저항의 제한에 맞게 동작의 각각의 평면에서 늘려지며 부드러워짐이 발생할 때까지 팽팽한 채 유지된다. 교정의 작용력은 그 제한의 장벽을 통해서 약간의 움직임을 허용하며, 이러한 자세는 조직이 부드러워질 때까지 15-60초 동안 유지된다. 직접의 그리고 간접의 적용방법 사이에서 두 세차례 번갈아 시행하는 것이 효과적이다.

조직 움직임 방법

이 과정은 다음과 같다:

1. 피부와 확고하지만 부드러운 접촉을 만든다. 이것은 이완된 조직에서 가장 잘 성취된다.
2. 하방의 또는 수직의 압력을 천천히 저항이 느껴질 때까지 증가시키며; 그 제한은 부드럽고 미세하다.
3. 이러한 지점에서 하방의 압력을 유지하며; 이제 저항의 제한이 다시 느껴질 때 까지 수평의 끌고가기를 더해준다.
4. 수평의 압력을 유지하며 기다린다
5. 그 조직은 천천히 늘어나고, 풀어지며, 녹으며, 미끄러지고, 떨리고, 비틀리거나 또는 잠겨들 것이며 또는 일부 다른 움직임의 느낌이 드러날 것이다.
6. 그 조직에서 긴장력을 부드럽게 유지하는 동안 그 움직임을 따라가며 조직이 이완의 다양한 수준을 통해서 물결치듯 움직이므로 환자를 도와준다.
7. 먼저 수평의 힘을 그리고 이어서 수직의 힘을 천천히 부드럽게 풀어준다.
8. 그 제한의 방향안에서 적용된 주무르기와 들어올리기는 재평가하도록 사용될 수 있으며 기능장애가 남아있는 장소를 더욱 더 치료해준다.

스트레칭

스트레칭 치료법 중, 환자는 그 짧아진 연부조직 안에서 당기는 느낌을 반드시 경험하겠지만 통증이나 신장되지 않는 신체의 다른 부분이나 관절에서 긴장은 절대로 느끼지 말아야 한다. 절대로 어떤 관절도 해부학적 제한을 넘어서 신장시키지 않는다. 만약 평가에서 과가동성을 확인한다면 신장시키지 않는다. 대신, 근력강화의 방식의 일부 방법들이 필요할 것이다.

스트레칭 진행과정

- 오로지 그 조직이 따뜻하고 유연할 때만 늘려준다.
- 그 조직이 준비되도록 마사지를 사용해서 신장 진행과정을 시작한다.
- 신장 중 오로지 그 표적 부위만 움직이도록 신체를 고정시킨다.
- 그 부위를 병적인 제한까지 움직이며 약간만 되돌아 와 유지한다.
- 환자에게 신장 바로 직전에 숨을 들이쉬도록 (들숨) 그리고 이어서 당신이 그 부위를 신장시키면서 천천히 숨을 내쉬도록 (날숨) 설명한다.
- 스트레칭은 반드시 그 환자의 가동범위의 편안한 한계 안에서 시행되어야 한다.
- 스트레칭은 반드시 느린 속도로 조절되며 시행되어야 한다.
- 신장은 20초 이상 유지될 필요가 없으며 각각의 신장 사이에서 10-30초의 휴식과 함께 2-5차례 시행된다.
- 정적인 신장은 그 관절이 가능한 통증없는 ROM의 한계 밖으로 나가며 유지하도록 시행된다.
- 동적인 스트레칭은 그 짧아진 조직을 늘려주는 힘을 발생하도록 대립한 근육이 사용될 때 발생한다.

13장에서 설명된, 근육에너지치료법(MET)은 치료사에 의하여 주어진 어떤 특정한 대립한 힘에 대항해서 강도의 가변적인 수준에서 특정하고, 조절된 방향으로 환자의 근육의 수의적인 수축을 포함한다. 근육에너지 치료과정은 다양한 적용방법을 보유하며 거기에서 환자가 교정의 힘을 만드는 능동적인 치료법으로 생각된다. 그 힘의 정도는 미미한 근육의 연축에서부터 최대의 근육수축까지 변화할 것이다. 지속기간은 일초도 않되는 잠깐에서부터 수 초 동안 지속까지 펼쳐질 것이다. 모든 수축은 천천히 시작하고 종료하며, 점진적으로 원하는 강도에 도달한다. MET 적용에서 결과하는 신장에 대한 증가된 인내도는 이제 거기에 포함된 기전인 것으로 간주된다.

풀어짐/간접의 그리고 걸림/직접의 방법은 근육에너지치료법과 함께 조합될 수 있다. 근육에너지치료법의 적용 중, 근육(수축)은 원하는 조직 반응을 뒷받침하도록 능동적으로 사용된다. 근육 조직은 특정한 자세로 유지되며; 환자는 그때 마사지치료사에 의하여 주어진 대립근력에 대항해서 조절된 방식으로 천천히 밀어준다.

근막을 목표로 한 마사지 치료과정의 한 예 (그림 19.9)

1. 교차된 양손을 조직 위에서, 피부 모양에 맞게 올려놓는다.
2. 걸림까지나 걸림 바로 직전까지 조직을 끌고가며 양손을 벌린다. 미끄러지지 않는다.
3. 아래 팔이 사용될 수 있다. 그 조직 위에 놓으며 피부 모양과 맞춰준다.
4. 걸림까지나 걸림 직전까지 그 조직을 움직이며 양 팔을 벌려준다.
5. 양손의 손가락들 사이에서 조직을 위치시키며 걸림으로 조직을 미끄러지지 않게 벌려주므로 조직의 작은 범위도 늘려질 수 있다.
6. 그 표적 부위의 한 끝에서 조직을 고정시키며 단단하게 유지한다. 이어서 항상 그 조직에서 긴장력을 유지하는 끌기로 천천히 미끄러뜨린다.
7. 조직을 걸림의 밖과 안으로 움직이도록 전단력을 사용한다.
8. 그 조직을 걸림 안으로 움직이도록 굽히는 힘을 사용한다 (피부 말기).
9. 그 조직을 걸림 밖과 안으로 움직이도록 조합된 하중부하를 만들기 위해서 꼬집듯 잡고, 들어올리며 당긴다.
10. 걸림의 안과 밖으로 조직을 비틀도록 비틀기를 사용한다.

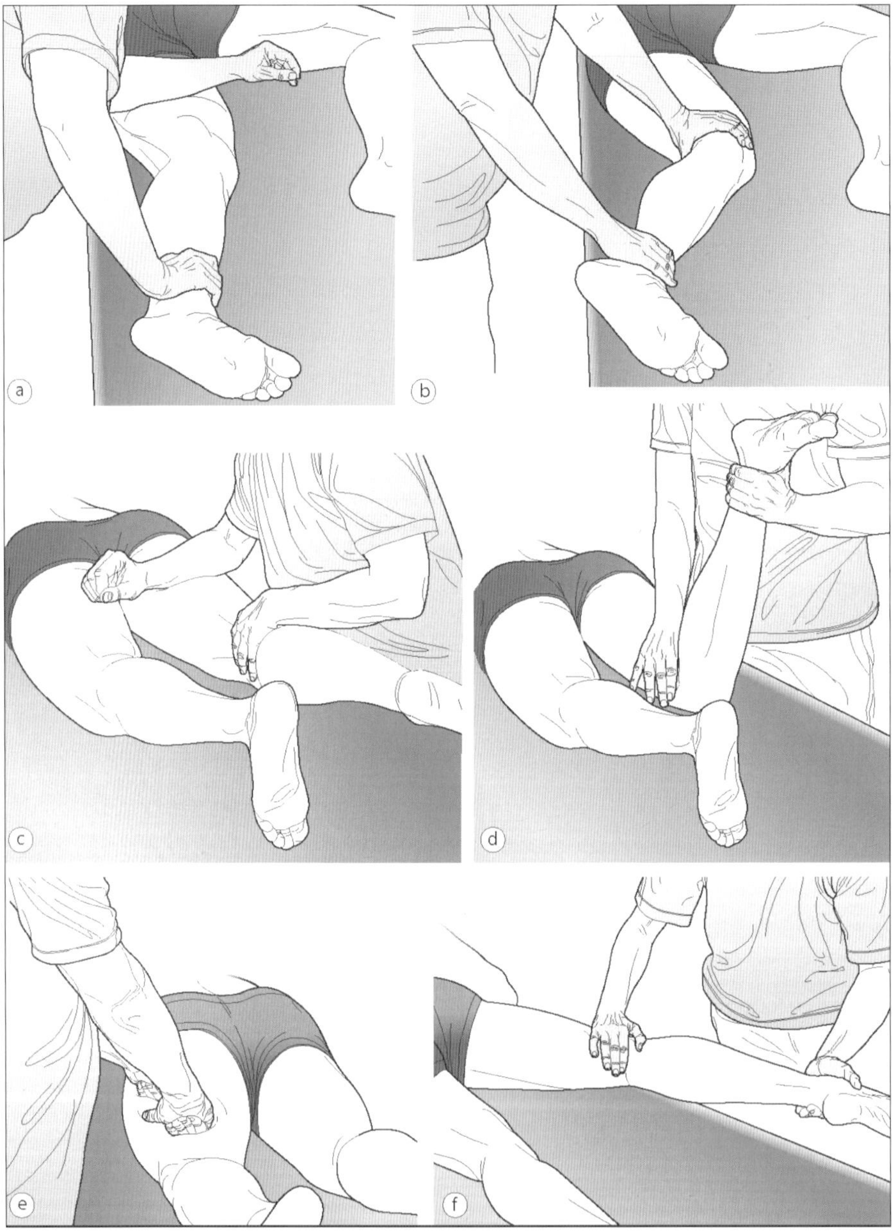

그림 19.9 통합된 근막에 초점을 맞춘 마사지의 뒤넙다리근육의 사례. a) 무릎에서 굽힘과 폄으로 종아리를 움직이는 동안 압박력과 함께 깊고, 넓은-바탕의 미끄러짐을 사용한다. b) 움직임과 함께 가쪽 닿는곳에서 억제성 압박력을 적용한다. c) 억제성 압력을 만들도록 이는곳 부착부에서 압박력을 적용한다. d) 닿는곳 부착부에서 억제성 압력을 적용한다. e) 그 근육의 근복부로 깊고, 천천히 압박력을 적용한다. f) 능동의 보조된 스트레칭을 제공한다; 이것은 또한 근육에너지치료법 또는 능동의 저항 움직임을 위한 자세가 될 수 있다.

11. 스트레칭 방법은 그 조직을 걸림으로 가져간다. 긴장력을 만들기 위해서 늘려진 그 부위의 끝부분에서 유지하며 멀어지게 움직인다.

12. 견인은 한 관절을 둘러싸는 그 조직으로 긴장력을 적용한다. 관절의 위와 아래에서 확고하게 잡으며 그 걸림 안으로 긴장력을 만들어 내도록 양손을 벌어지게 움직인다.
13. 고정하고 늘리기 변형법. 표적 조직을 편안한 위치로부터 걸림의 위치로 움직이며 그 자세에서 유지한다.
14. 표적 조직이 고정된 채 유지되므로, 그 걸림 안으로 긴장력을 만들어주도록 그 관절 부위를 움직인다.
15. 능동적인 이완법의 수정법. 편안함 위치에 놓여있는 동안 표적 조직을 압박하며 이어서 풀어짐에서 묶임의 자세로 움직인다.
16. 환자는 걸림 안으로 그 조직을 움직이는 긴장력을 만들도록 조직이 고정된 채 관절의 부위가 멀어지게 움직인다.

참고문헌

Chaudhry H et al 2008 Three-dimensional mathematical model for deformation of human fasciae in manual therapy. J Am Osteopath Assoc 108(8): 379–390

Eagan T et al 2007 Importance of strain direction in regulating human fibroblast proliferation and cytokine secretion: a useful in vitro model for soft tissue injury and manual medicine treatments. JMPT 30(8):584–592

Findley T 2011 Fascia research from a clinician/scientist's perspective. Int J Ther Massage Bodywork 4(4):1–6

Henley C et al 2008 Osteopathic manipulative treatment and its relationship to autonomic nervous system activity as demonstrated by heart rate variability: a repeated measures study. Osteopath Med Prim Care 2(1):7–8

Jonas WB 2005 Mosby's dictionary of complementary and alternative medicine. Elsevier Mosby, St Louis

Klingler W et al 2004 European Fascia Research Project Report 2005. Paper presented at Fifth World Congress on Low Back and Pelvic Pain, Melbourne Australia, November 10–16

Meltzer K, Standley 2010 In vitro modeling of repetitive motion injury and myofascial release. J Bodyw Mov Ther 14(2):162–171

Mosby's Medical Dictionary, 8th edn 2009 Elsevier, St Louis

MTBOK 2010 Version 1 of the Massage Therapy Body of Knowledge. Massage Therapy Body of Knowledge. Available online at: http://mtbok.org. Accessed 25 May 2013

Schleip R et al 2005 Active fascial contractility: fascia may be able to actively contract in a smooth muscle-like manner and thereby influence musculoskeletal dynamics. Med Hypotheses 65(2):273–7

Simmonds N 2012 A theoretical framework for the role of fascia in manual therapy. J Bodyw Mov Ther 16(1):83–93

Stecco C et al 2011 Hyaluronan within fascia in the etiology of myofascial pain. Surg Radiol Anat 33(10):891–6

제 20장

드라이 니들링(Dry Needling)을 포함하는 통증유발점 이완법

TRIGGER POINT RELEASE METHODS INCLUDING DRY NEEDLING

César Fernández-de-las-Peñas

들어가는 글

통증유발점(TrP) 이완법은 TrPs를 비활성화시키거나 제거함을 목표로 하는 여러 가지 도수치료들을 다룬다. 통증유발점이란 주로 전이된 통증을 유발하는, 자극 시 통증 있는 골격근의 단단한 띠 내부의 과민한 지점으로서 묘사된다(Simons과 동료 1999). TrP 이완 방법은 마사지, 허혈성 압박법, TrP 압박 이완법, 또는 스트레인-카운터스트레인(Dommerholt와 McEvoy 2010) 등과 같은 직접의 치료법과, 예를 들어, 스프레이 분사 후 신장법, 수동적 스트레칭, 근육에너지치료법(MET), 신경근 접근법 그리고 근육근막 유도법 등과 같은 간접의 치료법들을 포함한다. 직접의 치료법은 그 TrP로 직접적인 압박력을 적용함에 의하여 그 TrP와 연관된 결합조직을 표적으로 삼는 반면, 간접의 치료법은 근막을 포함하는 단단한 띠와 주변의 조직들과 연관된 결합조직을 표적으로 삼게 된다(Dommerholt와 McEvoy 2010). 또 다른 이완의 방법은 TrP 드라이 니들링(dry needling) (TrP- DN: Dommerholt와 Fernández-de-las- Peñas 2013)이 된다. 이러한 방법은 TrP를 비활성화시키려는 목적에서 TrP 부위로 침이나 미세한 바늘을 삽입한다. 그러한 방법들이 단단한 띠, TrP 부위, 근육조직 그리고 주변의 근막 등을 포함한 다른 결합조직 수준으로 작용하기 때문에, 모든 TrP 이완 방법들은 보충적이다.

개요

전반적인 역사에서 TrP는 다른 명칭으로 불려왔다(myogelosis, 섬유염 등). 비록 TrPs의 다른 정의가 다른 분야들에서 사용되었을지라도, 가장 공통적으로 인정된 정의는 *'TrPs란 전이통으로 반응하는 그 조직의 압박, 신장, 과부하나 수축 등에서 통증이 있는 골격근의 단단한 띠 내부의 과민한 지점이다'* 라는 것이다(Simons과 동료 1999). 자신들의 임상적인 경험을 바탕으로, 다른 권위자들은 TrP 이완방법을 변형시켜왔다(Simons과 동료 1999, Chaitow 2007, Fernández-de-las-Peñas 2011). 적용된 압력의 정도, 통증의 존재 및 부재, 적용의 시간, 그 조직의 위치(짧아진 또는 길어진) 또는 능동적 수축의 존재-부재 등에 따라서 다른 TrP 이완방법이 TrP의 치료를 위하여 임상적으로 제안된다(Fernández-de-las-Peñas와 Pilat 2011).

여러 가지 역학적 그리고 신경생리학적 기전이 다른 TrP 이완 방법의 효과를 설명하도록 제안되었으며 그러한 기전들 모두가 동시에 작용할 것이다.

역학적인 관점에서부터, TrP 이완 치료법에 의해서 주어진 역학적인 자극이 근육원섬유마디의 길이를 균등하게 만들 것이며, 그 단단한 띠의 종방향의 또는 횡방향의 가동증진을 유도할 것이며, 또는 근육의 특성에서 변화를 유도할 수 있을 것이다(Dommerholt와 McEvoy 2010, Fernández-de-las-Peñas와 동료 2011).

- 잠재적인 신경생리학적 기전은 근육 이완, 근육 충혈, 관문조절설의 작용, 또는 하행성 억제성 통증 기전의 활성화 등을 포함하는 척수의 반사적 효과를 포함한다(Dommerholt와 McEvoy 2010).
- 이러한 기전은 또한 TrP-DN에도 포함되며; 그렇지만 TrP-DN은 통증이 있는 개입방법이며 이것은 중추신경계 (CNS)로 유해한 자극입력을 나타낸다는 것을 고려할 때, 신경생리학적 기전이 TrP-DN에 대하여 고도로 연관된다는 것이 훨씬 더 설득적이다(Dommerholt와 Fernández- de-las-Peñas 2013).
- 마지막으로, 최근의 이론들 역시 TrP-DN을 포함하는 TrP 이완 방법들이 점액탄력적 특성이나 근막조직의 행태를 변화시킬 수 있다는 것이 제안되면서 둘러싸는 근막성 조직에 대한 기전도 포함시킨다(Langevin 2013). TrP와 근막 사이에서 상호작용은 근육의 근육다발막이 결합조직 안에서 보이는 공통적인 세포인 근육섬유아세포의 높은 밀도를 보유하며(Schleip과 동료 2005), 근막의 통증에서 히알루로나닌 산 (HA)의 역할도 보유한다(Stecco와 동료 2011).

몇 가지 체계적인 고찰들은 TrP의 즉각적인 통증 완화를 위한 일부 TrP 이완 방법들의 사용을 뒷받침하는 적절한 증거들과 장기적인 통증 완화를 위한 제한된 증거들을 확인했다; 그렇지만, 대부분의 연구들이 단일한 방법들만 조사했던 반면, 다중 방법의 접근법이 임상치료사들에 의하여 통상적으로 사용되었기 때문에 어떤 임상적인 결론을 이끌어내는 것은 어려웠다(Vernon과 Schneider 2009). 보다 최근의 연구들은 다중-방식의 도수치료 프로그램 내부에서 TrP-DN을 포함한 TrP 이완 방법의 조사가 뒤꿈치 통증, 발목 염좌, 섬유근육통(fibromyalgia) 증후군, 목의 통증 등과 같은 일부 만성적인 통증 질환에 대하여 효과적이라는 것을 보고했다. 만성적인 통증의 생체심리사회적인 치료에 포함된 TrP 이완방법의 효과를 확인하기 위한 장래의 연구가 필요하다.

목적

하나의 국소적인 병리적/해부학적 근육 문제로서 TrP를 검사하는 것 이상으로, 최근의 연구들은 영속적인 민감화 기전에서 TrPs와 그것들의 역할에서 유해한 특성에 집중한다. 모든 TrP 이완방법에서 그 임상적인 목적은 CNS로 향하는 유해한 집중자극의 감소와 근육-연관된 감각성 및 운동성 증상들의 비활성화가 된다(Fernández-de-las-Peñas 2011). TrP 이완 방법은 다수의 건강관리 전문분야에서 적용되며, 정골의학, 의사들, 카이로프랙터, 물리치료사, 치과의사, 또는 마사지 치료사, 국가 및 지방 법규에 따른 규칙들에 의존한 여러 전문가들을 포함한다.

다른 TrP 이완방법이 존재하므로, 이러한 접근방식들은 근육이나 근막성 조직이 그 병인에 포함된 어떠한 질병에서든 적용될 수 있다. 예를 들어, 어깨 통증, 뒤꿈치 통증, 발목관절 통증, 만성적인 골반 통증 또는 긴장-형태의 두통 등의 관리에 대한 여러 연구들에서 허혈성 압박법, TrP 압박이완법, 신경근치료법 또는 근육근막 유도법 등의 적용을 포함했다.

평가

모든 TrP 이완 방법들은 활동성의 TrPs를 비활성화시킴을 목적으로 삼는다. 어떠한 TrP 이완방법이 사용되어야 하는가를 결정하기 위한 임상적인 추론과정에서 그 첫 단계는 TrP의 정확한 진단이 된다. 올바른 TrP 진단은 임상적 검사에서 고도의 신뢰도를 개발하기 위한 도수적 능력, 훈련과정 그리고 임상적인 실습을 필요로 한다. 전형적인 증상과 징후는 다음을 포함한다: 1) 골격근 안에서 촉진할 수 있는 단단한 띠 내부에서 과민한 지점의 존재(촉진이 가능할 때); 2) TrP 부위의 스냅핑 촉진방법 또는 DN에 대한 촉진할 수 있는 국소연축 반응(가능할 때); 그리고 3) TrP의 자극으로 유발된 전이통의 존재. 진단을 위해서 부가적으로 도움이 되는 징후는 근육약화, 수축 시 통증, 스트레칭 시 통증, 점프징후, 자율신경계 현상, 또는 운동 이상 등을 포함한다(Simons과 동료 1999). 비록 Gerwin과 동료 (1997)들이 일부 근육들이 다른 근육들보다 보다 확실하게 검사될 수 있다고 결론지었을지라도, TrP 진단의 신뢰도에서 어떠한 전반적인 의견일치도 존재하지 않는다.

TrP는 주로 도수적인 촉진을 통해서 확인된다. 치료사들은 손가락이나 엄지손가락이 아래 놓인 뼈조직에 대하여 그 근육을 눌러보는 단순한 촉진법이든 또는 치료사의 손가락 사이에서 어떤 특정한 근육을 집어서 촉진하는 꼬집기 촉진법이든 사용할 수 있다. 단단한 띠(Taut band)는 그 섬유방향에 대하여 직각으로 촉진함에 의하여 확인될 수 있으며, 이것은 국소 연축 반응을 이끌어낼 수 있다(튕겨주는 촉진법). 일단 단단한 띠가 위치확인되면, 치료사는 강한 통증 그리고 때로는 전이통을 유발할 확실하게 단단한 부위를 찾아내도록 그 단단한 띠를 따라서 움직인다.

일단 치료사가 그 TrP를 위치확인했다면, 치료법은 그 조직의 자극성, 그 근육의 접근성 그리고 증상에 달리게 된다. 예를 들어, 굉장히 심한 수준의 통증과 자극성을 보유한 환자에게서, 치료사는 그 단단한 띠를 목표로 한 간접의 이완방법(예, 종방향의 문지르기 또는 근육막 유도법) 또는 통증 없는 압박 방법(예, TrP 압박이완법 또는 스트레인-카운터스트레인) 등을 선택할 수 있다. 그러한 환자들에게서, TrP-DN의 적용은 TrP-DN-연관된 통증으로 인해서 첫 번째 방법이 될 수 없다. 반대로 CNS의 낮은 자극성을 보유한 환자들에게서, TrP-DN 또는 TrP에 적용된 통증 역치수준에 맞춘 압박석 치료방식은 그 첫 치료적 선택이 될 수 있다. 그럼에도 불구하고, 치료사는 어떠한 TrP 이완방법이 그 특정한 환자에게 가장 적합할 것인가 결정하기 위한 생체심리사회적인 임상적 추론과정을 사용해야 한다.

기전

모든 치료적 개입방법은 반드시 과학적인 증거, 치료사의 판단력, 전문지식, 그리고 임상적인 판단-과정을 바탕으로 삼고 증거가-풍부해야 한다(Dommerholt 2012). 역학적인 그리고 신경생리학적인 기전이 동시에 포함되기 때문에 TrP 이완방법에서 포함된 정확한 치료적 기전을 결정하는 것은 어렵다. 사실, TrP 이완방법이 단단한 띠, TrP 부위, 근육 조직 그리고 주변의 근막 등을 포함하는 다른 조직들에서 작용하기 때문에, 이러한 방법은 보완적이다. TrP 이완방법의 치료적 목적은 증거를 바탕으로 한 통합된 TrP 가설에서 유해한 순환[1]의 중단이 된(Simons과 동료 1999). 이러한 병리학적 가설의 최신 형태는 TrP 형성을 설

1) 유해한 순환(vicious cycle)은 인체가 통증을 느낄 때 그 부위의 근육은 통증완화를 위해 방호적 근수축을 만들고 이러한 수축은 대사산물을 증가시키며 순환을 감소시켜 결국 더 큰 통증을 만들게 됨.

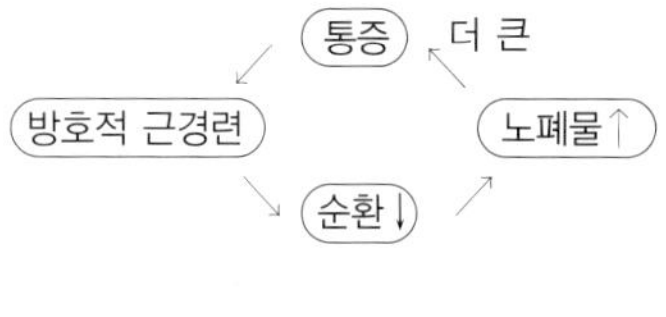

명하는 그리고 치료적 관리를 안내하는 최근의 가능한 가장 포괄적인 기반이 된다(Gerwin과 동료 2004). 이러한 가설에 따르면, 모든 TrP 이완 방법은 관찰된 저산소증과 낮은 pH를 회복시킴으로 그리고 근육 유해수용기의 흥분성을 감소시킴으로 반드시 TrP-연관된 증상을 감소시킴에 초점을 맞춰야 한다.

- 역학적인 관점에서부터, 수직이나 직각의 방식에서 그 근육을 압박하는 TrP 이완 방법이 그 근육 근육원섬유마디의 길이를 균등하게 만들어 준다는 것이 제안되었다. 만약 그 근육이 동시에 수축하게 된다면 이러한 효과는 증가될 것이다(Fernández-de- las-Peñas 2011). TrP 이완 치료법은 TrP의 단단한 띠를 따라서든 또는 가로 질러든 적용될 수 있다. 이러한 개입방식을 적용함에 의해서, 치료사는 그 단단한 띠와 주변의 근막으로 횡방향의 또는 종방향의 가동증진법을 적용할 것이다.
- TrP 이완 방법의 역학적인 효과가 주변 근막의 점액탄력적인 특성 그리고/또는 행태에서 변화도 포함할 것임 주목하는 것도 중요하다(Langevin 2013). 사실, 단단한 띠를 따라서 종방향으로 적용된 문지르기는 지극히 유사한 신경근 치료적 접근법인 것으로 보인다(Chaitow와 DeLany 2008).
- 각별하게 압박이나 스트레칭에서 연부조직으로 주어진 지속적인 역학적인 자극의 적용이 압전기 효과를 유도하며, 이러한 효과가 그 결합조직의 '겔' 상태를 보다 용액성 상태(들)로 변형시킨다는 것도 제안되었다. 사실, 근막의 점액탄력적인 특성에서 지속적인 변화를 만들어내도록, 역학적인 자극의 최대 60초까지 적용되어야 한다는 것이 설명되었다(Chaudhry와 동료 2007).
- Hou와 동료 (2002)는 TrP 압박 이완법의 적용을 위해서 필요한 시간을 조사했으며 이러한 치료방식이 일반적으로 90초 동안 적용된다는 것을 보고했다. 그러므로, TrP를 목표로 삼은 압박적 치료방식이 그 주변의 근막에서의 변화도 유도한다는 것은 지극히 설득력이 있다. 그러한 의미에서, 일부 권위자들은 TrP 이완치료법이 역학전환 과정을 포함하는 근육근막의 치료법에 유사한 방식에서 참여되어야 한다는 것을 제안했다(Dommerholt 2012).
- Stecco(2004)에 의하여 제안되었듯 근막 도수치료가 TrP 이완에서 상당한 역할을 수행한다는 것 역시 개연성이 있다. 비슷하게, 결합조직 이완법도 그 근막으로 최소한 10분 동안 지속되는 정적인 스트레칭을 요구하는 것으로 보인다(Langevin 2013).

신경생리학적 관점에서부터, 여러 이론들이 제안되었다.

- Hou와 동료 (2002)는 통증이완이 TrP부위 안에서 반사적인 충혈로부터 생기거나 근육 이완을 유도하는 척수반사 기전에서 발생한다는 것을 제안했다. 그 반사적 충혈은 근육 순환에서 결과적인 증가와 함께 그 TrP 부위 안에서 존재하는 저산소증의 회복에 연관될 수 있다(Gerwin과 동료 2004).
- 추가로, 역학적인 자극에 의해서 유도된 근육 이완은 관문조절을 포함하는 척추반사 기전을 작동시킬 수 있다(Dommerholt와 McEvoy 2010).
- 관문조절의 활성화는 TrP 이완치료법에 의하여 유도된 유해수용적인 역학적 자극에 의해 $\alpha\delta$-감각성 상행섬유의 자극으로 유발된다. 이러한 활성화는 그 TrP에서 분절적인 유해수용적인 영향을 유발한다(Fernández-de-las-Peñas 2011)
- 분절적인 항-유해수용적 효과는 브라디키닌, 칼시토닌 유전자-연관된 펩티드, 물질 P, 종양괴사성 요소-α, 인터루킨 1β, IL-6 그리고

IL-8, 세로토닌 그리고 노어 에피네프린 등이 잠재적 TrP나 비-TrP 지점에서부터 활동성의 TrP 근처에서 현저하게 높았기 때문에, 활동성의 TrPs가 말초의 유해수용작용의 근원이라는 전제를 기반으로 삼는다(Shah와 동료 2008). 각별하게 전이통에서 감소를 보이는 모든 TrP 이완치료법의 치료적인 효과가 후방-각(Dorsal-horn) 신경으로 향하는 유해수용적인 상행성 자극입력의 감소와 연관되는 것인가는 알려지지 않았다.

- 이차적인 잠재적 신경생리학적 기전은 각별하게 하행하는 억제성 통증 기전인 뇌의 영역에서 활성화가 된다(Niddam 2009). 이것은 TrP 부위로 적용된 유해 수용적 자극이 통증 신경기질(neuromtrix)을 활성화시키는 것으로 보인다.
- 이러한 기전은 주로 TrP-DN에서도 관여된다; 그렇지만, TrP-DN이 통증성의 치료법이며 그러므로 신경계로 유해수용적 자극입력을 나타내는 것을 고려할 때, 신경생리학적 기전이 보다 관련있어 보인다(Dommerholt와 Fernández-de-las-Peñas 2011).
- TrP-DN이 분절적인 유해수용적 자극입력을 감소시키는다는 것은 알려져 있다(Srbely와 동료 2010). 사실, 어떠한 연구도 피칠영역의 활성화에서 TrP-DN의 효과를 조사하지 않았지만, 경혈점 및 비 경혈점으로 침의 삽입이 변연계의 활성화와 하행하는 억제성 경로의 활성화를 포함한다는 것을 주장하는 증거가 존재한다(Dommerholt와 Fernández-de-las- Peñas 2011).
- 그럼에도 불구하고, 바늘이 TrP을 향해서 피부를 통해 삽입되면, 그 바늘은 근막의 여러 부위를 통해서 지나기 때문에, 근막에서 침 삽입의 역학적인 효과는 절대로 무시될 수 없다(Langevin 2013).
- (회전하는) 바늘과 함께 결합조직을 늘려주는 것이 조직 긴장을 늘려주며 감소시켜주는 것으로, 섬유아세포를 납작하게 만들며 세포골격을 재형성시키는 것으로 보여졌다. 그러므로, 바늘에 의한 역학적인 자극은 역학전환을 활성화시킬 것이다(Langevin 2013)
- 치료사가 바늘의 삽입 중 그 바늘로 다른 움직임- 회전이나 더 깊게 찔렀다-살짝 뺏다하기 등 -을 유도하기 때문에, 콜라겐 다발들이 그 바늘로 들러붙으며, 그 바늘의 바로 인접한 부위에서 콜라겐의 작은 '나선형(whorl)'을 만들게 되는 것이 가능하다(Langevin 2013). 그러므로, 침 바늘은 피부아래의 그리고 보다 깊은 결합조직 층들의 지속된 그리고 국소화된 늘리기를 만들이주도록 사용될 수 있다.

치료과정

다양한 TrP 이완 방법이 그 환자의 특성과 임상적인 경험에 따라서 임상적인 진료에 사용된다. 그것들은 사용된 압력의 양, 통증의 존재/부재, 그 치료법의 지속기간, 조직의 위치, 그리고 능동적인 수축의 동원 또는 동원하지 않음 등에서 달라진다(Fernández-de-las-Peñas와 동료 2011, 그리고 Fernández-de-las-Peñas와 Pilat 2011). TrP 이완 방법의 효과(Vernon과 Schneider 2009) 그리고 DN의 효과(Furlan과 동료 2005, Tough와 동료 2009)를 조사한 여러 가지 체계적인 고찰이 출간되었다. 도수적 이완 방법에 관계된 결론은 거기에서 단기적인 이완에 대하여 그러한 방법의 사용을 지지하는 증거가 존재하지만, 중·장기적인 추적조사는 없다는 것이다. 한 가지 Cochran Review가 허리 통증을 보유한 환자에게서 그 방법의 사용에 대한 증거를 확인했지만(Furlan과 동료 2005), 보다 최근의 고찰은 기준적인 치료관리와 비교할 때 TrP-DN에 대한 증거가 제한된다는(Tough와 동료 2009) 것으로 인해서 TrP-DN의 효과는 논란이 있다. 그럼에도 불구하고, 대부분의 연구들이 TrP 이완방법이나 DN을 한 가지 방법으로서 조사했던 반면, 치료사들은 다중-방식의 접근법으로 사용했기 때문에, 현재의 증거를 통해서 결론을 도출하기에는 무리가 있다. 사실, 현재의 연구는 통증이란 것이 특정한 동작을 요구하는 신체적인 위험의 감지가 존재할 때 뇌에 의하여 만들어진다는 것을 지지한다. 그러므로, 그 환자의 전반적인 상황의 고려가 치료적 접근방식에서 절대적으로 중요하다. 엄정하게 국소적인 근육 병변을 다루기 위한 도구로서 모든 TrP 이완방법을 고려하는 것이 더 이상 충분하지 않으므로, TrP-DN을 포함하는 TrP 이완 방법의 효과는 개별적으로 생체심리사회적 모델에서 고려될 수 없으며, 반드시 통증 과학의 관점에서부터 접근되어야 한다 (Dommerholt와 Fernández -de-las-Peñas 2011).

본 저자의 임상적 경험에서, 압력 수준, 적용 기간 그리고 조직의 위치(짧아진, 길어진) 등은 환자와 TrP의 자극성에 의하여 제기된 CNS의 감각인식의 정도에 달리게 된다.

- Hou와 동료(2002)는 오랜 시간동안 지속된(즉, 90초), 통증역치보다 낮은 압력을 또는 좀 더 짧은 시간(즉, 30초) 동안 통증역치를 넘어서는 높은 압력을 사용한 또 다른 압박의 접근방식 제안한다.
- 치료사는 TrP 이완 방법이 최소한 60초에 이르는 시간 동안 적용될 때 그 TrP 이완 방법이 주변 근막의 점액탄력적 특성이나 행태에서 변화도 포함할 수 있다는 것을 반드시 고려해야 한다 (Chaudhry와 동료 2007).
- 표 20.1은 TrP 압박의 다른 형태의 임상적인 적용방법을 정리한다: 허혈성 압박법, 압박이완법, 스트레인-카운터스트레인 또는 자세이완 치료법 그리고 율동적인 또는 간헐적인 압박법.
- 압박적 개입방법을 기반으로 한 TrP 이완방법은 여러 가지 만성적인 그리고 급성의 통증상태에 적용될 수 있으며, 역학적인 목 통증, 어깨 통

표 20.1 다른 압박적 통증유발점 (TrP) 이완법

	근육 위치	압박의 정도	압박 시간	치료의 시간
허혈성 압박법	완전한 늘려진다	(10이 최대) 3과 6-7 사이의 중등도 통증을 유발하기에 충분함	통증이 50-70% 정도 감소될 때까지	90초 까지
TrP 압박이완법	부분적으로 늘려지거나 중립자세	일반적으로 통증 없음 (조직제한의 첫 감지)	치료사가 TrP나 단단한 띠 이완을 감지할 때까지	90초 까지
스트레인-카운터스트레인 방법	신경학적 고요함 (일반적으로 짧아진)	70-80% 정도 통증의 감소	일정하게 이어짐	90초
율동의 허혈성 압박법	중립자세 또는 저항 장벽의 첫 징후 지점, 즉, 길어짐은 없음	5-6수준에서 통증을 유도하도록 5초간 압박이 3초간 압박 없음으로 이어지며 - 국소의 또는 전이통 변화 또는 조직 저항에서 감소가 있을 때까지 반복한다	5초 압박, 3초 압박해소, 반복됨	90초 까지, 또는 통증에서 변화가 보고되거나 단단한 띠 이완이 감지될 때까지

NPRS: Numerical Pain Rate Scale (0-10)

증, 팔꿈치 통증, 엉덩관절 통증, 무릎 통증, 턱 관절 통증, 두통, 섬유근육통 그리고 채찍질 손상 (whiplash) 등을 포함하며, 통증을 감소시키고, 제한된 가동범위를 개선시킴 및 기능을 호전시키는 것을 목적으로 삼는다.

- 도수적 기법은 그 환자의 CNS 자극성의 정도에 의존한다: 높은 수준의 민감도를 보유한 환자에게선, 스트레인-카운터스트레인의 방법과 같은 통증 없는 TrP 이완 방법이 사용될 수 있으며, 반면 낮은 수준의 민감도를 보유한 환자에게서는 허혈성 압박법과 같은 보다 강한 개입방법도 가능하다 (그림 20.1a).
- 또 다른 TrP 이완 방법은 마사지가 되며, 이것은 단단한 띠를 따라서(종방향의 눈지르기) 또는 가로질러(횡방향의 문지르기) 시행될 수 있다. 단단한 띠를 따라가는 종방향의 문지르기는 때때로 신경근 치료법과 연관된다(Chaitow와 DeLany 2008). 15장을 참조한다.
- 이러한 특별한 접근방식에서, 종방향의 문지르기(미끄러짐)가 TrP를 담고있는 단단한 띠 위에서 시행된다. 그 문지르기는 일반적으로 엄지손가락 (그림 20.1b), 팔굽 또는 손가락 마디로 적용된다. 단단한 띠가 꼬집기 촉진방법으로 잡힐 수 있는 근육에선, 문지르기는 꼬집듯 잡기로 적용된다 (그림 20.1c). 다시 한번, 압박력의 정도와 미끄러짐의 속력은 그 조직의 자극성과 긴장도에 달리게 된다. 본저자의 임상적 경험에서, 최선의 결과는 그 이환된 조직 위에서 반복적인 문지르기(6-10회)로부터 나온다.
- TrPs가 근육이나 근막과 같이 동작하는 조직 안에 위치하므로, 일부 환자들은 동적인 치료법으로부터 이점을 얻게 될 것이다. 이러한 접근법에서 치료사는 모든 TrP 이완 방법, 예를 들어, 이환된 근육의 수축이나 스트레칭과 조합된, TrP 압박 이완법 또는 종방향의 문지르기 등과 같은 방법들을 적용할 것이다 (Fernández

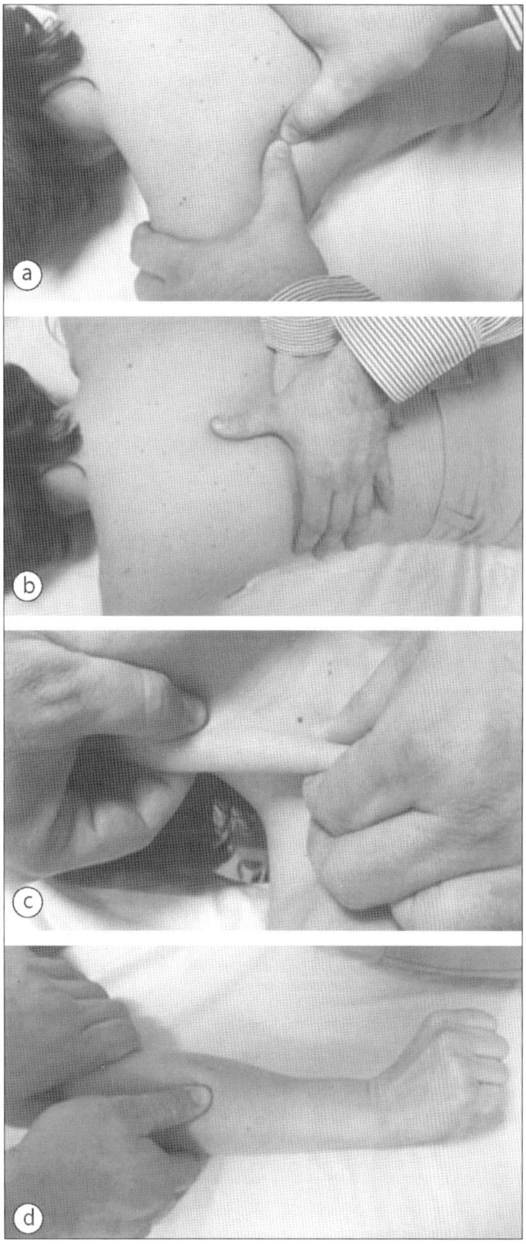

그림 20.1 상이한 통증유발점 (TrP) 이완 방식들. (a) 극하근 TrP를 표적으로 한 허혈성 압박적 치료법. (b) 척추 주위근 TrPs에 대한 단단한 띠 위를 따라서 종방향의 문지르기. (c) 목빗근 TrPs에서 단단한 띠를 따라가는 꼬집듯 잡기와 함께 원심성 종방향의 문지르기 (d) 동적 치료방법: 환자가 동시적으로 그리고 능동적으로 손목을 펴주면서 TrPs를 보유한 손목 폄근의 단단한 띠를 따라가는 종방향의 문지르기.

-de-las-Peñas와 동료 2011).

- 한 가지 가능한 조합은 도수적인 압박 중, 환자에게 그 분절을 가동범위에서 움직이도록 요청하는 것이다. 동적인 치료법은 환자에게 그 분절을 움직이도록 요청한 동안 그 단단한 띠를 따라서 치료사에 의해서 적용된 종방향의 문지르기를 포함한다(그림 20.1d).
- 이러한 치료법의 기전은 여전히 알지 못하지만, 근막-내부의 파치니안/파치니폼 그리고 루피

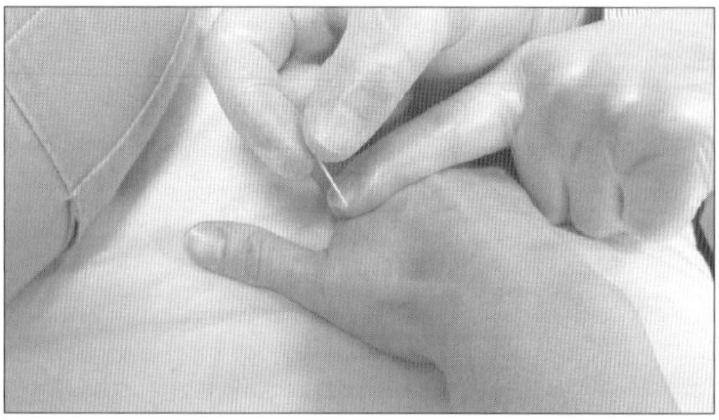

그림 20.2 엄지손가락 모음근 TrP에서 통증유발점 침자극(TrP-DN)

연습하기

- 그 환자의 병력을 기반으로 임상적 추론에 이어서, 치료사는 우측 목빗근안에서 TrP의 존재를 추측한다. 환자는 관자뼈와 눈확뼈에 위치한 편측의 두통으로 고통받는다.
- 치료사는 우측 목빗근을 활동성 TrPs의 존재를 찾아보도록 그 근육 전체를 따라서 꼬집듯 잡기 촉진을 한다. 그 검사 중, 그 근육은 힘살 부분에서 두 개의 통증 지점을 보여준다.
- 이러한 지점 중 하나가 치료사의 압박에서 6초쯤 머리로 전이통을 유발한다. 이러한 전이통은 그 환자의 두통을 재현한다(즉, 이것은 활동성 통증유발점이다).
- 치료사는 그 활동성 TrP를 도수이완 방법으로 치료하려고 결정한다. 그 첫 시도는 허혈성 압박의 적용이 될 것이다. 그 근육은 TrP 위에서 꼬집듯 잡기로 잡아지며 치료사는 중등도의 통증이 나올 때까지 그 근육을 압박한다. 그 압박은 그 수준의 압박으로 유지된다.
- 15초간의 압박 후 그 환자는 그 압박이 머리로 전이통을 유발하며 지극히 불편하다고 말할 것이다. 치료사는 압박의 강도를 줄이도록 결정하며, 조직 저항에 맞춘 압박 수준으로 유지한다 (즉, TrP 압박 이완법).
- 그러므로, 그 압박력은 조직 저항의 수준에 맞추며, 이것은 주로 환자에게 증상이 없을 것이다.
- 20초 후, 그 조직 저항은 풀어지며 치료사는 다음 번 조직 저항에 도달할 때까지 압박력의 수준을 다시 증가시킨다. 이러한 과정이 3-4회 반복된다.
- 압박 치료법 후, 그 TrP의 도수적 촉진은 전이통을 만들지는 않겠지만, 그 우측 목빗근은 TrP 단단한 띠 때문에 여전히 압박과민할 것이며 약간의 통증도 있을 것이다. 치료사는 그때 그 TrP로부터 멀어지는 방향에서 단단한 띠를 따라서 종방향의 문지르기를 적용하도록 결정한다.
- 치료사는 양 손으로 그 TrP 부위에서 꼬집듯 잡는 촉진으로 그 근육을 잡는다. 그 압박력은 5-10초 동안 조직 저항에 맞춰 적용되어야 한다.
- 이러한 시점에서, 단단한 띠를 따라서 종방향의 문지르기가 TrP로부터 멀어지도록 적용된다. 문지르기의 속도는 부드럽고 조직 저항의 수준에 맞게 매끄러워야 한다. 이러한 과정은 3-4회 반복된다.

니 역학수용기들의 활성화와 연관될 것이며, 이러한 형태는 치밀한 고유한 결합조직의 모든 유형 안에서 확인된다(Schleip과 동료 2005).

- 스트레칭 접근방식도 역시 TrP 이완 방법에 포함된다: 수동적 스트레칭(치료사가 그 이환 되 근육을 환자의 참여없이 늘려주는), 능동적 스트레칭(환자는 치료사의 참여없이 그 근육을 능동적으로 늘린다), 스프레이/스트레치, 또는 등척성 수축-후 이완/수축-이완-이완(MET).
- MET는 그 근육 제한(TrP 단단한 띠의 저항의 첫 징후)으로 힘의 정확한 위치 확인을 포함하며 치료사에 의하여 제공된 움직이지 않는 대립근력에 대항해서 그 근육의 등척성 수축, 환자에 의한 이완으로 이어시며 새로운 조직 제한에 맞추거나, 이전의 제한을 넘어선 스트레칭 등을 포함한다. 등척성 수축의 힘과 지속기간은 3-9초에 걸쳐 그 조직의 자극성에 맞춰 적용된다(13장을 참조).
- 근육에너지치료법의 치료적 기전은 결합조직내에서 가소성적 변화와 그 결합조직의 일시적인 늘리기의 조합이 될 것이다. 최종적인 비-도수적인 TrP 이완방법은 TrP-DN을 포함할 것이다. 자율신경 반사의 위험으로 인해서 환자들은 모든 바늘찌르기의 치료과정 중 반드시 누운 자세를 취할 것을 권장한다. 모든 근육에 대하여, DN이 가시아래근에서 이루어질 때 근육의 모서리와 모든 연관된 골성 구조 그리고 어깨뼈 가시부분 등과 같은 해부학적 지표가 반드시 먼저 확인되어야 한다.
- 비록 피부의 소독이 필요한가에 대한 의견일치는 없을지라도, 모든 TrP-DN에 앞서 알콜로 주변 피부를 닦아주는 것이 일반적인 관행이다(Dommerholt와 Fernández-de-las-Peñas 2013).
- TrP-DN에 대하여, 침관을 통해 찌르는 침술침이 권장된다. 그 관이 먼저 TrP 위의 피부에 위치하며 침을 피부 안으로 빠르게 두드려 삽입한다. 이제 침관을 빼고 그 침이 TrP 부위 안으로 침을 깊게 찔러주고, 다시 피하조직까지 뺏다가 반복하며 움직여준다(그림 20.2).
- TrP-DN의 목적은 국소 연축반응을 이끌어내는 것이며, 이것은 그 TrP가 참으로 비활성화되었다는 일종의 지표인 것이다(Hong 1994). 일부 근육들이나 환자들에서, 국소 연축반응이 확실하게 유발되지 않는다면, TrP-DN 도중 전이통의 존재는 성공적인 침삽입의 지표로서 간주될 수 있다(Dommerholt와 Fernández-de-las-Peñas 2013).
- TrP-DN에 이어서, 국소적 출혈을 예방하며 그리고/또는 최소화하도록 지혈이 이루어져야 한다. TrP-DN (그리고 모든 통증유발점 비활성화 치료과정)이 반드시 가동범위를 회복시키고 유지시키기 위한 그리고 정상적 기능의 회복을 도와주도록 다른 치료방법들에 의하여 동반되어야 한다는 것이 반드시 기억되어야 한다.

참고문헌

Chaitow L 2007 Positional release techniques. Churchill Livingstone, Edinburgh

Chaitow L, DeLany J 2008 Clinical application of neuromuscular techniques, 2nd edn. Vol 1: The upper body. Churchill Livingstone, Edinburgh

Chaudhry H et al 2007 Viscoelastic behaviour of human fasciae under extension in manual therapy J Bodywork Mov Ther 11:159–167

Dommerholt J 2012 Trigger point therapy. In: Schleip R, Finley T, Chaitow L, Huijing P (eds) Fascia in manual and movement therapies. Churchill Livingstone Elsevier, Edinburgh

Dommerholt J, McEvoy J 2010 Myofascial trigger point release approach. In: Wise CH (ed) Orthopaedic manual physical therapy: from art to evidence. FA Davis, Philadelphia

Dommerholt J, Fernández-de-las-Peñas C (eds) 2013 Trigger point dry needling: an evidenced and clinical-based approach. Churchill Livingstone Elsevier, London

Fernández-de-las-Peñas C et al 2011 Manual treatment of myofascial trigger points. In: Fernández-de-las-Peñas C, Cleland J, Huijbregts P (eds) Neck and arm pain syndromes: evidence–informed screening, diagnosis, and conservative management. Churchill Livingstone Elsevier, London, pp 451-61

Fernández-de-las-Peñas C, Pilat A 2011 Soft tissue manipulation approaches to chronic pelvic pain (external). In:

Chaitow L, Lovegrove R (eds) Chronic pelvic pain and dysfunction: practical physical medicine. Churchill Livingstone Elsevier, London

Furlan AD et al 2005 Acupuncture and dry-needling for low back pain. Cochrane Database Syst Rev 1:CD001351

Gerwin RD et al 1997 Inter-rater reliability in myofascial trigger point examination. Pain 69:65–73

Gerwin RD et al 2004 An expansion of Simons' integrated hypothesis of trigger point formation. Current Pain Head Reports 8:468–475

Hong CZ 1994 Lidocaine injection versus dry needling to myofascial trigger point. The importance of the local twitch response. Am J Phys Med Rehabil 73:256–63

Hou CR et al 2002 Immediate effects of various physical therapeutic modalities on cervical myofascial pain and trigger-point sensitivity. Arch Phys Med Rehabil 83:1406–14

Langevin HM 2013 Effects of acupuncture needling on connective tissue. In: Dommerholt J, Fernández-de-las-Peñas C (ed) Trigger point dry needling: an evidenced and clinical-based approach. Churchill Livingston Elsevier, pp 29–32

Niddam DM 2009 Brain manifestation and modulation of pain from myofascial trigger points. Current Pain Headache Report 13:370–5

Schleip R et al 2005 Active fascial contractility: fascia may be able to contract in a smooth muscle-like manner and thereby influence musculoskeletal dynamics. Med Hyp 65:273–7

Shah J P et al 2008 Biochemicals associated with pain and inflammation are elevated in sites near to and remote from active myofascial trigger points. Arch Phys Med Rehabil 89:16-23

Simons DG et al 1999 Travell & Simons' Myofascial pain and dysfunction: the trigger point manual: the upper half of body. Williams & Wilkins, Baltimore

Simons DG 2002 Understanding effective treatments of myofascial trigger points. J Bodywork Mov Ther 6:81–8

Srbely JZ et al 2010 Dry needle stimulation of myofascial trigger points evokes segmental anti-nociceptive effects. J Rehabil Med 42:463–468

Stecco L 2004 Fascial manipulation for musculoskeletal pain. Piccin, Padova

Stecco C et al 2011 Hyaluronan within fascia in the etiology of myofascial pain. Surgical Radiol Anat 33: 891–6

Tough EA et al 2009 Acupuncture and dry needling in the management of myofascial trigger point pain: a systematic review and meta-analysis of randomised controlled trials. Eur J Pain 13: 3–10

Vernon H, Schneider M 2009 Chiropractic management of myofascial trigger points and myofascial pain syndrome: a systematic review of the literature. J Man Physiol Ther 32: 14–24

찾아보기

Rolfing 구조적 통합치료 251

ㄱ

가동법 286
가로동작 161
가쪽돌림근 77
강한 뒤집어진 'J' 문지르기 272
걸림 283
결합조직 4
경질막 7
고유수용기 11
고유수용작용 125
골다공증 183
골반 158
골반 통증 183
골지 수용기 10, 108
교감신경 72, 134, 137
국소 연축 반응 297
굽히기 하중부하 270
굽힘 73
근막 4, 7, 62, 209
근막 기능장애 4, 57
근막 문지르기 140
근막 사이 25
근막 풀어주기 171
근막성 기능장애 210
근막성 통증 36
근막의 도수교정 방법 157
근막의 유체 동역학 19
근막이완법 96
근섬유다발의 근막 6
근육 18
근육에너지치료법 101, 197
근육껍질막 23, 33,
근육다발막 23
근육섬유막 23, 33
근육섬유아세포 15, 39
글라스톤 치료법 114
글리코사미노글리칸 17
급성 천식 183

기관지의 결합조직 7
기능적인 연결선 71
긴장력 하중부하 270
꼬리뼈 통증 183
끌고가기 283

ㄴ

나선의 연결선 70
내부감각 수용작용 125, 127
냉치료 45
넓은등근 25
노화 29
뇌성마비 42, 88
뇌출혈 125
능동적 연결근막 6
능동적인 이완 치료법 225

ㄷ

단단한 띠 295, 301
도수 치료법 249
돌림 73
동결건 44, 45
두개골 치료법 179
두통 183
뒤넙다리근 68
뒤로 동작 161
들어올리기 286
등 158
등세모근 25
등장성 원심적 수축 197
등척성 수축 197
등허리근막 25, 26

ㄹ

롤프 움직임 통합법 256
롤핑 261
루피니 소체 108

ㅁ

마찰하기 286

만성의 목통증 230
메르켈 세포 108
모세혈관 61
무릎관절 158
미끄러짐 285

ㅂ

밖으로돌림 161
발가락밀기 162
발목관절 158
발바닥 뒤꿈치 통증 231
발바닥널힘줄 염증 49
부교감신경 72, 137
부드러운 원형동작 271
분리해주는 근막 6
비틀기 273
뼈막 7

ㅅ

생체역학 229
섬유근육통 139
섬유성 콜라겐 3
섬유아세포 14, 19
섬유증 41, 267
섬피질 128
세갈래근 68
세모근 25
세포골격 187
세포외 기질 12
소마토트로핀 128
수동적 연결근막 6
수막성 근막 21
수직의 들어올리기 273
스트레스 42
스트레인-카운터 스트레인 49, 101, 102, 240
스트레칭 50, 110
시상면 161
신경과학 261
신경근치료법 9, 46

신경다발막 7
신경생리학적 기전 254
신경운동성 패턴 57
신경혈관 22
심부 21
심부투열치료 114

ㅇ
아난다마이드 176
아시혈 240
안으로 돌림 161
안으로 동작 161
압박성 근막 6
압박의 하중부하 270
압박하기 285
압전현상 211
앞으로 동작 161
앞톱니근 25
어깨 눌림 통증 230
어깨뼈 158
엉덩관절 158
엉덩관절 굽힘근 77
엉덩관절 벌림근 79
엉덩관절 폄근 77
엔도카나비노이드 176
엘라스틴 16
역학수용기 10
역학전환 6, 11, 211
연결 근막 6
연부조직 50, 82
연부조직 골격 11
염증 38, 42
오금근막 162
외부감각수용작용 125
외부골격 11
위팔뼈 158
유지하기 285
이동 73
이력현상 9
인대 19, 62, 158
인테그린 16
임파관 61

ㅈ
자극치료 45
자세이완 치료법 239
자유신경 종말 29
자율신경 72
자율신경계 137
장력통합체 5, 65
재발성 중이염 88
재활치료 172
전단력의 하중부하 270
전반적인 늘리기 271
전액면 161
전이통 297
점액탄력성 211
조합된 하중부하 270
종양 183
주동근 161
주무르기 286
지방 16, 18
지지띠 22
진피 126

ㅊ
채찍질 손상 230, 301
척삭 61
척추 72
척추사이원판 7
척추세움근 112
초음파촉진 94
촉진 94
치밀화 163

ㅋ
코어 259
콜라게나제 14
콜라겐 14
콜라겐 섬유 37
콜라겐 조직 37
콜라겐성 결합조직 7
콜로이드 8
큰가슴근 25, 78
큰볼기근 26

ㅌ
턱의 통증 230
테니스엘보 172
테이핑 115
통증유발점 301
투석기 능력 148
특발성 측만증 82

ㅍ
파치니안 소체 108
팔의 연결선 71
평활근 세포 16
폼 롤러 153
프로테오글리칸 17
피드백 94
피부 경화증 51
피부 말기 133, 143, 273
피부 밀기 94
피브릴린 16

ㅎ
해부열차 66
허리 158
허리네모근 79
허리통증 26
현수인대 131
협동의 중심 160
화상 손상 276
화이브로넥틴 16
회전의 하중부하 270
흔들기 286
히알루로닉 산 17
힘줄 18, 19, 158
힘줄막 18